医学实验室ISO 15189认可指导丛书

总主编

周庭银 ｜ 胡继红

临床免疫检验标准化操作程序
（第2版）

Standard Operating Procedures
for Clinical Immunology

主编

李莉　曹颖平　周琳　王皓　哈小琴　蔺丽慧

主审

王华梁

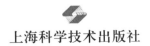

上海科学技术出版社

图书在版编目（CIP）数据

临床免疫检验标准化操作程序 / 李莉等主编 ；周庭
银，胡继红总主编. -- 2版. -- 上海 ： 上海科学技术出
版社，2024.3
（医学实验室ISO15189认可指导丛书）
ISBN 978-7-5478-6511-8

Ⅰ．①临… Ⅱ．①李… ②周… ③胡… Ⅲ．①免疫诊
断－技术操作规程 Ⅳ．①R446.6-65

中国国家版本馆CIP数据核字(2024)第040745号

临床免疫检验标准化操作程序（第2版）
主编 李莉 曹颖平 周琳 王皓 哈小琴 蔺丽慧
主审 王华梁

上海世纪出版(集团)有限公司
上海 科 学 技 术 出 版 社 出版、发行
（上海市闵行区号景路 159 弄 A 座 9F - 10F）
邮政编码 201101　　www.sstp.cn
山东韵杰文化科技有限公司印刷
开本 787×1092　1/16　印张 31.75
字数 650 千字
2019 年 8 月第 1 版
2024 年 3 月第 2 版　2024 年 3 月第 1 次印刷
ISBN 978 - 7 - 5478 - 6511 - 8/R·2946
定价：158.00 元

内容提要

"医学实验室 ISO 15189 认可指导丛书"以 CNAS‑CL02：2023《医学实验室质量和能力认可准则》、CNAS‑CL02‑A001：2023《医学实验室质量和能力认可准则的应用要求》为指导，由全国医学检验各专业领域专家共同编写，对开展 ISO 15189 医学实验室认可有重要的指导意义和实用价值。

本书共 2 篇 7 章。第一篇为质量和能力要求，主要介绍了临床免疫专业组的结构和管理要求、资源要求、检验过程管理和管理体系要求。第二篇则着重介绍了临床免疫检验的标准操作规程，内容涉及实验室性能验证和人员比对、实验室仪器设备（包括通用仪器设备、不同方法学免疫检验设备）及感染免疫、自身免疫、肿瘤免疫、变态反应、细胞免疫、体液免疫等检验项目。附录部分不仅收录了临床免疫检验常用的记录表格，方便读者直接引用，而且列举了临床免疫检验常见的不符合案例及整改要点，有利于读者借鉴和参考，指导作用突出。

本书内容全面，编排格式规范，言简意赅，实用性强，适用于正在准备或计划准备申请医学实验室认可单位的管理和技术人员学习和借鉴，也可作为基层医院医学检验常规工作的管理规范和操作手册，还可作为我国医学实验室规范化管理和标准化操作的培训用书。

总主编简介

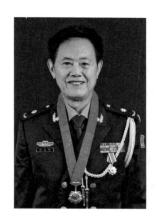

周庭银　海军军医大学第二附属医院（上海长征医院）实验诊断科主任技师。

从事临床微生物检验及科研工作 40 余年，在临床微生物鉴定方面积累了丰富的经验，尤其是对疑难菌、少见菌株鉴定的研究有独到之处。在国内首次发现卫星状链球菌、星座链球菌、霍氏格里蒙菌、拟态弧菌等多株新菌株。近年来，先后帮助国内多家医院鉴定 40 余株疑难菌株。首次研究发现，将瑞氏染色用于血培养阳性报警培养物中，可解决血培养瓶内有细菌生长，但革兰染色看不到细菌，转种任何平板无细菌生长的难题，可确保血培养一级报告的准确性。研制新型双向显色血培养瓶、多功能体液显色培养瓶、尿培养快速培养基、抗酸杆菌消化液，以及一种既适用于细菌培养又适用于结核分枝杆菌和抗酸杆菌培养的痰标本液化留置容器。主办国家医学继续教育"疑难菌株分离与鉴定"学习班 25 期（培训 3 100 余人）；2013 年发起成立上海疑难菌读片会，已成功举办 16 期。

获国家实用新型专利 5 项、发明专利 1 项。作为第一主编编写临床微生物学专著 14 部，《临床微生物学诊断与图解》获华东地区科技出版社优秀科技图书一等奖。总主编"医学实验室 ISO 15189 认可指导丛书"（第 1 版、第 2 版），参编著作 3 部，作为第一作者于核心期刊发表论文 40 余篇。

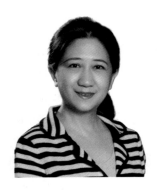

胡继红　国家卫生健康委员会临床检验中心微生物室主任技师。负责全国临床机构及疾病预防控制中心微生物室间质量评价等项目,推进临床微生物检验标准化、质量控制、实验室生物安全、专业技术培训等工作。研究方向:临床微生物检验质量控制及病原诊断和药敏方法学研究、病原微生物基因诊断标准化研究、细菌感染所致RNA氧化及作用机制研究。

现学术任职:中国医疗保健国际交流促进会临床微生物与感染分会副主任委员,中国医院协会临床微生物实验室管理专业委员会副主任委员,国家病原微生物实验室生物安全专家委员会委员,中华医学会检验分会临床微生物学组顾问,中华医学会微生物与免疫学分会临床微生物学组委员,国家认证认可监督管理委员会实验室技术委员会医学专业委员会委员,全国医用临床检验实验室和体外诊断系统标准化技术委员会(TC136)委员,中国医药生物技术协会理事、实验室生物安全专业委员会常委,北京市医学检验质量控制和改进中心专业委员会委员,《中国抗生素杂志》编委、《医学参考报·微生物与免疫学频道》编委等。

主持并完成3项临床检验行业标准;负责国家高技术研究发展计划(863计划)课题、国家"十二五"重大传染病防治专项分课题等研究项目。

主编简介

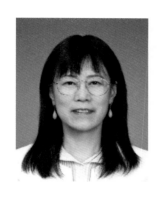

李　莉　主任医师、主任技师、博士研究生导师,美国匹兹堡大学医学院博士后。上海交通大学医学院附属第一人民医院检验医学中心主任、学科带头人,带领实验室获得 ISO 15189 认可。从事临床实验室管理及临床免疫、血液体液检验与流式细胞技术应用 20 余年。

作为上海市临床检验中心专家、上海市医疗机构临床基因扩增检验技术评审专家、中国合格评定国家认可委员会 ISO 15189 评审员和中国医院协会检验专业委员会常务委员,在临床实验室质量管理和能力建设中积累了扎实的理论知识和丰富的实践经验。长期从事肥大细胞及其相关疾病研究,承担课题 30 余项,其中国家自然科学基金项目 9 项。发表论文170 余篇。

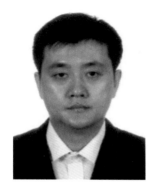

曹颖平　博士、教授、博士研究生导师,福建医科大学附属协和医院检验科主任。兼任中国老年医学学会检验分会副会长,中华医学会检验分会委员、免疫学组副组长,中国医师协会检验医师分会委员,中国合格评定国家认可委员会医学实验室专业委员会委员、主任评审员,福建省医学会检验分会主任委员。

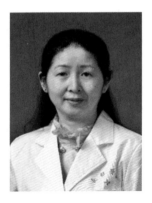

周　琳　研究员、博士(后)研究生导师,海军军医大学第二附属医院(上海长征医院)检验科主任、临床检验诊断学教研室和检验医学规培基地主任。美国宾夕法尼亚大学(UPenn)访问学者。获国家留学基金管理委员会青年骨干教师、上海市优秀学术带头人、上海市浦江人才、上海市青年科技启明星等称号。担任中国合格评定国家认可委员会医学实验室认可评审组长,中国免疫学会自身免疫分会副主任委员,中国中西医结合学会检验医学专业委员会常务委员,中国医师协会检验医师分会委员,中华医学会微生物与免疫学分会委员,上海市医学会分子诊断专科分会副主任委员等。

主要从事免疫性疾病的分子诊断和发病机制研究。近年来,作为课题负责人主持国家自然科学基金项目(5 项)、科技部重大专项及各类省部级科研基金项目共 20 项。在 *Gut*、*Autophagy* 等国际期刊发表 SCI 论文 60 篇。主编/副主编专著 6 部。

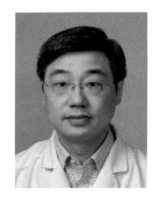

王　皓　海军军医大学第二附属医院(上海长征医院)检验科副主任、副主任技师。德国亚琛大学医学院临床生化与病理研究所访问学者。兼任中国合格评定国家认可委员会(CNAS)医学实验室认可主任评审员。曾任上海市医学会第十届检验医学青年委员会副主任委员,上海市中西医结合学会第二届检验医学专业委员会委员兼青年委员会副主任委员。

主要从事临床免疫检验、器官移植配型、临床分子诊断及检验管理研究。参与承担国家自然科学基金项目、国家科技重大专项子课题、上海市科学技术委员基金项目等 10 余项。在核心期刊发表论文70 余篇。曾荣获上海市科学技术进步奖二等奖、三等奖。

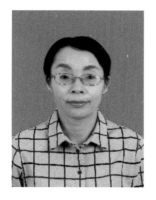

哈小琴　主任医师、教授、博士研究生导师,中国人民解放军联勤保障部队第九四〇医院检验科主任,享受国务院颁发的政府特殊津贴。甘肃省领军人才,甘肃省拔尖领军人才,甘肃省科学技术协会常务委员,第六届"甘肃省青年科技奖"获得者,第一批甘肃省杰出青年基金获得者。担任中国合格评定国家认可委员会评审员,国家自然科学基金评议专家,中国老年医学学会检验医学分会副会长,甘肃省医学会微生物与免疫学会主任委员,甘肃省医学会检验学会副主任委员,甘肃省免疫学会理事长,《国际检验医学杂志》等多家杂志编委。

主要从事干细胞基础与应用研究、高原胃肠应激损伤基因药物研发、高原创伤修复药物药效及机制研究、慢性代谢性疾病肠道微生态及防治研究。承担国家高技术研究发展计划(863计划)、国家自然科学基金项目、国家重点基础研究发展计划(973计划)子课题、全军后勤科研项目、甘肃省科技厅重点项目等30余项。在国内外期刊发表学术论文200余篇,获得军队、省级科技进步奖二等奖5项。

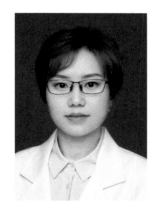

蔺丽慧　上海交通大学医学院附属第一人民医院检验医学中心副主任技师。澳大利亚QIMR医学研究中心访问学者。兼任上海市医学会检验医学分会流式学组成员、上海市医师协会检验医师分会会员、《检验医学》编委等。

主要从事流式细胞术在血液系统肿瘤诊断中的临床应用、外周血淋巴细胞精细免疫分型,以及免疫实验室ISO 15189质量管理体系建立及运行等工作;科研方面主要从事肥大细胞和变态反应相关研究、急性髓系白血病骨髓免疫功能研究。主持国家自然科学基金青年项目、上海市卫生健康委员会科研项目等课题。作为第一/通讯作者发表论文10余篇,参编著作4部。2014年作为主要完成人获华夏医学科技奖二等奖。

作者名单

主　编

李　莉　曹颖平　周　琳　王　皓　哈小琴　蔺丽慧

主　审

王华梁

副主编

王　娟　上海交通大学医学院附属第一人民医院

彭　霞　上海交通大学医学院附属第一人民医院

吴洪坤　海军军医大学第二附属医院（上海长征医院）

郑培烝　福建医科大学附属协和医院

马越云　空军特色医学中心

关秀茹　哈尔滨医科大学附属第一医院

黄　晶　吉林大学白求恩第一医院

参编者

杨淑娟　中国人民解放军联勤保障部队第九四〇医院

宋　薇　中国人民解放军联勤保障部队第九四〇医院

孙　懿　上海交通大学医学院附属第一人民医院

龚如涵　上海交通大学医学院附属第一人民医院

王淇泓　海军军医大学第二附属医院（上海长征医院）

孔乐乐　海军军医大学第二附属医院（上海长征医院）

王楷文　上海交通大学医学院附属仁济医院

金宇亭　吉林大学白求恩第一医院

车瑷瑷　吉林大学白求恩第一医院

单洪丽　吉林大学白求恩第一医院

孙璐璐　吉林大学白求恩第一医院

李　鹏　空军特色医学中心

王　嬿　空军特色医学中心

李　莹　空军特色医学中心

陈昱凝　空军特色医学中心

高瑞丰　空军特色医学中心

魏文婷　空军特色医学中心

巩　蓓　空军特色医学中心

丛书前言

ISO 15189 是指导和引领医学实验室走向标准化、规范化的重要指南，是提升医院整体管理水平、服务质量及能力的重要途径，已成为全球范围内被广泛认可和采用的重要标准文件。特别是在 5G 时代，在国家智慧医疗建设高质量发展的新阶段，ISO 15189 认可将对医疗机构临床实验室的质量和能力提出更高的要求。国内越来越多医学实验室以申请 ISO 15189 实验室认可为契机，提升医学实验室规范化管理水平，提高检验结果准确性和有效性。

随着 ISO 15189：2022《医学实验室质量和能力的要求》实施在即，"医学实验室 ISO 15189 认可指导丛书"第 2 版(6 个分册)编写工作也在加快推进。为此，我们组织国内 100 余名医学检验专家，多次对 CNAS－CL02：2023《医学实验室质量和能力认可准则》进行学习和理解，并通过线上和线下会议进行研讨，规范本套丛书各分册撰写方案和项目要素等。本套丛书充分遵循 CNAS－CL02：2023 的原则和要求，并在临床实际操作层面给予读者提示和指引，旨在帮助医学实验室管理人员提高质量管理能力，为各医学实验室质量管理体系的建立提供参考，对拟申请 ISO 15189 认可的医学实验室具有一定的指导意义和实用价值，可作为医学实验室规范化管理和标准化操作的实用性工具书和参考书。

丛书编写过程中，得到了多方的大力支持和无私帮助，100 多位资深 ISO 15189 主任评审员、评审员和检验专家参与了丛书的编写，中国合格评定国家认可委员会领导给予了大力支持和关心，各分册主编和编者夜以继日地辛勤工作，在此谨向各位表示诚挚的谢意！此外，还要感谢海军军医大学第二附属医院(上海长征医院)张玲珍、上海健康医学院陈涵等，他们承担了本套丛书部分稿件整理、校对工作。

由于编者水平所限，丛书难免有欠缺和不足之处，欢迎专家和读者批评指正。

2023 年 11 月

本书前言

临床免疫学检验是临床检验的组成部分，也是临床疾病诊断、病情判断、治疗方案选择、疗效和复发监测及健康保健的重要依据。质量是检验医学生存和发展的根本保证，但检验过程（包括检验前、检验中和检验后）诸多因素都直接或间接影响检验质量。为了确保检验结果的准确性和可靠性，临床免疫学检验必须遵循严格的质量保证措施和标准操作规程。为了更好地提升检验工作的质量和检验工作者的能力，2019 年"医学实验室 ISO 15189 认可指导丛书"应运而生，出版后得到了广大读者的好评和喜爱。

《临床免疫检验标准化操作程序》第 2 版遵照 CNAS－CL02：2023《医学实验室质量和能力认可准则》及其应用要求，参考《全国临床检验操作规程》第 4 版及国家标准 GB/T 22576.5—2021《医学实验室　质量和能力的要求　第 5 部分：临床免疫学检验领域的要求》等相关要求，以标准操作规程文件的格式，提供了从医嘱开立到报告发放检验全过程的质量要求和标准化操作规范。附录中附有编写者在多年工作中积累的免疫实验室记录表格示例及免疫学检验典型不符合分析与整改案例，供读者参考。本书旨在为临床免疫学检验人员提供严谨和实用的操作规范。

先者栽树风尚在，后人勤奋自成荫。相信这本蕴含着编者们辛勤汗水和殷切期望的书，能够为临床免疫学检验同道提供有益的参考，助力大家在 ISO 15189 体系指导下为临床提供及时、准确的检验报告和高水平的咨询服务。

感谢大家对本书的关注和支持！由于编者能力有限，书中不足之处在所难免，敬请同道批评斧正（邮箱：annylish@126.com）！

2023 年 9 月于上海

目 录

第一篇
质量和能力要求 / 001

第一章·**结构和管理要求** ·····················002
  一、**活动管理**／ 003
    实验室检测能力范围管理程序／ 003
    实验室咨询活动管理程序 / 005
  二、**结构和权限管理**／ 007
    岗位职责管理程序 / 007
    质量管理程序／ 012
  三、**质量目标与指标管理**／ 014
    质量目标管理程序／ 014
    质量指标管理程序／ 016
第二章·**资源要求** ·····························018
  一、**人员管理**／ 019
    人员能力要求程序／ 019
    人员授权管理程序／ 021
    继续教育和专业发展程序／ 022
    人员培训与能力评估程序／ 023
  二、**环境和设施管理**／ 025
    环境设施控制程序／ 025
    储存设施管理程序／ 027
    员工设施管理程序／ 028
    生物安全设施管理程序／ 029

三、 设备管理 / 031

设备管理要求管理程序 / 031

设备验收、使用管理程序 / 032

设备维护保养与维修管理程序 / 034

设备不良事件报告程序 / 036

四、 设备校准和计量学溯源 / 037

设备校准管理程序 / 037

计量学溯源管理程序 / 039

五、 试剂和耗材管理 / 041

试剂和耗材接收及储存管理程序 / 041

试剂和耗材验收及验证管理程序 / 042

试剂和耗材库存及使用说明管理程序 / 044

试剂和耗材不良事件报告管理程序 / 045

试剂耗材记录管理程序 / 046

第三章·检验过程管理 ⋯⋯⋯⋯⋯⋯⋯⋯⋯⋯⋯⋯⋯⋯ 047

一、 检验前质量管理 / 048

检验信息和检验申请程序 / 048

原始样本采集和处理程序 / 050

样本运送、接收和检验前处理程序 / 052

标本拒收程序 / 054

二、 检验过程质量管理 / 056

检验方法验证程序 / 056

测量不确定度（MU）评定程序 / 060

生物参考区间或临床决定限管理程序 / 062

检验程序文件化管理程序 / 064

室内质量控制（IQC）管理程序 / 068

室间质量评价（EQA）管理程序 / 072

检验结果的可比性程序 / 074

HIV 抗体初筛实验室质量管理程序 / 077

三、 检验后过程质量管理 / 080

结果报告程序 / 080

样本复检程序 / 082

危急值报告程序 / 084

结果批准、发布及报告修改程序 / 086

HIV 抗体初筛实验室反馈与报告程序 / 088

附加 /让步检验管理程序 / 089

检验后样品处理程序 / 091

四、**数据控制和信息管理** / 093

数据控制管理程序 / 093

信息系统管理程序 / 095

信息安全管理程序 / 097

第四章·管理体系要求 099

一、**风险管理** / 100

实验室风险管理程序 / 100

生物风险管理程序 / 102

HIV 初筛实验室安全管理程序 / 104

二、**识别风险和改进机遇的措施** / 106

风险识别与评估程序 / 106

改进机遇程序 / 108

三、**持续改进** / 110

持续改进程序 / 110

反馈及改进程序 / 111

第二篇
标准操作规程 / 113

第五章·性能验证及人员比对标准操作规程 114

一、**性能验证** / 115

定量检测项目性能验证标准操作规程 / 115

定性检测项目性能验证标准操作规程 / 118

流式细胞术检测项目性能验证标准操作规程 / 121

二、**人员比对** / 124

定量检测项目人员比对标准操作规程 / 124

定性检测项目人员比对标准操作规程 / 125

流式细胞术检测项目人员比对标准操作规程 / 126

第六章·仪器设备标准操作规程 127

一、**通用仪器** / 128

水平离心机标准操作规程 / 128

水平摇床仪标准操作规程 / 131

电热恒温水浴箱标准操作规程 / 132

荧光显微镜标准操作规程 / 133

二、 **酶法免疫分析仪** / 135

全自动酶免分析系统标准操作规程 / 135

酶标仪标准操作规程 / 139

酶免洗板机标准操作规程 / 142

三、 **化学发光法免疫分析仪** / 145

时间分辨荧光免疫分析仪标准操作规程 / 145

电化学发光免疫分析仪标准操作规程 / 148

微粒子化学发光免疫分析仪标准操作规程 / 151

增强化学发光免疫分析仪标准操作规程 / 155

光激发化学发光免疫分析仪标准操作规程 / 158

四、 **荧光法免疫分析仪** / 161

流式荧光仪标准操作规程 / 161

全自动间接荧光免疫分析仪标准操作规程 / 163

五、 **免疫印迹法** / 166

免疫印迹仪标准操作规程 / 166

免疫定量分析仪标准操作规程 / 168

六、 **流式细胞仪** / 171

流式细胞仪标准操作规程 / 171

光谱流式细胞仪标准操作规程 / 175

七、 **过敏原检测系统** / 178

全自动过敏原 IgE 检测系统标准操作规程 / 178

八、 **自动化判读仪器** / 182

自动化判读仪器标准操作规程 / 182

第七章 · **临床免疫检验项目标准操作规程** ⋯⋯⋯⋯⋯⋯⋯⋯⋯⋯ 185

一、 **感染免疫常见项目** / 186

甲型肝炎病毒抗体检测标准操作规程 / 186

乙型肝炎病毒表面抗原检测标准操作规程 / 189

乙型肝炎病毒表面抗体检测标准操作规程 / 192

乙型肝炎病毒 e 抗原检测标准操作规程 / 194

乙型肝炎病毒 e 抗体检测标准操作规程 / 197

乙型肝炎病毒核心抗体检测标准操作规程 / 200

丙型肝炎病毒抗体检测标准操作规程 / 203

丁型肝炎病毒抗体检测标准操作规程 / 206

戊型肝炎病毒抗体检测标准操作规程 / 208

庚型肝炎病毒抗体检测标准操作规程 / 210

抗单纯疱疹病毒Ⅰ型抗体检测标准操作规程 / 212

抗单纯疱疹病毒Ⅱ型抗体检测标准操作规程 / 215

抗风疹病毒抗体检测标准操作规程 / 217

抗巨细胞病毒抗体检测标准操作规程 / 219

抗弓形虫抗体检测标准操作规程 / 221

抗 EB 病毒衣壳抗体检测标准操作规程 / 223

抗 EB 病毒早期抗体检测标准操作规程 / 225

抗 EB 病毒核抗体检测标准操作规程 / 228

抗链球菌溶血素 O 检测标准操作规程 / 231

类风湿因子检测标准操作规程 / 233

C 反应蛋白检测标准操作规程 / 235

九项呼吸道感染病原体抗体检测标准操作规程 / 237

抗结核抗体检测标准操作规程 / 240

抗肺炎支原体抗体检测标准操作规程 / 242

抗幽门螺杆菌抗体检测标准操作规程 / 244

新型冠状病毒（COVID-19）IgM/IgG 抗体（胶体金法）检测标准操作规程 / 246

二、 自身免疫常见项目 / 249

抗核抗体（ANA）检测标准操作规程 / 249

抗双链 DNA 抗体检测标准操作规程 / 252

抗 ENA 抗体谱检测标准操作规程 / 256

抗中性粒细胞胞质抗体（ANCA）检测标准操作规程 / 259

抗蛋白酶 3 抗体检测标准操作规程 / 262

抗髓过氧化物酶抗体检测标准操作规程 / 264

抗肾小球基底膜抗体检测标准操作规程 / 266

抗平滑肌抗体（SMA）检测标准操作规程 / 269

抗线粒体抗体（AMA）检测标准操作规程 / 271

自身免疫性肝病抗体谱检测标准操作规程 / 273

抗环瓜氨酸肽抗体检测标准操作规程 / 276

抗角质蛋白抗体（AKA）检测标准操作规程 / 279

抗甲状腺球蛋白抗体（TGAb）检测标准操作规程 / 282

抗甲状腺微粒体抗体（TMAb）检测标准操作规程 / 285

抗心磷脂抗体（ACA）检测标准操作规程 / 288

抗精子抗体（AsAb）检测标准操作规程 / 290

抗卵巢抗体（AOA）检测标准操作规程 / 293

抗子宫内膜抗体（EMAb）检测标准操作规程 / 297

三、肿瘤免疫常见项目 / 300

血清甲胎蛋白（AFP）定量检测标准操作规程 / 300

异常凝血酶原定量检测标准操作规程 / 304

血清癌胚抗原（CEA）定量检测标准操作规程 / 307

血清糖链抗原 125（CA125）定量检测标准操作规程 / 311

人附睾蛋白 4（HE4）定量检测标准操作规程 / 315

血清糖链抗原 19‑9（CA19‑9）定量检测标准操作规程 / 319

血清糖链抗原 15‑3（CA15‑3）定量检测标准操作规程 / 323

血清总前列腺特异性抗原（tPSA）定量检测标准操作规程 / 327

血清游离前列腺特异性抗原（fPSA）定量检测标准操作规程 / 331

血清人绒毛膜促性腺激素 β（β‑HCG）定量检测标准操作规程 / 335

血清鳞状上皮细胞癌相关抗原（SCC）定量检测标准操作规程 / 339

血清神经元特异性烯醇化酶（NSE）定量检测标准操作规程 / 344

血清细胞角蛋白 19 片段（CYFRA21‑1）定量检测标准操作规程 / 348

血清胃泌素释放肽前体（ProGRP）定量检测标准操作规程 / 352

四、细胞免疫常见项目 / 356

HLA‑B27 检测标准操作规程 / 356

淋巴细胞亚群检测标准操作规程 / 360

CD34⁺细胞绝对计数标准操作规程 / 365

阵发性睡眠性血红蛋白尿（PNH）克隆筛查标准操作规程 / 369

五、体液免疫常见项目 / 373

免疫球蛋白 A（IgA）检测标准操作规程 / 373

免疫球蛋白 M（IgM）检测标准操作规程 / 376

免疫球蛋白 G（IgG）检测标准操作规程 / 379

补体 C3 检测标准操作规程 / 382

补体 C4 检测标准操作规程 / 385

细胞因子检测标准操作规程 / 388

六、变态反应常见项目 / 392

过敏原检测推荐程序 / 392

血清总 IgE 检测标准操作规程 / 394

血清特异性 IgE 检测标准操作规程 / 397

嗜酸性粒细胞阳离子蛋白（ECP）检测标准操作规程 / 400

Fx5E 检测标准操作规程 / 403

多种呼吸道过敏原筛选检测标准操作规程 / 406

食物过敏原特异性 IgE 10 项检测标准操作规程 / 409

呼吸道过敏原特异性 IgE 12 项检测标准操作规程 / 412

过敏原特异性 IgE 中国组合 20 项检测标准操作规程 / 414

七、 性病常见项目 / 417

酶联免疫法 HIV 抗体检测标准操作规程 / 417

化学发光法 HIV 抗体检测标准操作规程 / 419

胶体金试剂 HIV 抗体检测标准操作规程 / 422

梅毒螺旋体非特异性抗体检测 TRUST 标准操作规程 / 424

酶免法梅毒螺旋体抗体检测标准操作规程 / 426

化学发光法梅毒螺旋体抗体检测标准操作规程 / 428

梅毒螺旋体特异性抗体检测 TPPA 标准操作规程 / 430

附　录 ·········· 433

一、实验室记录表格示例 / 434

二、典型不符合案例分析与整改 / 472

第一篇

质量和能力要求

第一章
结构和管理要求

一、活动管理／003

二、结构和权限管理／007

三、质量目标与指标管理／014

实验室检测能力范围管理程序

××医院检验科免疫组作业指导书	文件编号：××-JYK-××-××-××
版次/修改：第　　版/第　　次修改	生效日期：　　　　　　　　第　页 共　　页
编写人：	审核人：　　　　　　　批准人：

1. 目的

规定免疫组检测能力范围,免疫组应在此范围内为用户提供相应的服务,免疫组的活动应能持续满足认可准则、用户、监管机构和认可机构的要求。

2. 范围

免疫组所有的检测能力。

3. 职责

3.1·免疫组组长负责确定和维持免疫组检测能力范围。

3.2·免疫组组员按照要求完成免疫项目的检测。

3.3·免疫组所有人员和实验室用户均可提出扩大或缩小检测能力范围的申请,实验室管理层最终确定是否扩大或缩小检测能力范围。

4. 程序

4.1·免疫组检测能力范围包括感染免疫、自身免疫、细胞免疫、体液免疫、肿瘤免疫等领域围的定性和(或)定量项目检测等。免疫组开展的检测项目的名称、方法学、标本采集及运送、检测时间、报告时间、临床意义、局限性等具体信息见《用户手册》的免疫部分。

4.2·目前免疫组的项目仅限于在检验科内开展检测,未在检验科外的场所开展检测。

4.3·《用户手册》中免疫部分的项目均在检验科免疫组检测,均未委托给其他实验室检测。

4.4·通过免疫组内部审核和参与科室管理评审等方式使得免疫组活动能符合认可准则的要求。

4.5·通过服务协议的方式确定免疫组提供的服务能满足用户的要求,通过服务协议的定期评审使得免疫组提供的服务能持续满足用户的要求。

4.6·按照 CNAS 对认可实验室要求规范免疫组的各项活动,同时持续关注 CNAS 对认可实验室政策的更新,保证免疫组的各项活动持续满足 CNAS 的要求。

4.7·通过接受监管机构(包括卫生健康委员会、卫生监督所、临检中心、安监部门等)的检查和评审识别实验室是否存在不符合或潜在不符合。如果存在不符合或潜在不符合,适当时,实验室应采取适宜的应急措施、纠正措施或预防措施,以持续符合认可准则的要求。

4.8·免疫组检测能力范围可能发生变化(扩大或缩小)时,免疫组组长应向实验室管理层提出,经科室讨论同意后,提交申请给医务部,通过服务协议评审的方式确定是否扩大或缩小检测能力范围。

5. 相关文件和记录

《实验室的咨询活动管理程序》《服务协议管理程序》《内部审核程序》《用户手册》。

参考文献

[1] 中国合格评定国家认可委员会.医学实验室质量和能力认可准则：CNAS - CL02：2023[S/OL].(2023 - 06 - 01)[2023 - 09 - 26].https://www.cnas.org.cn/rkgf/sysrk/jbzz/2023/06/911424.shtml.

[2] 中国合格评定国家认可委员会.医学实验室质量和能力认可准则的应用要求：CNAS - CL02 - A001：2023[S/OL].(2023 - 08 - 01)[2023 - 09 - 26].https://www.cnas.org.cn/rkgf/sysrk/rkyyzz/2023/08/912141.shtml.

（曹颖平　郑培烝）

实验室咨询活动管理程序

××医院检验科免疫组作业指导书	文件编号：××-JYK-××-××-××
版次/修改：第　版/第　　次修改	生效日期：　　　　第　页 共　页
编写人：	审核人：　　　　批准人：

1. 目的

建立免疫组咨询服务程序,通过检验科内部、外部的沟通,以及向临床医护人员、患者提供全方位的检验前和(或)检验后的咨询服务,提供适当的实验室建议和解释,并满足患者和用户的需求。同时获取提高实验室服务质量的建议和意见,全面提高临床免疫组服务水平,确保质量体系的有效运行。

2. 范围

免疫组所有的咨询活动。

3. 职责

3.1·免疫组组长负责成立临床免疫咨询小组,指导、规范日常咨询工作。

3.2·免疫咨询小组负责对外提供本专业咨询服务,必要时做好记录。

3.3·免疫组每位员工均有责任和义务解答医护人员和患者提出的与本专业组有关的业务问题。

3.4·检验科管理层、免疫组组长定期或不定期组织各种形式的内部、外部沟通,进行咨询活动。

4. 程序

4.1·由组内具有丰富临床知识和检验知识的技术骨干,必要时可邀请其他专业组技术骨干一起组成医疗咨询小组,定期或不定期通过各种形式与临床医护人员进行咨询沟通。

4.2·免疫组的咨询活动包括:

4.2.1　就选择和使用检验提供意见,包括所需样品类型、检验方法的临床适应证和局限性,以及要求检验的频率。

4.2.2　为检验结果的解释提供专业判断;促进实验室检验的有效利用;就科学及事务性工作提供意见。

4.3·免疫组根据本专业实际和特色,负责对应临床科室的咨询服务工作。由医疗咨询小组组织,定期到临床科室通过走访、讲座、参与临床查房、临床会诊、临床病例讨论等方式进行咨询服务,咨询服务对象包括临床科室、门急诊、抽血处等。医疗咨询小组组织人员对咨询活动中服务对象对实验室服务质量的反馈意见及时做出解答,并将其反馈回各相关服务对象。

4.4·日常工作中,全体免疫组工作人员均有责任解答来自患者和临床医护人员提出的与本专业组有关的所有业务问题。这些问题包括但不限于:检验所需样品类型,留取样本时的注意事项,检验方法的临床适应证和局限性,要求检验的频率,如何就某疾病合理选用检验项目及其组合,检验的方法、检验的原理、检验的临床意义、参考区间、检验的不确定度、允许误差及危急值、检验的干扰因素、定期复查时间、检验结果报告时限等。

4.5·免疫组接受实验室服务对象口头、书面、电话、微信、信函、门诊服务中心、网站（如12345便民服务平台转来的咨询内容）等形式的咨询，并以咨询者可以接受的方式进行解答。实验室服务对象在检验报告单上获取的电话号码及通信地址均可作为咨询方式。

4.6·免疫组应实行首问负责制，所有人员对咨询者口头、电话提出的问题，应立即回答。如不能立即回答，应告知再次联系的方式，原则上3个工作日内给予答复。对于书面、信函等方式提出的咨询，在咨询者要求时限内给予解答。若不能在规定的时限内解答咨询者提出的问题时，应上报技术负责人，由技术负责人负责组织相关人员解答。

4.7·医疗咨询小组组织人员定期或不定期地用简讯或小册子、行政网、电子显示屏等方式发送检验信息，及时地将本学科最新的研究进展、本科室新近开展项目介绍给实验室服务对象，满足实验室服务对象的不同需求。检验信息内容至少包括：新项目的检验方法、检验的原理、检验的临床意义、检验的干扰因素、参考区间、报告时限、如何合理选用这些项目、定期复查的次数和时间、项目的样品类型、留取样本时的注意事项等。

4.8·技术负责人应定期对医疗咨询小组成员进行科内或外派培训，以期进一步提高免疫组咨询服务质量。外派培训的形式可以是参加内科临床轮转、参加临床查房、病例讨论和会诊等。医疗咨询小组成员通过轮转、查房、病例讨论和会诊等途径，一方面可以进一步积累临床经验，另一方面可以通过这些途径对临床诊疗发表意见。

4.9·在咨询活动中，只要识别到有影响质量体系有效运行的问题或识别到有持续改进的机会，就应主动采取措施与相关方进行沟通，并向质量负责人汇报，必要时，提交检验科管理层，以确保体系的有效运行。

4.10·咨询活动的记录与归档：免疫组在进行咨询工作时，如果有必要，应记录咨询内容过程，记录采用《咨询记录表》，包括咨询的内容、咨询的方式、参加咨询的人员等，并汇报给质量负责人，必要时，提交检验科管理层。咨询记录由文档管理员归档。

5. 相关文件和记录

《实验室患者、用户和员工反馈管理程序》《持续改进的管理程序》《人员管理程序》《记录的控制程序》《咨询记录表》。

参考文献

[1] 中国合格评定国家认可委员会.医学实验室质量和能力认可准则：CNAS-CL02：2023[S/OL].(2023-06-01)[2023-09-26].https://www.cnas.org.cn/rkgf/sysrk/jbzz/2023/06/911424.shtml.

[2] 中国合格评定国家认可委员会.医学实验室质量和能力认可准则的应用要求：CNAS-CL02-A001：2023[S/OL].(2023-08-01)[2023-09-26].https://www.cnas.org.cn/rkgf/sysrk/rkyyzz/2023/08/912141.shtml.

（曹颖平　郑培烝）

岗位职责管理程序

××医院检验科免疫组作业指导书		文件编号：××-JYK-××-××-××	
版次/修改：第　　版/第　　次修改		生效日期：	第　　页 共　　页
编写人：	审核人：		批准人：

1. 目的

明确免疫组组织结构,管理责任和各岗位的职责,合理配置免疫组资源,提高免疫组的管理效率,保证与免疫检验有关的质量体系正常运行和质量目标的有效贯彻实施。

2. 范围

适用于免疫组的岗位设置和管理。

3. 职责

3.1·检验科主任负责免疫组组长和质量监督员的任命和授权。

3.2·免疫组组长负责对免疫组质量管理体系的正常运行做出承诺,并制定相关措施确保体系持续改进,保持其有效性;负责编制免疫组组织结构图,确保其与检验科组织架构无缝连接;负责制定免疫组质量目标并监督实施。

3.3·免疫组组长在检验科管理层领导下制定出免疫组各岗位职责、权限及相互关系,并明确其任职资格等。负责定期考核不同岗位人员的履职情况,年终进行考评。

3.4·免疫组各岗位人员依据岗位要求履行岗位职责。

4. 程序

4.1·组织结构:免疫组作为检验科的常规专业组之一,主要负责感染免疫、自身免疫、细胞免疫、体液免疫、肿瘤免疫等领域范围的定性和(或)定量项目检测等。根据免疫组项目开展情况及质量目标要求,建立与实验室管理需求相匹配的组织结构,确定所需岗位类别,明确各岗位职责是保证实验室各项工作顺利进行及相关检测结果准确、及时、有效的重要保障手段之一。

4.2·人员

4.2.1　人员配置:1名组长,1名副组长及若干名组员。

4.2.2　免疫组组长根据实际工作需要,在检验科管理层领导下制定免疫组各岗位职责、权限及相互关系,并明确其任职资格,决定不同岗位具体工作人员组成安排,授权各岗位人员,提供相应的资源,以确保其能有效履行实施、保持和改进管理体系的职责,完成科室质量管理体系运行中免疫组的各项任务。免疫组质量监督员由检验科主任指定,主要负责监督免疫组质量体系的有效运行,并就免疫组质量管理体系运行情况和改进需求直接向管理层报告。

4.2.3　免疫组人员管理:各岗位人员(组长,副组长,组员,质量监督员,设备管理员,试剂管理员,安全员,文档管理员,授权签字人等)的任职资格、授权、培训与能力评估等见《人员能力要求程序》《人员授权管理程序》《人员培训与能力评估程序》。

4.2.4　为保证免疫组工作的正常运行,免疫组组长不在岗时由副组长代理行使职权,其他岗位人员不在岗时,由免疫组组长临时指定人员负责代理。

4.3·岗位及责任

4.3.1　免疫组组长和副组长

4.3.1.1　完成医院领导和科室主任下达的各项指令性任务。规划及落实专业组发展计划,负责本专业组新技术、新业务的开展,负责免疫组工作的持续改进。

4.3.1.2　负责免疫组人员及研究生、进修生、规培生、实习生(以下简称"四生")业务学习培训、继续教育和技术考核等工作。组织各岗位技术骨干编写检验项目及仪器作业指导书并进行审核,督促日常工作中免疫组人员按照作业指导书的要求进行各项操作。

4.3.1.3　负责免疫组仪器设备校准计划的制定、组织实施和结果审定。制定免疫组质量控制程序及室内质控规则,审核失控报告及月度质控小结。制定国家卫生健康委员会临床检验中心和省临床检验中心室间质量评价活动计划,审查、签发室间质量评价报表。核查室间质量评价回报成绩,分析报告并签名确认。制定免疫组室间比对计划和实验室内部比对计划并组织实施。

4.3.1.4　负责免疫组仪器设备和设施的请购,督促本组设备管理员做好设备校准、维护保养、维修及相关记录。负责专业组试剂和耗材管理,负责对供应商进行评价,定期抽查免疫组试剂的使用效率,并做好相关记录。

4.3.1.5　参加部分临床免疫检验工作并掌握相关特殊检验技术,解决免疫组复杂、疑难问题。参与检验科与临床科室沟通,参加临床疑难病例讨论。

4.3.1.6　督促免疫组人员贯彻执行医院与科室的规章制度,负责本组工作人员考勤工作。配合免疫组质量监督员工作;配合内审员及外部评审机构对本组的审核工作。

4.3.1.7　副组长协助组长完成相关工作。

4.3.2　免疫组组员:按时、保证质量地完成本岗位当天相关免疫检验任务,对本人检验结果技术工作的公正性、准确性、真实性、完整性负责;及时、真实、完整地完成相关工作记录,并签署时间和姓名确认;积极完成组长安排的相关工作,协助同事共同完成本组免疫检验报告;积极参加免疫组业务学习和相关培训及考核,协助指导下级人员和"四生"的技术工作。现对各岗位具体工作做如下安排,各岗位定期互换,并做好相应记录。

4.3.2.1　岗位Ⅰ:化学发光岗位。

4.3.2.1.1　负责 HBsAg、HCV 抗体、HIV 抗体、总 IgE、NSE、CYFRA21-1、SCC、骨代谢三项、抗 CCP 抗体、CA50 等化学发光项目的检测操作。

4.3.2.1.2　负责本岗位检验报告单的审核和签发。负责三台化学发光仪器(A 品牌、B 品牌和 C 品牌)的检测操作、日常维护和保养。负责做好三台仪器的室内质控和室间质评,及时记录室内质控和填报室间质评结果。负责三台仪器相同项目的比对,记录比对结果并交组长签字审批。

4.3.2.2　岗位Ⅱ:感染免疫岗位。

4.3.2.2.1　负责感染免疫中乙肝两对半、前 S1 抗原、HBcAb IgM、丙肝病毒抗体、幽门螺杆菌抗体的自动化酶免仪器操作和手工检测。负责感染免疫中 HIV 抗体的初筛检测。

4.3.2.2.2　负责本岗位检验报告单的登记、审核和签发。负责××全自动酶免加样系统、××酶免分析仪的检测操作、日常维护和保养。负责乙肝病毒、丙肝病毒、HIV 抗原抗体的室内质控和室间质评，及时记录室内质控结果和填报室间质评结果。

4.3.2.3　岗位Ⅲ：手工杂项岗位。

4.3.2.3.1　负责肺炎支原体抗体、结核抗体、TRUST、TPPA等手工项目的检测操作。负责感染免疫中除乙肝病毒、丙肝病毒、HIV等其他常规ELISA项目的检测，如EB病毒抗体两项、CA242、CEA定性、AFP定性、肝炎分型6项（HCV抗体除外）等。

4.3.2.3.2　负责本职责范围检验报告单的审核和签发。负责酶标仪、洗板机等常规使用仪器的操作、日常维护和保养。负责各检测项目室内质控和室间质评，及时记录室内质控和回报室间质评结果等。

4.3.2.4　岗位Ⅳ：自身免疫ELISA检测岗位。

4.3.2.4.1　负责自身免疫中采用ELISA方法检测的自身抗体，如AsAb、ACA、EMAb、RA33抗体、GPI抗体、EB病毒抗体四项、磷脂综合征两项等。

4.3.2.4.2　负责本职责范围检验报告单的审核和签发。负责本职责范围的室内质控和室间质评，及时记录室内质控和回报室间质评结果等。每天早上协助岗位Ⅴ的自身免疫标本的验收和编号工作。协助岗位Ⅴ一起做好自身免疫仪器设备的操作、日常维护和保养。

4.3.2.5　岗位Ⅴ：自身免疫IIF检测岗位。

4.3.2.5.1　负责自身免疫中各种自身抗体的荧光免疫检测。负责干燥综合征两项、天疱疮抗体、呼吸道病毒抗原检测。

4.3.2.5.2　负责本职责范围检验报告单的审核和签发。负责××免疫荧光自动操作仪、××免疫印迹仪、××荧光显微镜、××免疫分析仪等仪器的操作、日常维护和保养。负责本职责范围的室内质控和室间质评，及时记录室内质控结果和回报室间质评结果。

4.3.3　质量监督员

4.3.3.1　督察免疫组各岗位是否按检验科质量手册、程序文件及作业指导书进行工作，将日常查见不符合要求的情况直接向管理层报告。

4.3.3.2　监督免疫组各岗位室内质量控制及室间质量评价活动执行情况，是否及时处理失控并填写失控报告，是否按计划定期进行实验室间和内部比对。

4.3.3.3　监督实验室服务对象对服务态度或服务质量的投诉、意见或建议有无得到相应处理，处理后实验室服务对象是否满意，如不满意，有无具体改进措施。

4.3.3.4　监督是否对新入职员工进行培训，科室员工每年的常规业务培训是否按要求进行；对"四生"的临床实践活动是否按计划执行和管理。

4.3.3.5　监督设施与环境条件控制情况。监督实验室安全与生物安全的人员执行情况，相关记录是否完整。

4.3.3.6　监督是否按计划对仪器进行检查和校准，是否有未授权人员操作大型仪器设备，仪器的使用、维护、维修记录的完整性和及时性。监督试剂的请购、请领、使用、质检、试剂保存是否按规定执行，记录是否完整、及时，是否对供应商进行评价。

4.3.3.7　监督日常检验样品交接、查对、检验、保存是否按要求进行。监督标准物质是否有溯源证明，比对实验及室间质量评价结果回报后有无分析报告。

4.3.3.8　对免疫组质量指标进行收集，并上交质量负责人进行审核。参与科室的内审，配合科室质量负责人进行管理评审，以确保质量体系运行的有效性。负责跟踪质量和技术记录的完整性及归档的及时性。

4.3.4 设备管理员

4.3.4.1 协助免疫组组长提交本专业组的年度设备采购计划及制定设备校准、保养计划，并监督计划执行。

4.3.4.2 协助科室设备管理员一起做好化学发光仪、全自动酶免加样系统、洗板机、免疫印迹仪、温湿度计、加样枪、水机、酶标仪、离心机等免疫组设备年度检定、校准或性能检测的相关工作。

4.3.4.3 负责管理免疫组的资产及档案，办理免疫组仪器设备与资产的报废及记录收集整理。

4.3.4.4 负责免疫组仪器设备的唯一性标签或标识的制作。管理免疫组大型仪器设备的档案，负责仪器三证的检查。指导设备责任人对仪器检测数据的备份和管理。负责水机的使用、维护及水质监测及相关记录的管理。负责免疫组冰箱、温箱、水浴箱、室内温湿度等记录的监督及管理。

4.3.5 试剂管理员

4.3.5.1 协助免疫组组长做好试剂采购计划、日常试剂的请领、使用、质检、试剂保存的管理，公用试剂与耗材的请领与管理。

4.3.5.2 负责免疫组试剂的验收工作，指导本组人员完成不同批号、同一批号不同批次等试剂比对工作，定期收集比对记录并归档保存。

4.3.5.3 负责监督各岗位试剂的存放情况，每月进行一次试剂检查（包括试剂存放位置顺序是否正确、有无过期试剂、有无试剂标识等），发现问题督促岗位试剂使用人进行改进，并记录；节假日前试剂准备的检查与记录。

4.3.5.4 负责试剂相关记录，如试剂开瓶记录、配制记录、自配试剂记录、质检记录、批号更换记录的管理及监督。协助科室试剂管理员与免疫组组长定期进行免疫组试剂使用效率的分析，试剂及消耗品的出、入库统计与试剂供应商的评价。

4.3.6 消防安全员

4.3.6.1 协助科室安全管理员做好科室年度安全管理工作计划。

4.3.6.2 负责免疫组安全管理工作（包括消防安全、实验室水电气安全及实验室日常工作安全），保证消防栓、灭火器、消防标识、消防安全图等消防安全硬件设施良好。

4.3.6.3 负责免疫组每日、每周及每月的安全检查，确保水电安全，保证消防通道通畅等，记录并保存；发现异常情况及时处理并上报科室安全员。

4.3.6.4 协助科室安全员进行节假日前的安全检查工作，并作好记录。负责免疫组安全设施的增加或更新计划。负责新入组人员安全培训，同时组织免疫组人员参加科室统一组织的消防培训及演练。配合免疫组生物安全员对危险品及危险化学品、易燃易爆品进行管理。负责免疫组安全检查工作文件的入档管理。

4.3.7 生物安全员

4.3.7.1 协助科室生物安全员制定科室新一年的生物安全工作计划。

4.3.7.2 负责免疫组危险品、危险化学品、易燃易爆品的领取与保存，登记使用记录，以及每日紫外线消毒并记录，负责紫外线灯的定时清洁及灯管的更换。

4.3.7.3 负责监督免疫组实验台面、工作区域的消毒及相关记录的检查。负责免疫组洗眼装置、淋浴装置的检查与记录。负责监督免疫组医疗废物、废水的处理与记录。

4.3.7.4 负责免疫组生物安全相关标识的管理及所有生物安全记录的收集与保存。

4.3.7.5 协助科室生物安全管理员负责对本室员工、新员工及"四生"的生物安全培训和考核工作。

4.3.8 文档管理员

4.3.8.1 负责管理组内的受控文件，并确保文件在工作现场易于取阅查看。接受科室文控员的指导和管理，协助科室文控员完成科室文件管理工作。

4.3.8.2 负责组内文件打印、受控、发布、分发、回收、归档管理，填写相关记录。负责保存其控制范围内文件的电子版本并及时更新。负责定期收集免疫组的质量和技术记录，定期将记录转移至科室文件盒内保存。

4.3.8.3 负责免疫组废止文件的处理和销毁，填写记录；未被销毁的废止文件加盖"作废"标识，放置在非使用场所。负责制定免疫组受控文件一览表，并及时更新。负责免疫组的外来受控文件的管理，填写外来受控文件一览表，并及时更新。

4.3.8.4 协助免疫组组长做好组内文件及相关表格评审工作，负责相关记录的保存。协助科室文控员做好本专业组职工档案管理和更新。

4.3.9 认可授权签字人

4.3.9.1 熟悉并掌握与免疫专业有关检测/校准/鉴定的标准、方法及规程。负责审核并签收免疫组检测/校准/鉴定结果，并对相关报告的完整性和准确性负责。

4.3.9.2 与检测/校准/鉴定技术接触紧密，掌握有关的检测/校准/鉴定项目限制范围。有能力对免疫相关检测/校准/鉴定结果进行评定，了解免疫检验结果的不确定度，负责免疫检验不确定评估。

4.3.9.3 负责制定本室有关设备维护保养及定期校准的规定，掌握其校准状态。熟悉免疫组相关记录、报告及其核查程序。掌握并对本室人员就 CNAS 的认可条件、实验室义务及认可标识使用等有关规定进行宣传、贯彻和督察。

5. 相关文件

《人员能力要求程序》《人员授权管理程序》《人员培训与能力评估程序》。

参考文献

[1] 中国合格评定国家认可委员会.医学实验室质量和能力认可准则：CNAS－CL02：2023[S/OL].(2023－06－01)[2023－09－26].https://www.cnas.org.cn/rkgf/sysrk/jbzz/2023/06/911424.shtml.

[2] 中国合格评定国家认可委员会.医学实验室质量和能力认可准则的应用要求：CNAS－CL02－A001：2023[S/OL].(2023－08－01)[2023－09－26].https://www.cnas.org.cn/rkgf/sysrk/rkyyzz/2023/08/912141.shtml.

（曹颖平 郑培烝）

质量管理程序

××医院检验科免疫组作业指导书	文件编号：××-JYK-××-××-××	
版次/修改：第　版/第　　次修改	生效日期：	第　页共　页
编写人：	审核人：	批准人：

1. 目的

保证免疫组的质量管理体系按照科室质量管理体系的要求有效运行,确保免疫组活动的有效性。

2. 范围

免疫组质量管理相关的人员配备,偏离的识别和处理,改进建议等。

3. 职责

3.1·免疫组组长全面负责免疫组质量管理体系的有效运行。

3.2·免疫组组员负责实施、保持和改进管理体系。

4. 程序

4.1·人员

4.1.1　配置：1名组长、1名副组长及若干名组员。

4.1.2　免疫组人员均经过相应的培训和考核。

4.1.3　按照免疫组的岗位设置的要求配备相应的人员,一个人可能在多个岗位任职,具体见《岗位职责管理程序》,通过授权,使得相应岗位的人员具备相应的权限和所需的资源。

4.2·免疫组组员在组长的领导下,实施、保持和改进管理体系。

4.3·通过定期分析免疫组未达标的质量指标,处理免疫组相关的投诉或反馈意见,整改免疫组内审发现的不符合项,以及处理免疫组日常工作(如设备校准、耗材检查、实验室间比对等)发现的各种偏离或不符合等方式识别出与管理体系或执行实验室活动的程序的偏离,并采取措施以预防或最大程度减少这类偏离。

4.4·免疫组的质量监督员协助科室的内审员完成免疫组的年度内审工作,确定免疫组的质量管理体系的所有活动(包括检验前、检验和检验后过程)是否符合认可准则要求及实验室规定要求,并且已实施、有效并得到保持。

4.5·免疫组应按科室的质量方针和质量目标及免疫组质量目标的要求,持续改进其管理体系的有效性,包括检验前、检验中和检验后过程。可通过风险评估、方针应用、评审操作程序、总体目标、外部评审报告、内审发现、投诉、纠正措施、管理评审、员工建议、患者和用户的建议或反馈、数据和室间质量评价结果分析等,识别改进机会。如果识别出了持续改进机会,则不管其出现在何处,免疫组均应着手解决,采取措施,并评估采取措施的有效性。

4.6·免疫组组长应确保免疫组活动的有效性,具体见《实验室检测能力范围管理程序》和《实验室的咨询活动管理程序》。

5. 相关文件

《不符合项和纠正措施管理程序》《人员培训与能力评估程序》《岗位职责管理程序》《人员

授权管理程序》《实验室检测能力范围管理程序》《实验室的咨询活动管理程序》。

参考文献

［1］中国合格评定国家认可委员会.医学实验室质量和能力认可准则：CNAS－CL02：2023［S/OL］.（2023－06－01）［2023－09－26］.https：//www.cnas.org.cn/rkgf/sysrk/jbzz/2023/06/911424.shtml.

［2］中国合格评定国家认可委员会.医学实验室质量和能力认可准则的应用要求：CNAS－CL02－A001：2023［S/OL］.（2023－08－01）［2023－09－26］.https：//www.cnas.org.cn/rkgf/sysrk/rkyyzz/2023/08/912141.shtml.

（曹颖平　郑培烝）

质量目标管理程序

××医院检验科免疫组作业指导书	文件编号：××-JYK-××-××-××
版次/修改：第　　版/第　　次修改	生效日期：　　　　　第　页　共　　页
编写人：	审核人：　　　　　批准人：

1. 目的

为了满足患者和用户的需要和要求，免疫组依据检验科室的质量方针制定免疫组的质量目标。

2. 范围

免疫组质量目标的制定、实施和评审。

3. 职责

3.1·免疫组组长协助科室管理层制定和评审免疫组质量目标。

3.2·免疫组组员负责质量目标的实施。

3.3·免疫组质量监督员负责质量目标的统计，协助免疫组组长完成对未达标的质量目标进行原因分析，采取纠正措施及跟踪评价。

3.4·文档管理员负责相关文件的收发和归档管理。

4. 程序

4.1·质量目标的建立

4.1.1　质量目标应可测量并与方针一致。科室管理层应确保该目标在免疫组得到实施。在策划和实施管理体系变更时，实验室管理层应确保管理体系的完整性。

4.1.2　免疫组依据科室的质量方针"准确及时，诚信服务，规范管理，持续改进"制定以下质量目标。

4.1.2.1　室内质控开展率100%。

4.1.2.2　室内质控项目变异系数不合格率≤2%。

4.1.2.3　室间质评项目参加率100%。

4.1.2.4　室间质评项目不合格率≤1%。

4.1.2.5　报告迟发率≤0.1%。

4.1.2.6　自动化免疫急诊实验室内周转时间中位数≤60 min。

4.1.2.7　每年出具虚假报告单数为0。

4.1.2.8　人员考核合格率≥98%。

4.1.2.9　实验室内比对完成率100%，合格率≥98%。

4.1.2.10　每年持续改进项目数≥5项。

4.2·质量目标的统计

4.2.1　免疫组质量监督员按年度完成免疫组质量目标/指标的统计和分析，编写免疫组质量目标分析报告。指标未达标时，免疫组质量监督员协助免疫组组长进行原因分析并提出纠正措施及跟踪验证。协助科室质量负责人完成科室层面质量目标的统计。

4.2.2　统计指标时需保留数据证据的原始材料。

4.2.3　文档管理员负责相关文件的收发和归档管理。

4.3·质量目标的评审：每年管理评审,免疫组组长协助科室管理层完成质量目标的评审。通过管理评审,确定免疫组的质量目标的种类,目标值是否需要调整,以持续满足质量管理体系运行的要求。

5. 相关文件

《不符合项和纠正措施管理程序》《质量方针、目标及指标管理程序》。

参考文献

[1] 中国合格评定国家认可委员会.医学实验室质量和能力认可准则：CNAS－CL02：2023[S/OL].(2023－06－01)[2023－09－26].https://www.cnas.org.cn/rkgf/sysrk/jbzz/2023/06/911424.shtml.

[2] 中国合格评定国家认可委员会.医学实验室质量和能力认可准则的应用要求：CNAS－CL02－A001：2023[S/OL].(2023－08－01)[2023－09－26].https://www.cnas.org.cn/rkgf/sysrk/rkyyzz/2023/08/912141.shtml.

（曹颖平　郑培烝）

质量指标管理程序

××医院检验科免疫组作业指导书	文件编号：××-JYK-××-××-××	
版次/修改：第　版/第　次修改	生效日期：	第　页共　页
编写人：	审核人：	批准人：

1. 目的

为加强免疫组质量管理与控制,完善免疫组质量管理与控制指标体系,规范工作人员行为,保障免疫组检验结果的准确性和报告及时性,建立质量指标以评估检验前、检验和检验后过程的关键环节,满足患者和实验室用户的需求和要求,并监控与质量目标相关的性能。

2. 范围

免疫组所有的质量指标。

3. 职责

3.1·免疫组组长负责组织编写免疫组质量指标文件及审核工作,定期评审质量指标。

3.2·免疫组质量监督员在 LIS 人员的配合下按要求统计各质量指标。

3.3·免疫组质量监督员协助免疫组组长完成对不合格的质量指标进行原因分析,采取纠正措施及跟踪评价。

3.4·文档管理员负责相关文件的收发和归档管理。

4. 程序

4.1·质量指标的建立

4.1.1　质量指标种类：包括检验前、检验、检验后质量指标及支持过程质量指标。免疫组需完成科室层面的质量指标的统计和分析,具体指标种类、计算公式、统计频次和控制目标见《质量指标的策划及评估程序》。在科室层面的质量指标基础上,还需完成免疫组制定的质量指标,包括与自动化免疫检测相关的急诊检验前周转时间中位数、常规(住院)检验前周转时间中位数、急诊实验室内周转时间中位数、常规(住院)实验室内周转时间中位数,既是月度也是年度监测指标。

4.1.2　以上四个免疫组专门的质量指标的计算公式、数据采集方法及控制目标如下。

4.1.2.1　自动化免疫检测相关的急诊检验前周转时间中位数：自动化免疫急诊标本从采集到实验室标本接收时间的中位数(min),控制目标为 25 min。

4.1.2.2　自动化免疫检测相关的常规(住院)检验前周转时间中位数：自动化免疫常规(住院)标本从采集到实验室标本接收时间的中位数(min),控制目标为 60 min。

4.1.2.3　自动化免疫检测相关的急诊实验室内周转时间中位数：自动化免疫急诊标本从实验室标本接收到发出报告时间的中位数(min),控制目标为 60 min。

4.1.2.4　自动化免疫检测相关的常规(住院)实验室内周转时间中位数：自动化免疫常规(住院)标本从实验室标本接收到发出报告时间的中位数(min),控制目标为 131 min。

4.2·质量指标的定期统计

4.2.1　免疫组质量监督员完成免疫组的质量指标(含四个免疫组专门的质量指标)的统

计和分析,协助科室层面相应的责任人完成科室层面的质量指标的统计。

4.2.2　统计指标时需保留数据证据的原始材料。

4.2.3　文档管理员负责相关文件的收发和归档管理。

4.3·质量指标定期评审

4.3.1　每月末免疫组质量监督员协助免疫组组长填写《免疫组月度质量指标分析报告》,并在质量例会予以汇报;指标未达标时,免疫组质量监督员协助免疫组长进行原因分析并提出纠正措施及跟踪验证。指标出现趋势性变化时,要采取预防措施。

4.3.2　每年管理评审前,免疫组组长协助质量负责人完成年度质量指标评审工作,形成年度质量指标分析报告。通过管理评审,确定质量指标的种类,目标值是否需要调整,以持续满足质量管理体系运行的要求。

5. 相关文件和记录

《不符合项和纠正措施管理程序》《质量指标的策划及评估程序》《免疫组月度质量指标分析报告》。

参考文献

[1] 中国合格评定国家认可委员会.医学实验室质量和能力认可准则：CNAS－CL02：2023[S/OL].(2023－06－01)[2023－09－26].https://www.cnas.org.cn/rkgf/sysrk/jbzz/2023/06/911424.shtml.

[2] 国家卫生和计划生育委员会.临床实验室质量指标：WS/T 496—2017[S/OL].(2017－01－15)[2023－09－26].http://www.nhc.gov.cn/wjw/s9492/201702/93f8eb60e0f34fc896af74f13ac53562.shtml.

（曹颖平　郑培燊）

第二章
资 源 要 求

一、人员管理／019

二、环境和设施管理／025

三、设备管理／031

四、设备校准和计量学溯源／037

五、试剂和耗材管理／041

人员能力要求程序

××医院检验科免疫组作业指导书	文件编号：××-JYK-××-××-××	
版次/修改：第　　版/第　　次修改	生效日期：	第　　页 共　　页
编写人：	审核人：	批准人：

1. 目的

明确免疫组组织结构和管理责任,对影响实验室活动结果的各岗位的能力进行规定,配备足够岗位人员,人员资质与所承担工作相适应,以满足检验工作的正常进行,保证向服务对象提供公正、准确、可靠的检验数据。

2. 范围

本程序适用于免疫组人员管理,包括人员的配备,任职资格要求和各岗位能力要求与岗位职责的要求。

3. 职责

3.1·实验室主任负责免疫组组长和监督员的任命。

3.2·免疫组组长负责配备免疫组工作人员数量及岗位分配,并制定相关措施以满足与免疫检验有关的质量管理体系正常运行。

4. 程序

4.1·人员配备

4.1.1　免疫组人员配备一般分为三个层次,一名组长、一名监督员和若干名组员。

4.1.2　免疫组组长根据临床免疫室项目开展情况及实验室质量目标要求,建立与实验室管理需求相匹配的组织结构和人员数量,确保免疫组各人员能力和数量满足检验工作的需求,明确各岗位职责保证实验室各项工作顺利进行。

4.2·任职资格

4.2.1　组长任职资格：中级技术职称医学检验专业背景或相关专业背景经过医学检验培训,3年以上临床免疫检验工作经验。主要负责本组相关管理工作及本组特殊检验工作,可兼任本专业领域认可授权签字人。

4.2.2　监督员任职资格：资深免疫专业检验人员,熟悉本免疫组各项检验工作和质量控制流程。条件允许时,应具有中级及以上专业技术职务任职资格,从事免疫检验至少3年工作人员应取得相应上岗证。主要负责本组内免疫项目的检验技术工作,有能力识别和监督影响检验结果的关键因素和过程。能够对检验结果进行科学的分析评价。

4.2.3　认可授权签字人资格：应具有中级及以上专业技术职务任职资格,从事申请认可授权签字领域专业技术工作至少3年。

4.2.4　组员任职资格：医学检验专业背景或相关专业背景经过医学检验培训,经过临床免疫组岗位培训考核及评估合格,特殊岗位(如抗HIV初筛、产前筛查、新生儿疾病筛查等)应取得相应岗位上岗证。

4.3·岗位及职责

4.3.1 免疫组组长：完成实验室主任下达的各项指令性任务。能较好地组织和指导本组工作,规划及落实免疫组发展计划,跟踪本专业领域的学术发展;负责本免疫组新技术、新业务工作的开展;负责制定免疫室质量目标并监督实施;负责免疫组工作的持续改进。

4.3.2 免疫组监督员：监督本免疫组各岗位是否按实验室质量手册、程序文件及作业指导书进行工作,将日常发现不符合要求的情况直接向管理层报告。

4.3.3 认可授权签字人：熟悉并掌握与免疫专业有关检测/校准/鉴定的标准、方法及规程。负责审核并签收免疫组检测/校准/鉴定结果,并对相关报告的完整性和准确性负责。

4.3.4 免疫组组员

4.3.4.1 按时、保证质量地完成本岗位当天相关免疫检验任务,对本人检验结果技术工作的公正性、准确性、真实性、完整性负责;及时、真实、完整地完成相关工作记录。并按时完成各自兼职岗位工作。

4.3.4.2 组员在担任技术岗位的同时,还可根据其能力兼任 1 个或多个本组相关岗位,如监督员、试剂管理员、设备管理员、文档管理员、认可授权签字人、安全员等。

5. 相关文件和记录

《××医院检验科人员管理程序》《任命书》《人员上岗资格登记表》。

参考文献

[1] 中国合格评定国家认可委员会.医学实验室质量和能力认可准则：CNAS - CL02：2023[S/OL].(2023 - 06 - 01)[2023 - 09 - 26].https://www.cnas.org.cn/rkgf/sysrk/jbzz/2023/06/911424.shtml.
[2] 中国合格评定国家认可委员会.医学实验室质量和能力认可准则的应用要求：CNAS - CL02 - A001：2023[S/OL].(2023 - 08 - 01)[2023 - 09 - 26].https://www.cnas.org.cn/rkgf/sysrk/rkyyzz/2023/08/912141.shtml.

（哈小琴　杨淑娟）

人员授权管理程序

××医院检验科免疫组作业指导书	文件编号：××-JYK-××-××-××
版次/修改：第　版/第　次修改	生效日期：　　　　第　页 共　页
编写人：	审核人：　　　　批准人：

1. 目的

限定各岗位权限，确保需要特定知识、专门技能、相应经验具备资格的人员从事特定岗位工作。

2. 范围

本程序适用临床免疫室人员授权管理。

3. 职责

3.1·实验室主任授权，认可委员现场考核认可授权免疫专业领域签字人。

3.2·实验室主任授权免疫组组长和监督员。免疫组组长授权免疫室各岗位工作人员。

4. 程序

4.1·授权签字人：实验室对本科以上学历中级以上技术职称人员，熟悉质量管理体系，能够监督日常报告产生的关键过程，能对检验结果进行科学的分析评价，熟悉评审机构对医学实验室的要求的人员进行考核，从事申请认可授权签字领域专业技术工作至少 3 年，考核通过，申报认可委，认可委员现场考核认可授权签字人。

4.2·免疫组组长和监督员：实验室管理层根据专业组长和监督员要求和人员能力评估考核，确定免疫组组长和监督员，上报科主任，由科主任进行授权。

4.3·免疫组组员：免疫组组长根据实际工作需要，决定不同岗位具体工作人员组成安排，授权各岗位人员完成实验室质量管理体系运行，同时还可根据其能力授权兼任 1 个或多个本组相关岗位（试剂管理员、设备管理员、文档管理员、安全员）等。

4.4·特殊岗位人员（HIV 筛查、PCR 检测等）经相关机构培训考核获得相应资质后，可授权从事该岗位工作。

4.5·对于仪器设备的使用，经培训考核合格后方可获得授权进行独立操作。

5. 相关文件和记录

《××医院检验科人员管理程序》《岗位授权书》。

参考文献

[1] 中国合格评定国家认可委员会.医学实验室质量和能力认可准则：CNAS－CL02：2023［S/OL］.（2023－06－01）［2023－09－26］.https://www.cnas.org.cn/rkgf/sysrk/jbzz/2023/06/911424.shtml.

[2] 中国合格评定国家认可委员会.医学实验室质量和能力认可准则的应用要求：CNAS－CL02－A001：2023［S/OL］.（2023－08－01）［2023－09－26］.https://www.cnas.org.cn/rkgf/sysrk/rkyyzz/2023/08/912141.shtml.

（哈小琴　杨淑娟）

继续教育和专业发展程序

××医院检验科免疫组作业指导书		文件编号：××-JYK-××-××-××	
版次/修改：第　版/第　　次修改		生效日期：	第　页 共　页
编写人：		审核人：	批准人：

1. 目的

对免疫室工作人员制定继续教育计划并监督管理实施，提高人员业务技术水平，保证工作人员专业知识及技能满足专业发展需求。

2. 范围

本程序适用于免疫组继续教育计划的制定与实施。

3. 职责

3.1·由免疫组组长和实验室技术负责人制定年度继续教育计划。

3.2·科主任负责继续教育计划的批准。

3.3·由免疫组组长负责监督，管理继续教育计划的实施、考核。

3.4·文档管理员负责建立和保管人员继续教育考核记录和技术档案记录。

4. 程序

4.1·免疫组组长根据常规专业发展或其他的专业相关活动，及时关注专业发展状况，更新自己的专业知识，制定详细的执行内容，形成《年度继续教育计划》，报科主任批准后，进行公布，并由文档管理员保存记录。

4.2·免疫组组长根据计划对不同层次的工作人员安排具体需求的继续教育培训方案和内容，这些计划应因人制宜，对不同岗位、不同级别的人员均有不同的专业知识要求和培训方案。

4.3·免疫组组长根据医疗技术和业务发展需求，组织人员进行新知识，新技术发展动态的继续教育学习。

4.4·继续教育可采取集中授课、委外培训、进修、学术交流、现场指导及自学等方式进行。

4.5·免疫组组长应定期评估继续教育计划的有效性和执行情况。

4.6·文档管理员进行继续教育的完成情况的详细记录保存。

4.7·免疫组组长和实验室教学秘书安排人员参加继续教育，并进行考核评估继续教育的有效性，将考核成绩记入人员技术档案。

5. 相关文件和记录

《××医院检验科人员管理程序》《年度继续教育计划》。

参考文献

[1] 中国合格评定国家认可委员会.医学实验室质量和能力认可准则：CNAS-CL02：2023[S/OL].(2023-06-01)[2023-09-26].https://www.cnas.org.cn/rkgf/sysrk/jbzz/2023/06/911424.shtml.

（哈小琴　杨淑娟）

人员培训与能力评估程序

××医院检验科免疫组作业指导书	文件编号：××-JYK-××-××-××
版次/修改：第 版/第 次修改	生效日期： 第 页 共 页
编写人：	审核人： 批准人：

1. 目的

对影响免疫检验工作质量的所有人员定期实施培训、考核，能力评估提高人员素质，以保证向服务对象提供公正、准确、可靠的检验数据。

2. 范围

本程序适用于免疫组人员培训计划的制定实施和能力评估的实施。

3. 职责

3.1·免疫组组长负责制定免疫室人员《年度人员培训计划表》。

3.2·实验室质量负责人和技术负责人制定《人员能力评估记录表》。

3.3·文档管理员负责培训、考核和评估的记录。

4. 程序

4.1·制定培训考核计划

4.1.1 实验室制定周期性的体系文件宣贯、信息系统使用、各类应急预案的培训考核计划。

4.1.2 免疫室制定特殊工种人员的专业知识和操作技能培训考核计划。

4.1.3 免疫室制定新进人员及转岗人员在从事新的工作之前所应进行的上岗培训及转岗培训考核计划。

4.2·培训考核的实施

4.2.1 质量管理体系文件知识培训：质量小组对所有实验室成员进行与实验室服务相关的质量保证及质量管理方面的培训，每年一次，由质量负责人组织相应考核。

4.2.2 特殊岗位培训：如抗 HIV 初筛、产前筛查、新生儿疾病筛查等，按国家或地方卫生行政主管部门相关规定执行，经培训考核取得个人资格证书，经批准后持证上岗。

4.2.3 岗前培训：免疫室依专业领域对人员能力的具体要求，对新上岗人员进行岗前培训，向新员工介绍组织及其将要工作的部门或区域的任务、职权、义务、责任、可能遇到的生物安全风险、员工设施、涉及员工健康的风险及职业卫生保健服务等，同时也要介绍各种实验室安全要求，如火灾、各种应急事件及其应对要求等，也要对他们明确聘用的条件和期限，以及医德医风、单位各项规章制度、单位的文化理念的岗前培训等，必要时填写《培训考核登记表》。

4.2.4 离岗后再上岗培训：对离岗 1 个月以上，6 个月（不含）以下的，再上岗前应由专业组长进行培训再评估，评估合格后方可上岗，不合格的应重新进行培训，考核合格后再上岗；离岗 6 个月（含）以上的，必须进行再培训和再评估，经考核合格后方可上岗。

4.2.5 实验室信息系统培训：定期对适用的实验室信息系统，培训合格后再对信息系统的操作授权,培训内容应根据授权人员的权限进行,包括信息系统各级别权限的操作等。

4.2.6 安全培训:进行健康与安全,包括人员健康、消防安全、实验室安全、生物安全、职业病防治等培训内容,并培训员工防止或控制不良事件的影响。

4.2.7 适时培训:当职责变更、开展新技术新业务、更换新仪器设备时,对人员进行培训。

4.2.8 考核方式可直接观察常规工作过程和程序,包括检验前标本的要求和判断、检验中质量控制的执行与失控处理、检验后报告的发放和标本的处理等,同时,还应包括所有适用的安全操作。

4.2.9 每年度适时进行伦理和患者信息的保密培训。

4.2.10 外部培训的考核由培训实施机构进行,本实验室对考核情况进行登记。

4.2.11 文档管理员应对各项培训和考核建立并保存培训考核记录,培训记录内容应包括技术人员或特殊岗位的有关资格证书、培训实施记录、技能考核记录等,并填写《培训记录》,将培训内容与考核成绩记入人员技术档案保存。

4.3・人员能力评估

4.3.1 免疫组组长依各岗位对人员能力的需求及个人的教育、培训、经验、技能等情况进行能力评估。并填写《人员能力评估记录表》,评估周期一般不超过1年。新进员工在最初6个月内应至少接受2次能力评估,并记录。

4.3.2 评估可包括以下方面:培训情况、现场实际操作的考核、检验结果的分析和判断、各类记录的填写情况。

4.3.3 经能力评估认为人员能力达不到岗位要求,则须采取措施,如开展有针对性的培训。

4.3.4 在以下情况时需重新培训和评估技能:① 人员的职责发生改变;② 政策、过程、程序、技术更改;③ 人员离岗6个月以上再上岗。

4.4・人员表现评估

4.4.1 免疫组组长对各岗位人员的出勤情况、完成工作情况、体系遵循情况、医德医风情况进行评估,并填写《人员表现评估记录表》。评估周期一般不超过1年。新进员工在最初6个月内至少接受1次表现评估,并记录。

4.4.2 评估可包括以下方面:出勤情况、完成工作情况、体系遵循情况、医德医风情况。

5. 相关文件和记录

《××医院检验科人员管理程序》《年度人员培训计划表》《人员能力评估记录表》《培训记录》《人员表现评估记录表》。

参考文献

[1] 中国合格评定国家认可委员会.医学实验室质量和能力认可准则:CNAS - CL02:2023[S/OL].(2023 - 06 - 01)[2023 - 09 - 26].https://www.cnas.org.cn/rkgf/sysrk/jbzz/2023/06/911424.shtml.

[2] 中国合格评定国家认可委员会.医学实验室质量和能力认可准则的应用要求:CNAS - CL02 - A001:2023[S/OL].(2023 - 08 - 01)[2023 - 09 - 26].https://www.cnas.org.cn/rkgf/sysrk/rkyyzz/2023/08/912141.shtml.

(哈小琴 杨淑娟)

环境设施控制程序

××医院检验科免疫组作业指导书	文件编号：××-JYK-××-××-××	
版次/修改：第　版/第　次修改	生效日期：	第　页 共　页
编写人：	审核人：	批准人：

1. 目的

有效地控制检验场所的设施和环境条件，使其满足技术规范规定的要求，保证免疫室检验质量、人员安全，确保结果准确、有效、可靠。

2. 适用范围

适用免疫室对环境设施控制与管理。

3. 职责

3.1 · 实验室技术负责人负责环境控制管理工作的领导，组织检验中所需环境要求的标准制订，并批准。

3.2 · 免疫组组长负责协调设施的配备及实施情况的控制、验证。

3.3 · 免疫组工作人员负责设施环境及条件的监测和记录及对失控设施采取有效纠正措施，并负责免疫室内务整理。

4. 工作程序

4.1 · 设施和环境条件要求的制定

4.1.1 免疫组根据检验项目，仪器设备及相关的标准、规程与规范要求，制定各检验项目有效工作时所需的设施及环境条件要求，上报实验室技术负责人批准。

4.1.2 必要时对影响检验结果的设施和环境条件的技术要求制订成《设施和环境条件要求一览表》。

4.1.3 用于免疫室的设施和环境条件必须满足以下方面。

4.1.3.1 动力和照明电按 380 V 和 220 V 电压供给。恒温恒湿检验区有空调和加湿设备。

4.1.3.2 对在检验过程中产生有害气体的检验区，有通风排气系统。如做呼吸道标本抗原抗体检测需在生物安全柜进行加样和制片。

4.1.3.3 对电磁干扰、粉尘、振动、电源电压等严格控制，对发生较大干扰的检验项目应采取隔离措施。

4.1.3.4 相邻区域的工作不兼容时，应采取有效的管理和隔离措施划分相应区域，如标本接收区、检测区、报告审核区、检验后样本保存区，防止交叉干扰或污染。

4.1.3.5 酶免手工实验所需的孵育器，定量项目连续监测的分析仪、酶免分析仪等需配置不间断电源（UPS），已保证特殊情况下的正常工作。

4.1.3.6 使用荧光显微镜阅片需设置暗室区域。

4.2 · 设施和环境条件的监测：操作人员在开展检验过程前后严格按要求进行设施和环境条件的监控和记录，形成温湿度记录。当发现不符合检测标准时，应及时进行调整以满足要求。

4.3·设施环境条件的失控处理

4.3.1　当环境条件异常影响到检验结果时,检验人员应及时采取措施直至恢复正常,停止检验,填写《设施与环境监测失控登记表》,并向专业室组长报告,以采取有效措施保证检验程序的有效进行。

4.3.2　当突然停电、停水或电源不正常时应有报警系统发出警报,检验人员应依实际情况进行处理,必要时停止检验工作,关闭设备电源,并通知相关部门,待恢复正常后再进行正常工作。

4.3.3　当检验设施发生故障,应及时报告,由院设备科及时协调人员修复。

5. 相关文件和记录

《××医院检验科设施和环境管理程序》《设施和环境条件要求一览表》《设施与环境监测失控登记表》。

参考文献

［1］中国合格评定国家认可委员会.医学实验室质量和能力认可准则:CNAS‒CL02:2023［S/OL］.(2023‒06‒01)［2023‒09‒26］.https://www.cnas.org.cn/rkgf/sysrk/jbzz/2023/06/911424.shtml.

［2］中国合格评定国家认可委员会.医学实验室质量和能力认可准则的应用要求:CNAS‒CL02‒A001:2023［S/OL］.(2023‒08‒01)［2023‒09‒26］.https://www.cnas.org.cn/rkgf/sysrk/rkyyzz/2023/08/912141.shtml.

(哈小琴　杨淑娟)

储存设施管理程序

××医院检验科免疫组作业指导书	文件编号：××-JYK-××-××-××	
版次/修改：第　　版/第　　次修改	生效日期：	第　　页 共　　页
编写人：	审核人：	批准人：

1. 目的

保障足够的储存空间和条件，保证影响检验结果质量的物品的持续完整性。

2. 适用范围

适用于免疫组所有的储存设施使用管理。

3. 职责

免疫组应配备足够的储存空间和条件，保证影响检验结果质量的物品的持续完整性。工作人员每日对储存设施要求条件进行监测并记录。

4. 工作程序

4.1·储存设施配备

4.1.1　免疫室配备、冰箱、空调、文件柜、库房（有条件的）等设施，以确保样品、文件、设备、试剂、耗材、记录与结果的持续完整。

4.1.2　样本储存设施：待检样本和已检样本划分区域和设施储存。

4.1.3　为了防止交叉污染，检验中使用的样品和材料（如试剂）应分开储存。

4.1.4　相邻区域的工作不兼容时，应采取有效的管理和隔离措施，防止交叉干扰或污染。

4.1.5　危险品的储存和处置设施应于物品的危险性相适应，并符合适用要求的规定。

4.2·设施的监控与使用

4.2.1　对保存样本和试剂的储存设施设置目标温度（必要时包括湿度）和允许范围，操作人员严格按要求对储存设施进行监控和记录。

4.2.2　检查监控设施，当发现设施不符合标准时，应及时进行调整，必要时将检测样品和试剂转移至符合条件的设施内保存，以满足要求。

4.2.3　当突然停电、停水或电源不正常时应有报警系统，检验人员依实际情况进行处理。

4.2.4　当储存设施发生故障，应及时报告，由院设备科及时协调人员修复。

4.2.5　对失控的储存设施采取处理措施并记录，对频发事件要进行纠正措施和持续改进。

4.2.6　特殊传染病（如乙肝、丙肝、梅毒、艾滋病）阳性的样本按照实验室管理规定单独存放于指定的储存设施内，并登记。

5. 相关文件和记录

《××医院检验科设施和环境管理程序》《温湿度记录表》。

参考文献

[1] 中国合格评定国家认可委员会.医学实验室质量和能力认可准则：CNAS-CL02；2023[S/OL].(2023-06-01)[2023-09-26].https://www.cnas.org.cn/rkgf/sysrk/jbzz/2023/06/911424.shtml.

（哈小琴　杨淑娟）

员工设施管理程序

××医院检验科免疫组作业指导书	文件编号：××-JYK-××-××-××	
版次/修改：第　　版/第　　次修改	生效日期：	第　页 共　页
编写人：	审核人：	批准人：

1. 目的

为保障员工足够合理空间和条件，保证工作人员安全。

2. 适用范围

适用于免疫组员工各种活动设施管理。

3. 职责

实验室为工作人员配备员工所需设施和空间。

4. 工作程序

4.1·设施配备

4.1.1　实验室配备相适宜的学习休息和活动空间（会议室、更衣间、水房、员工休息室、卫生间）等。

4.1.2　实验室缓冲区设有洗手池，水池边安装烘手器，并配备防护设施储存空间。

4.2·员工管理

4.2.1　做好个人防护，严禁在实验室内吸烟、进食，工作时必须戴手套操作，不得用污染的手触摸皮肤、口唇、眼睛等身体暴露部分。工作完毕后，脱去手套和工作服，洗净双手后离开实验室。

4.2.2　严禁在实验室内大声喧哗，实验室应保持清洁、整齐，不能存放无关的物品。在实验结束后，应及时清理操作台，以保持台面的整洁。

5. 相关文件

《××医院检验科实验室安全内务管理程序》。

参考文献

[1]　中国合格评定国家认可委员会.医学实验室质量和能力认可准则：CNAS-CL02：2023[S/OL].(2023-06-01)[2023-09-26].https://www.cnas.org.cn/rkgf/sysrk/jbzz/2023/06/911424.shtml.

[2]　中国合格评定国家认可委员会.医学实验室质量和能力认可准则的应用要求：CNAS-CL02-A001：2023[S/OL].(2023-08-01)[2023-09-26].https://www.cnas.org.cn/rkgf/sysrk/rkyyzz/2023/08/912141.shtml.

（哈小琴　杨淑娟）

生物安全设施管理程序

××医院检验科免疫组作业指导书	文件编号：××-JYK-××-××-××
版次/修改：第　　版/第　　次修改	生效日期：　　　　第　　页共　　页
编写人：	审核人：　　　　批准人：

1. 目的

有效地针对全面的生物安全设施管理，减少免疫组工作人员职业暴露风险，确保工作人员安全。

2. 适用范围

适用于免疫组生物安全管理工作。

3. 职责

3.1·实验室负责人负责配备与生物安全实验室相应等级的设施。

3.2·免疫组负责设施功能正常，状态可靠。并负责使用的监测和记录。

3.3·定期进行生物安全培训。

4. 工作程序

4.1·实验室生物安全设施的维护和检查

4.1.1 免疫组建立安全设施清单，为回顾性检查提供资料并进行记录，形成安全检查记录。

4.1.2 对危险品、危险区加以标识。应及时报告所有的不安全事件和潜在的危险因素。

4.1.3 免疫组应定期对工作人员进行安全培训教育，并对各种紧急情况下应急措施进行培训。

4.1.4 免疫组应室配备紧急喷淋和洗眼装置。若发生职业暴露应及时报告免疫组组长和科主任。

4.2·生物安全分级与警示标记

4.2.1 对不同危险程度的实验工作区进行标识。对高度危险性区域要张贴危险公告。

4.2.2 装存危险物质的容器必须贴上标签，其内容应详细。

4.2.3 实验室根据生物安全要求进行分级，BSL－2级实验室必须张贴生物安全警示标识。

4.2.4 实验室入口处有醒目的警示告知牌，门口有非工作人员止步线。

4.3·生物标本保管：对已检验完成但未达到规定保存时限的标本，每日下班前由各专业组室值班人员交工勤人员放置冰箱保存，填写《已检标本暂存登记表》，明确标本分组及编号范围、数量、存放位置等，并双方签字。

4.4·生物标本销毁：免疫室感染标本均通过高压方式进行消毒处理后，工勤人员与院里废弃物处理人员交接，有双方签字登记，由医院统一处理。

4.5·生物标本外送设施

4.5.1 外送CDC或上级检测机构的标本（如HIV），必须用有鲜明标记的专用包装袋和转运箱。

4.5.2　外送标本应有登记,由专车运送,不得乘坐公共交通工具。

4.6·实验室安全设施操作原则

4.6.1　首先实验室应按等级要求完善实验设施,如生物安全操作柜的抽气排风功能、紫外灯消毒,生物安全操作柜内的除菌滤膜定期更换等。

4.6.2　实验过程中尽量避免产生气溶胶。

4.6.3　实验中使用注射器时,用过的针头应直接放入锐器收集器,以免划破皮肤造成感染。

4.6.4　实验结束后,操作过程中所有可能与生物危险物接触或被污染的实验器械和物品,能够高压消毒的必须进行高压消毒;不能进行高压消毒的设备、仪器,应使用有效的消毒剂擦洗消毒。

4.6.5　实验中发生意外污染情况,应立即进行应急处理,并通知专业组组长。

4.7·职业暴露和生物防护的管理

4.7.1　工作人员要接受有关的潜在危险知识的培训,掌握预防职业暴露以及暴露后的处理程序。培训后形成《职业暴露记录》归入人员档案,并长期保存。

4.7.2　来自所有患者的血液和体液标本都应被视为具有潜在传染性。工作人员接触这些物质时,必须采取防护措施。

4.7.3　工作人员发生职业暴露后,及时向实验室主任或安全小组人员汇报,并记录事故经过,填写《职业暴露记录》,对其暴露的级别和病原体的载量进行评估,并确定处理方案,进行职业暴露后的监测,必要时可采用预防性用药。

4.7.4　在标本处理过程中,手或其他部位的皮肤在接触血液或其他体液后必须立即用水充分清洗。眼睛若被血液或其他体液溅到,立即用大量的生理盐水冲洗。若手套接触到血液或其他体液,应立即更换。

4.7.5　标本采集、运送过程中,应保持容器完好,无泄漏。工作桌面或地面一旦有污染时,应立即用消毒液处理。

4.7.6　实验完毕离开时,彻底清洁消毒双手,脱下所有该实验区个人防护装备。

5. 相关文件和记录

《××医院检验科设施和环境管理程序》《××医院检验科实验室生物安全管理程序》《已检标本暂存登记表》《职业暴露记录表》。

参考文献

[1] 中国合格评定国家认可委员会.医学实验室质量和能力认可准则:CNAS‒CL02:2023[S/OL].(2023‒06‒01)[2023‒09‒26].https://www.cnas.org.cn/rkgf/sysrk/jbzz/2023/06/911424.shtml.

[2] 中国合格评定国家认可委员会.医学实验室质量和能力认可准则的应用要求:CNAS‒CL02‒A001:2023[S/OL].(2023‒08‒01)[2023‒09‒26].https://www.cnas.org.cn/rkgf/sysrk/rkyyzz/2023/08/912141.shtml.

(哈小琴　杨淑娟)

设备管理要求管理程序

××医院检验科免疫组作业指导书	文件编号：××-JYK-××-××-××
版次/修改：第 版/第 次修改	生效日期： 第 页 共 页
编写人：	审核人： 批准人：

1. 目的

对实验室所使用设备的选择、购置、运输、验收、使用、维护、修理和报废的管理工作实施控制，防止使用不符合规范要求的检测实验设备，以满足检验工作对设备的要求。

2. 范围

适用于实验室开展检验工作所用仪器设备的选择、购置、验收、使用、维护、修理和报废等过程。

3. 职责

3.1·免疫组配备与临床免疫检验服务所需的设备，来满足检验工作，为服务对象提供服务。

3.2·免疫组组长负责编写设备标准操作规程。

3.3·免疫组设备管理员负责对设备使用，维护保养进行监督，按实验室要求做好校准计划，并监督实施。

4. 工作程序

4.1·医院设备科负责组织对科室拟购仪器设备的论证、订购、建档、修理维护、报废和在用仪器设备的监督管理工作。

4.2·免疫组组长负责仪器设备的购置申请、使用、校准和保养，参与拟购仪器设备的论证，负责各组仪器设备的管理。

4.3·免疫组设备管理员根据实验室规定建立设备档案，填写《仪器设备一览表》，编制设备唯一性标识。

4.4·免疫组工作人员在工作中正确使用设备，做好维护保养，如设备故障及时上报设备管理员和组长。

4.5·设备管理员做好日常设备使用管理，监督做好校准、维护保养和设备使用记录。

5. 相关文件和记录

《××医院检验科设备管理程序》《仪器设备一览表》。

参考文献

[1] 中国合格评定国家认可委员会.医学实验室质量和能力认可准则：CNAS-CL02：2023[S/OL].(2023-06-01)[2023-09-26].https://www.cnas.org.cn/rkgf/sysrk/jbzz/2023/06/911424.shtml.

[2] 中国合格评定国家认可委员会.医学实验室质量和能力认可准则的应用要求：CNAS-CL02-A001：2023[S/OL].(2023-08-01)[2023-09-26].https://www.cnas.org.cn/rkgf/sysrk/rkyyzz/2023/08/912141.shtml.

（哈小琴 杨淑娟）

设备验收、使用管理程序

××医院检验科免疫组作业指导书	文件编号：××-JYK-××-××-××
版次/修改：第　　版/第　　次修改	生效日期：　　　　　第　　页　共　　页
编写人：	审核人：　　　　　批准人：

1. 目的

规定对新购置仪器设备的验收和使用，确保设备符合规定，以满足检验工作的正常进行，保证向服务对象提供公正、准确、可靠的检验数据。

2. 适用范围

适用于设备的验收过程和如何正确使用设备。

3. 职责

3.1·免疫组组长负责组织对新购设备的验收工作。

3.2·免疫组设备管理员负责对设备验收和使用进行监督实施。

3.3·免疫组工作人员负责设备的使用和管理。

4. 工作程序

4.1·仪器设备验收

4.1.1　新购仪器必须具有三证，即《企业法人营业执照》《医疗器械注册证》和《医疗器械经营企业许可证》，所有这些文件均复印后在院设备科存档保存。

4.1.2　对于新购进的仪器须经三方人员（经销方的工程师、医院设备科人员及免疫组组长）同时在场开箱验机；按合同、使用说明书、装箱单检查有无缺件或损坏。对仪器设备进行安装、调试，确认符合所规定的技术条件后，设备科办理验收手续。

4.1.3　新购进的仪器设备，须经相应生产商或权威计量机构出具的设备校准和验证报告及相关证书。

4.1.4　经验收（检定/校准）合格的仪器设备，归档形成《仪器设备一览表》，实验室仪器设备上张贴标明校准状态和唯一标识的识别卡。

4.1.5　需申请计量检定的，由设备科按照规定要求申报检定，检定合格为验收合格的依据之一。

4.2·仪器设备的使用

4.2.1　仪器设备在常规应用中必须经过检定、校准或验证合格后方可使用。

4.2.2　免疫组组长对设备实行全权负责，并承担相应责任。

4.2.3　检验人员应经过培训，详细了解使用说明书内容，熟练掌握仪器设备的性能和操作程序并经批准后，方可上机操作。

4.2.4　每台仪器建立仪器操作规程，必要时，建立简明的操作卡。检验过程中应严格按照各设备使用维护操作规范进行操作，禁止违章操作，避免误操作。

4.2.5　使用仪器设备应按规定要求填写《仪器设备日常使用、维护保养记录》。

4.2.6　无论何种原因，若设备脱离了实验室的直接控制，在设备返回后，免疫组组长应确保该设备使用前对其功能和校准状态进行核查并显示满意结果，方可投入使用。

5. 相关文件和记录

《××医院检验科设备管理程序》《仪器设备日常使用、维护保养记录》。

参考文献

[1] 中国合格评定国家认可委员会.医学实验室质量和能力认可准则：CNAS－CL02：2023[S/OL].(2023－06－01)[2023－09－26].https://www.cnas.org.cn/rkgf/sysrk/jbzz/2023/06/911424.shtml.

[2] 中国合格评定国家认可委员会.医学实验室质量和能力认可准则的应用要求：CNAS－CL02－A001：2023[S/OL].(2023－08－01)[2023－09－26].https://www.cnas.org.cn/rkgf/sysrk/rkyyzz/2023/08/912141.shtml.

（哈小琴　杨淑娟）

设备维护保养与维修管理程序

××医院检验科免疫组作业指导书	文件编号：××-JYK-××-××-××
版次/修改：第　　版/第　　次修改	生效日期：　　　　　　　第　页 共　页
编写人：	审核人：　　　　　　　　批准人：

1. 目的

保证设备管理操作人员按设备操作规程对设备进行保养维护，如设备故障，分析故障原因，进行维修，确保设备正常，保证检验结果准确、可靠。

2. 适用范围

免疫组设备维护保养和设备故障后的维修管理。

3. 职责

3.1·免疫组组长负责制定设备维护保养程序，设备故障后，分析故障原因。

3.2·设备管理员负责检查设备维护保养记录，如设备故障，根据故障原因联系维修人员进行维修。

3.3·免疫组工作人员按设备操作规程对设备进行维护保养。

4. 工作程序

4.1·仪器设备的维护保养

4.1.1　仪器设备的保管人或使用人，应每日按操作规程对仪器设备定期进行预防性维护保养及功能性检查。

4.1.2　使用人对设备进行维护保养后在《仪器设备日常使用、维护保养记录》中进行记录。

4.2·仪器设备的维修

4.2.1　仪器设备发现故障时，当班工作人员及时报告免疫组组长，报医院维修部门，必要时与厂家维修工程师联系。

4.2.2　仪器设备维修后，视维修部位和具体情况，决定是否需要重新检定、校准，是否需要追溯之前的检验结果。

4.2.3　设备故障修复后，应首先分析故障原因，如果设备故障（更换比色杯、更换加样针等）影响了分析性能，应通过以下合适的方式进行相关的检测、验证：可校准的项目（免疫定量项目）实施校准验证、检测质控物（检测结果在允许范围内）、与其他仪器的检测结果比较（偏差至少符合相关标准或规范的规定）、使用留样再测结果进行判断（偏差至少符合相关标准或规范的规定）。

4.2.4　设备故障需追溯之前的检验结果时，可追溯到已做样品结果合格的时间，或上一次质控结果在控的时间，或室内质控在控的时间，或室间质评合格的时间，或设备检定或校准合格的时间。必要时，与相关的服务对象联系，询问相关的结果有没有影响临床或患者。

4.2.5　仪器设备使用人将维修的情况记录在《仪器设备维修记录》中。

5. 相关文件和记录

《××医院检验科设备管理程序》《仪器设备维修记录》。

参考文献

［1］中国合格评定国家认可委员会.医学实验室质量和能力认可准则：CNAS－CL02：2023［S/OL］.（2023－06－01）［2023－09－26］.https://www.cnas.org.cn/rkgf/sysrk/jbzz/2023/06/911424.shtml.

［2］中国合格评定国家认可委员会.医学实验室质量和能力认可准则的应用要求：CNAS－CL02－A001：2023［S/OL］.（2023－08－01）［2023－09－26］.https://www.cnas.org.cn/rkgf/sysrk/rkyyzz/2023/08/912141.shtml.

（哈小琴　杨淑娟）

设备不良事件报告程序

××医院检验科免疫组作业指导书	文件编号：××-JYK-××-××-××	
版次/修改：第　　版/第　　次修改	生效日期：	第　页　共　页
编写人：	审核人：	批准人：

1. 目的

对在检验过程中设备发生不良事件时能得到及时处理。

2. 适用范围

适用于检验实施过程中设备不良事件的处理。

3. 职责

3.1·免疫组设备使用人员负责不良事件的紧急处理及技术安全措施的实施。

3.2·免疫组组长负责与相关方的协调与联络工作。

4. 工作程序

4.1·在使用仪器设备发生或发现损坏、误用、或偏离严重校准无效等故障应立即停止使用，并给予故障标识或隔离以防误用。

4.2·实验室设备使用人员在检验过程中设备发生不良事件（如设备故障及合格的设备在正常使用的情况下发生的事件），检验工作不能正常进行时，应立即终止检验工作，报告实验室负责人并及时在《不良事件处理记录》中记录。

4.3·当设备发生不良事件应及时切断设备电源开关，关闭水源。对检验结果造成影响的数据全部作废，重新进行检验工作。

4.4·不良事件发生后，实验室负责人或设备管理员应组织召开相关人员参加事故分析会，对原因及所造成的损失进行评估，做好记录。

4.5·实验室负责人根据不良事件原因分析结果，报告医院及设备制造商和（或）供应商进行后续处理。

4.6·免疫室应培训工作人员预防和控制不良事故的发生，减少或杜绝事故后果的恶化。若发生人身安全事故，应立即通知医院相关部门及时组织救治受伤人员，并保护现场。

4.7·设备管理员对设备不良事件处理情况进行记录《不良事件处理记录》，归档工作。

5. 相关文件和记录

《××医院检验科设备管理程序》《不良事件处理记录》。

参考文献

[1] 中国合格评定国家认可委员会.医学实验室质量和能力认可准则：CNAS-CL02；2023[S/OL].(2023-06-01)[2023-09-26].https://www.cnas.org.cn/rkgf/sysrk/jbzz/2023/06/911424.shtml.

[2] 中国合格评定国家认可委员会.医学实验室质量和能力认可准则的应用要求：CNAS-CL02-A001；2023[S/OL].(2023-08-01)[2023-09-26].https://www.cnas.org.cn/rkgf/sysrk/rkyyzz/2023/08/912141.shtml.

（哈小琴　杨淑娟）

设备校准管理程序

××医院检验科免疫组作业指导书		文件编号：××-JYK-××-××-××	
版次/修改：第　　版/第　　次修改		生效日期：	第　　页　共　　页
编写人：	审核人：		批准人：

1. 目的

规定对仪器设备按要求进行校准，确保设备性能，保证检验结果的准确可靠。

2. 范围

适用于免疫组检测设备的校准工作。

3. 职责

3.1·免疫组组长负责制定设备年度校准计划，并监督校准工作的计量标准、参考标准、标准物质的校准。

3.2·免疫组设备管理员负责监督校准计划的实施，负责需第三方校准设备的联系和监督工作。

3.3·仪器设备使用人员根据计划要求进行检验项目自校准和校准后的验证。

4. 工作程序

4.1·所有与检验结果有关的仪器必须通过校准后，才可使用。自校准之前，应编制自校准规程。

4.2·校准使用制造商的校准说明，设备校准工程师需经过专业培训有制造商授权书方可进行校准工作。

4.3·校准使用的标准物质需提供生产者声明的量值溯源性文件。

4.4·免疫定量检测项目设备（如特种蛋白分析仪等）至少校准加样系统、比色系统。定性检测设备（如全自动酶免工作站）至少校准加样系统、比色（酶标仪）系统、温控系统和洗板机的校准。

4.5·校准仪器时，保证环境条件都必须符合校准工作的要求；所有的试剂都必须是符合要求的。

4.6·校准应按计划实施，校准后在设备上张贴校准状态和校准效期，校准的全部资料应记录在案，由设备管理员保存。

4.7·校准过程中，因仪器试剂等因素变动时导致校准因子变动时，必须经质量控制或其他比对活动确认结果无误后，才能确认其校准因子，并报技术负责人批准。

4.8·校准不能通过的仪器设备，应停止使用，加以明显标记以示区别。

4.9·检验项目校准：免疫定量项目遵循试剂生产厂商建议进行周期校准，如试剂批号改变，室内质控失控或质控出现倾向性改变，或仪器更换比色杯、加样注射器等部件后，必须做项目校准。

4.10·仪器设备校准后的验证：检测仪器在进行校准后，应由技术负责人在《年度仪器设备校准/验证实施表》上确认。必要时应进行验证，以确保校准的可靠性。可采用的验证方法如下。

4.10.1　校准品和质控品验证。

4.10.2　室内质控在控。

4.10.3　利用至少 5 个标本进行留样再测确认比对结果在可接受范围内。

4.10.4　室间质评获得良好的结果或室间比对的偏倚在允许的范围内。

4.10.5　检测项目的精密度和准确度达到仪器要求的允许范围。

4.10.6　检定和校准证书由专业室组长保管。

5. 相关文件和记录

《××医院检验科设备管理程序》《量值溯源要求在医学测量领域的实施指南》《年度仪器设备校准/验证实施表》。

参考文献

［1］中国合格评定国家认可委员会.医学实验室质量和能力认可准则：CNAS－CL02：2023［S/OL］.（2023－06－01）［2023－09－26］.https://www.cnas.org.cn/rkgf/sysrk/jbzz/2023/06/911424.shtml.

［2］中国合格评定国家认可委员会.医学实验室质量和能力认可准则的应用要求：CNAS－CL02－A001：2023［S/OL］.（2023－08－01）［2023－09－26］.https://www.cnas.org.cn/rkgf/sysrk/rkyyzz/2023/08/912141.shtml.

（哈小琴　杨淑娟）

计量学溯源管理程序

××医院检验科免疫组作业指导书		文件编号：××-JYK-××-××-××	
版次/修改：第　　版/第　　次修改		生效日期：	第　　页 共　　页
编写人：	审核人：		批准人：

1. 目的

对影响检验结果的仪器设备、标准物质按周期进行量值溯源，确保检验结果的准确可靠。

2. 范围

适用于检验科开展检验工作的标准物质和设备的检定、校准、比对等。

3. 职责

3.1·科室技术负责人负责检验设备量值溯源的组织领导工作。

3.2·免疫组组长负责制定、组织实施设备周期检定计划，并监督检验工作的计量标准、参考标准、标准物质的校准、比对的执行；负责制定自校准、比对计划，并组织实施。

4. 工作程序

4.1·量值溯源要求

4.1.1　检验科用于检验的设备，其量值溯源应符合国家计量检定系统的要求。

4.1.2　外部检定/校准服务机构应是具备资质、测量能力和溯源证明的法定计量检定机构或授权机构。

4.1.3　所有量值应通过社会公用计量标准溯源至国家计量基准，并以此确定量值溯源关系。

4.1.4　用于校准/检验的标准物质应是国家有证标准物质。

4.2·量值溯源方式

4.2.1　可直接或间接溯源到国家计量基准。

4.2.2　采用国际、国家或国家卫生行业标准所建议的方法进行测定。如不能完全按照此类标准执行，应用此类标准对检验方法进行校准。

4.2.3　参加国际、国家或省临床检验中心组织的室间质评活动，以监督保证检测结果的准确性。

4.2.4　购买国际、国家参考物质，用测定常规标本的方法对之进行定性或定量测定，以测定结果与参考物质标值进行比较，从而对常规标本的检测结果进行校准。

4.2.5　与已溯源的相似类型的测量对测定方法进行校准。如非配套系统与配套系统进行比对，从而间接实现溯源性。

4.2.6　自建检测系统进行校准，以确保患者标本的检验结果可溯源到同一个测量基准（国家标准或国际标准），从而使检验结果的准确性和一致性得到技术保证，具体详见《自建检测系统管理程序》。

4.2.7　检测项目的溯源可由供应商或制造商提供。

4.3·量值溯源计划与实施

4.3.1 免疫组组长按照量值溯源关系,每年底编制下年度检定/校准计划,填写《年度仪器设备检定/校准计划表》,报技术负责人审批后,按计划组织送检、自检。

4.3.2 本院自行检定/校准由各专业室必须按照计划完成。

4.3.3 由供应商或制造商提供溯源的(如特种蛋白分析仪、酶免分析仪、化学发光法等),由专业室组长联系仪器工程师校准,并向其索要校准程序,监督校准工作和保存校准报告。

5. 相关文件和记录

《××医院检验科设备管理程序》《量值溯源要求在医学测量领域的实施指南》《年度仪器设备检定/校准计划表》。

参考文献

[1] 中国合格评定国家认可委员会.医学实验室质量和能力认可准则:CNAS-CL02:2023[S/OL].(2023-06-01)[2023-09-26].https://www.cnas.org.cn/rkgf/sysrk/jbzz/2023/06/911424.shtml.

[2] 中国合格评定国家认可委员会.医学实验室质量和能力认可准则的应用要求:CNAS-CL02-A001:2023[S/OL].(2023-08-01)[2023-09-26].https://www.cnas.org.cn/rkgf/sysrk/rkyyzz/2023/08/912141.shtml.

(哈小琴 杨淑娟)

试剂和耗材接收及储存管理程序

××医院检验科免疫组作业指导书	文件编号：××-JYK-××-××-××	
版次/修改：第　　版/第　　次修改	生效日期：	第　　页 共　　页
编写人：	审核人：	批准人：

1. 目的

规范试剂（包括试剂、质控品和校准品，下同）、耗材接收和储存，保证实验所用试剂的质量，保证检验结果准确、可靠。

2. 适用范围

免疫组开展检测工作所用试剂耗材的接收过程和储存要求。

3. 职责

3.1·免疫组组长负责制定试剂耗材管理程序，并负责管理工作。

3.2·免疫组试剂管理负责试剂的接收和储存。

4. 工作程序

4.1·试剂耗材的接收

4.1.1　核实接收地点要具备充分的储存和处理能力，以保证购买的物品在接收过程中不会损坏或变质。冷藏试剂要有冰箱暂存。

4.1.2　接收内容

4.1.2.1　到货产品是否与订货合同标定的质量技术要求一致，包括产品厂家，产品名称、有效期、规格、数量及包装完好程度等内容（距失效期不足45天者应视为近效期产品）。

4.1.2.2　国家该行业相关产品服务的技术标准（如在库产品的保存环境是否符合规定要求等）。

4.1.2.3　经查验合格后提货单一式三联由不同部门进行保管（一份由试剂耗材管理员负责归档保存，一份由采购营运部保存，另一份交于财务部建账登记）。

4.1.2.4　经接收合格的试剂耗材由试剂耗材管理员统一登记《试剂申购及签收记录》存放。

4.2·试剂耗材的储存

4.2.1　试剂的保存应至少遵守说明书提出的要求，储存在合适的地方。

4.2.2　冰箱2～8℃保存试剂：免疫试剂以生物制品为主，均应置冰箱2～8℃。

4.2.3　室内质控品按说明要求冰箱-80℃保存。

4.4.4　耗材仓库室温保存，如吸头、吸管、金标试剂可室温保存于库房。

5. 相关文件和记录

《××医院检验科试剂耗材管理程序》《试剂申购及签收记录》。

参考文献

[1] 中国合格评定国家认可委员会.医学实验室质量和能力认可准则：CNAS-CL02：2023[S/OL].(2023-06-01)[2023-09-26].https://www.cnas.org.cn/rkgf/sysrk/jbzz/2023/06/911424.shtml.

（哈小琴　杨淑娟）

试剂和耗材验收及验证管理程序

××医院检验科免疫组作业指导书	文件编号：××-JYK-××-××-××
版次/修改：第　　版/第　　次修改	生效日期：　　　　　　　第　　页 共　　页
编写人：	审核人：　　　　　　批准人：

1. 目的

对检验过程中使用的试剂耗材进行有效的验收和验证,确保检验结果准确可靠。

2. 适用范围

免疫组试剂耗材接收和验证过程。

3. 职责

3.1·免疫组组长制定检测试剂和耗材的验收和验证程序。

3.2·免疫组试剂管理员负责试剂的验收和监督试剂耗材验证。

3.3·试剂使用人员负责试剂耗材的验证。

4. 工作程序

4.1·试剂耗材验收

4.1.1　检查到货试剂耗材是否与订货合同标定的质量技术要求一致。

4.1.2　复核产品生产厂家、产品名称、有效期、规格、数量及包装完好程度等内容。

4.1.3　若发现近效期产品或其他不符合项,试剂耗材管理员应及时通知质量负责人和技术负责人根据实际情况作出解决方案并填写《免疫室试剂质量验证及入库登记表》。解决方案如下。

4.1.3.1　拒收并要求厂家或供应商更换合格产品。

4.1.3.2　退货并更换厂家或供应商,重新订货。

4.1.3.3　检查保留试剂制造商提供的试剂性能参数资料,特殊项目如 HIV 抗体初筛试剂、酶免乙肝病毒表面抗原检测试剂等需试剂商提供批次检定合格证书。

4.2·试剂耗材的验证

4.2.1　新批号的试剂在投入使用前,应进行技术性验证,利用质控品或至少5个标本进行留样再测,确认比对结果在可接受质量目标范围内后,才可使用。若不可接受,通知供应商及时更换试剂。进行比对的检验人员填写《试剂更换比对验证记录》。

4.2.2　每当试剂盒的试剂组分或试验过程改变,按检测系统性能验证程序应进行验证。验证结果在可接受质量目标范围内后,才可使用。

4.2.3　更换新批号或新货运号的试剂盒在使用前,应对新旧批号/货次间差异的可接受性做出评价。利用至少5个标本进行留样再测(定量检查项目选用检测线性范围内,考虑医学决定水平的样本,定性检查项目使用一个阳性、两个弱阳性和一个阴性样本)确认比对结果在可接受范围内后,才可使用。

4.2.4　如试剂品牌更换,使用前组长提出试剂更换申请,并提出建议使用的新试剂。

4.2.5　新品牌试剂在使用前专业组组长组织检验人员按照检测系统性能验证程序应进

行性能验证。性能验证符合可接受范围方可投入使用。

4.3·影响检验质量的耗材在使用前也要进行性能验证如吸头，可采用至少 5 个标本进行留样再测，确认比对结果在可接受范围内后，才可使用。

5. 相关文件和记录

《××医院检验科试剂耗材管理程序》《试剂更换比对验证记录》。

参考文献

［1］中国合格评定国家认可委员会.医学实验室质量和能力认可准则：CNAS－CL02：2023［S/OL］.(2023－06－01)［2023－09－26］.https://www.cnas.org.cn/rkgf/sysrk/jbzz/2023/06/911424.shtml.

［2］中国合格评定国家认可委员会.医学实验室质量和能力认可准则的应用要求：CNAS－CL02－A001：2023［S/OL］.(2023－08－01)［2023－09－26］.https://www.cnas.org.cn/rkgf/sysrk/rkyyzz/2023/08/912141.shtml.

（哈小琴　杨淑娟）

试剂和耗材库存及使用说明管理程序

××医院检验科免疫组作业指导书	文件编号：××-JYK-××-××-××
版次/修改：第　　版/第　　次修改	生效日期：　　　　第　页　共　　页
编写人：	审核人：　　　　批准人：

1. 目的

规范试剂耗材库存和使用说明的管理，确保检验过程使用试剂耗材在储存过程中质量合格，保证检验质量。

2. 适用范围

免疫组试剂耗材的库存管理和使用说明的管理。

3. 职责

免疫组试剂管理员负责试剂耗材的入库和使用说明管理。

4. 工作程序

4.1·试剂耗材的库存管理

4.1.1　实验室建立试剂和耗材的库存控制系统，对试剂耗材进行精细化管理。

4.1.2　试剂耗材验证合格后由试剂管理员登录库存系统进行入库登记。

4.1.3　相关检测人员每工作日在试剂库房领取所需试剂耗材，并在库存管理系统中进行出库登记。

4.1.4　试剂管理员每周进行盘库，根据系统显示监控投入使用日期和动态库存量。

4.1.5　定期对库存试剂耗材进行检查整理，将不合格的试剂和耗材与合格的分开，按照检查结果及时更换状态标识，确保不使用变质和失效的试剂。

4.1.6　免疫组组长每月应对实验室试剂耗材的存放、保管及使用情况进行监督检查。

4.2·试剂耗材的使用

4.2.1　实验室将试剂耗材的使用说明放于易获取的位置，便于使用。

4.2.2　检验人员在使用试剂耗材前先看使用说明，按制造商或供应商提供的说明检查试剂耗材的名称、批号、规格及有效期等特性，发现不合格的试剂及时报告试剂管理员、专业组组长，并与采购部门联系退货处理或报废，确保使用试剂合格有效。

4.2.3　操作者严格按照操作说明书进行操作。

4.2.4　对于手工操作检测试剂，应由免疫组组长依据试剂说明书制定统一操作规程，统一操作。仪器设备专用试剂耗材的使用参考"检验程序"制定相应操作规程。

5. 相关文件

《××医院检验科试剂耗材管理程序》。

参考文献

[1] 中国合格评定国家认可委员会.医学实验室质量和能力认可准则：CNAS-CL02：2023[S/OL].(2023-06-01)[2023-09-26].https://www.cnas.org.cn/rkgf/sysrk/jbzz/2023/06/911424.shtml.

（哈小琴　杨淑娟）

试剂和耗材不良事件报告管理程序

××医院检验科免疫组作业指导书		文件编号：××-JYK-××-××-××	
版次/修改：第　版/第　次修改		生效日期：	第　页 共　页
编写人：	审核人：		批准人：

1. 目的

对在检验过程中试剂和耗材发生不良事件时能得到及时处理，确保检验结果不受影响。

2. 适用范围

适用于检验实施过程中试剂和耗材不良事件的处理。

3. 职责

3.1 · 免疫组试剂耗材使用人员负责不良事件的紧急处理并报告。

3.2 · 免疫组组长负责与相关方的协调与联络工作。

4. 工作程序

4.1 · 应每日检查保存试剂冰箱的温度，并进行记录。如发生断电等原因及时处理，如造成试剂变质，应立即停用。

4.2 · 检测用试剂耗材在检测过程中发生影响检测结果或其他异常现象（如试剂泄露、冷藏试剂发生冰冻、使用过期试剂）时，立即停止使用并标识，并按"不符合项的识别和控制程序"进行原因分析。

4.3 · 由试剂或耗材直接引起的不良事件和事故（如试剂装错、耗材损坏）按差错事故登记、报告、处理程序进行处理，还应该按要求进行调查并向制造商和监管部门报告。

4.4 · 发现试剂耗材的过期报废处理。

4.4.1　检测用试剂耗材已过期，由试剂耗材管理员提出申请，经免疫组组长批准后，按照 ISO 15190《医学实验室安全要求》按医用垃圾进行处理。

4.4.2　所有报废试剂耗材由实验室负责人报财务部建账登记，并报上级主管部门审批。

4.4.3　免疫组应培训工作人员预防和控制不良事故发生，减少或杜绝事故后果的恶化。

4.5 · 试剂管理员对设备不良事件处理情况进行记录归档工作。

5. 相关文件

《××医院检验科试剂耗材管理程序》。

参考文献

[1] 中国合格评定国家认可委员会.医学实验室质量和能力认可准则：CNAS-CL02：2023[S/OL].(2023-06-01)[2023-09-26].https://www.cnas.org.cn/rkgf/sysrk/jbzz/2023/06/911424.shtml.

[2] 中国合格评定国家认可委员会.医学实验室质量和能力认可准则的应用要求：CNAS-CL02-A001：2023[S/OL].(2023-08-01)[2023-09-26].https://www.cnas.org.cn/rkgf/sysrk/rkyyzz/2023/08/912141.shtml.

（哈小琴　杨淑娟）

试剂耗材记录管理程序

××医院检验科免疫组作业指导书		文件编号：××-JYK-××-××-××	
版次/修改：第　　版/第　　次修改		生效日期：	第　　页 共　　页
编写人：		审核人：	批准人：

1. 目的

对影响检验性能的每一试剂和耗材信息进行记录，保证试剂耗材的质量符合检验要求。

2. 适用范围

适用于免疫室试剂耗材管理的记录工作。

3. 职责

3.1·免疫组组长负责制定试剂耗材记录要求。

3.2·试剂管理员负责试剂耗材的记录。

4. 工作程序

4.1·免疫组组长根据检验工作所需的试剂耗材制定库存记录要求。

4.2·试剂管理员如有信息化库存系统的，在库存管理软件中完整输入记录信息，无软件的，制定记录表格进行记录。

4.3·记录内容：试剂和耗材的标识；制造商名称、试剂耗材规格、数量、批号或货号；供应商或制造商的联系方式；接收日期、失效期、使用日期、停用日期（适用时）；接收时是否合格、有无破损等的状态；制造商提供的说明书；试剂或耗材初始准用的记录；证实试剂或耗材的性能验证记录；当检验科使用配制试剂或自制试剂时，还应记录制备人和制备日期。

5. 相关文件

《××医院检验科试剂耗材管理程序》。

参考文献 ....

[1] 中国合格评定国家认可委员会.医学实验室质量和能力认可准则：CNAS-CL02：2023[S/OL].(2023-06-01)[2023-09-26].https://www.cnas.org.cn/rkgf/sysrk/jbzz/2023/06/911424.shtml.

[2] 中国合格评定国家认可委员会.医学实验室质量和能力认可准则的应用要求：CNAS-CL02-A001：2023[S/OL].(2023-08-01)[2023-09-26].https://www.cnas.org.cn/rkgf/sysrk/rkyyzz/2023/08/912141.shtml.

（哈小琴　杨淑娟）

第三章
检验过程管理

一、检验前质量管理／048

二、检验过程质量管理／056

三、检验后过程质量管理／080

四、数据控制和信息管理／093

检验信息和检验申请程序

××医院检验科免疫组作业指导书		文件编号：××-JYK-××-××-××	
版次/修改：第　　版/第　　次修改		生效日期：	第　页 共　页
编写人：	审核人：		批准人：

1. 目的

保证实验室向临床和患者提供足够及详细的信息，使其全面了解实验室活动的范围和要求；同时规范检验项目申请，确保实验室获得足够项目检验所需信息。

2. 范围

适用于免疫实验室项目申请及检验。

3. 职责

3.1·实验室向临床和患者提供样本检验相关的详细信息，保障患者权益。

3.2·识别检验申请中所包含的全部信息，规范处置检验申请。

4. 程序

4.1·实验室信息：免疫实验室应向临床及患者提供以下信息。

4.1.1　实验室所处位置、工作时间和联系电话。

4.1.2　检验申请方式及样品采集的流程。

4.1.3　实验室开展项目内容及预期可获得报告的时间。

4.1.4　获得咨询服务的方式。

4.1.5　患者具有知情同意的权利。

4.1.6　已知对检验性能或结果解释有显著影响的因素。

4.1.7　实验室处理投诉的流程。

4.2·检验申请

4.2.1　实验室收到的每份检验申请均视为协议。

4.2.2　临床通过电子信息系统开具检验申请。

4.2.3　免疫检验申请单应包含但不限于下列内容：患者姓名、性别和年龄；送检科室或单位；住院病历号/床号/就诊卡号/医保卡号；申请检验项目或项目组合；条形码号；申请人姓名、工号及申请日期；必要时提供临床诊断及相关临床表现。

4.3·口头检验申请

4.3.1　工作人员收到临床医师提出的口头检验申请时，应明确并反复确认项目内容，以免造成不必要的漏检或多检。

4.3.2　申请口头检验的标本标识应包含但不限于下列内容：患者姓名、性别和年龄；送检科室或单位；住院病历号/床号/就诊卡号/医保卡号；申请人姓名及申请日期；项目内容；相关病史或临床诊断等。

4.3.3　免疫实验室工作人员收到口头检验申请后，需填写《免疫实验室标本口头检验记录表》。

4.3.4 接受口头申请后,仍需督促申请人尽快补送检验申请单。

4.3.5 口头申请检验完成后临时检验报告可先发出,接到临床补送的申请单后,及时录入电脑,出具正规报告,并且在注释中加以说明。

4.3.6 收到口头申请检验时,当出现符合拒绝标准的情况时,应对该申请予以拒绝,拒绝标准包括:

4.3.6.1 原始标本标记不明确,患者信息不清。

4.3.6.2 原始样本种类与口头申请检验标本类型不符。

4.3.6.3 原始样本的量不足。除珍贵标本联系临床后尽量完成可检测项目。

4.3.6.4 原始标本出现有肉眼可见的严重溶血,影响检测结果。

4.3.6.5 原始标本采集时间过长,存在影响检验结果因素。

4.3.6.6 检验人员对于检测结果有疑问,并且确认存在其他直接影响检验结果因素的标本应拒收。

5. 相关文件和记录

《检验手册》《免疫实验室标本口头检验记录表》。

参考文献

［1］中国合格评定国家认可委员会.医学实验室质量和能力认可准则:CNAS - CL02:2023［S/OL］.(2023 - 06 - 01)［2023 - 09 - 26］.https://www.cnas.org.cn/rkgf/sysrk/jbzz/2023/06/911424.shtml.

［2］中国合格评定国家认可委员会.医学实验室质量和能力认可准则的应用要求:CNAS - CL02 - A001:2023［S/OL］.(2023 - 08 - 01)［2023 - 09 - 26］.https://www.cnas.org.cn/rkgf/sysrk/rkyyzz/2023/08/912141.shtml.

（蔺丽慧 李 莉）

原始样本采集和处理程序

××医院检验科免疫组作业指导书		文件编号：××-JYK-××-××-××	
版次/修改：第　　版/第　　次修改		生效日期：	第　页　共　　页
编写人：	审核人：		批准人：

1. 目的

规范原始样本采集和处理流程，保障患者权益并确保样本采集符合检验需求。

2. 范围

适用于免疫实验室检验项目的采集和处理。

3. 职责

3.1·实验室技术负责人负责制定《原始样本采集手册》，提供给患者和样本采集护理人员必要的信息。

3.2·护理人员负责采样前患者身份信息的识别，检验前特殊要求的核实及规范的采样。

4. 程序

4.1·通用要求：免疫实验室每半年或一年对实验室所有检验项目的样本采集量、采集容器及样本保存剂进行评估。

4.2·采集前活动的指导

4.2.1　采样人员培训：采样人员必须经过培训合格后，方可执行采样。采样人员需熟知免疫实验室样本采集的类型和采集量、所采用的容器及对应的添加剂种类、样品采集顺序等。

4.2.2　患者准备及样本采集时机：患者保持正常饮食，避免剧烈运动。通常晨起空腹采样较好，影响因素较少。激素类项目在指定时间点采样，避免时间因素干扰检测结果。

4.2.3　医护人员或患者应向实验室提供可能影响样本采集、检验、结果解释的相关信息，如吸烟史、服药史、女性患者生理周期及妊娠等。

4.2.4　免疫实验室样本接收和拒收标准，如样本采集量、采集容器、样本脂血、样本溶血、高胆红素样本等。

4.3·患者知情同意

4.3.1　对于患者自愿接受的血液样本采集的操作，推定为患者已知情同意。

4.3.2　对于特殊的侵入性操作的样本采集，如脑脊液、骨髓、肺泡灌洗液等，在采集前需要向患者解释并签署知情同意书。

4.4·样本采集活动：在采集标本前，应核对医嘱，打印条码，选择恰当的容器，将条码粘贴在对应的采集容器上。同时，采样人员应通过询问患者名字或查看腕带信息等方式核对患者信息，确保与采集容器上条码信息一致，通过交流确认患者状态是否符合采集要求。如果符合要求，确认样本采集顺序，按照《样本采集手册》中关于免疫实验室标本采集具体要求采集标本。样本采集后室温短暂保存，尽快送至免疫学实验室。采集过程中所使用的消毒物品置于污染垃圾桶内，采样针置于利器盒。

5. 相关文件

《样本采集手册》。

参考文献

［1］中国合格评定国家认可委员会.医学实验室质量和能力认可准则：CNAS－CL02；2023［S/OL］.（2023－06－01）［2023－09－26］.https：//www.cnas.org.cn/rkgf/sysrk/jbzz/2023/06/911424.shtml.

［2］中国合格评定国家认可委员会.医学实验室质量和能力认可准则的应用要求：CNAS－CL02－A001；2023［S/OL］.（2023－08－01）［2023－09－26］.https：//www.cnas.org.cn/rkgf/sysrk/rkyyzz/2023/08/912141.shtml.

（蔺丽慧　李　莉）

样本运送、接收和检验前处理程序

××医院检验科免疫组作业指导书	文件编号：××-JYK-××-××-××
版次/修改：第　版/第　次修改	生效日期：　　　第　页 共　页
编写人：	审核人：　　　批准人：

1. 目的

规范样本采集后运送、核收和检验前处置流程，对样本进行全流程管理，防止样本遗失，确保临床免疫检验质量，从而保证检验结果的有效性。

2. 范围

适用于免疫实验室检验项目的样本运送、核收，以及检验前处理和保存过程。

3. 职责

3.1·标本运送人员负责标本的收集和运送。

3.2·标本核收人员负责样本的核收和检验前处理。

3.3·免疫实验室检验人员负责样本在实验室内部分杯和（或）运输。

4. 程序

4.1·标本运送人员应在规定时间点及时到达标本采集处收集标本，应和护士确认标本数量和信息，并在 LIS 系统确认接收时间。标本运送人员应将标本放在专门的运送容器中运送。

4.2·标本送达实验室后，应与实验室标本接收人员面对面交接，确认标本数量和信息，确认无误后，标本运送人员在 LIS 中确认送达时间，实验室标本接收人员在 LIS 中确认接收时间。急诊样本（如术前四项等）经核收后即时将标本送至免疫实验室。

4.3·免疫室工作人员对接收人员送来的标本进行检查和验收，拒收不合格标本。不合格标本的判定参见《标本拒收程序》。对不合格的标本，应在《不合格标本记录表》上登记，并录入 LIS 系统，及时通知临床相关医护人员。

4.4·如果接收的标本不合格，但是标本对临床很重要或标本不可替代，如脑脊液、骨髓、胸/腹/心包穿刺液、新生儿和婴幼儿血标本等，实验室应尽量进行检测，并进行登记，在最终报告中说明问题的性质，必要时，在结果的解释中给出警示。

4.5·标本验收准确无误后，经离心小组统一离心分离血清或血浆后，按标签种类不同，由各岗位人员接收，根据相关医嘱内容在 LIS 系统分类登记和编号。

4.6·样本在实验室内传输：部分样本并管采血后通过可溯源性的分杯功能进行分杯，并及时进行实验室内运送，并做好相关交接记录。

4.7·待测标本保存：核收后未能即时完成检测的样本，可先编号，然后将标本置于 2～8℃的冰箱内待检区保存。

4.8·免疫组各项目作业指导书应规定检测前标本和检测后标本的保存条件和保存时间。在保存期内，其保存的环境条件应得到保障，确保标本的性能稳定、不变质。免疫室仅对在保存期内的标本进行检测或复检，不负责对超过保存期或无保存价值的标本进行检测和复检。

5. 相关文件和记录

《标本拒收程序》《不合格标本记录表》。

参考文献

［1］ 中国合格评定国家认可委员会.医学实验室质量和能力认可准则：CNAS－CL02：2023［S/OL］.（2023－06－01）［2023－09－26］.https：//www.cnas.org.cn/rkgf/sysrk/jbzz/2023/06/911424.shtml.

［2］ 中国合格评定国家认可委员会.医学实验室质量和能力认可准则的应用要求：CNAS－CL02－A001：2023［S/OL］.（2023－08－01）［2023－09－26］.https：//www.cnas.org.cn/rkgf/sysrk/rkyyzz/2023/08/912141.shtml.

（蔺丽慧　李　莉）

标本拒收程序

××医院检验科免疫组作业指导书	文件编号：××-JYK-××-××-××
版次/修改：第　　版/第　　次修改	生效日期：　　　　　　　　第　页 共　页
编写人：	审核人：　　　　　批准人：

1. 目的

保证免疫实验室标本质量合格、容器安全，防止采样前、采样及运输过程对检验结果的影响。

2. 范围

适用于免疫实验室检验项目不合格样本的处置。

3. 职责

3.1·标本接收人员对样本外观情况初步评价判定。

3.2·免疫实验室岗位工作人员对不合格标本进行判别和拒收操作。

4. 程序

4.1·免疫实验室不合格标本的判定

4.1.1　标本标记不明确，患者信息与标本不符合。

4.1.2　标签标记检测样本种类与实际送检标本类型不符。

4.1.3　登录电脑后发现医嘱信息与标签不符合，无检测医嘱，联系临床后确认无需检测。

4.1.4　样本的量不足（少于 1 mL），如为珍贵标本联系临床后尽量完成可检测项目。

4.1.5　样本种类不符合检测要求。

4.1.6　选用的试管不符规定、选用的容器不清洁。

4.1.7　标本采集的时间、方法不符合要求，如激素类皮质醇未按时间点采样。

4.1.8　标本有肉眼可见的严重溶血、脂血及黄疸原则上需退回，如小儿溶血标本、黄疸病人等特殊情况仍需进行检测的，则需在备注中注明，必要时需与临床取得联系。

4.1.9　若检验人员发现有存在生理因素、药物因素等直接影响检测结果的标本，需退回。

4.1.10　标本不新鲜、未能在规定时间内及时送检或送检时没有采取保护措施（应加盖的未加盖）需退回。

4.1.11　检验人员对于检测结果有疑问，并且确认存在其他直接影响检验结果因素的标本应拒收。

4.1.12　血液或尿液标本同一标签重复采样，需退回。

4.2·免疫实验室不合格标本的处置

4.2.1　联系采样人员或相关临床人员，告知护士或医生拒收原因。

4.2.2　将拒收标本的时间、具体信息、联系人员姓名或者工号记录在《不合格标本记录表》上。

4.2.3　退回标本。

5. 相关文件和记录

《样本采集手册》《不合格标本记录表》。

参考文献

［1］中国合格评定国家认可委员会.医学实验室质量和能力认可准则：CNAS－CL02：2023［S/OL］.（2023－06－01）［2023－09－26］.https：//www.cnas.org.cn/rkgf/sysrk/jbzz/2023/06/911424.shtml.

［2］中国合格评定国家认可委员会.医学实验室质量和能力认可准则的应用要求：CNAS－CL02－A001：2023［S/OL］.（2023－08－01）［2023－09－26］.https：//www.cnas.org.cn/rkgf/sysrk/rkyyzz/2023/08/912141.shtml.

（蔺丽慧　李　莉）

检验方法验证程序

××医院检验科免疫组作业指导书	文件编号：××-JYK-××-××-××
版次/修改：第　　版/第　　次修改	生效日期：　　　　　　第　页 共　　页
编写人：	审核人：　　　　　批准人：

1. 目的

保证实验室在引入方法前，制定程序以验证能够适当运用检验方法，确保能达到方法学规定或制造商声称的性能要求。

2. 范围

适用于免疫实验室项目检验方法验证。

3. 职责

3.1·验证过程证实的检验方法的性能指标，应与检验结果的预期用途相关。

3.2·保证检验方法的验证程度足以确保与临床决策相关的结果的有效性。

3.3·免疫组组长评审验证结果，评价验证结果是否满足规定要求并记录。

3.4·如果发布机构修订了方法，实验室应根据需要进行重新验证。

4. 程序

4.1·性能验证的时机

4.1.1　新检验程序常规应用前。

4.1.2　任何严重影响检验程序分析性能的情况发生后，应在检验程序重新启用前对受影响的性能进行验证。影响检验程序分析性能的情况包括但不限于：仪器主要部件故障、仪器搬迁、设施和环境的严重失控等。

4.1.3　常规使用期间，实验室可基于检验程序的稳定性，利用日常工作产生的检验和质控数据，定期对检验程序的分析性能进行评审，应能满足检验结果预期用途的要求。现用检验程序的任一要素（仪器、试剂、校准品等）变更，应重新进行验证。

4.2·定量检验程序的分析性能验证：定量检验程序的分析性能验证内容至少应包括正确度、精密度和可报告范围。

4.2.1　测量正确度：测量正确度是指多次重复测量所得量值的平均值与参考量值间的一致程度。正确度的度量通常以偏倚来表示。正确度一般用于定量免疫检验的性能评价。其评价目的是通过实验来验证该检测系统的正确度或符合率能否达到标准。参照国家行业标准、厂商说明书或声明的验证技术规范，可选以下方法之一验证检测方法正确度或符合率：

4.2.1.1　正确度的偏倚评估：通过对标准物质（RW）、正确度控制品或正确度验证室间质评样本等的检测（宜根据测量区间选用至少 2 个浓度水平的标准物质样本），每个水平的物质样本至少每天重复测定 2 次，连续测定 5 天，记录检测结果，计算全部检测结果的均值，并按公式偏倚 = 结果均值 - 参考值，计算偏倚，偏倚结果与相关的说明书提供的靶值和可接受范围进行比对。

4.2.1.2 可比性验证：当实验室无法开展正确度验证时，可通过比对实验、参加能力验证等途径，证明其测量结果与同类实验室结果的一致性。如与 CNAS 认可的 PTP（或可提供靶值溯源性证明材料的 PTP）提供的 PT 项目结果进行比对，或与 CNAS 认可的实验室使用的经性能验证符合要求的在用检测程序进行比对。选取患者/受试者样本不少于 20 份，被测物浓度、活性等在测量区间内均匀分布，覆盖医学决定水平；或使用不少于 5 份 PT 样本，每个样本应重复测定不少于 3 次。

4.2.1.3 结果判断：如正确度通过率或符合率符合厂商试剂说明书、厂商声明及国家标准、行业标准的要求，则认为该项目达到验证要求。

4.3·测量精密度：为减少对结果的影响，全部实验过程中应使用单一批号的试剂和校准物。实验样本可采用稳定化、蛋白基质、可模拟临床样本特性的产品，也可采用稳定化的混合冷冻血清。定量检测选择样本浓度时应考虑医学决定水平浓度，推荐使用 2 个或以上浓度的样本。测量精密度包括测量重复性和中间测量精密度，可选择以下方法之一验证检测方法精密度。

4.3.1 测量重复性：选取 2～3 个浓度水平的样本。检测批内精密度为一天内在分析仪上重复检测 20 次，计算均值、SD 和 CV 值。批间精密度为每天一次在分析仪上检测，连续检测 20 个工作日，计算均值、SD 和 CV 值。

4.3.2 中间测量精密度：可参照美国临床和实验室标准协会（CLSI）EP15 A2 的实验方法：每天检测 1 个分析批，每批检测 2 个水平的样本，每个样本重复检测 3～5 次，连续检测 5 天。在每一批次测量中，应同时测量质控品。计算均值、SD 和 CV 值。

4.3.3 结果判断：如测量重复性或中间测量精密度 CV 值符合厂商试剂说明书及国家标准、行业标准等的要求，则认为该项目达到验证要求。

4.4·可报告范围：临床可报告范围是指对临床诊断有意义的待测物浓度范围。临床可报告范围确定一般情况下，分析测量范围即可作为可报告范围。对于临床可报告范围大于分析测量范围的项目，可报告范围应是分析测量范围乘以最大稀释倍数。评价目的是通过实验来验证该检测系统的可报告范围。

4.4.1 分析测量范围的验证：根据厂商声明的线性范围，收集范围上限的高值样本和下限的低值标本。将高值标本（H）和低值标本（L）按一定比例互混，得到至少 5 个浓度水平。将这些配制后的样本再经检测系统或测定方法检测，分析序列应为随机排列，得到各检测值。全部实验和数据采集应在同一工作日内完成。统计方法：将计算所得的系列样品预期浓度作为横坐标，实际测得结果均值作为纵坐标，进行线性回归统计，得 $y = bx + a$ 及 r^2 值。结果判断：若 $r^2 > 0.95$，b 在 0.97～1.03 范围内，a 与最高值比较，趋于 0，则可判断测定方法在实验所涉及的浓度范围内成线性。

4.4.2 最大稀释倍数验证：从日常检测的样品中选择一个浓度较高的样品（要求高值标本应在线性范围内，稀释后的标本浓度也需落在线性范围内），用厂商提供的稀释液（即日常检测用的稀释液）按照厂商提供的可稀释倍数来稀释，按照常规方法验证标本的最大可稀释范围。结果判断：检测稀释后的平均样品浓度与预期值做比较计算 R 值 [R =（平均样品浓度/预期样本浓度）×100%]，120%≥R≥80% 为可接受限。低于 80% 或高于 120% 的相应稀释度为不可接受稀释度，其上一级别的稀释度值为该测试的最大稀释度。

4.4.3　结果判断：如符合厂商试剂说明书、厂商声明及国家标准和行业标准的要求，则认为该项目达到验证要求。

4.5·定性检验程序的分析性能验证：定性检验程序的分析性能验证内容至少应包括符合率，适用时，还应包括检出限、灵敏度、特异性等。

4.5.1　符合率：符合率是指一种检测试剂或方法与给出正确结果（包括阳性和阴性）的百分比。符合率用于定性免疫检验的性能评价。其评价目的是通过实验来验证该检测系统的正确度或符合率能否达到标准。

4.5.1.1　符合率验证：采用国家标准血清盘或临床诊断明确的阴阳性标本进行符合性验证。可选取阴性样品 20 份（包含至少 10 份其他标志物阳性的样品）、阳性样品 20 份（包含至少 10 份浓度在 cut－off 值和 2～4 倍 cut－off 值之间的弱阳性样本，1 份极高值阳性样本），随机盲号法重新分号，检测样品（表 1）。

表 1　诊断符合率验证

候选实验	金标准（诊断准确度标准）		
	疾　病	非疾病	
	a（＋，阳性）	b（＋，阳性）	a＋b
	c（－，阴性）	d（－，阴性）	c＋d
	n1	n2	n

诊断符合率计算
诊断灵敏度＝[a/n1]×100%
诊断特异性＝[d/n2]×100%
诊断符合率＝[(a＋d)/n]×100%

4.5.1.2　结果判断：如果实验室计算得出的诊断灵敏度、诊断特异性和诊断符合率不低于厂商检验方法声明，则通过验证；如果低于厂商检验方法声明，则未通过验证，应寻找原因或更换检验方法。

4.5.2　检出限：检出限指能可靠检出分析物的最低实际浓度，也称检测低限，有时也称为分析灵敏度。其评价目的是通过实验来验证该检测系统可靠的最低检出量。所用检验程序在厂家试剂说明书等有声明检出限时，有标准物质时，或以定量形式表达定性结果时，可进行检出限的验证。

4.5.2.1　评估试剂检出限所使用的样本，如检测项目有国家标准物质（GBW），则可使用国家标准物质或经国家标准物质标化的参考品进行检测，如没有国家标准物质，则使用可以溯源或量化的样本，如国际标准物质，或与国际标准物质溯源的样本（如厂家参考品）。

4.5.2.2　根据试剂说明书及厂商声明将已知浓度样本（国家标准物质、国际标准物质等）进行系列稀释至厂家声明的最低检出限。稀释液可根据情况选用厂商提供的稀释液或阴性血清，该阴性血清除被验证的目标物必须阴性外，其对应的相关物质（如抗原或抗体）也必须阴性，且试剂说明书上申明的干扰物质必须在允许范围之内。参照 CNAS－CL038 对稀释后的样本在不同批内对该浓度样本进行测定（如测定 5 天，每天测定 4 份样本），样本总数不得少于 20 个。如果≥95% 的样本检出阳性，或参照国家行业标准达到其要求，即验证为该检测系统的最低检出限。若验证不通过,实验室需根据验证的结果评估本实验室条件下,该方法的假阴性、假阳性的可能性,并结合预期用途(筛查、诊断或确认试验等),制定本实验室的复检规则。

4.5.2.3 对于感染性疾病用于诊断感染的抗原和抗体的定性免疫测定,在不影响测定特异性的情况下,最低检出限越低越好。如 HBsAg 化学发光免疫测定的最低检出限应 < 0.1 U/mL,ELISA 的最低检出限应 < 0.2 U/mL,抗 HBs 的最低检出限应 < 10 mIU/mL。

4.5.2.4 结果判断:如符合厂商试剂说明书、厂商声明及国家标准和行业标准的要求,则认为该项目达到验证要求。

5. 相关文件和记录

《科室质量指标和程序文件》《免疫实验室定量检验程序的分析性能验证记录表》《免疫实验室定性检验程序的分析性能验证记录表》。

参考文献

[1] 中国合格评定国家认可委员会.医学实验室质量和能力认可准则的应用要求:CNAS-CL02-A001:2023[S/OL].(2023-08-01)[2023-09-26].https://www.cnas.org.cn/rkgf/sysrk/rkyyzz/2023/08/912141.shtml.

[2] 国家卫生健康委员会.临床定性免疫检验重要常规项目分析质量要求:WS/T 494—2017[S/OL].(2017-09-06)[2023-09-26].http://www.nhc.gov.cn/wjw/s9492/201710/7faf1d5e1d13449d803c29e88c3d382e.shtml.

(孙 懿 李 莉)

测量不确定度(MU)评定程序

××医院检验科免疫组作业指导书	文件编号：××-JYK-××-××-××
版次/修改：第　　版/第　　次修改	生效日期：　　　　　第　页　共　　页
编写人：	审核人：　　　　　批准人：

1. 目的

对临床免疫组全自动分析仪阶段性的测量不确定度评定,保证仪器为临床提供准确的检验结果,满足持续质量改进的要求。

2. 范围

适用于免疫组的全自动分析仪的定量检测项目。

3. 职责

3.1·免疫组组长负责组织,每年免疫组工作人员配合组长完成一次测量不确定度(MU)评定程序,根据最终计算结果出具测量不确定度评定报告。

3.2·检验科主任负责验证报告的批准,质量主管参与对检验程序有效性评价及指导。

4. 程序

4.1·偏移引入的测量不确定度分量 $U_{crel}(bias)$。

4.1.1　使用有证参考物质或者具有溯源性的标准物质作为传递测量不确定度的样品,在生化仪上进行检测,每个项目分 4 批检测,每批间隔至少 2 h,重复检测 3 次,计算检测结果的均值、SD、CV。

4.1.2　将有证参考物质或者标准物质的相对标准测量不确定度记为 $U_{rel}(Cref)$。

4.1.3　计算 12 次检测结果的均值 $\bar{x}$ 与靶值 T 之间的差值(绝对值),再除以靶值 T,得到相对偏移,最终所得结果记为 b_{rel},公式如下:

$$b_{rel} = \frac{|T - \bar{x}|}{T} \times 100\%$$

4.1.4　计算连续 12 次检测的复现性 R_w,公式如下:

$$R_w = \frac{1}{\sqrt{n}} \times \sqrt{\frac{\sum\limits_{i=1}^{n}(x_i - \bar{x})^2}{n-1}}$$

4.1.5　合成相对标准不确定度 $U_{crel}(bias)$,公式如下:

$$U_{crel}(bias) = \sqrt{U_{rel}^2(Cref) + R_w^2 + b_{rel}^2}$$

4.2·由室内质控数据计算实验室内测量复现性引入的测量不确定度 $U(R_w)$。

4.2.1　使用室内质控数据计算实验室内测量复现性,一般情况下应至少累积连续 6 个月的室内质控数据。

4.2.2　计算室内质控累积 CV,作为 $U(R_w)$ 分量。

4.3·合成相对标准不确定度 U_{crel}，公式如下：

$$U_{crel} = \sqrt{U_{crel}^2(bias) + U^2(R_w)}$$

4.4·计算相对扩展不确定度 U_{rel}，公式如下：

$$U_{rel} = k \times U_{crel}$$

其中 k 为包含因子，对于正态分布，$k = 2$ 时，包含概率为 95.5%；$k = 3$ 时，包含概率为 99.7%；通常采用 $k = 2$。

4.5·根据最终计算结果出具测量不确定度评定报告，交予科室负责人审核。

5. 相关文件和记录

《科室质量指标和程序文件》《免疫组测量不确定度汇总表》。

参考文献

［1］中国合格评定国家认可委员会.医学实验室质量和能力认可准则：CNAS－CL02：2023［S/OL］.（2023－06－01）［2023－09－26］.https://www.cnas.org.cn/rkgf/sysrk/jbzz/2023/06/911424.shtml.

［2］中国合格评定国家认可委员会.医学实验室质量和能力认可准则的应用要求：CNAS－CL02－A001：2023［S/OL］.（2023－08－01）［2023－09－26］.https://www.cnas.org.cn/rkgf/sysrk/rkyyzz/2023/08/912141.shtml.

（孙 懿 李 莉）

生物参考区间或临床决定限管理程序

××医院检验科免疫组作业指导书	文件编号：××-JYK-××-××-××
版次/修改：第　　版/第　　次修改	生效日期：　　　　第　　页 共　　页
编写人：	审核人：　　　　批准人：

1. 目的

免疫室建立或转移使用检验方法的生物参考区间或临床决定限时进行验证确认，以保证其能满足实验室和临床的需求。

2. 范围

适用于免疫实验室项目的生物参考区间或临床决定限管理。

3. 职责

3.1·技术主管负责策划和组织生物参考区间或临床决定限评审，实验室主任批准确认。

3.2·各专业组组长负责本组检验项目生物参考区间或临床决定限管理的具体工作。

3.3·咨询服务组负责组织、启动评审会议，包括实验室内部评审及与临床医生的沟通。

4. 程序

4.1·生物参考区间或临床决定限来源

4.1.1　一般情况下可直接采用由国家权威机构发布或授权刊物出版公布的，或引用试剂供应商提供的检验项目的生物参考区间和临床决定限。

4.1.2　如果实验室所在地的地域性、民族性较强，也可自行建立本地区生物参考区间和临床决定限。在下列情况下需考虑自建生物参考区间和临床决定限：开展新的（国内其他实验室从未开展过）检验项目时、使用非标准检验方法或自建检测系统时、有理由相信原有参考区间或临床决定限对参考人群不再适用时、方法或检验程序有本质上的更改时、在使用过程中收到生物参考区间或临床决定限不适用的相关临床反馈意见时。

4.2·建立参考范围或参考区间和临床决定限的要求和方法如下。

4.2.1　根据文献和实验研究，总结对该项目检验结果产生变异和分析干扰的情况，作为选择参考个体的因素。

4.2.2　参考值要有足够的数量，例如每组至少 120 个。

4.2.3　确定离群值的判断方法，例如将检验结果从小到大排列，以最远端相邻两值的差 D（大减小）除以数据全距 R，若大于 1/3 则相邻两值中最远端者为离群值。也可以用其他方法判断；剔除离群值后续将数据补充到足够的数量。

4.2.4　绘制分布图，分析数据的分布特性。若为正态分布或近似正态分布，则可按 95％置信概率确定参考值和参考范围；若不是明显正态分布，则用百分位数方法确定 2.5％和 97.5％位数的参考限。

4.2.5　进行 Z 检验，确定各室（部）数据间是否存在明显差异。如果 Z 值大于 3，则分组有意义（组间存在系统性偏差），否则无意义。此外，检查各室（部）的标准偏差有无明显差异，如某组数据标准偏差是其他组数据标准偏差的 1.5 倍，则说明两组参考值的分布范围不同，分组有意义。

4.3·对生物参考区间或临床决定限进行评审和确认：实验室可根据国家权威机构或检测系统生产厂商推荐的生物参考区间和临床决定限作为依据，基于服务的患者人群经过实验室评审、验证并接受。实验室每年（根据医学检验环境变化而定）对其评审，确认检验程序、实验室技术水平无变化。实验室内部有相同的分析系统（仪器型号、试剂批号及消耗品等相同）时，可调用相同的生物参考区间或临床决定限。

4.3.1　生物参考区间或临床决定限评审内容包括：参考区间来源、检测系统一致性、参考人群适用性等。临床需要时，宜根据性别、年龄等划分参考区间或临床决定限。

4.3.2　评审活动应确认生物参考区间或临床决定限的适用性。

4.3.2.1　确认实验室使用的分析系统与制造商提供参考区间和危急值的分析系统相同。

4.3.2.2　确认检验项目针对的人群相同，且无显著体质变化。

4.3.2.3　确认检验前程序、分析检测程序一致，实验室技术水平无变化。

4.3.2.4　如果评审和确认结果对原生物参考区间或临床决定限的适用性有怀疑，则需进行验证。

4.3.3　生物参考区间或临床决定限验证的方法是：随机选择≥20例健康者和若干名患者，分别进行对应项目的检验，若健康者的检验结果＞95％在参考区间内，而患者的检验结果＞95％在参考区间外，则基本可以确认该参考区间是适用的。由于评审时样本量少，置信概率不是很高，须与临床反应结合（如患者治愈前后的情况比较）才能确认。如果验证的结果证明原生物参考区间确实不适用了，则要采取纠正措施，即重新调查和统计生物参考区间或临床决定限，见本程序4.2。

4.3.4　完成制定、验证、接受并记录其服务的患者人群的生物参考区间和临床决定限。通过评审会议把发生改变的或现行检验项目的生物参考区间或临床决定限向临床公示。会议由咨询服务组组织，参加人员包括科室咨询服务组人员、专业负责人和临床医生。

4.3.5　临床各科室如果感觉到某项目生物参考区间和危急值不适用，应提出不适用的原因。收到反馈意见后，实验室应尽快将召集专业组相关负责人和其他相关人员，讨论存在争议的项目区间。评审结果认为确不适用的，实验室应按程序重新建立新的生物参考区间或临床决定限。咨询服务组需将意见回复及采取的措施在规定时间内反馈给临床科室。

5. 相关文件和记录

《科室质量指标和程序文件》《生物参考区间或临床决定限验证报告表》《生物参考区间或临床决定限评审确认记录》。

参考文献

[1] 中国合格评定国家认可委员会.医学实验室质量和能力认可准则：CNAS－CL02：2023［S/OL］.（2023－06－01）［2023－09－26］.https://www.cnas.org.cn/rkgf/sysrk/jbzz/2023/06/911424.shtml.

[2] 中国合格评定国家认可委员会.医学实验室质量和能力认可准则的应用要求：CNAS－CL02－A001：2023［S/OL］.（2023－08－01）［2023－09－26］.https://www.cnas.org.cn/rkgf/sysrk/rkyyzz/2023/08/912141.shtml.

（孙 懿 李 莉）

检验程序文件化管理程序	
××医院检验科免疫组作业指导书	文件编号：××-JYK-××-××-××
版次/修改：第　　　版/第　　　次修改	生效日期：　　　　　　　第　　页　共　　页
编写人：	审核人：　　　　　　　批准人：

1. 目的

按需详尽制定检验程序文件，以确保其活动实施的一致性和结果的有效性。

2. 范围

适用于免疫组所有受控文件。

3. 职责

3.1・检验医学中心主任负责组织相关人员编写质量手册、程序文件、科室规章制度、实验室安全手册、采样手册、检验手册，并负责批准发布及其作废销毁。

3.2・质量主管负责审核质量手册和程序性文件的管理要素和技术要素，负责作业指导书的批准发布以及批准作业指导书的废止销毁。

3.3・专业组组长负责组织本组人员编写作业指导书，并负责审核相关内容。

3.4・文控组负责相关文件的受控、收发、归档、管理。

4. 程序

4.1・文件编写：专业组组长根据质量手册和程序文件有关编写作业指导书的要求，组织本组人员编写作业指导书及相关记录表格，内容应符合相关法规或技术规范的有关要求，并结合检验医学中心具体情况进行各个文件的编写。

4.1.1　涉及检验项目的作业指导书，每个检验项目都必须具有明确而完整的操作规程资料及精确的叙述，其"内容"应包括以下十六个要项：检验目的、检验原理与方法、患者准备、标本要求（类型、标本量、抗凝剂种类、处理方法、标本的稳定性）、试剂和仪器及耗材（包括试剂品牌、贮存条件、货号及稳定期、准备）、性能参数（线性、精密度、测量不确定度、检出限、测定区间、灵敏度和特异性等）、校准（包括校准物来源、贮存条件、货号及稳定期、准备、校准计划、校准要求、校准程序）、样本的具体检测步骤、质量控制（包括质控物来源、贮存条件及稳定期、准备、室内质量控制）、生物参考区间、可报告范围、危急值、注意事项（含干扰和交叉反应、变异的潜在来源、生物安全防护等）、临床意义、参考文献、支持文件（包括相关表格、说明）。编写过程中根据实际情况填写，若无相关内容，可写"不适用"。

4.1.2　涉及检验仪器的标准作业指导书及流程中所遇的制度，格式不限，主要根据仪器操作手册及工作流程中所遇制度进行编写，内容中应包含但不限于以下内容：仪器名称、编号；仪器简介、工作原理；仪器运行环境；每日开关机程序；工作前检查；试剂、消耗品添加；常规样本测定；急查样本测定；质控操作；定标操作；结果处理；维护与保养；仪器的校准要求；参考文献；支持文件（包括相关表格、说明）。

【备注】简易"操作卡"的编写：对于某些检验流程或仪器操作，可建立简易的"操作卡"供工作人员在工作台上快速查阅；这种"操作卡"应与完整作业指导书的内容相对应，并且以支持文件形式列入文件内。

4.1.3　制度的标准作业指导书：应涵盖与专业组相关的管理、技术要素，视相关专业组具体情况可包含：人员管理（岗位职责、培训、授权）；环境与设施（环境控制）；设备管理、检验前程序（标本接收、拒收程序）、检验程序（开展项目一览表）；检验程序质量控制（质量保证、性能验证、比对）、检验后程序（标本保存）、结果报告（结果报告程序）等。

4.2·受控文件的排版和标识

4.2.1　文件的基本信息栏

4.2.1.1　每个文件的开头设有文件的基本信息栏，包含文件的名称、编号、版本号，以及发布范围、相关责任人、实施日期等基本信息。文件名称居中，字体为黑体小四加粗，其余内容靠左，中文字体为宋体，英文及数字字体采用 Times New Roman，字号均为五号。

4.2.1.2　凡是内部编写的文件，发布部门均为××医院检验科；分发范围根据所需分发的对象进行编写。

4.2.1.3　表示所发放文件的状态，若为受控文件在文件末尾加"受控"文件标识。

4.2.2　档案的编排：存档文件和记录按分类编排整理，以便查阅。

4.3·文件的审核

4.3.1　提出新增、修订文件的申请，由各文件负责人审核与批准，审核意见记录于《文件新增修订审批表》。

4.3.2　新增、修订文件涉及多个部门，需要文件会审。会审意见记录于《文件会审表》。

4.4·文件的批准与发布：文件批准后，文控小组核对文件基本信息（包括文件编号、文件名称、版本号等）、格式、审批流程，于 5 个工作日内在相关工作群发布通知。文件自发布之日起开始生效实施。

4.5·文件的发放

4.5.1　文件发布生效后进行发放，发放范围由质量主管提出，经科主任批准后，由文控小组于五个工作日内登记并统一发放，记录于《文件发放记录表》。

4.5.2　电子版文件通过院内局域网发放。

4.5.3　当表格修订后或启用新版次表格时，文控小组发布通知，旧版表格最长可使用 1 个月。

4.6·文件培训：新文件和修订文件（实质性内容）生效发布，文控小组提出培训申请，如有需要，由相关负责人进行培训及考核，并记录于《培训记录表》。

4.7·文件的修改、改版和新增

4.7.1　文件的使用人员发现不符合的地方可提出对文件修改的建议，由该文件的批准人确认是否进行修改，修改后形成新的电子版文件，交由文控小组发布、受控，废止文件加盖标识并保留一份，填写《文件新增修订审批表》。

4.7.2　各种作业指导书文件通常在检验项目方法学改变、试剂更换或其他原因需要改版时改版。对某一版本文件的修订不能超过 5 次，若第 6 次修订，则更新版本号。

4.7.3　文件新增应填写《文件新增修订审批表》。

4.8·文件的评审

4.8.1　每年质量主管组织文件评审讨论，汇总文件评审意见，对不适宜或不满足使用要求的文件进行修订,明确修订完成时间和责任人。

4.8.2 文控小组负责完成文审报告,记录于《文件评审报告》,上报科主任批准后存档。评审报告应包括评审目的、时间、地点、人员、方法、记录汇总、评审结论等。

4.9 · 文件受控

4.9.1 文件受控范围:内部制定的与质量体系相关的所有文件均需受控。外来文件如法规、标准、说明书、教科书等与质量相关的文件,也可纳入受控文件。

4.9.2 受控文件的标识:

4.9.2.1 所有受控文件加盖"受控文件"的电子版印章,并标注受控日期和受控编号。

4.9.2.2 记录表单、已发布审核的检验报告可不加电子版"受控"印章。

4.9.2.3 废止文件的标识为电子版"××医院检验科废止文件"印章,并标注作废日期。

4.9.2.4 文件管理负责人应建立一份《受控文件清单》,记录科内所有受控文件的现行版本及发放情况。文控小组应保证该清单与所有受控文件的修改或更新同步。

4.9.2.5 文件受控编号命名方式为"SK—序号"。

4.10 · 文件的使用

4.10.1 内部文件电子版存放于内网中,确保专业组工作场地内均有内网电脑,供工作人员查阅。

4.10.2 外部受控文件根据工作需要存放于不同场所供工作人员查阅。

4.10.3 文件的查阅、复印仅限相关工作人员,所以文件未经授权不得查阅。

4.10.4 保密性文件(如原始记录、检验报告、投诉处理、科技成果、人员档案等)需经科主任批准后,由文控小组复印。非保密性文件需经文控小组同意后复印。借阅信息记录于《文件借阅登记表》。

4.10.5 只有经授权的现行文件才能在相关场所使用,不得对文件进行拆卸、调换、涂改或其他误用等任何行为。

4.10.6 形成的记录由专业组长负责收集(片块工作形成的记录由片块负责人进行收集),并保证在工作现场易于取阅。

4.11 · 文件废止、回收与销毁

4.11.1 文件废止:废止文件须加上"废止"标识,记录于《作废文件汇总表》。

4.11.2 废止文件与旧版次的印刷版本文件加盖"废止文件"印章,并标注废止日期;电子版本文件去除电子版"受控"章、添加电子版"废止"章。

4.11.3 文件回收:文控小组统一整理废止文件与新版次文件发放时回收的旧版次文件,记录于《回收文件登记表》,保存于科室或小组文件柜,确保工作场所不保留失效文件。

4.11.4 文件销毁:回收的废止文件无保留价值时由文控小组登记后销毁,记录于《文件销毁记录表》,至少保留1份受控的废止文件。

5. 相关文件和记录

《科室检验程序文件化管理程序》《免疫组文件新增修订审批表》《免疫组文件新增/修订汇总表》《免疫组文件评审记录表》《免疫组文件作废审批表》《免疫组作废文件汇总表》《免疫组文件借阅登记表》《免疫组回收文件登记表》。

参考文献

[1] 中国合格评定国家认可委员会.医学实验室质量和能力认可准则：CNAS - CL02：2023[S/OL].(2023 - 06 - 01)[2023 - 09 - 26].https://www.cnas.org.cn/rkgf/sysrk/jbzz/2023/06/911424.shtml.

[2] 中国合格评定国家认可委员会.医学实验室质量和能力认可准则的应用要求：CNAS - CL02 - A001：2023[S/OL].(2023 - 08 - 01)[2023 - 09 - 26].https://www.cnas.org.cn/rkgf/sysrk/rkyyzz/2023/08/912141.shtml.

（孙　懿　李　莉）

室内质量控制(IQC)管理程序

××医院检验科免疫组作业指导书	文件编号：××-JYK-××-××-××
版次/修改：第　　版/第　　次修改	生效日期：　　　　　第　页 共　　页
编写人：	审核人：　　　　　批准人：

1. 目的

通过检测、控制本实验室测定工作的精密度，并检测其系统误差的改变，提高常规测定工作的批间、批内标本检测结果的一致性，为临床提供可靠的检验报告。

2. 范围

适用于免疫组所有的定量和定性项目。

3. 职责

3.1 · 免疫组组长制定质量控制程序，培训和考核操作人员并组织人员具体实施；做好每月室内质控数据分析；指导室内质控失控处理及失控报告的审核。

3.2 · 免疫组人员参与室内质控程序的具体实施。

3.3 · 技术负责人负责免疫组月度室内质控数据分析的审核。

3.4 · 免疫组监督员监督工作人员是否按照质量控制程序的相关要求进行操作。

3.5 · 科室文档管理员负责室内质控相关资料的保存。

4. 程序

4.1 · 开展室内质控前的准备工作

4.1.1 人员：在开展室内质控前，对人员进行质控基础知识、环境监控、设备使用、试剂和耗材质检、标本采集、检验方法性能验证、质控品使用、质控规则选择、失控判断等进行培训和考核，为开展室内质控打下坚实的基础。某些特殊项目(如 HIV 抗体)的检测人员还需要经过有关部门组织的专门培训，考试合格后方可上岗。

4.1.2 制定 SOP 文件：制定与室内质量控制相关的 SOP 文件，如设备的使用、维护保养和校准 SOP 文件，项目检测的 SOP 文件等。

4.1.3 环境：保证检测环境符合要求。

4.1.4 仪器、试剂和耗材：做好设备的维护保养，按要求定期对设备进行检定与校准，保证设备始终处于良好状态。选择 CFDA 批准的试剂和耗材，做好试剂和耗材的验收和保存。

4.1.5 样本的采集、处理和保存严格按相关 SOP 文件的要求执行。

4.1.6 实验室应选择预期用途经过确认的检验程序，在常规应用前，应由实验室对未加修改而使用的已确认的检验程序进行独立验证。

4.1.7 质控品

4.1.7.1 选择和来源：对于定性项目选择 2 种质控品，一种是阴性质控品，另一种是弱阳性质控品(浓度宜在 2～4 倍临界值)。本实验室常规开展的××等项目阴性质控物和弱阳性质控物均购自××公司，××等项目阴性质控物和弱阳性质控物为厂家配套质控物，××等项目阴性质控物和弱阳性质控物为自制质控品。对于定量项目选择 2 个浓度水平的质控品，一个是正常浓度水平,另一个是异常浓度水平,可能的话,其中一个选择医学决定水平的浓度水平。本实验室常规开展的××等项目的质控物购自 yy 公司,××等项目的质控物为厂家配套质控物,××等项目的质控物为自制质控品。

4.1.7.2　质控频率:每批都需进行质控物的检测。对于使用 ELISA 法检测的项目,每块反应板都需要做弱阳性和阴性质控。对于仪器法检测的项目,每天要做相应的质控(定性项目为弱阳性和阴性质控,定量项目为 2 个浓度水平的质控)。

4.1.7.3　质控物位置:对于使用 ELISA 法检测的项目,放置质控物的位置应随机。对于仪器法检测的项目,应在每天测定临床标本前完成质控物的检测。

4.2·室内质控的操作:免疫室的检测项目包括定性项目和定量项目。根据结果判断方式的不同,定性项目包括肉眼判断结果的项目(如 TPPA 法测定抗梅毒螺旋体抗体等),滴度(稀释度)判定结果的项目(如 TRUST 法测定抗梅毒螺旋体非特异性抗体等)和数值或量值判定结果的项目(如 ELISA 法测定 HBsAg 等)。

4.2.1　对于质控品稳定性较长且常规开展的定量项目及用数值或量值判定结果的定性项目的质控方法。

4.2.1.1　设定均值:在开始室内质量控制时,首先应设定质控品的均值。实验室应对新批号质控品的各个测定项目自行确定均值。均值必须在实验室内使用自己现行的测定方法进行确定。

4.2.1.1.1　暂定均值的设定:先连续测定同一批的质控品 20 天,根据获得的 20 次质控测定结果,计算出平均数,作为暂定均值。以此暂定均值作为下一个月室内质控图的均值进行室内质控。一个月结束后,将该月的质控结果与前 20 个质控测定结果汇集在一起,计算累积平均数(第一个月),以此累积的平均数作为下一个月质控图的均值。重复上述操作过程,连续 3～5 个月。

4.2.1.1.2　常用均值的设立:以最初 20 个数据和 3～5 个月质控数据汇集的所有数据计算的累积平均数作为质控品有效期内的常有均值,并以此作为以后室内质控图的平均数。

4.2.1.2　设定控制限

4.2.1.2.1　暂定标准差的设定:根据 20 次质控测定结果,计算出标准差,并作为暂定标准差。以此暂定标准差作为下一个月室内质控图的标准差进行室内质控。一个月结束后,将该月的质控结果与前 20 个质控测定结果汇集在一起,计算累积标准差(第一个月),以此累积的平均数作为下一个月质控图的标准差。重复上述操作过程,连续 3～5 个月。

4.2.1.2.2　常用标准差的设定:以最初 20 次质控测定结果和 3～5 个月质控结果汇集的所有数据计算的累积标准差作为质控品有效期内的常用标准差,并以此作为以后室内质控图的标准差。

4.2.1.3　确定控制限:在求出均值 $\bar{X}$ 及标准差 S 后,再确定质控上限(UCL)及质控下限(LCL)。质控上限值为 $\bar{X}+3S$;质控下限值为 $\bar{X}-3S$。

4.2.1.4　绘制质控图及记录质控结果:根据质控品的均值和控制限,绘制质控图。以 y 轴为质控品的测定值,质控图 y 轴提供 $\bar{X}\pm4S$ 的测定值范围。x 轴为测定批次。质控记录应包括以下信息:检验项目名称,方法学名称,分析仪器名称和唯一标识,试剂生产商名称、批号及有效期,质控物生产商名称、批号和有效期,质控结果及结论。

4.2.1.5　更换质控品：拟更换新批号的质控品时，应在"旧"批号质控品使用结束前与"旧"批号质控品一起测定，重复以上过程，设立新的均值和控制限。

4.2.1.6　质控规则：使用 1_{3S}、2_{2S} 和 R_{4S} 规则。对于用数值或量值判定结果的定性项目，需要做阴性质控和弱阳性质控。阴性质控的结果必须阴性，不需要绘制质控图；弱阳性质控的结果必须阳性。

4.2.2　对于某些不是每天开展、有效期较短或批号更换频繁的定量项目及用数值或量值判定结果的定性项目的质控方法（即刻法），具体计算方法：计算出测定结果（至少 3 次）的平均值和标准差，计算 SI 上限值和 SI 下限值：SI 上限 $= (\bar{X}_{最大值} - \bar{X})/S$，SI 下限 $= (\bar{X} - \bar{X}_{最小值})/S$。查 SI 值表，将 SI 上限和 SI 下限与 SI 值表中的数据进行比较，当 SI 上限和 SI 下限值小于 n_{2S} 时，表示处于控制范围之内，可以继续进行测定，并重复以上计算；当 SI 上限和 SI 下限有一值处于 n_{2S} 和 n_{3S} 值之间时，说明该值在 2S～3S 范围，处于警告状态；当 SI 上限和 SI 下限有一值大于 n_{3S} 时，说明该值已在 3S 范围之外，属失控。数字属于警告和失控状态应舍去，重新测定该项质控品和患者标本。舍去的只是失控的这次数值，其他次测定值仍可继续使用。当检测的数字超过 20 次以后，可转入使用常规的质控图进行质控。其他要求见本程序 4.1.2。

4.2.3　对于肉眼判断结果的定性项目的质控方法：阴、阳性质控物的检测结果分别为阴性和阳性即表明在控。

4.2.4　对于滴度（稀释度）判定结果的定性项目的质控方法：阴性质控物必须阴性，阳性质控物结果在 ±1 个滴度（稀释度）内，为在控。

4.3　失控情况处理及原因分析

4.3.1　失控情况处理：操作者在测定质控时，如发现质控数据违背了控制规则，应填写失控报告单，上交免疫组组长，由免疫组组长做出是否发出与测定质控品相关批次患者标本检验报告的决定。

4.3.2　失控原因分析：实验如果出现失控，可以采用如下步骤去寻找原因。

4.3.2.1　立即重新测定同一质控品。此步主要是用以查明人为误差，每一步都认真仔细地操作，以查明失控的原因；另外，这一步还可以查出偶然误差，如是偶然误差，则重测的结果应在允许范围内（在控）。如果重测结果仍不在允许范围，则可以进行下一步操作。

4.3.2.2　新开一瓶质控品，重测失控项目。如果新开的质控血清结果正常，那么原来那瓶质控血清可能过期或在室温放置时间过长而变质，或者被污染。如果结果仍不在允许范围，则进行下一步。

4.3.2.3　新开一批质控品，重测失控项目。如果结果在控，说明前一批血清可能都有问题，检查它们的有效期和贮存环境，以查明问题所在。如果结果仍不在允许范围，则进行下一步。

4.3.2.4　进行仪器维护，重测失控项目。检查仪器状态，查明光源是否需要更换，比色杯是否需要清洗或更换，对仪器进行清洗等维护。另外，还要检查试剂，此时可更换试剂以查明原因。如果结果仍不在允许范围，则进行下一步。

4.3.2.5　重新校准，重测失控项目。用新的校准品校准仪器，排除校准品的原因。

4.3.2.6　请专家帮助。如果前五步都未能得到在控结果，那可能是仪器或试剂的原因，联系仪器或试剂厂家技术协作。

4.3.3　验证患者结果：失控的出现受多种因素的影响，这些因素包括操作上的失误、试剂、校准物、质控品的失效，仪器维护不良，以及所采用的质控规则、控制限范围、一次测定的质控标本数等。失控信号一旦出现就意味着与测定质控品相关的那批患者标本报告可能作废。此时，首先要尽量查明导致的原因，然后再随机挑选出一定比例（如 5％ 或 10％）的患者标本进行重新测定，最后根据留样再测标准判断先前测定结果是否可接受，对失控做出恰当的判断。对判断为"真失控"的情况，应该在重做质控结果为"在控"以后，对相应的所有失控患者标本进行重新测定。如失控信号被判断为"假失控"时，常规测定报告可以按原先测定结果发出，不必重做。

4.4·室内质控数据的管理

4.4.1　每月室内质控数据统计处理：每个月的月末应对所有质控数据进行汇总和统计处理，计算的内容至少应包括：当月每个测定项目原始质控数据的平均数、标准差和变异系数，当月每个测定项目除外失控数据后的平均数、标准差和变异系数，当月及以前每个测定项目除外失控数据后的所有质控数据的累积平均数、标准差和变异系数。

4.4.2　每月室内质控数据的保存：每月初将上个月的所有质控数据汇总整理后交科室文档管理员归档保存。存档的质控数据包括当月所有项目原始质控数据，当月所有项目质控数据的质控图，4.1 和 4.2 项内所有计算的数据（包括平均数、标准差、变异系数及累积的平均数、标准差、变异系数等），当月的失控报告单（包括违背哪一项失控规则、失控原因及采取的纠正措施）。

4.4.3　每月或规定时间内上报的质控数据图表：每个月的月末将所有质控数据汇总整理后，应将当月所有测定项目质控数据汇总表和所有测定项目该月的失控情况汇总表上报实验室技术负责人。

4.4.4　室内质控数据的周期性评价：每个月的月末或规定时间内，都要对当月室内质控数据的平均数、标准差、变异系数及累积平均数、标准差、变异系数进行评价，查看与以往各月的平均数之间、标准差之间、变异系数之间是否有明显不同。如果发现有显著性的变异，就要对质控图的均值、标准差进行修改，并要对质控方法重新进行设计。

5. 相关文件和记录

《科室质量指标和程序文件》《免疫室失控分析报告》《免疫室室内质控月度总结报告》《免疫室室内质控年度计划表》。

参考文献

[1] 中国合格评定国家认可委员会.医学实验室质量和能力认可准则的应用要求：CNAS‐CL02‐A001：2023[S/OL].（2023‐08‐01）[2023‐09‐26].https://www.cnas.org.cn/rkgf/sysrk/rkyyzz/2023/08/912141.shtml.

[2] 中国合格评定国家认可委员会.医学实验室质量和能力认可准则在临床化学检验领域的应用说明：CNAS‐CL02‐A003：2018[S/OL].（2018‐03‐01）[2023‐09‐26].https://www.cnas.org.cn/rkgf/sysrk/rkyyzz/2018/03/889104.shtml.

（孙　懿　李　莉）

室间质量评价(EQA)管理程序

××医院检验科免疫组作业指导书		文件编号：××-JYK-××-××-××	
版次/修改：第　　版/第　　次修改		生效日期：	第　　页　共　　页
编写人：		审核人：	批准人：

1. 目的

规范临床免疫检验室间质评活动。通过参加室间质评活动，为评价临床免疫检验的准确性提供客观依据，也有助于发现常规检测中存在的质量问题，促进免疫组采取措施，从而提高检验质量。

2. 范围

适用于免疫组涉及开展且属于国家临床检验中心或××省临床检验中心室间质评计划内的项目。

3. 职责

3.1· 免疫组组长制定室间质评程序，培训和考核操作人员并组织人员具体实施，负责上传数据的审核，指导室间质评不满意结果的处理。

3.2· 科室室间质评负责人负责与免疫组组长沟通免疫室室间质评项目的申请事宜。

3.3· 免疫组工作人员负责室间质评标本的接收、保存、检测、数据上报、结果分析。

3.4· 技术负责人负责免疫室室间质评不满意结果处理的审核。

3.5· 免疫组监督员监督工作人员是否按照室间质评程序的相关要求进行操作。

3.6· 科室文档管理员负责室间质评相关资料的保存。

4. 程序

4.1· 室间质评活动的选择：按照 CNAS-RL02：2018《能力验证规则》4.5 条款规定及上级行政主管部门的有关要求选择室间质评活动，目前××免疫室参加国家临床检验中心和××省临床检验中心的室间质评活动。以上室间质评活动满足 CNAS 有关参加能力验证的最低要求。

4.2· 室间质评活动的申请

4.2.1　国家临床检验中心和××省临床检验中心会在每年八九月份在各自网站发布下一年度的室间质评活动通知，同时也会邮寄纸质版通知。

4.2.2　室间质评负责人收到相关通知后，查看下一年度的室间质评项目，特别需要关注新增的室间质评项目，实验室有开展的项目必须参加。室间质评负责人与免疫组组长确认参加的免疫项目。

4.2.3　室间质评负责人在国家临床检验中心和××省临床检验中心网站上填报相关项目，申请成功后打印纸质版申请书。

4.2.4　免疫组组长确认纸质版申请书中免疫专业内容填写是否正确，签字确认。如果发现错误，及时告知室间质评负责人，室间质评负责人及时与网站联系修改事宜。

4.2.5　室间质评负责人负责向医院写申请，批准后交给财务处，财务处负责向国家临床检验中心和××省临床检验中心指定账户汇室间质评费用。

4.3·室间质评标本的接收及保存

4.3.1 免疫室间质评标本均以快递方式送达实验室,室间质评负责人统一负责标本的接收,标本接收后及时交给免疫组组长或免疫组工作人员。

4.3.2 免疫组接收人员观察质控品包装是否完好,相关的文件是否齐全(活动安排表、回报表和代码表等),质控品的数量、标识是否正确,根据活动安排表中的要求,保存好标本,填写《室间质评记录表》。

4.4·室间质评标本的检测

4.4.1 免疫组工作人员应将免疫室间质评标本与临床样本同样对待,在规定时间内使用患者标本检测的主要检测系统检测室间质评样本。不得随意增加检测次数,不得固定某位人员检测,不得将室间质评标本转至其他实验室进行确认检验。

4.4.2 应填写《室间质评记录表》,记录使用仪器编号、试剂批号、校准品批号、检测时间、检测者、审核者等相关信息,并保留原始数据。

4.5·室间质评标本检测数据上报

4.5.1 在提交室间质评标本检测数据日期之前,不得与其他参加者互通数据。

4.5.2 在规定时间内免疫组组长指定人员登录网站填报数据,填报数据时应核对上报的仪器、试剂、校准品、方法学、单位等是否与实际使用的一致,上报完成后应打印上报数据,组长负责核对上报数据与原始数据的一致性,如果发现不一致,及时与网站工作人员联系,退回重填。

4.5.3 上报完成后,填写《室间质评记录表》,将打印的上报数据与原始数据同时保存。

4.6·室间质评结果分析与保存

4.6.1 在规定时间内登录网站查询室间质评结果并对结果进行评价,如果100%正确且未显示出潜在不符合的趋势,由实验室主任签字后归档保存。如果100%正确,但显示出存在潜在不符合的趋势(如所有数据都位于靶值的上方或下方等),应采取预防措施。

4.6.2 如果室间质评结果非100%正确,应从方法、设备、技术、室间质评材料、室间质评的评估及是否笔误等方面分析原因,制定纠正措施并验证措施有效性。

4.6.3 如果室间质评结果为不满意,实验室应自行暂停在相应项目的证书/报告中使用CNAS认可标识。在采取相应纠正措施并验证措施有效后(应在室间质评报告发布之日起180天完成),实验室可自行恢复使用认可标识。

5. 相关文件和记录

《科室质量指标和程序文件》《免疫实验室室间质评记录表》《免疫室室间质评总结报告》《免疫室室间质评计划表》。

参考文献

[1] 中国合格评定国家认可委员会.医学实验室质量和能力认可准则:CNAS-CL02:2023[S/OL].(2023-06-01)[2023-09-26].https://www.cnas.org.cn/rkgf/sysrk/jbzz/2023/06/911424.shtml.

[2] 中国合格评定国家认可委员会.医学实验室质量和能力认可准则的应用要求:CNAS-CL02-A001:2023[S/OL].(2023-08-01)[2023-09-26].https://www.cnas.org.cn/rkgf/sysrk/rkyyzz/2023/08/912141.shtml.

[3] 尚红,王毓三,申子瑜.全国临床检验操作规程[M].4版.北京:人民卫生出版社,2015.

(孙 懿 李 莉)

检验结果的可比性程序

××医院检验科免疫组作业指导书		文件编号：××-JYK-××-××-××	
版次/修改：第　版/第　次修改		生效日期：	第　页 共　页
编写人：		审核人：	批准人：

1. 目的

规范临床免疫检验室间比对及内部比对活动。通过室间比对，可对已开展但无可参加的室间质评计划的项目的准确性进行评估；通过内部比对活动验证免疫室内采用手工操作或同一项目使用两套及以上检测系统的项目检测的一致性。通过以上比对活动有助于发现免疫常规检测中存在的质量问题，促进免疫室采取措施，从而提高检验质量。

2. 范围

2.1・室间比对活动适用于免疫室开展但无可参加的室间质评计划的项目。

2.2・内部比对适用于采用手工操作或同一项目使用两套及以上检测系统的项目，包括人员和不同方法/检测系统间的比对。

3. 职责

3.1・免疫组组长制定免疫检验室间比对及内部比对程序，培训和考核操作人员并组织人员具体实施，指导比对不满意结果的处理，协调与其他实验室间比对的相关事宜。

3.2・实验室负责人审核室间比对及内部比对记录。

3.3・免疫组工作人员负责室间比对及内部比对标本的检测和结果分析。

3.4・技术负责人负责免疫室间比对及内部比对不满意结果处理的审核。

3.5・免疫组监督员监督工作人员是否按照室间比对及内部比对程序的相关要求进行操作。

3.6・科室文档管理员负责免疫检验室间比对及内部比对相关资料的保存。

4. 程序

4.1・室间比对

4.1.1　当无室间质评计划可利用时，免疫室通过与其他实验室间比对的方式来确定检验结果的可接受性。

4.1.2　涉及项目及设备：免疫室需要进行室间比对的项目及设备。

4.1.3　比对实验室的选择：优先选择通过 ISO 15189 认可且使用相同检测系统的实验室。

4.1.4　比对样品数量：选择 5 份标本，对于定性或半定量项目，包括阴性和阳性；对于定量项目，需包括正常和异常水平。

4.1.5　检测要求：与临床样本同样对待，不得随意增加检测次数，不得固定某位人员检测。

4.1.6　比对频率：每年 2 次。

4.1.7　判定标准：应有≥80％的结果符合要求。

4.1.8 结果不一致时,应分析不一致的原因,必要时,采取有效纠正措施,并每半年评价实验室室间比对活动,保留相应记录。

4.2·内部比对

4.2.1 人员比对

4.2.1.1 涉及项目:纯手工操作或手工操作为主的项目,包括×××。

4.2.1.2 涉及人员:授权以上项目操作的所有人员。

4.2.1.3 比对样品数量:选择 5 份标本,对于定性或半定量项目,包括 2 份阴性标本(至少 1 份其他标志物阳性的标本)、3 份阳性标本(至少含弱阳性 2 份);对于定量项目,需包括正常和异常水平。

4.2.1.4 检测要求:与临床样本同样对待,不得随意增加检测次数。

4.2.1.5 频率:每年 1 次。

4.2.1.6 判定标准:以免疫室手工操作最规范的人员结果为准,其他人员与此人结果符合性应≥80%。

4.2.1.7 出现不一致时,应分析原因,采取必要的纠正措施,并且评估纠正措施的有效性,保留相应记录。

4.2.2 检测系统间比对

4.2.2.1 涉及项目:用两套及以上检测系统检测的项目,包括×××。

4.2.2.2 涉及检测系统:同一项目涉及的所有检测系统,适用时,包括不同方法学间比对,手工法与仪器法间比对,同一仪器不同模块间比对。

4.2.2.3 比对样品数量:对于定性或半定量项目,选择 5 份标本,包括 2 份阴性标本(至少 1 份其他标志物阳性的标本)、3 份阳性标本(至少含弱阳性 2 份);对于定量项目,选择 20 份标本,需覆盖测量范围,包括医学决定水平。

4.2.2.4 检测要求:与临床样本同样对待,不得随意增加检测次数。

4.2.2.5 频率:每年 1 次。

4.2.2.6 判定标准:以参加室间质评且结果合格的检测系统结果为准,对于定性或半定量项目,其他检测系统符合率应≥80%;对于定量项目,至少≥80%样品测量结果的偏差<1/2TEa 或小于规定的偏倚。

4.2.2.7 出现不一致时,应分析原因,采取必要的纠正措施,并且评估纠正措施的有效性,保留相应记录。

4.2.3 实验室仪器发生涉及光路的维修或校准后,如果设备故障影响了方法学性能,可在仪器故障修复后通过以下合适的方式进行相关的检测、验证。

4.2.3.1 可校准的项目实施校准验证,必要时,实施校准。

4.2.3.2 质控物检测结果在允许范围内。

4.2.3.3 与其他仪器(或该仪器维修前)的检测结果比较:进行比对检测时样品数 $n \geq 5$,浓度应覆盖测量范围,包括医学决定水平,至少 4 份样品测量结果的偏差≤1/2TEa 为通过;定性项目采用 2 份阴性标本、3 份阳性标本(至少含弱阳性 2 份)进行比对,至少 4 份样本符合。

4.2.3.4 使用留样再测结果进行判断:依据检测项目样品稳定性要求选取长期限样品,

$n \geqslant 5$,覆盖测量范围,考虑医学决定水平,至少 4 份样品测量结果的偏差≤1/3TEa;定性项目采用 2 份阴性标本、3 份阳性标本(至少含弱阳性 2 份)进行比对,至少 4 份样本符合。

4.2.4 检测项目的试剂批号更换后,使用质控品进行前后比对,必要时可采用以下方法进行比对:

4.2.4.1 定性项目应尽可能利用一份已知阳性、一份弱阳性样品和一份已知阴性的患者样品,要求 3 份标本必须 100%符合。

4.2.4.2 定性项目也可检测 2 份阴性标本、3 份阳性标本(至少含弱阳性 2 份)进行比对,至少 4 份样本符合为通过。

4.2.4.3 定量项目应检测 5 份样本(尽量涵盖高、中、低浓度)进行留样再测,至少 4 份样品测量结果的偏差≤1/3TEa 为通过。

4.3·比对不合格处理:对比对不通过的项目需查找原因,并采取纠正措施后重新比对,通过后才可使用该试剂进行标本测定。

4.4·比对记录:以上比对必须有记录,填写记录。比对记录应由专业组长和质量主管审核并签字,并应保留至少 2 年。

5. 相关文件和记录

《科室质量指标和程序文件》《免疫室留样再测对记录表》《免疫室检测系统比对记录表》《免疫室试剂批号更换后验证记录表》《免疫室室间比对记录表》《免疫组人员比对记录表》。

参考文献

[1] 中国合格评定国家认可委员会.医学实验室质量和能力认可准则的应用要求:CNAS‐CL02‐A001:2023[S/OL].(2023‐08‐01)[2023‐09‐26].https://www.cnas.org.cn/rkgf/sysrk/rkyyzz/2023/08/912141.shtml.
[2] 中国合格评定国家认可委员会.医学实验室质量和能力认可准则在临床化学检验领域的应用说明:CNAS‐CL02‐A003:2018[S/OL].(2018‐03‐01)[2023‐09‐26].https://www.cnas.org.cn/rkgf/sysrk/rkyyzz/2018/03/889104.shtml.

(孙 懿 李 莉)

HIV 抗体初筛实验室质量管理程序

××医院检验科免疫组作业指导书		文件编号：××-JYK-××-××-××	
版次/修改：第　版/第　次修改		生效日期：	第　页 共　页
编写人：	审核人：		批准人：

1. 目的

建立健全 HIV 抗体初筛实验室质量管理程序,保证和完善质量控制体系,并由专人负责该体系的正常运转,为受检者提供准确、可靠的 HIV 初筛结果。

2. 范围

适用于免疫组 HIV 检测初筛实验室。

3. 职责

3.1·开展 HIV 抗体的筛查试验,根据需要可开展其他 HIV 检测工作。

3.2·负责将 HIV 抗体筛查呈阳性反应的样品送往当地 HIV 筛查中心实验室或 HIV 检测确认实验室。

3.3·定期汇总 HIV 检测资料,并上报当地 HIV 筛查中心实验室或 HIV 检测确认实验室。

4. 程序

4.1·人员培训

4.1.1　由××名医技人员组成,其中包括高级××名,中级××名,初级××名。

4.1.2　艾滋病初筛实验室检验人员上岗前必须接受省级或其授权部门组织的专业技术培训,经考核合格,获得合格证书,持证上岗,在工作中还应定期或不定期接受复训。上岗培训内容至少应包括政策法规、HIV 检测相关基础知识、生物安全、操作技能及质量控制等。在岗持续培训指在工作中要根据需要接受复训,筛查实验室技术人员至少每 2 年 1 次,除接受检测基本培训内容外,要求了解相关技术、质量控制及安全要求的新进展。建立实验室检验人员培训登记表,记录检验人员接受培训情况,便于监督管理。非卫生专业技术人员不得从事 HIV 检测工作。

4.1.3　检验人员必须被告知实验室工作的潜在危险,建立"普遍性防护原则"安全意识,并有能力处理一般的安全事故后方可单独工作。

4.1.4　实验室在使用新方法前,需对技术人员进行培训,获得资格后方可开展相应工作。

4.1.5　检验人员应分为检验人、复核人、签发人。复核人、签发人应具备对检测过程进行分析和解决问题的能力。

4.1.6　建立实验室质量管理制度,落实到位,定期进行检查,有检查记录。

4.2·环境条件：HIV 筛查实验室的设置及其建筑、设施、设备符合《全国艾滋病检测工作管理办法》的要求。

4.2.1　实验室应符合二级生物安全实验室(BSL-2)的要求,并保证充足的操作空间。

4.2.2　实验室墙面、地板、台面材料耐酸,耐碱;易清洁、消毒,不渗漏液体;室内防蚊、防蝇、防鼠设备完好。实验室配备生物安全柜、循环风紫外线消毒机、紧急洗眼器、感应水龙头、应急药箱、灭火器及各类个人防护用品。

4.2.3 在实验室入口处及重点污染区域设有明显的"生物危险"警示标志。

4.3·样品采集、运送和处理严格按照《安全管理程序》要求执行。

4.4·检测试剂和方法的选择

4.4.1 所有的 HIV 抗体检测试剂必须是 HIV-1/HIV-2 混合型,应使用经国家药品监督管理局注册批准的试剂,经批检合格,且符合相关要求的试剂。

4.4.2 使用可靠的检测方法,应选择敏感性高、特异性好的试剂。实验室更换试剂批号时,应进行平行实验,即新批号试剂在测定质控品(已知结果时)能够获得与原试剂相同的结果。所有试剂盒须严格按要求条件保存。试剂盒拆封时,要记录拆封时间,所有试剂严格控制在有效期内使用。

4.5·仪器设备

4.5.1 配备酶免法 HIV 抗体筛查试验所需设备,包括全自动化学发光仪、酶标读数仪、洗板机、普通冰箱、水浴箱(或温箱)、离心机、加样器(仪)、消毒与污物处理设备、实验室恒温设备、安全防护用品和生物安全柜。

4.5.2 所有检测器材必须专室专用,HIV 检测实验室中使用国家规定需要强检的仪器设备,必须由同级或上级计量认证部门定期检定,非国家强检的仪器设备应定期要求厂家或供应部门维护和校准。

4.5.3 建立仪器设备档案,内容包括仪器设备的技术性文件,仪器设备校准计划,人员授权情况,仪器设备的配件技术资料等。

4.5.4 实验室应设立常用仪器的维护及校准制度,以保证检测工作正常运转。必须经国家法定部门定期(每年至少 1 次)校准的仪器至少包括酶标仪/洗板机、加样器、温度计、高压灭菌器。加样器、温湿度计需经计量部门校准。必要时可根据需求每 1～2 个季度进行期间核查。其他精密仪器及出具实验结果的仪器,如全自动化学发光分析仪、生物安全柜、离心机等也必须定期(每年至少 1 次)校准。

4.5.5 保管人和使用人应负责仪器设备的日常保养和维护,重要的仪器设备必须经校准合格、贴上校准合格标签后方可正式启用。

4.5.6 因仪器设备故障或技术性能下降等需要维修时,应及时申请维修。修复后的仪器设备需重新检定或校准合格后方可投入使用。

4.5.7 实验室需选购质量优良的耗材,以保证检测工作安全和结果的可靠性,并定期(每批次)或在更换产品时对耗材进行质量评价。

4.6·实验室规范化管理

4.6.1 HIV 筛查实验室必须符合微生物级安全实验室标准,并有利于日常工作的开展。

4.6.2 重要的工作制度、操作流程、应急预案要置于实验室显眼位置。强化每个工作人员的质量意识,充分发挥质量监督员的监督职能。

4.6.3 对实验室工作环境、工作流程和实验操作实行经常性的监控、监督和检查。应对实验室内的恒温恒湿环境进行监控。

4.7·文件管理程序

4.7.1　作业指导书(标准操作程序,SOP):HIV筛查实验室要建立覆盖主要工作内容的作业指导书。所有业务人员要在所从事工作的作业指导书上签名,表示已经阅读并掌握了有关内容。实验过程中应严格执行标准操作程序(SOP),不得擅自修改。

4.7.2　实验原始记录:实验过程必须填写或打印原始记录(根据不同的实验选择相应的原始记录表)。实验原始记录必须用钢笔或签字笔填写,修改必须符合计量认证的要求,不得涂改,必须有检验人员和复核人员签名。

4.7.3　文件存档:HIV实验室对实验相关资料(包括样品送检单、样品登记表、实验室原始记录、酶标仪打印数据等)归档保存。HIV实验室还应对其他重要环节的工作情况进行记录,范围包括检测试剂、仪器设备、质量管理、人员培训、安全操作、事故等方面内容,并进行分类归档,长期保存。可使用电脑记录。

4.8·质量控制

4.8.1　质控对照:每次实验必须设立内部质控对照和外部质控对照。内部质控对照血清必须使用该试剂盒(同批号)内提供的阳性和阴性对照品。每次实验中阳性对照和阴性对照的数量和结果在控,按照该试剂盒说明书的要求设立和判定。设立内部质控对照可以有效监控该试剂盒的检测能力和操作过程的正确性。外部对照质控品可以采用国家权威检验质控机构供应的定值产品,也可自行制备。外部对照质控品包括强阳性、弱阳性和阴性对照品,但通常可以设一个弱阳性质控和一个阴性质控。

4.8.2　质控作用:通过使用外部质控品进行质量监测的方法,可以有效监控检测的重复性、稳定性以及试剂盒的批间或孔间差异。

4.8.3　质控图的制作和应用:如果需要做质控图,则严格按《室内质控操作程序》执行。

4.9·质量评价

4.9.1　室间质量评价的目的:检验实验室对未知样品获得正确结果的能力,是评价实验室对HIV抗体筛查能力。

4.9.2　室间质量评价的内容:HIV抗体筛查技术、结果报告和各项职能工作完成的情况。

4.9.3　质量评价的意义:实验室积极参加国家级或省级临床检验中心HIV室间质量评价的活动,并取得合格证书,将每次参加室间质量考评的有关材料汇总成册保存。通过评价实验室对HIV抗体筛查能力,以促进实验室建设、完善实验室功能、提高实验室技术和质量管理水平。

5. 相关文件

《科室质量指标和程序文件》。

参考文献

[1] 中国合格评定国家认可委员会.医学实验室质量和能力认可准则的应用要求:CNAS - CL02 - A001:2023[S/OL].(2023 - 08 - 01)[2023 - 09 - 26].https://www.cnas.org.cn/rkgf/sysrk/rkyyzz/2023/08/912141.shtml.

[2] 中国疾病预防控制中心.全国艾滋病检测技术规范(2020年修订版)[S/OL].(2020 - 03)[2023 - 09 - 26].https://ncaids.chinacdc.cn/zxzx/zxdteff/202005/W020200522484711502629.pdf.

(孙　懿　李　莉)

结果报告程序

××医院检验科免疫组作业指导书	文件编号：××-JYK-××-××-××	
版次/修改：第　　版/第　　次修改	生效日期：	第　　页共　　页
编写人：	审核人：	批准人：

1. 目的

规定免疫实验室检验报告程序,保证通过合适、正确的途径,向实验室服务对象提供准确、及时、可靠的检验报告。

2. 范围

适用于免疫实验室结果报告。

3. 职责

3.1·免疫实验室与服务对象共同讨论,确定检验报告(书面或电子的)格式、传达方式和检验周期。

3.2·免疫实验室负责人应对 LIS 中免疫实验室报告的内容和格式进行审核、批准,并对检验报告签发人(审核人)进行授权。

3.3·检验报告签发人(审核人)负责对检验报告进行审核与发布。

3.4·检验人员负责样本的检测和结果录入。

4. 程序

4.1·检验报告的格式：检验报告单上必须包含足够的信息,报告应清晰易懂,填写无误。只要适用,应使用国际通用的标准词汇和句法描述所做的检验及其结果。检验报告应包括以下信息：实验室的名称(多地点时还应注明各院区的名称);患者的唯一性标识(诊疗卡号或住院号);患者的姓名、年龄、性别、科别;检验申请者姓名或其他唯一性标识和(或)申请者地址;样本的类别,当原始样本的质量对检验结果有影响时,应注明样本的状态,如溶血、脂血等,并在报告中说明可能对结果造成的影响;样本采集日期和时间;检验项目的名称、结果、单位及生物参考区间、异常结果提示,相关时应提供原始结果和修正后的结果;所有由受委托实验室完成的检验的识别;结果的测定方法;适当的解释和说明;检验者、审核者标识及检验日期。

4.2·检验报告的传达方式与检验周期：传达方式由免疫实验室与服务对象共同讨论决定,并在规定的检验周期内送达适当的人员。

4.3·检验报告的审核

4.3.1　确认检测目的与检验结果是否一致,有无漏做、多做或做错项目。

4.3.2　仔细检查结果是否合理,包括结果本身是否超出可报告范围或违反常理。

4.3.3　结果与临床诊断是否存在明显矛盾、相关项目之间的逻辑关系是否合理、部分与整体之间逻辑关系是否合理。

4.3.4　对样本存有"溶血、混浊或特殊颜色、性状"时,报告单必须备注说明。

4.3.5　对检测结果与预诊不相符或与历史记录相差较大或有疑问时,应重复检测,必要时与临床医生联系,并登记在《临床沟通记录表》上。

4.3.6　对于患者样本达到危急值范围的项目,应再次核对样本性状、样本信息及患者资料。如结果仍存可疑,则再次复查此项目,确认结果可靠后立即通知审核者及时审核,详见"危急值报告程序"。

5. 相关文件和记录

《危急值报告程序》《临床沟通记录表》。

参考文献

[1] 张秀明,熊继红,杨有业,等.临床免疫学检验质量管理与标准操作程序[M].北京:人民军医出版社,2011.
[2] 王伟佳,黄福达,温冬梅.ISO 15189 医学实验室认可质量手册与程序文件[M].北京:科学出版社,2018.
[3] 李艳,李山.临床实验室管理学[M].3 版.北京:人民卫生出版社,2013.

(龚如涵　李　莉)

样本复检程序

××医院检验科免疫组作业指导书		文件编号：××-JYK-××-××-××	
版次/修改：第　　版/第　　次修改		生效日期：	第　页 共　页
编写人：		审核人：	批准人：

1. 目的

规范免疫实验室样本复检程序，以便及时准确向服务对象发布免疫检验报告。

2. 范围

适用于免疫实验室病原体特异性抗原和抗体的免疫学检测，当检测结果为阳性或者达到免疫实验室的复检标准时，需进行复检。

3. 职责

3.1·免疫实验室负责人制定免疫检验样本复检程序，培训和考核操作人员并组织人员具体实施。

3.2·免疫实验室工作人员负责以上项目的检测和复检。

4. 程序

4.1·样本复检标准

4.1.1　涉及流行病病原体免疫学检测呈阳性结果时如：HIV 抗原和（或）抗体检测、抗梅毒螺旋体抗体（TP - Ab）初筛阳性时。

4.1.2　肝炎病毒免疫学检测，抗原定量在灰区范围内；乙肝病毒表面抗原阴阳性明显与历史结果不符合，且无法从治疗角度解释时；乙肝两对半检测结果表现为少见模式。

4.1.3　检测结果与临床诊断有矛盾或与患者历史结果相差较大且与临床不符时。

4.1.4　其他达到免疫实验室制定的复检标准的情况。

4.2·复检步骤

4.2.1　HIV 抗原和（或）抗体初次实验呈阳性反应，应重新取样，同时使用两种方法或者两种试剂或者设复孔进行复检，并填写《疑似 HIV 阳性复检记录表》，如果复检中任何一次结果呈阳性反应，则该样本视为 HIV 抗体或抗原呈阳性反应，对复试结果呈阳性反应的样本请按《全国艾滋病检测技术规范》处理，须将初次血样以及重新采血样品一起连同《疑似 HIV 阳性标本运送记录表》送至 HIV 确认实验室做确认试验；并及时通知医院感染科和临床申请医生。

4.2.2　其他病原体检测结果呈阳性或者满足其他复检标准时，应对原始样本进行复检，复检操作如正常样本，当复检结果与初检不符合时，以复检结果为准，与临床或患者沟通后可报告，并填写《复检记录表》。

5. 相关文件和记录

《HIV 抗体初筛实验室反馈与报告程序》《疑似 HIV 阳性复检记录表》《疑似 HIV 阳性标本运送记录表》《复检记录表》。

参考文献

［1］中国合格评定国家认可委员会.医学实验室质量和能力认可准则：CNAS‐CL02：2023［S/OL］.（2023‐06‐01）［2023‐09‐26］.https：//www.cnas.org.cn/rkgf/sysrk/jbzz/2023/06/911424.shtml.

［2］中国合格评定国家认可委员会.医学实验室质量和能力认可准则的应用要求：CNAS‐CL02‐A001：2023［S/OL］.（2023‐08‐01）［2023‐09‐26］.https：//www.cnas.org.cn/rkgf/sysrk/rkyyzz/2023/08/912141.shtml.

［3］尚红，王毓三，申子瑜.全国临床检验操作规程［M］.4版.北京：人民卫生出版社，2015.

［4］中国疾病预防控制中心.全国艾滋病检测技术规范（2020年修订版）［S/OL］.（2020‐03）［2023‐09‐26］.https：//ncaids.chinacdc.cn/zxzx/zxdteff/202005/W020200522484711502629.pdf.

（龚如涵　李　莉）

危急值报告程序

××医院检验科免疫组作业指导书	文件编号：××-JYK-××-××-××
版次/修改：第　　版/第　　次修改	生效日期：	第　　页 共　　页
编写人：	审核人：	批准人：

1. 目的

使临床医生能够第一时间获得危及患者生命安全的检验结果及相关信息，赢得救治时间，保证患者得到及时有效的治疗。

2. 范围

用于免疫实验室危急值结果报告。

3. 职责

3.1·免疫实验室负责制定免疫专业危急值，征求临床意见，报医务部审批后向临床发布。

3.2·免疫实验室所有人员认真履行岗位职责，落实本程序，保证免疫实验室危急值报告准确及时传递到临床科室。

3.3·临床医生、护士在获悉危急值报告时，应按照医院相关要求准确记录和有效处理并记录在病历上。

4. 程序

4.1·危急值的定义：所谓检验"危急值"即当这种检验结果出现时，说明患者可能正处于危险的边缘状态，此时如果临床医生能及时得到检验信息，迅速给予患者有效的干预措施或治疗，即可能挽救患者生命，否则就有可能出现严重后果，失去最佳抢救机会。所以，"危急值"是表示危及生命的检验结果，故把这种检验数据称为危急值。

4.2·危急值的制定、审批、发布及修订：免疫专业组负责按照医院的检验结果危急值分布现状，提出本专业的危急值项目及危急值上、下限，广泛征求临床意见，需经临床各科室部门主任签名确认，按合同评审的要求完成相关手续，报医务部审批后向全院发布，由免疫实验室负责人批准，LIS主管录入LIS系统中。所形成的危急值以本文件的形式存档。

4.3·每年需定期完成本年度的危急值评价，包括危急值项目及上、下限是否合适，是否需增减项目等，经新的合同评审手续后，报医务部审批重新向临床发布，并由LIS主管修订LIS系统中危急值的数据。旧的版本由文本主管回收，新的版本要及时公布到临床。

4.4·临床检验中危急值的处理流程：免疫实验室提供的检验结果尤其是达到危急值时，是临床医生判断病情及采取相应措施的重要依据之一，某些时候可能是提示患者病情已发生变化和病情严重程度的第一信号，免疫专业组人员应第一时间将危急值提供给临床医生，有利于他们对病情的判断、评估并及时采取对策。当出现危急值时，检验人员应采取以下措施。

4.4.1　立即核对原始样本状态及检测位置，检查室内质控是否在控，仪器操作是否正确，仪器传输是否有误，试剂状态是否正常，如有异常，纠正异常后进行样本复检。

4.4.2　确认样本采集是否符合要求，若检验科工作人员认为样本不合格，而护士认为采集过程符合要求时,检验科人员应下病房监督指导护士以正确的方式采集样本,对复采样本进行复检。

4.4.3　查看历史结果,询问医生此次结果是否与病情相符,如医生对初检结果有疑义,应重新采样进行复检。

4.4.4　确保结果无误后,立即在 LIS 系统审核发送报告,并将危急值通过电话或者 LIS 系统发至临床科室(可借助 LIS 系统完成危急值报告流程),保证医生在 10 min 内处理危急值。检验人员报告危急值后,填写《危急值传报记录表》或通过 LIS 记录,内容应包括:传报人工号、姓名、危急值报告方式及接收人工号、电话和姓名等信息。若是门诊患者出现有危急值时,可将危急值传报给相关科室负责人或通过 LIS 系统将危急值以短信方式通知患者或家属,并要求患者马上回医院进行救治。对临床危急值患者样本的检验,应本着急中之急、重中之重的原则,尽快发报告,并确保通知到临床或患者。

4.4.5　临床医生得知危急值后以医生工作站中的电子报告结果为依据,分析该结果是否与临床症状相符。如不相符,立即告知检验科相关情况,检验科进行相关复核程序;如与临床表现相符,则需填写相关处理记录,并立即进行救治。

4.5·临床检验中危急值的处理时限

4.5.1　出现危急值时,免疫实验室应在规定的时间内进行复核。常规免疫定量项目应在 60 min 内完成复核。

4.5.2　复核值确定后 10 min 内通知到临床科室。

4.5.3　临床科室在确认危急值后 30 min 内进行处理并记录在病历中。

4.6·危急值报告监督流程

4.6.1　由信息科电脑中心承担短信平台的维护,确保短信平台的通畅,保证危急值能及时、准确地通知患者或家属。

4.6.2　各组质量监督员定期从信息系统导出危急值报告的数据,每月抽查一次数据进行监督。

5. 相关文件和记录

《结果批准、发布及报告修改程序》《危急值传报记录表》。

参考文献

[1] 张秀明,熊继红,杨有业.临床免疫学检验质量管理与标准操作程序[M].北京:人民军医出版社,2011.
[2] 中华医学会检验医学分会临床实验室管理学组.医学检验危急值报告程序规范化专家共识[J].中华检验医学杂志,2016,39(7):484-486.
[3] 曾蓉,王薇,王治国.临床实验室危急值报告制度的建立[J].中华检验医学杂志,2012,35(4):380-381.
[4] 张真路,刘泽金,赵耿生,等.临床实验室危急值的建立与应用[J].中华检验医学杂志,2005,28(4):452-453.

(龚如涵　李　莉)

结果批准、发布及报告修改程序

××医院检验科免疫组作业指导书		文件编号：××-JYK-××-××-××	
版次/修改：第 版/第 次修改		生效日期：	第 页 共 页
编写人：	审核人：		批准人：

1. 目的

规范免疫实验室检验结果批准与发布程序，保证通过安全、便捷的方式，向服务对象提供准确、清晰、及时、可靠的检验报告。

2. 范围

适用于免疫实验室所有的检验结果报告。

3. 职责

3.1·技术管理层负责检验报告单标准格式的设计、审核、批准。

3.2·免疫实验室负责人对检验结果报告签发人（审核人）进行授权。

3.3·授权签发人（审核人）发送报告，对检验结果与临床资料的适用性及表述的准确性、可靠性负责。

3.4·检验员对检验结果的准确、可靠负责。

4. 程序

4.1·确认检测目的与检验结果是否一致，有无漏做、多做或做错项目。

4.2·授权签发人确认检验结果是否准确，是否与临床症状及患者历史结果相符，对于报告复检结果的样本，还需审核复查结果同首次结果是否相符。

4.3·当样本存有可能改变检验结果情况时（如溶血、黄疸、脂血）报告单应明确注明。

4.4·免疫实验室应定期对报告流转的各节点进行监控核查，以确保原始检验数据传输过程正确无误，保证授权接收和使用信息的人得到正确的报告。

4.5·报告只能发给合适的对象，通常只能发给合法的接收人，即授权接收人，不得随意泄露患者隐私，当有需要用电话、口头或者其他方式传送报告时，应仔细核对患者姓名、性别、年龄、检验项目、检验时间、申请者姓名、样本类型及与患者的关系等信息，确认对方身份后发布报告，并做好相应记录。

4.6·当需要补发检验报告时，由申请人提出补发申请并提供相关身份证明，经免疫实验室负责人批准后，填写《检验报告单补发登记表》，方可补发与原检验报告完全一致的检验报告。

4.7·当检验结果延时可能影响患者医护时，检验科应有通知检验申请者的方法。

4.8·当需要对已发布的检验结果作出修改时，应先经过授权人员收回已发报告，然后上传正确的检验结果审核，并填写《报告修改记录表》，具体内容包括修改记录日期、时间、原因以及修改者姓名，保存原始报告，并通知报告使用者。

5. 相关记录

《检验报告单补发登记表》《报告修改记录表》。

参考文献

［1］张秀明,熊继红,杨有业.临床免疫学检验质量管理与标准操作程序［M］.北京：人民军医出版社,2011.

［2］王伟佳,黄福达,温冬梅.ISO 15189 医学实验室认可质量手册与程序文件［M］.北京：科学出版社,2018.

［3］李艳,李山.临床实验室管理学［M］.3 版.北京：人民卫生出版社,2013.

（龚如涵　李　莉）

HIV 抗体初筛实验室反馈与报告程序

××医院检验科免疫组作业指导书	文件编号：××-JYK-××-××-××
版次/修改：第　　版/第　　次修改	生效日期：　　　　第　　页 共　　页
编写人：	审核人：　　　　批准人：

1. 目的

规范 HIV 抗体初筛实验室报告程序，及时将本实验室检测情况向上一级卫生行政部门报告，为传染病暴发和流行预测提供及时、准确的信息。

2. 范围

HIV 抗体初筛实验室。

3. 职责

具有相关资质的 HIV 抗体初筛实验室检验人员为责任报告人。

4. 程序

4.1 · HIV 抗体筛查检测无反应，免疫实验室可出具"HIV 抗体阴性"报告。

4.2 · 如初筛检测中发现 HIV 抗体阳性反应的样本，首先由免疫实验室负责人或指定人员进行复检。并联系临床医生，了解临床病情，了解患者资料及联系方式。

4.3 · 复检 2 次试验抗体均无反应，出具"HIV 抗体阴性"报告；复检有反应（均有反应或一个有反应一个无反应），报告为"HIV 感染待确定"，不能出具阳性报告。在规定时限内上报，并登记在《疑似 HIV 阳性复检记录表》存档。

4.4 · 应尽快（一般要求在 24 h 内）将检测的血样和重抽血样，连同患者个人信息等（附送《疑似 HIV 阳性标本运送记录表》）送至 HIV 抗体确证实验室。送检化验单必须由初筛实验室一名直接实验操作人员和一名中级技术职称以上的负责人员签名。

4.5 · 严禁漏报、迟报、谎报疫情。

4.6 · 未经许可，不得随意扩大或泄露报告信息。

5. 相关文件和记录

《样本复检程序》《疑似 HIV 阳性复检记录表》《疑似 HIV 阳性标本运送记录表》。

参考文献

[1] 张秀明,熊继红,杨有业.临床免疫学检验质量管理与标准操作程序[M].北京：人民军医出版社,2011.

[2] 王伟佳,黄福达,温冬梅.ISO 15189 医学实验室认可质量手册与程序文件[M].北京：科学出版社,2018.

[3] 李艳,李山.临床实验室管理学[M].3 版.北京：人民卫生出版社,2013.

[4] 中国合格评定国家认可委员会.医学实验室质量和能力认可准则的应用要求：CNAS-CL02-A001：2023[S/OL].(2023-08-01)[2023-09-26].https://www.cnas.org.cn/rkgf/sysrk/rkyyzz/2023/08/912141.shtml.

[5] 中国疾病预防控制中心.全国艾滋病检测技术规范（2020 年修订版）[S/OL].(2020-03)[2023-09-26].https://ncaids.chinacdc.cn/zxzx/zxdteff/202005/W020200522484711502629.pdf.

（龚如涵　李　莉）

附加／让步检验管理程序

××医院检验科免疫组作业指导书	文件编号：××-JYK-××-××-××	
版次／修改：第　　版／第　　次修改	生效日期：	第　　页　共　　页
编写人：	审核人：	批准人：

1. 目的

规范免疫检验样本的附加/让步检验过程，减少分析前因素对检验结果的影响，避免已检样本在附加检验过程中发生差错，保证检验质量。

2. 范围

适用于申请附加免疫检验的所有样本。

3. 职责

3.1·尽量为临床提供及时准确的附加/让步检验服务。

3.2·免疫实验室负责人应规定可以进行附加/让步检验的项目和情况。

3.3·检验人员在不能提供附加/让步检验时应当向申请人进行解释。

4. 程序

4.1·临床医师应按规定格式在医院信息系统中录入检验申请单。

4.2·免疫检验申请单应包含但不限于下列内容：患者姓名、性别和年龄；送检科室或单位；住院病历号/床号/就诊卡号/医保卡号；申请检验项目或项目组合；条形码号；申请人姓名、工号及申请日期；因为附加检验，因此原始样本采集日期和时间参照原始样本，这一点应当在报告时有所注明；患者其他信息：病史、临床诊断等。

4.3·免疫实验室工作人员收到临床附加检验要求后，如果进行了该附加检验，需填写《样本附加检验记录表》。

4.4·免疫实验室附加检验项目及时效：免疫实验室可根据具体检测项目，规定允许进行附加检验的样本有效期及保存方式，采集时间过长或保存方式存在影响第二次检验结果时，不得进行附加检验。

4.5·附加检验后样本保存：附加检验后的样本保存于样本保存区内新位置。不应放置于原位置。

4.6·拒绝附加检验的情况：在接收到附加检验申请时，当出现以下符合拒绝标准的情况时，应拒绝附加检验。

4.6.1　原始样本标记不明确，患者信息不清。

4.6.2　原始样本种类与口头申请检验样本类型不符。

4.6.3　原始样本的量不足。除珍贵样本联系临床后尽量完成可检测项目。

4.6.4　原始样本出现有肉眼可见的严重溶血。

4.6.5　原始样本采集时间过长，存在影响检验结果的因素。

4.6.6　检验人员对于检测结果有疑问，并且确认存在其他直接影响检验结果因素的样本应拒收。

5. 相关文件和记录

《检验后样品处理程序》《样本附加检验记录表》。

参考文献

[1] 张秀明,熊继红,杨有业.临床免疫学检验质量管理与标准操作程序[M].北京：人民军医出版社,2011.

[2] 王伟佳,黄福达,温冬梅.ISO 15189 医学实验室认可质量手册与程序文件[M].北京：科学出版社,2018.

[3] 李艳,李山.临床实验室管理学[M].3 版.北京：人民卫生出版社,2013.

（龚如涵　李　莉）

检验后样品处理程序

××医院检验科免疫组作业指导书	文件编号：××-JYK-××-××-××
版次/修改：第　版/第　　次修改	生效日期：　　　　第　页 共　页
编写人：	审核人：　　　　批准人：

1. 目的

规范免疫实验室检测后样本的保存，保证样本保存的安全性，需要时可用于复检和附加/让步检验。检测后样本按照医疗废弃物规范处理，避免工作人员受到伤害及环境受到污染。

2. 范围

免疫实验室检验后样本的保存和处理。

3. 职责

3.1·免疫实验室工作人员负责检测后样本的保存。

3.2·免疫实验室工作人员将检测后样本交给经过培训的工人按照医疗废弃物处理。

3.3·经过培训的工人负责免疫实验室检测后样本的处理。

4. 程序

4.1·免疫实验室检测后样本的保存：手工检测项目检验后试管盖盖回原管，按照顺序排列在试管架上。上机检测项目的样本开盖后不再盖回原盖子，按照顺序排列在试管架上，然后用保鲜膜包裹或自动加盖模块加盖密封。免疫实验室在岗工作人员将所有检测后的样本放在固定的冰箱或冷库，2~8℃保存7天，并做好记录。不同样本保管区域有日期标识，存放样本时应按日期放置相应位置，方便查找。

4.2·对于HIV抗体初筛实验呈阳性反应性的样本，完成复检流程后，除送确认实验室的血清外，剩余部分不保存，于检测当天高压消毒处理，并做好记录。

4.3·保存样本的冰箱或冷库应可锁，每次放置及取出样本后应将锁锁上，未经许可，任何人不得擅自将样本取走用于其他用途。冰箱或冷库温度由科室统一监测，如果超出2~8℃，应及时处理。如果发现样本丢失或被盗，应及时通知免疫实验室负责人和实验室生物安全责任人。

4.4·样本的复检和附加检验：如果需要进行复检和附加检验，应确认项目的保存条件（具体见各项目SOP中对样本的保存要求）是否满足要求，只有符合要求才能进行复检和附加/让步检验。

4.5·检测后样本的处理：免疫实验室工作人员将达到保存时间的样本交给经过培训的洗涤消毒人员按照医疗废弃物处理，并做好交接记录。

4.6·洗涤消毒人员按照《医疗废弃物处理程序》处理检验后的样本，并记录。

5. 相关文件和记录

《医疗废弃物处理程序》《样本保存销毁记录表》《阳性样本保存和废弃记录表》。

参考文献

［1］张秀明,熊继红,杨有业.临床免疫学检验质量管理与标准操作程序［M］.北京：人民军医出版社,2011.

［2］王伟佳,黄福达,温冬梅.ISO 15189 医学实验室认可质量手册与程序文件［M］.北京：科学出版社,2018.

［3］李艳,李山.临床实验室管理学［M］.3 版.北京：人民卫生出版社,2013.

（龚如涵　李　莉）

数据控制管理程序

××医院检验科免疫组作业指导书	文件编号：××-JYK-××-××-××	
版次/修改：第　　版/第　　次修改	生效日期：	第　　页 共　　页
编写人：	审核人：	批准人：

1. 目的

保证医学实验室获得、处理、记录、报告和存储检验数据和信息的系统具有恰当的控制措施，以确保数据安全、有效。

2. 范围

适用于医学实验室的数据采集、处理、记录、报告和存储过程，包括相关的信息系统。

3. 职责

3.1·检验科主任：指定并授权信息管理员负责实验室信息系统的管理、配置和维护；监督并确保所有计算机系统定期维护、统一管理，保障信息安全，不被泄露、篡改和丢失。

3.2·专业组组长：负责组内计算机系统的日常保养、维护，发现问题及时反馈给信息管理员。

3.3·LIS 管理负责人：分配员工使用 LIS 系统的权限，以防止无关或非授权用户对其进行更改或破坏；负责计算机系统的日常维护和数据安全，并定期进行检测和记录的数字备份，并进行定期核查；协助信息科对 LIS 软件各项功能的开发和完善，以符合实验室的需要。编写 LIS 使用手册，指导检验人员正确使用系统。

3.4·检验人员：负责检验数据的采集、处理和记录；及时向组长或 LIS 管理负责人反映计算机系统使用过程中存在的问题；保持患者信息的保密性，保护患者隐私。

4. 程序

4.1·数据输入

4.1.1 所有通过计算机系统输入的数据必须经过授权的审核人员审核后方可录入系统。

4.1.2 数据输入应遵循科室《结果批准与发布程序》中规定的审核方式和流程。

4.1.3 对可能影响检验结果准确性的样本质量，应在数据输入时进行备注。

4.2·数据输出

4.2.1 检验结果报告应由授权的审核人员进行审核和发布，并按照规定的程序发出。

4.2.2 检验结果报告中应包括样本质量的备注和结果解释的备注。

4.3·数据修改：数据修改应遵循科室《样本复检和报告修改程序》中规定的流程，并记录修改人员和修改原因。对接触或修改过患者数据、控制文件或计算机程序的所有人员应记录在信息系统的跟踪审核记录中。

4.4·数据备份与存储

4.4.1 数据库存储：LIS 系统的数据（包括检验结果、生物参考区间、检验报告的报告时间等）应至少保存 2 年，以供查询和回顾。历史数据应备份在独立数据库中，并至少保留 5 年。

4.4.2　数据库备份：LIS 数据库每日设定时间点自动执行备份操作。每次备份或恢复数据文件后,应验证系统是否有意外改变,并对系统硬件和软件进行准确识别和验证。

4.5・数据查询与权限控制

4.5.1　实验室信息系统应具备完善的权限控制机制,根据员工角色和职称的不同分配不同的操作模块和仪器组操作权限。

4.5.2　信息系统授权及其变更应记录于《LIS 系统权限授权表》。

4.6・数据完整性和稳定性验证

4.6.1　定期(至少每年 1 次)进行数据的完整性和稳定性验证,包括与外部信息系统间的数据传输、存储和处理过程中出现的错误。

4.6.2　验证记录应详细记录验证计划、方法、结果和发现的问题,并进行及时解决。

5. 相关文件和记录

《结果批准与发布程序》《样本复检和报告修改程序》《LIS 系统权限授权表》。

参考文献

[1] 中国合格评定国家认可委员会.医学实验室质量和能力认可准则：CNAS－CL02：2023[S/OL].(2023－06－01)[2023－09－26].https://www.cnas.org.cn/rkgf/sysrk/jbzz/2023/06/911424.shtml.

[2] 中国合格评定国家认可委员会.医学实验室质量和能力认可准则的应用要求：CNAS－CL02－A001：2023[S/OL].(2023－08－01)[2023－09－26].https://www.cnas.org.cn/rkgf/sysrk/rkyyzz/2023/08/912141.shtml.

（蔺丽慧　李　莉）

信息系统管理程序

××医院检验科免疫组作业指导书	文件编号：××-JYK-××-××-××	
版次/修改：第　　版/第　　次修改	生效日期：	第　　页　共　　页
编写人：	审核人：	批准人：

1. 目的

确保医学实验室的信息系统能够有效地采集、处理、存储和检索检验数据及信息。

2. 范围

适用于免疫实验室的信息系统管理和维护过程，包括数据系统和相关的硬件、软件设备。

3. 职责

3.1·检验科主任：确定实验室信息系统的运行需求，并指定信息管理员负责供应商选择和系统的配置。

3.2·专业组组长：负责本组计算机系统的日常保养和维护。

3.3·LIS 管理负责人：确定实验室信息系统的运行需求和优化系统的配置；负责信息系统的日常维护和数据安全，包括定期检测和记录的数字备份，并进行核查。

3.4·检验人员：遵守信息系统使用规范，确保正确操作系统以保护数据的准确性和完整性。

4. 程序

4.1·信息系统的更新和验证

4.1.1　免疫实验室新的功能模块开发和应用所伴随的信息系统更新必须经过 LIS 负责人的审核和批准，确保其符合免疫实验室工作的需求和标准。

4.1.2　信息系统更新过程包括：需求分析、设计、编码、测试和发布等阶段。

4.1.3　每个更新版本的信息系统都应进行验证，确保其功能正常、数据准确和安全可靠。

4.2·网络与硬件设备管理

4.2.1　免疫实验室信息系统软硬件设备应纳入实验室整体网络管理机制，包括网络拓扑结构、IP 地址管理和网络设备的维护等。

4.2.2　硬件设备应定期检查和维护，包括服务器、计算机和打印机等。

4.3·系统使用管理

4.3.1　培训与考核：免疫实验室工作人员应定期参加 LIS 负责人举办的培训和考核，确保实验室工作人员具备必要的操作技能和知识，以提高工作人员对实验室信息系统的正确使用和管理能力。

4.3.2　能力评估：评估经过培训及考核的员工使用信息系统的能力，评估内容至少包括对信息系统新增功能、信息安全防护和执行信息系统应急预案的使用。

4.3.3　信息系统的使用授权

4.3.3.1　LIS 负责人根据员工角色和职称的不同，为操作者分配不同的操作模块权限。

4.3.3.2　免疫实验室负责人根据员工所在岗位的不同，为操作者分配不同的仪器组操作权限。

参考文献

[1] 中国合格评定国家认可委员会.医学实验室质量和能力认可准则：CNAS - CL02：2023[S/OL].(2023 - 06 - 01)[2023 - 09 - 26].https://www.cnas.org.cn/rkgf/sysrk/jbzz/2023/06/911424.shtml.

[2] 中国合格评定国家认可委员会.医学实验室质量和能力认可准则的应用要求：CNAS - CL02 - A001：2023[S/OL].(2023 - 08 - 01)[2023 - 09 - 26].https://www.cnas.org.cn/rkgf/sysrk/rkyyzz/2023/08/912141.shtml.

（蔺丽慧 李 莉）

信息安全管理程序

××医院检验科免疫组作业指导书	文件编号：××-JYK-××-××-××	
版次/修改：第　　版/第　　次修改	生效日期：	第　　页 共　　页
编写人：	审核人：	批准人：

1. 目的

确保医学实验室的信息系统及相关数据和信息受到适当的保护，防止未经授权的访问、篡改或丢失。

2. 范围

适用于免疫实验室的信息安全管理过程，包括对信息系统的保护措施和策略。

3. 职责

3.1·检验科主任：制定和执行信息安全控制策略；确保患者隐私的保护和信息系统的安全。

3.2·专业组组长：遵守信息安全政策和控制措施，并确保本组计算机系统的安全。

3.3·LIS 管理负责人：分配员工适当的 LIS 系统权限，以防止无关或非授权用户对其进行更改或破坏。负责信息系统的日常维护和数据安全，包括定期检测和记录的数字备份，并进行核查。协助信息科对 LIS 软件的开发和完善，确保符合实验室的需要。

3.4·检验人员：遵守信息安全控制措施和策略，确保患者隐私的保护；及时报告任何与信息安全相关的问题或疑虑。

4. 程序

4.1·信息系统权限控制

4.1.1　免疫实验室负责人及 LIS 负责人根据员工职责和需要分配使用 LIS 的权限，确保信息系统的安全性。

4.1.2　只有经授权的用户才能对信息系统中的相关文件进行管理和更改。

4.1.3　部分员工可能只被授予浏览和常规使用权限。

4.1.4　禁止任何人超越其权限使用计算机和 LIS/HIS 系统。

4.1.5　外来人员的使用：使用信息系统中免疫相关模块的外来人员必须经过免疫实验室负责人及 LIS 负责人的同意。

4.2·用户和密码管理：经授权的个人用户必须妥善管理其专用计算机和 LIS/HIS 的用户和密码。必要时，应及时更改密码以防止他人盗用。在不使用 LIS/HIS 时，应及时退出系统。

4.3·程序和软件限制：禁止在免疫实验室计算机上运行与工作无关的程序。未经免疫实验室负责人许可，禁止安装或卸载计算机软件。

4.4·网络系统安全：信息科负责网络系统的安全措施，包括杀毒软件的在线更新。

4.5·移动设备使用限制：禁止在连接院内网的计算机上使用优盘、移动硬盘等移动设备，以防止计算机病毒的传播。

参考文献

［1］中国合格评定国家认可委员会.医学实验室质量和能力认可准则：CNAS-CL02：2023［S/OL］.（2023-06-01）［2023-09-26］.https://www.cnas.org.cn/rkgf/sysrk/jbzz/2023/06/911424.shtml.

［2］中国合格评定国家认可委员会.医学实验室质量和能力认可准则的应用要求：CNAS-CL02-A001：2023［S/OL］.（2023-08-01）［2023-09-26］.https://www.cnas.org.cn/rkgf/sysrk/rkyyzz/2023/08/912141.shtml.

（蔺丽慧 李 莉）

第四章
管理体系要求

一、风险管理／100

二、识别风险和改进机遇的措施／106

三、持续改进／110

实验室风险管理程序

××医院检验科免疫组作业指导书	文件编号：××-JYK-××-××-××
版次/修改：第　　版/第　　次修改	生效日期：　　　　　第　　页 共　　页
编写人：	审核人：　　　　　批准人：

1. 目的

通过对风险的识别、分析、评价,适时采取及时、有效的方法进行防范和控制,对可能发生的不良事件进行预测、评估、控制和持续改进,从而消除临床实验室风险因素,使其降低到可接受水平。

2. 范围

实验室风险管理贯穿实验室的全部活动过程。

3. 职责

实验室管理层及风险和机遇评估组要确定内外部环境信息,做好风险评估、风险应对并进行监督检查,有效沟通与记录。

4. 程序

4.1·确定环境信息:明确外部和内部环境信息后,确定风险管理的目标、实验室活动相关的外部和内部因素、风险管理的范围与准则等。

4.1.1　外部环境信息:对实验室外部环境信息的了解,有利于实验室在管理风险过程中充分考虑外部相关的目标和关注点。

4.1.2　内部环境信息:是实验室在实现其目标过程中所面临的内在环境的各种相关信息。

4.1.3　明确风险准则:风险准则应与实验室的风险管理方针一致。具体的风险准则应尽可能在风险管理过程开始时制定,并且要不断地检查、修改并完善。

4.2·风险评估:风险是事故发生的可能性及事故后果,是随时存在的。风险评估通过识别和分析风险发生的概率和可能出现的后果,从而确定风险的级别、控制内容及如何控制的过程。包括风险识别、风险分析和风险评价三个步骤。

4.2.1　风险识别:主要从通用要求、结构要求、资源要求、过程要求、管理体系要求、其他要求等六个方面进行识别,具体内容见 CNAS-TRL-022:2023《实验室风险管理指南》及《风险与机遇识别程序》。

4.2.2　风险分析:根据 GB/T 27921,对风险的风险源与原因、风险后果、风险发生的可能性、不同风险之间的关系、风险应对措施、风险应对效果等进行分析。

4.2.3　风险评价(表1):根据风险分析结果确定风险严重程度,以便做出应对措施。

4.3·风险应对:应考虑各种环境信息并将应对措施融入管理体系之中。包括规避风险、增加风险、消除风险源、改变风险发生的可能性、改变风险发生的可能后果、转移风险、分担风险、保留风险等,具体见下文中的《改进机遇采取措施程序》。

4.4·监督检查:监控已知风险、定期或不定期检查风险源、跟踪应对措施的实施情况等。

表 1　风险评价表

序号	严重程度	风 险 分 析 结 果
1	轻微	发生后对检测报告结果和内容没有影响的风险
2	一般	发生后对检测报告结果和内容有影响但没有造成客户损失的风险
3	中等	发生后对检测报告结果和内容有影响且造成客户损失的风险
4	严重	发生后影响体系运行的风险
5	非常严重	发生后可能导致违反法律法规、人身安全或经济纠纷的风险

4.5·沟通与记录：要贯穿风险管理过程的各项活动中。

4.6·风险评估报告：重点分析评估实验室应关注的事件或风险及其风险等级等，并提出有针对性的风险控制措施建议。可包括目标及范围、事件及风险等级、管理建议、结论等。

5. 相关文件

《风险管理程序》《风险与机遇识别程序》《改进机遇采取措施程序》。

参考文献

[1] 中国合格评定国家认可委员会.医学实验室质量和能力认可准则：CNAS - CL02：2023[S/OL].(2023 - 06 - 01)[2023 - 09 - 26].https://www.cnas.org.cn/rkgf/sysrk/jbzz/2023/06/911424.shtml.

[2] 中国合格评定国家认可委员会.医学实验室质量和能力认可准则的应用要求：CNAS - CL02 - A001：2023[S/OL].(2023 - 08 - 01)[2023 - 09 - 26].https://www.cnas.org.cn/rkgf/sysrk/rkyyzz/2023/08/912141.shtml.

（周　琳　王淇泓　吴洪坤）

生物风险管理程序

××医院检验科免疫组作业指导书	文件编号：××-JYK-××-××-××
版次/修改：第　　版/第　　次修改	生效日期：　　　　第　页　共　　页
编写人：	审核人：　　　　　批准人：

1. 目的

加强实验室的生物安全管理，防止标本交叉污染，防止疾病传播，保护环境，保障实验室工作人员健康和安全。

2. 范围

适用于生物安全防护级别实验室的人员、设施、设备等。

3. 职责

实验室质量管理层、安全主管、各专业组负责人负责科室生物安全制度和应急处置方案的制定、评估、督查管理、组织安全培训及考核工作。批准和发布实验室安全手册、生物危害评估等重要文件；并定期进行安全检查。

4. 程序

4.1·实验室生物安全防护等级：根据生物因子采取的防护措施，将实验室生物安全防护水平分为一级、二级、三级和四级，一级防护水平最低，四级防护水平最高。对不同防护级别的实验室应进行标识，且标识应明确、醒目和易区分。使用国际、国家规定的通用标识。

4.2·人员防护：在实验室工作时，任何时候都必须穿着工作服，戴上合适的手套。有喷溅的可能时，为了防止眼睛或面部受到泼溅物的伤害，应戴护目镜、面罩（面具）或其他防护设备。

4.3·实验室生物安全预防：实验室标本的收集、运输和处理不当，会带来相关人员感染的危险。必须制订关于如何处理溢出物的书面操作程序，并予以遵守执行。所有的技术操作要按尽量减少气溶胶和微小液滴形成的方式来进行。

4.4·实验室设备使用：实验室使用的设备如生物安全柜、离心机、移液器、压力灭菌器等，应严格按照规范、安全的操作进行，有助于降低危险。

4.5·废弃物处理：废弃物是指将要丢弃的所有物品（包括不再需要的样本和培养物）。在实验室内，废弃物最终的处理方式与其污染被清除的情况密切相关。废弃物处理的首要原则是所有感染性材料必须在实验室内清除污染、高压灭菌或焚烧。

4.6·实验室常用消毒方法：实验室根据不同环境、仪器设备选择不同浓度的含氯消毒液或75％医用酒精进行消毒。

4.7·生物安全意外事故的预防措施和应急预案：对实验室经常出现的意外事故要积极预防并建立意外事故的应急预案。

4.8·传染病报告管理制度：根据传染病的分类，遵循传染病报告管理制度，按常规报告流程逐级上报。注意不得泄露传染病患者个人隐私。

4.9·生物安全维护程序：实验室环境、设备设施、要定期维护，检修；实验室生物样品、医疗废弃物要定期检查存放环境、处理程序及交接处理记录；对于人员要定期进行安全教育、意外事故应急措施培训和演练。

5. 相关文件

《风险管理程序》《实验室突发事件及应急预案管理程序》《安全手册》《采集手册》。

参考文献

［1］ 中国合格评定国家认可委员会.医学实验室质量和能力认可准则：CNAS‐CL02：2023［S/OL］.(2023‐06‐01)［2023‐09‐26］.https://www.cnas.org.cn/rkgf/sysrk/jbzz/2023/06/911424.shtml.

［2］ 中国合格评定国家认可委员会.医学实验室质量和能力认可准则的应用要求：CNAS‐CL02‐A001：2023［S/OL］.(2023‐08‐01)［2023‐09‐26］.https://www.cnas.org.cn/rkgf/sysrk/rkyyzz/2023/08/912141.shtml.

（周　琳　王淇泓　吴洪坤）

HIV 初筛实验室安全管理程序

××医院检验科免疫组作业指导书	文件编号：××-JYK-××-××-××
版次/修改：第　　版/第　　次修改	生效日期：　　　　第　　页　共　　页
编写人：	审核人：　　　　批准人：

1. 目的

加强实验室的 HIV 初筛标本管理，防止标本交叉污染，防止疾病传播，保护环境，保障实验室工作人员健康和安全。

2. 范围

进行 HIV 标本检测的实验室工作人员。

3. 职责

实验室管理层及安全主管制定相关的安全管理程序、应急预案，并定期对人员培训、效果评估及实施效果督查。

4. 程序

4.1·样本的接收：样本包装袋必须在生物安全柜中打开，用后的包装袋应及时进行消毒，并填写样本接收单。

4.2·样本的核查：核对样本与送检单，检查样本管有无破损、溢漏以及样本的性状。

4.3·样本的保存：用于抗体和抗原检测的血清或血浆样本，1 周内进行检测的可存放于 2～8℃，超过 1 周应存放于 -20℃以下。

4.4·筛查结果为阳性的样本应及时送确认实验室进行补充试验。

4.5·样本的运送：全血、血浆标本运送应符合生物安全要求，参照《可感染人类的高致病性病原微生物菌（毒）种或样本运输管理规定》。采用三层包装，并附有和样本相对应的送检单。

4.6·HIV 职业暴露后预防：对于职业暴露人群（医务工作者、实验室工作人员）应建立预防措施，包括急救、对暴露级别的评估、暴露源严重程度的评估、预防性用药的推荐处理方案、报告与保密。

4.7·建立安全的实验室制度：实验室的仪器设备、建筑和设施的安全性应符合《实验室生物安全通用要求》(GB 19489—2008)的要求。并制订 HIV 检测实验室的安全工作制度，该制度或程序应适用于现有的实验条件，并与实验室其他规定相一致。

4.8·人员培训和管理

4.8.1　所有工作人员必须经过 HIV 检测技术和省级以上 HIV 实验室安全培训，包括上岗培训和复训，并接受实验室管理人员的监督。强化全员安全培训和"普遍性防护原则"安全意识。

4.8.2　实验室工作人员从事工作前必须进行 HIV 抗体和乙肝、丙肝等肝炎病毒标志物的检测；注射乙肝疫苗；每半年至一年进行 1 次 HIV 抗体检测，并保留血清样品。

4.9·建立严格的保密制度

4.9.1　HIV 检测实验室所有人员应具有高度的保密意识,不可对无关人员透露检测结果。

4.9.2　应设有专门储存阳性血清、质控物的低温冰柜,并应上锁,专人管理,双人双锁。

4.10·实验室安全操作

4.10.1　进入实验室应穿隔离衣、戴手套,必要时(如对初筛阳性标本进行复测或确认时,或直接对 HIV 毒种进行操作时)戴防护眼镜,以防污染暴露的皮肤和衣物。

4.10.2　操作中有标本、检测试剂外溅时应及时消毒。对大量溅出的浓度高的传染物在清洁之前应先用 1‰次氯酸钠溶液浸泡,然后戴上手套擦净。

4.10.3　工作完毕,要对工作台面消毒。工作台面应当用 0.1‰～0.2‰次氯酸溶液消毒,用消毒液清洗后要干燥 20 min 以上。

4.11·废弃物处置和消毒:废弃物处置应符合《实验室生物安全通用要求》(GB 19489—2008)和《医疗机构消毒技术规范》(WS/T 367—2012)。

4.12·实验室意外和事故处理:发生意外事故时,应立即进行紧急处理,并报告实验室负责人。如果发生重大的泼溅事故,应立即疏散人员,但要防止污染扩散,并锁好门窗控制污染。通知实验室主管领导、安全负责人等,查清情况,确定消毒处理的程序。

4.13·意外和事故登记、报告和检测:重大意外和事故必须进行登记,包括时间、地点、详细经过以及处理方法;在紧急处理的同时要立即向主管领导和专家报告。同时抽血检测 HIV 抗体,暴露后 4 周、8 周、12 周、6 个月要定期检测。

5. 相关文件

《风险管理程序》《实验室突发事件及应急预案管理程序》《安全手册》《采集手册》。

参考文献

[1] 中国合格评定国家认可委员会.医学实验室质量和能力认可准则:CNAS‐CL02:2023[S/OL].(2023‐06‐01)[2023‐09‐26].https://www.cnas.org.cn/rkgf/sysrk/jbzz/2023/06/911424.shtml.

[2] 中国合格评定国家认可委员会.医学实验室质量和能力认可准则的应用要求:CNAS‐CL02‐A001:2023[S/OL].(2023‐08‐01)[2023‐09‐26].https://www.cnas.org.cn/rkgf/sysrk/rkyyzz/2023/08/912141.shtml.

(周　琳　王淇泓　吴洪坤)

风险识别与评估程序

××医院检验科免疫组作业指导书	文件编号：××-JYK-××-××-××
版次/修改：第　　版/第　　次修改	生效日期：　　　　第　　页共　　页
编写人：	审核人：　　　　批准人：

1. 目的

为预防或减少实验室检验活动中的不利影响和潜在问题,确保管理体系达到预期结果,帮助实现实验室目的和目标及减轻患者医疗风险,通过应对风险和机遇实现实验室管理水平改进。

2. 范围

实验室管理层对管理体系活动中风险和机遇进行识别、分析及评价,明确改进机遇,应覆盖实验室的检验前、检验中及检验后整个过程。

3. 职责

实验室管理层及风险和机遇评估组提供风险管理所需的资源,确定风险可接受准则及风险识别评审周期,建立风险和机遇识别、风险分析及评价程序,并且定期组织实施风险和机遇的评审。

4. 程序

实验室质量管理层应组织相关人员建立风险和机遇评估组,并对其进行相应培训,该职能组应当明确风险准则,编制风险管理计划和评审周期,组织实施风险和机遇的识别、分析及评价,给出风险和机遇评估报告及可能采取的改进措施,报告给实验室管理层,纳入年度管理评审。对于风险评估,在明确内外部环境信息的基础上,主要从风险识别、风险分析和风险评价三个步骤实施开展。

4.1 · 实验室管理层主要从通用要求、结构要求、资源要求、过程要求、管理体系要求、其他要求等六个方面的风险源进行识别,具体见 CNAS–TRL–022：2023《实验室风险管理指南》所示。除风险源外,还应对风险事件及其原因和潜在后果进行识别。风险识别方法可能包括：基于证据的方法,如检验过程的记录/表格;系统性的团队方法,通过一套结构化的提示或问题来识别风险,如 ISO 15189 医学实验室认可工作、CAP 认证等。实验室管理层可利用各种支持性的技术来提高风险识别的准确性和完整性,包括实验室员工头脑风暴法、与临床用户的结构化/半结构化访谈、内审检查表等。需要注意的是,无论实际采用哪种技术,关键是在整个风险识别过程中要认识到人的因素和组织因素的重要性,因此,偏离预期的人为及组织因素也应被纳入风险识别的过程中。

4.2 · 实验室管理层进行风险分析可以为风险评价、决定风险是否需要应对及最适当的应对策略和方法提供信息支持。风险分析需要考虑导致风险的原因和风险源、风险事件的正面和负面的后果及其发生的可能性、影响后果和可能性的因素、不同风险及其风险源的相互关系、风险的其他特性,还要考虑控制措施是否存在及其有效性。实验室管理层可以依据 GB/T 27921 附录 B 中所提供的一些常见风险分析方法等进行分析。用于风险分析的方法可以是定性的、半定量的、定量的或以上方法的组合。风险分析所需的详细程度取决于特定的用途、可获得的可靠数据及组织决策的需求。

4.3·实验室管理层进行风险评价是利用风险分析过程中所获得的对风险的认识,对未来的行动进行决策,包括将风险分析的结果与预先设定的风险准则相比较,或者在各种风险的分析结果之间进行比较,确定风险的等级。某个风险是否需要应对包括风险的应对优先次序、是否应开展某项应对活动、应该采取哪种途径。根据风险的可容许程度,可以将风险划分为以下3个区域:① 不可接受区域,在该区域内无论相关活动可以带来什么收益,风险等级都是无法承受的,必须不惜代价进行风险应对;② 中间区域,对该区域内风险的应对需要考虑实施应对措施的成本与收益,并权衡机遇与潜在后果;③ 广泛可接受区域,该区域中的风险等级微不足道,或者风险很小,无需采取任何风险应对措施,具体风险评价表见 CNAS‐TRL‐022:2023《实验室风险管理指南》中所示。

5. 相关文件

《风险管理程序》《改进机遇程序》。

参考文献

[1] 中国合格评定国家认可委员会.医学实验室质量和能力认可准则:CNAS‐CL02:2023[S/OL].(2023‐06‐01)[2023‐09‐26].https://www.cnas.org.cn/rkgf/sysrk/jbzz/2023/06/911424.shtml.

[2] 中国合格评定国家认可委员会.医学实验室质量和能力认可准则的应用要求:CNAS‐CL02‐A001:2023[S/OL].(2023‐08‐01)[2023‐09‐26].https://www.cnas.org.cn/rkgf/sysrk/rkyyzz/2023/08/912141.shtml.

(周 琳 吴洪坤)

改进机遇程序		
××医院检验科免疫组作业指导书	文件编号：××-JYK-××-××-××	
版次/修改：第　　版/第　　次修改	生效日期：	第　　页 共　　页
编写人：	审核人：	批准人：

1. 目的

为应对识别出的风险，制定应对风险及改进机遇的措施，以保证其与实验室检验结果、患者及员工安全相适应、保证其实施有效性及提高实验室管理水平。

2. 范围

适用于实验室管理活动中所识别出的风险与改进机遇，管理活动覆盖检验前、检验中及检验后整个过程。

3. 职责

实验室管理层及风险和机遇评估组根据风险识别、风险分析程度、再考虑各种环境信息制定风险应对计划及相应应对措施，落实执行，并且组织实施风险应对措施的实施效果验证，将应对措施融入管理体系之中。

4. 程序

4.1 · 风险应对措施的实施包括三个环节：策划、执行和有效性评价，具体来说就是策划应对风险和机遇的措施，这些措施应与其对实验室的潜在影响相适应，实施成本应与其可能的后果相当。根据策划方案采取应对措施，并在这些措施实施后评估其应对风险和机遇的有效性。

4.2 · 风险的应对措施通常包括规避风险、增加风险、消除风险源、改变风险发生的可能性、改变风险发生的可能后果、转移风险、分担风险、保留风险等。将应对措施融入管理体系之中。实验室管理层制定风险应对计划对于轻微或一般风险，只对其进行监控。对于中等风险，应制定措施降低风险，并对措施的有效性进行评估。对于严重或非常严重风险，应立即停止相关活动。一般来说，当出现风险时，实验室应尽可能考虑采取措施消除风险，在无法消除或暂无有效的方法或者采取消除风险的方法的成本高出风险存在时造成损失时，再选择采取降低风险或者风险接受的风险应对方法。

4.3 · 实验室风险应对措施需满足 CNAS - CL01：2018《检测和校准实验室能力认可准则》的要求，实验室根据实际情况编制风险应对措施，常见的风险应对措施如下。

4.3.1　转移风险：当实验室没有能力或不打算管理的风险，可采取分包、购买保险、签署协议等方式来转移。

4.3.2　降低风险：当采取风险回避措施所带来的成本远超出潜在风险所造成的损失时，或者无法消除风险或暂无有效的回避措施回避风险时，实验室应努力采取措施来降低风险的发生频率或减少已发生损失的程度。

4.3.3　回避风险：实验室放弃可能产生风险的活动，一般用于风险后果严重且发生概率高的情形。

4.3.4 接受风险：当采取风险规避措施所带来的成本远超出潜在风险所造成的损失时，或者造成的损失较小且重复性较高的风险，或者既无有效的风险降低的措施，又无有效的规避风险的方法时，实验室管理层经过慎重考虑后，可以不采取任何措施应对，接受风险。实验室可以采取日常监督予以保证。

4.3.5 监督与记录：实验室管理层应明确监督和检查责任及内容，对事件、信息、次生风险、应对工作进度、应对效果、应对效率等进行监督和检查，除监控已知风险外，还需要定期或不定期检查风险源、跟踪应对措施的实施情况等。做好沟通与记录，贯穿风险管理过程的各项活动之中，必要时形成风险报告，持续改进的机会、剩余风险分析及改进措施等内容，为风险管理和机遇改进活动进一步开展提供必要的资源。

5. 相关文件

《风险管理程序》《风险识别与评估程序》《反馈及改进程序》。

参考文献

[1] 中国合格评定国家认可委员会.医学实验室质量和能力认可准则：CNAS－CL02：2023[S/OL].(2023－06－01)[2023－09－26].https://www.cnas.org.cn/rkgf/sysrk/jbzz/2023/06/911424.shtml.

[2] 中国合格评定国家认可委员会.医学实验室质量和能力认可准则的应用要求：CNAS－CL02－A001：2023[S/OL].(2023－08－01)[2023－09－26].https://www.cnas.org.cn/rkgf/sysrk/rkyyzz/2023/08/912141.shtml.

（周　琳　吴洪坤）

持续改进程序

××医院检验科免疫组作业指导书	文件编号：××-JYK-××-××-××
版次/修改：第　　版/第　　次修改	生效日期：　　　　　第　　页　共　　页
编写人：	审核人：　　　　　批准人：

1. 目的

保证实验室管理活动符合质量方针与质量目标及其持续改进的计划性和有效性。

2. 范围

适用于实验室中管理中的人员、检验前、检验中和检验后等全部管理活动。

3. 职责

实验室管理层包括质量监督组、内审与管理评审组、文件控制组、医疗沟通与继续教育组等在内应负责管理活动符合质量方针与质量目标，并持续改进。

4. 程序

4.1·实验室管理层按照质量方针与质量目标，对质量指标及安全指标的建立和施行进行有效性评估及持续改进。

4.1.1　质量指标包括但不限于：① 内部质量信息，如内部质量控制的结果（在控或失控）、内审结果（符合或不符合）、评审结果（充分适宜有效或否）、内部比对结果（一致或不一致）等内容；② 外部质量信息，如外审结果（符合或不符合）、外部质量评价结果（合格或不合格）、实验室间比对结果（符合或不符合）、服务质量问卷调查（满意或不满意）等内容，实验室通过施行质量指标系统监测、评价对患者医护的贡献。如果监控结果表明需要进行某些改进，则由实验室管理层设法解决。实验室管理层还确保相关人员能够参加与医疗、护理有关的质量改进活动。

4.1.2　安全指标涉及生物安全、医院感染等内容，实验室管理层应制定相应计划、进行具体实施情况的督查、记录、汇总和改进措施。

4.2·实验室管理层应对所有操作程序定期系统地评审，识别潜在的不符合来源，寻求对质量管理体系或技术操作的改进机会，质量主管和技术主管根据评审结果，制定改进措施方案，以文件的形式发布，各专业组各岗位负责实施；将改进措施及其成效评价提交管理评审，如需要改进质量管理体系则需制定和落实工作计划。

4.3·实验室管理层通过实施管理评审，将实验室在评估活动、纠正措施和预防措施中显示出的实际表现与其质量方针和质量目标中规定的预期进行比较，持续改进质量管理体系（包括检验前、检验和检验后过程）的有效性。

4.4·实验室管理层就管理活动运行状况、内外部评审结果及相应的改进计划和相关目标与员工进行沟通，为实验室所有员工和相关客户提供适当的教育和培训的机会。此外，在员工职业安全防护方面，还应在生物安全防护意识、防护设施与设备、环境监督等方面做相应的持续改进。

5. 相关文件

《不符合工作的管理程序》《反馈及改进程序》。

（周　琳　吴洪坤）

反馈及改进程序

××医院检验科免疫组作业指导书		文件编号：××-JYK-××-××-××	
版次/修改：第　　版/第　　次修改		生效日期：	第　　页 共　　页
编写人：		审核人：	批准人：

1. 目的

促进实验室与患者、用户及员工等内外部所有人员间的沟通交流，收集反馈意见，并对反馈意见进行分析和利用，以改进管理体系、实验室活动和用户服务。

2. 范围

适用于实验室的临床用户，包括各临床科室、患者及职能科室等外部用户反馈交流，还适用于实验室内部人员交流，包括与各专业组、各职能组、员工之间的反馈交流。

3. 职责

实验室管理层全面负责与患者、用户和员工的沟通交流、措施制定与实施监督评估，各专业组长/各职能组组长具体负责落实，收集患者及临床医护及员工需求，然后实验室管理层进行分析后制定相关措施，并及时告知临床科室、患者及员工，保存相应记录。

4. 程序

4.1 实验室管理层负责与临床用户的沟通交流，收集用户反馈，确保就实验室检验前、检验中、检验后过程及质量管理体系的有效性进行沟通。通过口头、电话、微信、信函、网络、宣传手册等方式做好咨询服务、抱怨处理工作，在检验项目选择、重复检验频次、所需样品类型、检验方法、结果解释、临床指征和检验程序局限性等方面做好临床用户沟通，收集临床医护和临床患者的反馈意见，记录在《与临床医护沟通记录表》或《申诉处理回复表》。

4.2 实验室在收到反馈意见或抱怨投诉时，应在实验室内交流会中共同探讨，分析利用反馈意见，对抱怨投诉进行原因分析，制定有针对性的纠正措施。积极进行有效改进，并将意见反馈到临床用户及实验室内部员工，从而改进实验室的检测工作质量及服务质量。

4.3 实验室管理层应鼓励员工对实验室服务任何方面给出反馈，提出改进建议。实验室管理层通过科务会、质量与安全监督会议、专业组/职能组会议等方式广泛收集内部员工的反馈意见。

4.3.1 科务会中除收集各专业组关于质量、安全、人员管理工作的新的汇总与问题分析外，还要传达科室重要事件或过往反馈意见相关的措施。

4.3.2 依据实验室认可、等级医院和临床检验中心质量督查和评审标准，以及科室制定质量管理计划和目标落实情况，实验管理层、质量监督组和安全检查组对质量、安全工作的具体情况进行深入讨论，所采取的措施及其有效性进行全面监督、分析汇总、整理汇报，制定持续改进的具体办法。

4.3.3 专业组/职能组会议组内所有成员参加，围绕质量体系运行各要素的具体落实情况、质量控制工作情况（如室内质控、室间质评、比对试验）、医疗服务（如投诉、沟通、不被满足的医疗工作需求等）、人员专业和技能培训和考核情况（如岗位培训、新人轮转、专业理论、操作技能、外派学习)等方面广泛征求意见和建议,评估并合理实施这些建议,应保存员工的建议及实验室管理层采取措施的记录,填写《员工建议反馈表》,并向全体员工反馈相应措施。

5. 相关文件

《实验室患者、用户和员工反馈管理程序》《投诉管理程序》《服务协议管理程序》《人员管理程序》。

参考文献

[1] 中国合格评定国家认可委员会.医学实验室质量和能力认可准则:CNAS-CL02:2023[S/OL].(2023-06-01)[2023-09-26].https://www.cnas.org.cn/rkgf/sysrk/jbzz/2023/06/911424.shtml.

[2] 中国合格评定国家认可委员会.医学实验室质量和能力认可准则的应用要求:CNAS-CL02-A001:2023[S/OL].(2023-08-01)[2023-09-26].https://www.cnas.org.cn/rkgf/sysrk/rkyyzz/2023/08/912141.shtml.

(周　琳　吴洪坤)

第二篇

标准操作规程

第五章
性能验证及人员比对标准操作规程

一、性能验证／115

二、人员比对／124

定量检测项目性能验证标准操作规程

××医院检验科免疫组作业指导书	文件编号：××-JYK-××-××-××	
版次/修改：第　版/第　次修改	生效日期：	第　页共　页
编写人：	审核人：	批准人：

1. 目的

检测系统的性能验证用于对仪器、试剂性能的评估,确定设备的分析性能与其规定参数的符合程度,以决定最终的可接受性。为了规范免疫定量检测项目性能验证的操作,特制订此操作规程。

2. 依据

免疫定量检测项目性能验证应遵循 CNAS - CL02 - A001：2023《医学实验室质量和能力认可准则的应用要求》、制造商试剂说明书/厂商声明、国家/行业标准等制定性能验证的内容和合格的标准,按性能验证方案进行性能验证实验。免疫定量检测分析性能验证内容至少应包括正确度、精密度和可报告范围,适用时还需验证抗干扰能力、携带污染、生物参考区间等。

3. 性能验证的参数

正确度、精密度(重复性、期间精密度)、可报告范围(线性范围、稀释度)、生物参考区间、抗干扰能力、携带污染。

4. 验证过程

4.1·正确度：正确度是指多次重复测量所得量值的平均值与参考量值间的一致程度。正确度的度量通常以偏倚来表示。

4.1.1　方法(可选择以下方法之一验证)

4.1.1.1　偏倚评估：通过对标准物质(RW)、正确度控制品等的检测,选取至少 2 个浓度水平,每个水平的标准物质样本至少重复测定 2 次,连续测定 5 天,记录检测结果,计算均值和偏倚。

4.1.1.2　可比性验证：当实验室无法开展正确度验证时,可通过参加能力验证、比对试验等途径,证明其测量结果与同类实验室结果的一致性。如与 CNAS 认可的能力验证提供者(或可提供靶值溯源性证明材料的 PTP)提供的 PT 项目结果进行比对,或与 CNAS 认可的实验室使用的经性能验证符合要求的在用检测程序进行比对。使用患者/受试者样本不少于 20 份(被测物浓度、活性等在测量区间内均匀分布);如使用 PT 样本应不少于 5 份,每个样本重复测定不少于 3 次,计算出平均偏倚。

4.1.2　判断标准：结果与制造商说明书提供的靶值及可接受范围、国家/行业标准规定等进行比对。

4.2·精密度(重复性、期间精密度)：精密度系指用该法测定同一匀质样品的一组测量值彼此符合的程度。一般可以采用变异系数(CV)表示。

4.2.1　方法(可选择以下方法之一验证)

4.2.1.1　重复性精密度采用 2～3 个浓度水平样本,一天内在分析仪上重复检测 10～20

次,计算 CV 值。其间精密度为每天 1 次在分析仪上检测,10～20 个工作日完成,计算 CV 值。

4.2.1.2　精密度可参照 WS/T 492—2016 的实验方法,采用 2～3 个浓度水平样本,每日每个水平在检测系统上重复检测 3 次,5 天完成检测。计算 CV 值。

4.2.2　判断标准:结果与制造商说明书提供的靶值及可接受范围、国家/行业标准规定等进行比对。

4.3·可报告范围(线性范围、稀释度):临床可报告范围是指对临床诊断有意义的待测物浓度范围。此范围如果超出了分析测量范围(线性范围),可将样本通过稀释、浓缩等预处理使待测物浓度处于分析测量范围内,最后乘以稀释或浓缩的倍数。

4.3.1　方法

4.3.1.1　分析测量范围(线性范围)的验证:根据厂商声明的线性范围,收集范围上限的高值样本和下限的低值标本。将高值标本(H)和低值标本(L)按一定比例互混,得到至少 5 个浓度水平。将这些配制后的样本再经检测系统或测定方法检测,分析序列应为随机排列,得到各检测值。全部实验和数据采集应在同一工作日内完成。统计方法:将计算所得的系列样品预期浓度作为横坐标,实际测得结果均值作为纵坐标,进行线性回归统计,得 $y = bx + a$ 及 r^2 值。

4.3.1.2　最大稀释倍数验证:从日常检测的样品中选择一个浓度较高的样品(要求高值标本应在线性范围内,稀释后的标本浓度也需落在线性范围内),用厂商提供的稀释液(即日常检测用的稀释液)按照厂商提供的可稀释倍数来稀释,按照常规方法进行检测来验证样本的最大可稀释范围。

4.3.1.3　临床可报告范围确定:一般情况下,分析测量范围(线性范围)即可作为可报告范围。对于临床可报告范围大于线性范围的项目,可报告范围应是线性范围上限乘以最大稀释倍数。

4.3.2　判断标准

4.3.2.1　结果判断:若 $r^2 > 0.95$,b 在 0.97～1.03 范围内,a 与最高值比较,趋于 0,则可判断测定方法在实验所涉及的浓度范围内呈线性。

4.3.2.2　结果判断:检测稀释后的平均样品浓度与预期值做比较计算,R =(平均样品浓度/预期样本浓度)×100%,120%≥R≥80% 为可接受限。R 值低于 80% 或高于 120% 的相应稀释度为不可接受稀释度,其上一级别的稀释度值为该测试的最大稀释度。

4.4·生物参考区间:一般使用制造商提供、国家/行业公认的参考范围作为实验室检测项目的生物参考区间。

4.4.1　方法:可收集 20 例符合建立参考范围的人(排除影响所研究指标的疾病和有关因素的同质人群)的样品进行检测分析。

4.4.2　判断标准:如果有 2 个或更少的实验结果落在生物参考范围之外,即可接受该生物参考区间,否则需建立本实验室参考范围。

4.5·抗干扰能力:通过评价样本中出现如胆红素、血红蛋白、甘油三酯、抗凝剂和常见药物等物质的干扰来检验检测方法的特异性。

4.5.1　方法:将不同浓度(高、中、低浓度)的样本和相应干扰物进行一定比例的混合(混合后的浓度为制造商声明的最高不影响浓度）。干扰物原液中干扰物的浓度一般应高于实验浓度 20 倍以上，以减少对基础样本基质的稀释作用，未添加干扰物质的不同浓度（高、中、低浓度）的样本作为对照，对照组需加入与干扰物原液等量的健康人血清。实验样本和对照样本重复检测至少 3 次，计算均值并记录。

4.5.2　判断标准：计算 2 组结果均值和均值间的差值，然后将获得的偏倚与允许偏倚进行比较来判断其可接受性。

4.6·携带污染：通过测量系统，从一个样本反应中进入下一个样本反应中分析物的量，其可错误地影响下一个样本的浓度。仪器使用共用的样本针或检测单元，并且该检测项目可报告范围很宽，临床上可能出现极高检测值标本，且较小携带污染可产生较显著临床意义，实验室需进行样本的携带污染实验验证。

4.6.1　方法：实验可按以下方法进行并不仅限于此方案。6 个样本杯，分别盛放 3 个相同低浓度的样本（L1、L2、L3）和 3 个高浓度样本（H1、H2、H3）。标本可用校准品、质控品或患者样本。按 H1、H2、H3、L1、L2、L3 顺序放置标本，进行检测分析。

4.6.2　判断标准：携带污染率的计算公式：$(L1 - L3)/(H3 - L3) \times 100\%$。一般携带污染率要求 $<1\%$。

5. 验证结论

如所选性能验证实验结果符合各自制订的性能验证合格标准，即为该项目通过性能验证，给予"符合性"评价。

参考文献

[1] 中国合格评定国家认可委员会.医学实验室质量和能力认可准则：CNAS - CL02：2023[S/OL].(2023 - 06 - 01)[2023 - 09 - 26].https://www.cnas.org.cn/rkgf/sysrk/jbzz/2023/06/911424.shtml.

[2] 中国合格评定国家认可委员会.医学实验室质量和能力认可准则的应用要求：CNAS - CL02 - A001：2023[S/OL].(2023 - 08 - 01)[2023 - 09 - 26].https://www.cnas.org.cn/rkgf/sysrk/rkyyzz/2023/08/912141.shtml.

[3] 国家卫生和计划生育委员会.临床检验定量测定项目精密度与正确度性能验证：WS/T 492—2016[S/OL].(2016 - 07 - 07)[2023 - 09 - 26].http://www.nhc.gov.cn/wjw/s9492/201607/49b0c75534ea4aabab193bdd07714075.shtml.

（王　皓　彭　霞）

定性检测项目性能验证标准操作规程

××医院检验科免疫组作业指导书	文件编号：××-JYK-××-××-××
版次/修改：第　　版/第　　次修改	生效日期：　　　　第　　页 共　　页
编写人：	审核人：　　　　批准人：

1. 目的

检测系统的性能验证用于对仪器、试剂性能的评估,确定设备的分析性能与其规定参数的符合程度,以决定最终的可接受性。为了规范免疫定性检测项目性能验证的操作,特制订此作规程。

2. 依据

免疫定性检测项目性能验证应遵循 CNAS-CL02-A001：2023《医学实验室质量和能力认可准则的应用要求》、制造商试剂说明书/厂商声明、国家/行业标准等制定性能验证的内容和合格的标准,按性能验证方案进行性能验证实验。免疫定性检测分析性能验证内容至少应包括符合率,适用时还应包括检出限、重复性、抗干扰能力、生物参考区间等。

3. 性能验证的参数

符合率、检出限、重复性、抗干扰能力、生物参考区间。

4. 验证过程

4.1·符合率：符合率是指一检测试剂或方法给出正确结果(包括阳性和阴性)的百分比。

4.1.1　方法符合率验证：选取阴性样本 10 份(包含至少 5 份其他标志物阳性的样本)、阳性样本 10 份(包含至少 5 份浓度在 cut-off 值和 2～4 倍 cut-off 值之间的弱阳性样本,1 份极高值阳性),共 20 份样本,随机每 4 份分成一组。采用参比方法和候选方法均每天按照患者样本检测程序进行平行检测一组样本。检测结果填于下表,计算符合率。

	参比方法		
	疾　病	非疾病	
候选方法	a(+,阳性)	b(+,阳性)	a+b
	c(-,阴性)	d(-,阴性)	c+d
	n1	n2	n

符合率=[(a+d)/n]×100%

4.1.2　判断标准：可接受标准为所用制造商检验方法(候选方法)标准。若无可用的厂商标准时,可根据实验室检测方法的预期用途制定实验室验证可接受标准。

4.2·检出限：检出限指能可靠检出分析物的最低实际浓度,也称检测低限,有时也称为分析灵敏度。评估试剂检出限所使用的样本,如检测项目有国家标准物质(GBW),则可使用国家标准物质或经国家标准物质标化的参考品进行检测,如没有国家标准物质,则使用可以溯源或量化的样本,如国际标准物质,或与国际标准物质溯源的样本(如制造商参考品)。

4.2.1　方法：根据试剂制造商说明书/厂商声明将已知浓度样本（国家标准物质、国际标准物质等）进行系列稀释至制造商声明的最低检出限浓度，在不同批内对该浓度样本进行测定（如测定5天，每天测定4份样本），样本总数不得少于20个。稀释液可根据情况选用厂商提供的稀释液或阴性血清。

4.2.2　判断标准：如果≥95％的样本检出阳性，该浓度即验证为该检测系统的最低检出限。

4.3·重复性（精密度）

4.3.1　方法：免疫学定性检验程序若以量值或数值形式表达定性结果，重复性（精密度）验证方法可参照本章《定量检测项目性能验证标准操作规程》中4.2。

4.3.2　判断标准：重复性精密度＜10％或制造商说明书提供的可接受范围。其间精密度＜15％或制造商说明书提供的可接受范围。

4.4·抗干扰能力：应验证与检测对象可能存在交叉反应的物质对检测的影响。通过评价样本中出现如胆红素、血红蛋白、甘油三酯、抗凝剂和常见药物等物质的干扰来检验检测方法的特异性。对于病原体标志物检测，还应验证与检测目标物可能存在交叉反应的其他病原体对检测的影响。

4.4.1　方法

4.4.1.1　相关物质干扰验证试验：将目标物分别为阴性、弱阳性、阳性不同浓度的5份样本和相应干扰物进行一定比率的混合（混合后的浓度为制造商声明的最高不影响浓度），加入干扰物质的量应小于样本量的10％（对照组加入等量的健康人阴性血清），未添加干扰物质的阴性、弱阳性、阳性不同浓度的5份样本作为对照。实验样本和对照样本重复检测至少2次，计算结果并记录。

4.4.1.2　病原体干扰验证试验：将收集与目标物可能有交叉抗原、易引起相同或相似的临床症状的病原体阳性样本分别加至上述选取目标物分别为阴性、弱阳性、阳性不同浓度的5份样本中，加入干扰物质的量应小于样本量的10％（对照组加入等量的健康人阴性血清），未添加干扰物质的阴性、弱阳性、阳性不同浓度的5份样本作为对照。实验样本和对照样本重复检测至少2次，计算结果并记录。

4.4.2　判断标准：加干扰物质的阳性组结果和阳性对照组结果之间符合率应≥80％；添加干扰物质的阴性组和阴性对照组结果均为阴性。

4.5·生物参考区间：一般使用制造商提供、国家/行业公认的参考范围作为实验室检测项目的生物参考区间。

4.5.1　方法：收集20例符合建立参考范围的样本（排除了影响所研究指标的疾病和有关因素的同质人群）进行检测。

4.5.2　判断标准：一般如果≥90％的样本检测结果阴性，即可接受该生物参考区间验证。

5. 验证结论

如所选性能验证实验结果符合各自制定的性能验证合格标准，即为该项目通过性能验证，给予"符合性"评价。

参考文献

［1］中国合格评定国家认可委员会.医学实验室质量和能力认可准则：CNAS－CL02：2023［S/OL］.（2023－06－01）［2023－09－26］.https：//www.cnas.org.cn/rkgf/sysrk/jbzz/2023/06/911424.shtml.

［2］中国合格评定国家认可委员会.医学实验室质量和能力认可准则的应用要求：CNAS－CL02－A001：2023［S/OL］.（2023－08－01）［2023－09－26］.https：//www.cnas.org.cn/rkgf/sysrk/rkyyzz/2023/08/912141.shtml.

［3］国家卫生健康委员会.临床定性免疫检验重要常规项目分析质量要求：WS/T 494—2017［S/OL］.（2017－09－06）［2023－09－26］.http：//www.nhc.gov.cn/wjw/s9492/201710/7faf1d5e1d13449d803c29e88c3d382e.shtml.

（王　皓　彭　霞）

流式细胞术检测项目性能验证标准操作规程

××医院检验科免疫组作业指导书	文件编号：××-JYK-××-××-××	
版次/修改：第　版/第　次修改	生效日期：	第　页 共　页
编写人：	审核人：	批准人：

1. 目的

检测系统的性能验证用于对仪器、试剂性能的评估，确定设备的分析性能与其规定参数的符合程度，以决定最终的可接受性。为了规范流式细胞术检测项目性能验证的操作，特制订此作规程。

2. 依据

流式细胞术检测项目性能验证应遵循 CNAS-CL02-A001：2023《医学实验室质量和能力认可准则的应用要求》、制造商试剂说明书/厂商声明、国家/行业标准等制定性能验证的内容和合格的标准，按性能验证方案进行性能验证实验。细胞免疫定量检测分析性能验证内容至少应包括正确度和可比性、精密度、稳定性，适用时还需验证线性范围、参考区间等。

3. 性能验证的参数

精密度（重复性和期间精密度）、正确度、线性范围（绝对值计数项目）、生物参考区间、稳定性。

4. 验证过程

4.1·精密度：用于衡量单份标本荧光染色的可重复性和仪器的可重复性。

4.1.1　重复性精密度

4.1.1.1　方法：选取室内质控品或厂家质控品或者新鲜全血。每个标本按照项目和仪器标准化操作规程检测重复 10 次，并确保所有测试都在同一台仪器的同一批内测定，整个操作过程由同一个操作人员完成。收集检测结果，计算均数($\overline{X}$)、标准差(SD)和 CV。

4.1.1.2　判断标准：结果与制造商说明书提供的靶值及可接受范围、国家/行业标准规定等进行比对。一般以$\overline{X}\pm 2SD$作为允许波动的范围，CV 满足实验室可接受标准被认为符合要求。

4.1.2　期间精密度

4.1.2.1　方法：使用高值和低值两个浓度水平的全血质控品，按照项目或仪器标准化操作规程进行检测分析，重复 3 次，至少重复 4 天，整个操作过程可由不同操作人员完成。收集检测结果，计算均数($\overline{X}$)、标准差(SD)和 CV。

4.1.2.2　判断标准：结果与制造商说明书提供的靶值及可接受范围、国家/行业标准规定等进行比对。一般以$\overline{X}\pm 2SD$作为允许波动的范围，CV 满足实验室可接受 CV 标准被认为符合要求。

4.2·正确度：评估检测结果与被测量物真值之间的接近程度，即本实验室结果正确度。

4.2.1　方法

4.2.1.1　可选择临检中心质控品，也可采用包含正常和异常浓度水平的具有溯源链的定值样品,每一样品重复测定 3 次,计算样本检测结果的均值,与靶值结果进行比对,计算结果之间的偏倚。

4.2.1.2　当实验室无法开展正确度验证时,可进行可比性验证。通过参加能力验证、比对试验等途径,证明其测量结果与同类实验室结果的一致性。如与 CNAS 认可的能力验证提供者(或可提供靶值溯源性证明材料的 PTP)提供的 PT 项目结果进行比对,或与 CNAS 认可的实验室使用的经性能验证符合要求的在用检测程序进行比对。使用患者/受试者样本不少于 20 份(测量区间内均匀分布),并关注医学决定水平;如使用 PT 样本应不少于 5 份,每个样本重复测定不少于 3 次,计算出平均偏倚。

4.2.2　判断标准:偏倚在实验室或试剂说明书允许范围内为通过。

4.3 · 线性范围

4.3.1　方法:适用于需要进行细胞绝对值计数的项目(如淋巴细胞亚群绝对值计数、CD34+ 干细胞绝对值计数等)。根据试剂说明书声明的线性范围,取一份计数值接近线性范围上限的临床样品,采用样品稀释液按比例制备 5～7 个不同浓度的标本,浓度范围应覆盖临床医学决定水平;按照项目和仪器标准操作规程进行测定,每个标本重复测定 3～4 次,最好在 1 天内完成。收集原始数据,计算检测结果的均值。分析实际测定的细胞数量均值与理论值之间的相关性。

4.3.2　判断标准:斜率在 0.975 至 1.025,相关系数 r 应≥0.975 为合格。

4.4 · 生物参考区间:验证厂家提供的参考范围是否适合于本实验室,已开展项目更换试剂、方法或行业要求更换时,确定参考范围与临床、与在用参考范围的符合程度。

4.4.1　方法:选择 20 份表观健康人标本,按照项目及仪器标准化操作规程进行测定,对结果进行统计,与现用参考范围或厂家说明书提供的参考区间比对。

4.4.2　判断标准:若 20 份标本的检测结果均在说明书提供的参考区间内或仅有 2 个标本超出,则验证通过;若 3 个或 3 个以上测定值超出,重新筛选 20 人,重复上述操作,若不超过 2 人测定值超出该参考区间则可验证通过;否则,则需进行参考区间确立实验。

4.5 · 稳定性

4.5.1　样品稳定性:对样品在说明书存储条件下的稳定性进行评估。

4.5.1.1　方法:采集健康人/患者样本至少 5 份,按照项目和仪器标准化操作规程对样本进行检测和分析,并以此结果作为基线参考水平。设置不同的时间点对样品进行重复检测,获得检测结果,与基线结果进行比较,计算相对偏差或绝对偏差。

4.5.1.2　判断标准:检测结果符合实验室制定的要求。

4.5.2　处理后样品稳定性:明确处理后样本的最长待检时间。

4.5.2.1　方法:采集健康人/患者样本至少 5 份,按照项目和仪器标准化操作规程对样本进行检测和分析,并以此结果作为基线参考水平。设置不同的时间点对已经处理的样品进行重复检测,获得检测结果,与基线结果进行比较,计算相对偏差或绝对偏差。

4.5.2.2　判断标准:检测结果符合实验室制定的要求。

5. 验证结论

如所选性能验证实验结果符合各自制定的性能验证合格标准,即为该项目通过性能验证,给予"符合性"评价。

参考文献

[1] 中国合格评定国家认可委员会.医学实验室质量和能力认可准则：CNAS－CL02：2023[S/OL].(2023－06－01)[2023－09－26].https://www.cnas.org.cn/rkgf/sysrk/jbzz/2023/06/911424.shtml.

[2] 中国合格评定国家认可委员会.医学实验室质量和能力认可准则的应用要求：CNAS－CL02－A001：2023[S/OL].(2023－08－01)[2023－09－26].https://www.cnas.org.cn/rkgf/sysrk/rkyyzz/2023/08/912141.shtml.

[3] 国家卫生和计划生育委员会.临床检验定量测定项目精密度与正确度性能验证：WS/T 492—2016[S/OL].(2016－07－07)[2023－09－26].http://www.nhc.gov.cn/wjw/s9492/201607/49b0c75534ea4aabab193bdd07714075.shtml.

[4] 中国合格评定国家认可委员会.临床化学定量检验程序性能验证指南：CNAS－GL037：2019[S/OL].(2019－02－15)[2023－09－26].https://www.cnas.org.cn/rkgf/sysrk/rkzn/2019/04/896307.shtml.

（彭　霞　王　皓）

定量检测项目人员比对标准操作规程

××医院检验科免疫组作业指导书	文件编号：××-JYK-××-××-××
版次/修改：第　　版/第　　次修改	生效日期：　　　　　第　页　共　页
编写人：	审核人：　　　　批准人：

1. 目的

规范免疫实验室定量检测项目（手工操作定量检测项目）的检验程序,保证结果报告的可比性、有效性、准确性,特制订此作规程。

2. 依据

人员比对遵循 CNAS-CL02：2023《医学实验室质量和能力认可准则》、CNAS-CL02-A001：2023《医学实验室质量和能力认可准则的应用要求》、CNAS-GL047：2021《医学实验室定量检验程序结果可比性验证指南》和 WS/T 407—2012《医疗机构内定量结果的可比性验证指南》的要求。

3. 人员比对的参数

符合率或极差（R）。

4. 比对过程

4.1·比对频率：至少每半年进行 1 次比对。

4.2·标本选取：至少选取 5 份标本,包括正常值和异常水平,覆盖测量范围,考虑医学决定水平。

4.3·标本检验：免疫检验人员在相同环境条件下,采用相同的检测方法、检测设备和设施,按照项目和仪器的标准操作规程对选取的标本进行检验,实行盲样检测,以实验室经验最为丰富的人员检验结果作为参考；若检验人员数＞4 人,可以全部人员结果的均值为参考。

4.4·结果分析：收集检测结果,与参照人员检测结果相比,检验人员的结果偏差＜1/3 TEa,或小于规定的偏倚被认为是合格；若与均值结果比较,计算极差（R）＝$[X_{max}$（最大检测值）－X_{min}（最小检测值）$]/X_{ave}$（均值）×100％。

5. 比对结论

5.1·与参考人员结果比较,定量项目的比对为符合率,要求≥80％合格为通过；与均值比较,极差 R 应满足实验室判断标准。

5.2·若比对不通过,应分析原因,并采取必要的纠正措施并评估措施的有效性。同时做好相应的记录。

参考文献

[1] 中国合格评定国家认可委员会.医学实验室质量和能力认可准则：CNAS-CL02：2023[S/OL].(2023-06-01)[2023-09-26].https://www.cnas.org.cn/rkgf/sysrk/jbzz/2023/06/911424.shtml.

[2] 中国合格评定国家认可委员会.医学实验室质量和能力认可准则的应用要求：CNAS-CL02-A001：2023[S/OL].(2023-08-01)[2023-09-26].https://www.cnas.org.cn/rkgf/sysrk/rkyyzz/2023/08/912141.shtml.

（彭　霞　王　皓）

定性检测项目人员比对标准操作规程

××医院检验科免疫组作业指导书	文件编号：××-JYK-××-××-××	
版次/修改：第　版/第　次修改	生效日期：	第　页 共　页
编写人：	审核人：	批准人：

1. 目的

为了规范免疫实验室定性检测项目(如荧光显微镜检查项目)的检验程序,保证结果报告的可比性、有效性、准确性,特制订此作规程。

2. 依据

人员比对遵循 CNAS-CL02：2023《医学实验室质量和能力认可准则》、CNAS-CL02-A001：2023《医学实验室质量和能力认可准则的应用要求》和 CNAS-GL038：2019《临床免疫学定性检验程序性能验证指南》的要求。

3. 人员比对的参数

符合率。

4. 比对过程

4.1·比对频率：至少每半年进行一次比对。

4.2·标本选取：至少选取 5 份标本,保证其中至少有 2 份阴性标本(至少 1 份其他标志物阳性的标本)、至少有 3 份阳性标本(至少含弱阳性 2 份)。

4.3·标本检验：免疫学检验人员在相同环境条件下,采用相同的检测方法、检测设备和设施,按照项目和仪器的标准操作规程对选取的标本进行检验,实行盲态检测,以实验室经验最为丰富的操作人员的检测结果或预期的结果作为参照。

4.4·收集检测结果填入下表,并分析符合率。

	参照人员结果/预期结果		
	阳　性	阴　性	
比对人员检测结果	a(＋,阳性) c(－,阴性)	b(＋,阳性) d(－,阴性)	a＋b c＋d
	n1	n2	n

符合率＝[(a＋d)/n]×100%

5. 比对结论

定性项目的比对为符合率,要求≥80%合格为通过。符合率<80%为不合格,应分析原因,并采取必要的纠正措施并评估措施的有效性。同时做好相应的记录。

参考文献

[1] 中国合格评定国家认可委员会.医学实验室质量和能力认可准则：CNAS-CL02：2023[S/OL].(2023-06-01)[2023-09-26].https://www.cnas.org.cn/rkgf/sysrk/jbzz/2023/06/911424.shtml.

（彭　霞　王　皓）

流式细胞术检测项目人员比对标准操作规程

××医院检验科免疫组作业指导书	文件编号：××-JYK-××-××-××
版次/修改：第　　版/第　　次修改	生效日期：　　　　第　　页 共　　页
编写人：	审核人：　　　　批准人：

1. 目的

规范流式细胞术检测项目的检验程序，保证结果报告的可比性、有效性、准确性，特制订此操作规程。

2. 依据

人员比对遵循 CNAS-CL02：2023《医学实验室质量和能力认可准则》、CNAS-CL02-A001：2023《医学实验室质量和能力认可准则的应用要求》、CNAS-GL047：2021《医学实验室定量检验程序结果可比性验证指南》、WS/T 407—2012《医疗机构内定量结果的可比性验证指南》的要求。

3. 人员比对的参数

符合率。

4. 比对过程

4.1·比对频率：至少每半年进行 1 次比对。

4.2·标本选取：至少 5 份新鲜全血样品和 2 份不同浓度水平的全血质控品。

4.3·标本检验：实验室内相关项目培训合格的检测人员按照项目和仪器标准操作规程进行样本检测和数据分析；同时以实验室经验最为丰富的检验人员的结果作为参考。

4.4·结果分析：收集检测结果，与参照人员检测结果相比，满足实验室规定的偏倚被认为合格。

5. 比对结论

5.1·要求≥80％合格为通过。

5.2·若比对不通过，应分析原因，并采取必要的纠正措施并评估措施的有效性。同时做好相应的记录。

参考文献

[1] 中国合格评定国家认可委员会.医学实验室质量和能力认可准则：CNAS-CL02：2023[S/OL].(2023-06-01)[2023-09-26].https://www.cnas.org.cn/rkgf/sysrk/jbzz/2023/06/911424.shtml.

[2] 中国合格评定国家认可委员会.医学实验室质量和能力认可准则的应用要求：CNAS-CL02-A001：2023[S/OL].(2023-08-01)[2023-09-26].https://www.cnas.org.cn/rkgf/sysrk/rkyyzz/2023/08/912141.shtml.

（彭　霞　王　皓）

第六章
仪器设备标准操作规程

一、通用仪器／ 128

二、酶法免疫分析仪／ 135

三、化学发光法免疫分析仪／ 145

四、荧光法免疫分析仪／ 161

五、免疫印迹法／ 166

六、流式细胞仪／ 171

七、过敏原检测系统／ 178

八、自动化判读仪器／ 182

水平离心机标准操作规程

××医院检验科免疫组作业指导书	文件编号：××-JYK-××-××-××
版次/修改：第　　版/第　　次修改	生效日期：　　　　　第　　页　共　　页
编写人：	审核人：　　　　　　批准人：

1. 目的

建立规范水平离心机标准操作程序，确保离心工作安全有效。

2. 原理

将装有等量试液的离心容器对称放置于转头四周的孔内，启动机器后。电动机带动转头高速运转所产生的相对离心力（RCF）使试液分离，相对离心力的大小取决于试样所处位置至轴心的水平距离，即旋转半径 R 和转速 n，计算公式：$RCF = 1.118 \times 10^5 \cdot n^2 \cdot R \times g$。

3. 运行环境

环境温度 5～40℃；相对湿度≤80％；大气压力 860～1 060 hPa；周围无导电尘埃、易爆炸性气体和腐蚀性气体；电源 AC 220 V±10％；频率 50 Hz±2 Hz。

4. 操作步骤

4.1·工作前检查：将水平离心机放在水平坚实的工作台上。注意四脚的平衡。用手轻轻摇动离心机，检查水平离心机是否放置平稳。打开门盖，检查转子与电机轴连接是否紧密，吊杯（接合器）是否能在转子上自由倾斜，无卡带现象。

4.2·开机：按住"设定"键，当离心机转速/时间数字闪动时按↑或↓进行调整，设置完成后参数闪动 3 次自动保持，长按"设定"键设置界面。确认转子及适配器装载完成、参数设定完毕后，盖好上盖，按动"启动/停止"键，离心机开始运转（如中途需停机，再次按动"启动/停止"键），运转时设置的时间将以倒计时的方式从设置值逐渐递减到 0，当时间显示值为 0 时，离心机会自动停机，蜂鸣器鸣叫提醒，上盖自动打开（和开盖设置方式有关），如开盖方式为手动开盖，在蜂鸣器鸣叫结束后，按"开盖键"打开上盖取出离心管。

4.3·关机：离心机内仓恢复室温后，取下转头，擦干内壁，盖好上盖，关闭电源。

5. 维护与保养

5.1·每日检查（见下表）

每 日 检 查 点	采 取 的 措 施
检查转子固定螺母是否松动	如有松动，可紧固
检查转子及组件（配件）有无裂痕、腐蚀、生锈或变形	如发现有上述任何一种情况，要立即停止使用，安排专业人员或公司维修人员进行更换
检查离心腔内有无异物或试液残留	清理或清洁
检查门锁是否安装紧固、有无磨损情况	如门锁松动或出现磨损，应检修或更换
检查上盖安装是否牢固，开启、关闭状态是否正常	如发现上盖松动，不能正常开启或关闭，要立即停止使用，安排专业人员或公司维修人员进行维修
检查离心机是否水平放置或偏移位置	调好水平并放置平稳
检查各操作功能是否正常	若发现异常，立即联系维修人员进行维修

5.2・每周清洁和净化的实施：每周清洁保养的作业内容主要对离心机外壳、离心腔、转子、适配器和使用的分离容器等；这是为了防止有污染物遗留在上面,对使用的零部件造成腐蚀和环境污染。

5.3・每月检查

5.3.1　离心机每月要执行转子(旋转组件)的检查,检查转子、适配器是否有腐蚀、变形、损坏、白斑、裂纹,如发现有上述情况,请立即停用并联系经销商或公司进行更换。

5.3.2　离心机每月应检查门锁、盖(气)弹簧、铰链的磨损情况,定期(建议每月)进行润滑处理。推荐使用润滑硅脂膏。

5.3.3　离心机每月要对通风孔进行检查,如果通风孔有灰尘堵塞会影响离心机散热,造成离心腔内温度升高,影响样本的分离,可以用吸尘器对通风孔进行除尘处理。

6. 应急处理

当离心机发生事故时,需要迅速采取措施,保障实验室安全和人员健康。

6.1・停止离心机运转：一旦发生离心机异常,应立即停止离心机运转,关闭离心机电源开关,使离心机立即停止运转,打开离心机盖子,将试管和离心杯从离心机中取出。

6.2・检查事故原因：为了避免事故再次发生,需要尽快查明事故原因,并采取相应措施。常见事故原因包括：离心机故障,如离心机盖子松动、转盘偏移等；离心杯或离心管问题,如容器破裂、均匀性差等；操作不当,如离心机超载、时速设置错误等。

6.3・处理药液泄漏或溅出：如果药液发生泄漏或溅出,需要迅速采取应急措施,避免其对人员的健康和环境造成污染：戴上手套,使用吸水纸巾或吸水垫将泄漏区域彻底吸干；将纸巾或吸水垫放入塑料袋中,将袋子密封后标注好药液种类和日期；清洗泄漏区域,使用适当的清洗剂擦拭干净,切勿直接用手清洗。

6.4・清洁离心机：确保离心机的正常使用,需要对其进行清洁和保养：使用除尘巾或棉布擦拭离心机外部表面,并用专门的清洁布擦拭转盘和离心杯孔,去除粉尘和污垢；使用适当的清洗剂擦拭离心杯和转盘除去黏附在离心杯内的残留物；检查离心机盖子和配件,如发现磨损或损坏应及时更换。

7. 注意事项

7.1・离心机首次运行之前,使用者必须详细阅读《使用说明书》,并且按照说明书要求操作离心机。

7.2・未经操作培训的人员采用错误的方式或者把离心机用做规定之外的其他用途,可能会对离心机造成损坏,对使用者或其他人带来危险。

7.3・离心机应安装在一个稳固的水平基座或地面上。

7.4・在使用离心机之前,必须检查转子是否安装到位并且紧固。

7.5・离心机在工作时,周围 30 cm 的区域内不能有任何人员、危险物质或其他物体。

7.6・离心机在运转中不允许移动或敲击。

7.7・当盖锁紧急开启装置或离心机制动功能出现故障时,在转子停止转动之前,不可以触摸转子。

7.8・转子的所有位置都必须装上试管筒,并将适配器均匀放置,均衡地加载离心转子。

7.9・当离心机由储存处搬运至温差比较大的环境中时,如果使用环境如温度低,必须先运行 30 min 来预热,使用环境如果温度高,至少静止放置 3 h,方可通电运行,避免造成冷凝损坏机器。

7.10·请勿在离心机的试管桶中直接添加样品,离心容器的加注量不可超过《使用说明书》中规定的容量。

7.11·离心容器必须使用经确认符合要求的产品,应符合转子的最大转速和最大离心力的使用要求,防止离心容器破碎后分离液体泄漏。

7.12·只有当转子的负载平衡在可接受范围,高速机 2 g 以内,方可运行离心机。

参考文献

[1] 中国合格评定国家认可委员会.医学实验室质量和能力认可准则在临床免疫学定性检验领域的应用说明:CNAS - CL02 - A004:2018[S/OL].(2018 - 03 - 01)[2023 - 09 - 26].https://www.cnas.org.cn/rkgf/sysrk/rkyyzz/2018/03/889105.shtml.

[2] 尚红,王毓三,申子瑜.全国临床检验操作规程[M].4 版.北京:人民卫生出版社,2015.

[3] 国家市场监督管理总局,中国国家标准化管理委员会.医学实验室质量和能力的要求第 5 部分:临床免疫学检验领域的要求:GB/T 22576.5—2021[S/OL].(2021 - 05 - 21)[2023 - 09 - 26].https://openstd.samr.gov.cn/bzgk/gb/newGbInfo?hcno = B20A7B4837EA1471836F05C3314B4E8D.

（王　嫄　马越云）

水平摇床仪标准操作规程

××医院检验科免疫组作业指导书	文件编号：××-JYK-××-××-××	
版次/修改：第　　版/第　　次修改	生效日期：	第　　页 共　　页
编写人：	审核人：	批准人：

1. 目的

建立水平摇床仪的使用、维护保养与清洁标准操作程序，使操作过程标准化。

2. 原理

水平摇床仪的控制面板上有摇杆开关，可选择持续振荡或循环振荡等方式。可同时振荡四块微板。仪器控制部分标志清晰，操作简便。速度的范围从 40～1 100 r/min，振荡平稳、有力。骨架结构的板面有许多孔眼，微板能牢固地放置在上面且不易滑动。底部的橡胶垫脚能使仪器相对固定在台面，防止仪器整体出现"游走"的情况发生。

3. 运行环境

使用环境 10～40℃；相对湿度 85%；电源要求 220 V，50 Hz。

4. 操作步骤

4.1·工作前检查载平台：在平台上有弹簧固定器，推动上面的弹簧，放入盛满的测定盘，直到测定盘稳定在螺纹的平台底部，然后放开弹簧使其固定位置。

4.2·开机

4.2.1 确定定时旋钮指向关闭，速度旋钮指向最小，插上电源。放置样品并固定。把定时旋钮指向需要的时间，同时摇床开始工作，电源指示灯亮。

4.2.2 如果需要人工精确计时或超出此摇床时间范围，则把定时旋钮指向开，同时摇床开始工作电源显示灯亮，此时不受定时限制。

4.2.3 调节定时旋钮由小到大，使其达到合适的旋转频率。

4.3·关机后速度旋钮调至最小，关闭电源，清洁摇床，做好使用记录。

5. 维护与保养

5.1·使用前请详细阅读使用说明书。实验结束后应及时对水平摇床进行清理和消毒。

5.2·仪器在连续工作期间每 3 个月做一次定期检查，检查是否有水滴，污物落入电机和控制元件上，清洁风机上的灰尘，检查保险丝，控制元件及紧固螺丝。

6. 注意事项

6.1·如果近来都不再使用摇床，拔掉电源线。

6.2·在运行之前要把开关拨至"Off"位置，同时速度控制器应在"Zero"位置。

参考文献

[1] 中国合格评定国家认可委员会.医学实验室质量和能力认可准则在临床免疫学定性检验领域的应用说明：CNAS‐CL02‐A004：2018[S/OL].(2018‐03‐01)[2023‐09‐26].https://www.cnas.org.cn/rkgf/sysrk/rkyyzz/2018/03/889105.shtml.

（王　嫄　马越云）

电热恒温水浴箱标准操作规程

××医院检验科免疫组作业指导书		文件编号：××-JYK-××-××-××	
版次/修改：第　　版/第　　次修改		生效日期：	第　页 共　页
编写人：	审核人：		批准人：

1. 目的

建立规范标准的电热恒温水浴箱操作程序。

2. 原理

电热恒温水浴箱内槽用不锈钢板制成，经久耐用；U 形电热管直接浸渍于水中，热效率高；电热恒温装置采用高灵敏度电子温控电路，温度波动度及温度均匀性更加稳定、可靠，按键温度设置温度数字实时显示更方便、直观。

3. 运行环境

环境温度为 5～40℃；相对湿度＜90%；电源要求：电压 220 V±22 V，频率 50 Hz±1 Hz。

4. 操作步骤

4.1 · 工作前检查：温箱应置于坚实的平台上，检查电源是否与仪器要求的电压相符合。确认电源插头已插入电源插座中。

4.2 · 开机

4.2.1　将水加至隔板 50 mm 以上（如有条件，最好使用蒸馏水）。

4.2.2　接通电源，打开开关，按 SET 键，红屏显示"SP"字符，绿屏个位数字闪动，表示仪器进入温度设定状态，按"△"或"▽"来增加或减小设定值。长按"△"或"▽"，数据会快速变动。

4.2.3　温度设定完毕，按"SET"键，回到正常工作状态。

4.3 · 关机：仪器使用完毕，填写使用记录，及时排掉箱内废水，擦拭干净。

5. 维护与保养

5.1 · 请详细阅读使用说明书。使用完毕应切断电源。

5.2 · 恒温箱内外应保持整洁。应尽量避免试液洒在机器表面，用毕应及时清理，擦拭干净。

6. 注意事项

6.1 · 仪器使用三线插座，使用时必须接地线，确保安全。

6.2 · 在操作过程中应防止实验样品损失及污染到恒温箱中。恒温箱内外应保持清洁，外壳忌用腐蚀性溶液擦拭。

6.3 · 若恒温箱周边四角与中间的实测温度＞±1℃，应停止使用，及时报修。

参考文献

[1] 中国合格评定国家认可委员会.医学实验室质量和能力认可准则在临床免疫学定性检验领域的应用说明：CNAS-CL02-A004：2018[S/OL].(2018-03-01)[2023-09-26].https://www.cnas.org.cn/rkgf/sysrk/rkyyzz/2018/03/889105.shtml.

[2] 尚红,王毓三,申子瑜.全国临床检验操作规程[M].4 版.北京：人民卫生出版社,2015.

（王　嫄　马越云）

荧光显微镜标准操作规程

××医院检验科免疫组作业指导书	文件编号：××-JYK-××-××-××	
版次/修改：第　　版/第　　次修改	生效日期：	第　　页　共　　页
编写人：	审核人：	批准人：

1. 目的

建立规范标准的荧光显微镜标准操作程序,确保样本检测结果准确、可靠。

2. 原理

利用一定波长的激发光对样品进行激发,使之产生一定波长的荧光,从而用于对样品结构或其组分进行定性、定位、定量观察检测。

3. 运行环境

3.1·仪器环境：显微镜应该在暗室中操作,只有把显微镜放在稳固、结实、光滑且非易燃的平面上,才能进行操作。

3.2·电源要求：显微镜配备有插入式电源,可以在电压 100～240 V(± 10％),50/60 Hz 的线路中使用,而不必更改设备的电压设置。

3.3·温湿度条件：室温 15～40℃；湿度 10％～75％。

4. 操作步骤

4.1·把显微镜放在座前桌面上稍偏左的位置,镜座应距桌沿 6～7 cm。

4.2·通过荧光显微镜上的 On/Off 键启动 LED 光源,将透射光/荧光开关置于荧光一侧。使用旋钮(1/10)打开透射光照明器,并调节到需要的照射强度。将所要观察的荧光载片放在载物台上,然后用玻片夹固定荧光载片。

4.3·调节载物台水平位置调节旋钮,使待观测反应区置于物镜的正下方。转动物镜转换器,使用 20× 物镜进行观测。调节粗准焦螺旋,使载物台上升,物镜逐渐接近载片。注意不能使物镜触及载片,以防镜头将盖玻片压碎而损坏基质。

4.4·调整瞳孔间距,双眼注视目镜内,调节粗准焦螺旋,使载物台慢慢降,直至物镜中出现荧光。调节细准焦螺旋,直至荧光模型清晰为止。调节载物台水平位置调节旋钮移动镜下的视野。

4.5·转动物镜转化器,使用 40× 物镜进行观测。调节细准焦螺旋使镜下图像变得清晰。使用完毕后,关闭仪器开关,断开电源。将防尘罩套在仪器上。

5. 维护与保养

5.1·每次使用后,用湿布和温和去污剂清洁设备表面,并盖上设备防尘盖。

5.2·不要将设备放置在潮湿的房间里,在 35℃时,最大湿度＜75％。

5.3·用防尘罩盖住开口镜筒。

5.4·用刷子、吹风机、棉棒、光学清洁纸或棉布清除光学镜头上的灰尘和污垢。

5.5·去除水溶污垢,先除尘,再用无尘面布或者湿布擦拭,也可在水中添加温和的清洁剂。

5.6·用棉签或者无尘布蘸取光学清洁液清除顽固的、油性的或脂性灰尘（浸油、指印）。

5.7·清洁液由90％的石油醚和10％的异丙醇组成。这些组分有以下同名：石油醚、外科去污剂、工业甲基化去污剂、异丙醇、2－丙醇、2－甲基甲醇、2－羟基丙醇。

6. 注意事项

6.1·在使用可能发生感染或危及人身安全的样品时务必使用手套、避免直接接触。

6.2·若试剂、清洁剂碰及身体可能会损害皮肤，应戴防护手套、戴眼镜。

6.3·仪器的操作、保养按规定程序进行，不要触摸非指定部位。

参考文献

［1］中国合格评定国家认可委员会.医学实验室质量和能力认可准则在临床免疫学定性检验领域的应用说明：CNAS－CL02－A004：2018［S/OL］.（2018－03－01）［2023－09－26］.https://www.cnas.org.cn/rkgf/sysrk/rkyyzz/2018/03/889105.shtml.

［2］尚红，王毓三，申子瑜.全国临床检验操作规程［M］.4版.北京：人民卫生出版社，2015.

［3］国家市场监督管理总局，中国国家标准化管理委员会.医学实验室质量和能力的要求第5部分：临床免疫学检验领域的要求：GB/T 22576.5—2021［S/OL］.（2021－05－21）［2023－09－26］.https://openstd.samr.gov.cn/bzgk/gb/newGbInfo?hcno＝B20A7B4837EA1471836F05C3314B4E8D.

（王　嫄　马越云）

全自动酶免分析系统标准操作规程

××医院检验科免疫组作业指导书	文件编号：××-JYK-××-××-××
版次/修改：第　版/第　次修改	生效日期：　　　第　页　共　页
编写人：	审核人：　　　批准人：

1. 目的

建立规范的××酶免分析仪操作规程,确保酶联免疫吸附法检测结果的准确可靠。

2. 原理

2.1·前加样系统：采用气动置换加样原理,实现加样尖的柔性装载/卸载。动态工作台面配置：自动装载与卸载实验载架。加样通道具有独立、精密的控制马达和电子组件,每个加样通道均可独立编程,进行不同的吸液分液动作,可同时在不同微孔板上分配标本,实现不同标本进行不同的项目。加样臂和加样针：加样臂由 8 个独立的加样通道组成,通过专利的 O 形环导入技术和气体置换原理实现液体的移取。

2.2·后处理系统：① 1 个进板/孵育模块 4 板位进板塔架,前 5 板位室温孵育塔,后 5 板位控温孵育塔；② 1 个孵育模块前、后各 5 板控温孵育塔,共 10 板位；③ 2 个洗板/分配模块前试剂分配模块、后 24 通道洗板模块；④ 1 个酶标/分配模块前试剂分配模块,后酶标读数模块；⑤ 1 个容器载架模块 8 个洗液桶位,1 个泵站。

2.3·仪器实现全过程管理监控,包括微板条码、孵育温度、洗板参数、试剂分配、终止读数及结果输出。

3. 运行环境

3.1·仪器放置在温度 15~35℃、相对湿度 30%~85%环境下的实验室内。

3.2·前加样系统：仪器位置不应靠近热源(如暖气及空调装置),避免日光直射。电压 115~230 V(±10%)[50~60 Hz(±5%)]；功率 600 W；保险管 220 V,5 A。UPS≥2 kW 接地线,零地电压≤5 V。墙距≥200 mm。

3.3·后处理系统：周边无热源、无灰尘、无腐蚀性气体或液体,避免日光直射。电压 180~264 V(±10%)[45~66 Hz(±5%)]；功率 900~1 200 W；保险管 220 V,5 A。UPS≥2 kW 接地线,零地电压≤5 V。墙距≥200 mm。

4. 试剂

多种检测项目配套试剂盒,包括洗涤液、封闭液、酶联底物、蒸馏水、终止液、微孔板等。

5. 操作步骤

5.1·前加样系统

5.1.1　打开控制电脑。打开××仪器左侧电源。准备好一次性加样尖,放在 TIP 载架上。根据实验项目和标本数准备好相应的项目微板,放在相对应的微板载架上,微板条码贴在微板的右侧中间。并将微板载架推至装载平台的卡勾处,等待"Auto Load"自动扫描。

5.1.2　准备相对应的实验试剂,装入相应的试剂盒后放入指定的试剂载架里,且推到位。将标本按顺序放入样本载架,从样本载架的 1 号位开始插入标本,整理好后将载架装入样本通道上，推至卡勾处。

5.1.3　实验准备好后，打开桌面上的"实验"文件夹，双击需要做的实验项目，待弹出界面左上方箭头变成绿色后，点击"运行"按钮。按照提示检查实验试剂、微板、试管等是否准备好，如果准备好了，点击"OK"，实验开始，弹出下列提示。

5.1.3.1　输入所要做的标本数量，点击"OK"，仪器开始装载标本载架，弹出如下提示：按照上述提示，检查"D：/Data/Book1"文件中标本登记是否正确，如果检查无误，点击"OK"，开始装载微板载架。

5.1.3.2　"Auto Load"会扫描标本条码和微板载架上的微板条码，如果条码不合格，请手动点击"Barcode"输入条码，确认无误后点击"Execute"按钮。

5.1.3.3　直到出现提示，点击"OK"加样结束。加样结束后，维护设备，移走实验微板，保存试剂，质控。处理使用过的稀释管，清洗稀释板。清洁弃针板，处理使用过的加样尖。关闭仪器左侧电源。

5.1.4　实验中出现报警时，请根据具体问题做相应的处理。

5.1.5　仪器运行过程中，如果需要暂停，请点击左上侧的"暂停"按钮后，方可手工操作，操作完毕后，点击"Resume"，继续运行。仪器运行中禁止将手或者身体伸入仪器保护面罩。

5.1.6　实验结束后，关闭软件，关闭仪器电源，关闭控制电脑。

5.1.7　执行维护，清洁外表和装载台面及工作平台，清空废弃台处的废弃袋和里面的废弃尖，并消毒、清洁弃尖板。

5.2·后处理系统

5.2.1　开机前准备

5.2.1.1　配制洗涤液，将配制好的洗涤液及超纯水分别倒入相应的洗涤液容器内。

5.2.1.2　试剂准备，将上机项目试剂从冰箱取出后（30 min）恢复至室温，检查有效期，检查有无异常，然后根据试剂槽标识加入试剂。

5.2.2　开机顺序：打开计算机电源，进入"OS/2"主界面后，打开"Fame"仪器电源，双击图标，进入"Fame"操作界面，输入用户名和密码，按"确定"。仪器进行初始化，屏幕下方框显示设备状态如"设备状态：正在初始化"，显示"以下校验应在未来的14天内进行"时单击"确定"，然后软件自动提示是否冷启动维护，选择"是"，根据软件提示（洗站的通道3、7连接上带有 NaCl 的溶液桶，通道4、8连接上水的溶液桶），扫描条码，进行"冷启动"维护并观察设备状态。孵育仓加热，当设备状态达到待机时，才可进行实验的运行。

5.2.3　实验准备：进入工作菜单栏→工作表管理→界面。打开文件点击打开要运行的工作表。或者根据当天实验情况插入板架，然后进行实验模拟，转换为计划表工作界面，按软件界面提示装载洗液和试剂（装载完成后，核对模块位置栏显示液体所装载的确切位置）。

5.2.4　待前加样"Starvenus"加样完成后将实验微板放入进板架的提升器，A1 孔位置朝外平整放置，按仪器左侧的装载键，手工输入每个项目的微板条码，然后按键盘上的"Ctrl + C"键，直到所有的板子条码输完，再次按仪器左侧的装载键，最后点击"开始"运行。

5.2.5　实验完成后进行日维护，撤下所有的洗液，及时将试剂槽从试剂仓取出扣好盖放入冰箱（特别提示：终止液应及时移出仪器仓），将洗液桶内的液体清空，用纯水清洗后晾干。

5.2.6　关机顺序：退出系统至"OS/2"主界面后，关闭"Fame"仪器电源，关闭计算机。

5.3·注意事项

5.3.1 实验运行前应将所用的试剂及洗液准备好。

5.3.2 当微板条码由人工输入时,每一个条码输入完毕后按键盘"Ctrl＋C"确认。

5.3.3 微板放置时 A1 孔位置朝外,要平整完全放入进板架的提升器中。

5.3.4 试剂槽在放入试剂仓前,试剂条码表面和试剂槽底座一定要用吸水纸擦拭,确保条码被读取。一定要保持试剂仓底座洁净无潮湿,试剂仓读试剂条码时不要打开试剂仓。

5.3.5 试剂应倒入相应的试剂槽内,避免倒错试剂。

5.3.6 运行的实验用板如不满一板,一定要用相同的空白板条布满微板。

5.3.7 操作时,操作人员不得擅自离开操作岗位。注意仪器运行时不要手工干预,不能动任何运行原件。仪器运行过程中注意提示,及时采取相应措施。对于没处理过的情况须停止操作,请其他专业人员处理。

5.3.8 实验完成后对仪器进行日常维护,及时清理,将试剂槽从试剂仓取出放入冰箱。

5.4·结果查看:检测完成后样本结果会通过"LIS"系统自动传输到电脑。仪器打印机也会打印出每一项的检测结果。操作者根据检测结果需要和酶标板进行人工对照,两个结果确认无误后方可发出报告。

6. 维护与保养

6.1·前加样系统

6.1.1 每日维护:关闭应用软件→关闭仪器电源→撤出试管载架、试剂载架,并处理载架上的试管和试剂→清空废弃针→清洁消毒弃针板→清洁维护各载架→擦拭装载平台→清洁仪器表面→所有载架器件全部归位。关闭前挡门。

6.1.2 每周维护:关闭应用软件→关闭仪器电源→撤出试管载架、试剂载架,并处理载架上的试管和试剂,清洁维护试管载架、试剂载架以及微板载架→清洁加样枪"Stop Disk"头→擦拭工作平台→擦拭扫描头及附件和保护带→维护清洁加样尖载架→所有载架器件全部归位。关闭前挡门。

6.2·后处理系统

6.2.1 每日维护:实验结束后,关闭主界面,仪器自动提示"是否关闭"→选择"确定"→关闭软件前请执行日维护,确定→将配制好的消毒液桶分别放入洗站的 4、8 通道上,连接上洗液桶连接头,扫描维护洗液桶条码与通道条码→仪器开始自动冲洗管路系统,结束后提示维护完成→维护成功后,撤下维护液桶,取出试剂瓶,检查维护试剂瓶以及注射器→关闭"Fame"应用主界面,再次提示"是否执行日维护",选择"否"→关闭"OS/2"系统,关闭仪器主电源,清洁仪器表面。

6.2.2 每周维护:选择维护菜单下的"周维护",根据提示准备好各维护液,确定→将配制好的消毒液桶分别放入洗站的 4、8 通道上,连接上洗液桶连接头,扫描维护洗液桶条码与通道条码→仪器开始自动冲洗管路系统,结束后提示在洗站的 4、8 通道上装载"NaCl 维护液"桶,撤下消毒液桶,更换上"NaCl 维护液"桶,扫描桶条码与通道条码,开始维护→结束后提示在洗站的 4、8 通道上装载"Rinse"维护液桶,撤下"NaCl"桶,更换上"Rinse"维护液桶,扫描桶条码与通道条码,开始维护→维护成功后,撤下维护液桶,取出试剂瓶,检查维护试剂瓶以及注射器→关闭"Fame"应用主界面→关闭"OS/2"系统,关闭仪器主电源,清洁仪器表面,清洁擦拭各单元,特别注意洗板头正下方的绿色板,保证清洁且干燥。

6.2.3　每月维护:在仪器处于待机状态下,选择维护菜单下的维护,打开"附加"菜单里的"消毒"右侧的洗板单元 1 和 2。软件会提示夹紧废液管路,并装载消毒液桶连接在通道 4、8 位置上,开始在整个洗板管路系统里充满消毒液。并浸泡 30 min,软件自动计时。30 min 后,提示重新打开废液管路,冲走管路系统里的消毒液。装载"NaCl"桶于 4、8 通道上,再次冲洗,完毕后提示装载"Rinse"桶,做最后的管路维护,冲洗结束。整个消毒管路系统完毕。

6.3·退出软件,关闭仪器。执行以下操作:用蘸有清洗消毒液的毛巾擦拭孵育塔的每个孵育槽内;清洁酶标仪的石英玻璃片;清洁各模块传输架及运动光杆;清洁并干燥仪器下面的外置水分离器桶;检查洗液桶是否有损坏。

7. 应急处理

实验室突发仪器故障,当班人员必须确认故障情况的性质,并立即通知设备科人员前来检查维修。仪器故障短时间内无法修复的情况下,采用备用仪器进行检测。

8. 注意事项

8.1·实验运行前应将所用的试剂及洗液准备好。

8.2·当微板条码由人工输入时,每一个条码完毕后按键盘"Ctrl + C"确认。

8.3·切记先开前加样系统电脑,再开后处理系统电脑。否则结果将不会传输。

8.4·试剂槽在放入试剂仓前,试剂条码表面和试剂槽底座一定要用吸水纸擦拭,确保条码被读取。一定要保持试剂仓底座洁净无潮湿,试剂仓读试剂条码时不要打开试剂仓。

8.5·试剂应倒入相应的试剂槽内,避免倒错试剂。

8.6·运行的实验用板如不满一板,一定要用相同的空白板条布满微板。

8.7·操作时,操作人员不得擅自离开操作岗位。注意仪器运行时不要手工干预,不能动任何运行原件。仪器运行过程中注意提示,及时采取相应措施。对于没处理过的情况须停止操作,请其他专业人员处理。

8.8·实验完成后对仪器进行日常维护,及时清理,将试剂槽从试剂仓取出放入冰箱。

9. 校准

9.1·前加样系统:进行加样精度校准。

9.2·后处理系统

9.2.1　酶标仪的校准关键量值主要有 5 个:波长示值误差、波长示值稳定性、吸光度示值误差、吸光度重复性及通道差异。

9.2.2　洗板机的校准指标:每次吸液后,对板孔中液体残留量、加液吸液之间的间隔时间、冲洗的方式进行校准。

9.2.3　每年校准至少 1 次,有特殊情况(如更换关键部件等)需再校准。

参考文献

[1] 中国合格评定国家认可委员会.医学实验室质量和能力认可准则在临床免疫学定性检验领域的应用说明:CNAS - CL02 - A004:2018[S/OL].(2018 - 03 - 01)[2023 - 09 - 26].https://www.cnas.org.cn/rkgf/sysrk/rkyyzz/2018/03/889105.shtml.

[2] 尚红,王毓三,申子瑜.全国临床检验操作规程[M].4 版.北京:人民卫生出版社,2015.

(陈昱凝　马越云)

酶标仪标准操作规程

××医院检验科免疫组作业指导书	文件编号：××-JYK-××-××-××	
版次/修改：第　　版/第　　次修改	生效日期：	第　　页 共　　页
编写人：	审核人：	批准人：

1. 目的
建立规范标准的酶标仪操作程序,确保酶免检测结果准确可靠。

2. 原理
2.1・酶标仪从原理上可以分为光栅型酶标仪和滤光片型酶标仪。光栅型酶标仪可以截取光源波长范围内的任意波长,而滤光片型酶标仪则根据选配的滤光片,只能截取特定波长进行检测。

2.2・酶标仪实际上就是一台变相光电比色计或分光光度计,其基本工作原理与主要结构和光电比色计基本相同。光源灯发出的光波经过滤光片或单色器变成一束单色光,进入塑料微孔板中的待测标本。该单色光一部分被标本吸收,另一部分则透过标本照射到光电检测器上,光电检测器将这因待测标本不同而强弱不同的光信号转换成相应的电信号,电信号经前置放大,对数放大,模数转换等信号处理后送入微处理器进行数据处理和计算,最后由显示器和打印机显示结果。微处理机还通过控制电路控制机械驱动机构 X 方向和 Y 方向的运动来移动微孔板,从而实现自动进样检测过程。

3. 运行环境
仪器适合运行的环境温度为 $0 \sim 40℃$,相对湿度为 $\leqslant 85\%$。电源要求：电压 220 V ± 10%,频率 50 Hz±2%。避免阳光直晒,避免灰尘,避免剧烈振荡。

4. 试剂
多种检测项目配套试剂盒,包括免疫吸附剂、酶标记的抗原或抗体、酶反应的底物、蒸馏水等。

5. 操作步骤
5.1・仪器操作：接通电源,确保仪器与电脑连接正常,将酶标仪的电源开关灯打开,仪器将显示自检、基础酶联、软件版本号,随后显示基础酶联、准备和时间。在自检过程中,仪器对每一个已装的滤光片选择合适的光强度,开机后,等候预热。

5.2・软件操作

5.2.1　开机后,选择测量模式及其某些参数,如单波长检测、1 号滤光片、不作数据计算、进板方式、无板统计分析和打印机方式等。

5.2.2　设置模板：点击 New 并选中空白对照位置,选择标准品位置,选择"Calibrators"。如果是倍比稀释,选择"Series",输入起始浓度(initial value)、变量关系(+ 、 − 、 * 或/),系数选择"Step by",最后输入浓度单位并确认。如果浓度不成倍比关系,可以单个输入浓度值;最后选中样品位置,选择"Unknowns"并确认。

5.2.3　编辑 Protocol：点击"Protocol",选择"Shake",根据需要设置混匀样品的时间后选择"Photometric"并设置波长,计算模式和计算参数。

- 单波长检测:用单波长测量吸光值。
- 双波长检测:用双波长测量吸光值。第二次检测结果从第一次检测中减得。
- 双时法检测:在两个不同的时间点上测量吸光值。第二次检测结果从第一次检测中减得。
- 酶标动力学检测:测量吸光值的变化速度。
- 多波长检测:每一列的吸光值用各自不同的波长检测。
- 计算机控制检测:仪器由一个外接计算机控制。
- 力学检测:测量吸光值的变化速度。
- 计算模式:用 calcmode(计算模式)键设定。
- 计算参数:用 calcparam(计算参数)设定计算参数。
- 无计算:结果以吸光值形式输出至内置打印机或通过界面接口输出。
- 因数计算:测出的吸光值和用户给出的因数相乘得出浓度,浓度单位由因数单位确定。
- 线性标准:用户输入标准品浓度,酶标仪通过这些标准品,利用最小平方法回归出一条标准直线,可将测得的吸光值换算成浓度。
- 标准直线:用户输入已知标准直线的斜率和截距来确定标准直线,酶标仪用以下直线方程式计算浓度:浓度 = A(斜率)×吸光值 + B(截距)。
- 限值计算:测出的吸光值与用户定义的一个限值比较,如结果低于限值,会出现负号。相反,会出现正号。
- 双限值:测出的吸光值与用户的两个限值比较。如结果低于两个限值,会出现负号。如结果在两个限值之间出现 0,如结果高于两个限值,会出现正号。
- 范围计算:用户定义的数值被分成 10 个部分,10 个部分编号为 0~9。测出的吸光值根据它所在的部分以 0~9 中的编号反映出来。
- 列减法:第二列的结果减去第一列结果,第四列的结果减去第三列结果,以此类推。
- 两点法:用户输入标准品浓度,酶标仪通过标准品计算出一条线性标准曲线。通过这一曲线,将测得的吸光值转换成浓度。

5.3·标本检测:点击"Plate out",酶标板托架将自动出来放入 96 孔酶标板(酶标板盖子必须取下测量)。点击"Start",点击"OK",开始测量。测量结束自动给出结果并打印。

5.4·装纸

5.4.1 按下"paperfeed"键,取下仪器中装入打印机系统的纸张,将卷纸游离端插入仪器后部的插口,直至有轻微阻力感。注意卷纸转动的正确方向。

5.4.2 按下"paperfeed"键,直至将纸送入打印机。将卷轴插入卷纸,将卷轴及卷纸放入仪器后部的凹槽。

5.5·关机顺序:退出软件,关闭计算机,关闭仪器,切断主电源。

6. 维护与保养

6.1·每日保养:退出系统时,提示用户进行每日维护操作。系统自动执行管路的灌注和排空操作,并有信息提示,从而自动清洁所有通道。

6.2·每周保养:使用者应定期执行该操作,在实施最后一次周维护或月维护操作的 7 天后进行。在实施最后一次周维护或月维护操作的 7 天后,在系统的状态栏通过设备状态图标提醒用户实施周维护。系统自动执行管路的灌注和排空操作,并有提示信息。

6.3·每月保养:使用者应定期执行该操作,在实施最后一次月维护操作的一个月后进行。月维护提醒:每满一个月后,状态栏中的设备状态图标会显示相应的图标提醒用户实施月维护。系统自动执行维护操作,并有提示信息。出现无法处理的保养及错误,由仪器维修工程师负责,切勿擅自拆卸酶标仪。

7. 应急处理

实验室突发仪器故障,当班人员必须确认故障情况的性质,并立即通知设备科人员前来检查维修。仪器故障短时间内无法修复的情况下,采用备用仪器进行检测。

8. 注意事项

8.1·使用加液器加液,加液头严禁混用。

8.2·孵育时间和温度:严格按照试剂盒的说明书操作,反应时间准确。

8.3·冲洗:冲洗不完全或洗板机平时保养不完全,会引起 CV% 的增多。故每次实验前和实验结束后,必须用大量去离子水冲洗。

8.4·加增强液时避免产生泡沫:由于测定时激发光束必须通过井形孔的表面,故泡沫会影响实验的准确性,使 CV% 过高。

8.5·不要在测量过程中关闭电源。

8.6·此外,实验室的环境必须保证洁净、整齐。实验桌不允许与其他实验共用。所用的器械,如移液管、加样器、洗板机等必须每次用大量去离子水冲洗干净。

9. 校准

仪器交付使用前,安装人员会对仪器进行校准。一般情况下,交付使用后,每年进行一次校准。若有其他需要(仪器搬运、其他故障),必须由经过授权的专业人员操作。

参考文献

[1] 中国合格评定国家认可委员会.医学实验室质量和能力认可准则在临床免疫学定性检验领域的应用说明:CNAS - CL02 - A004:2018[S/OL].(2018 - 03 - 01)[2023 - 09 - 26].https://www.cnas.org.cn/rkgf/sysrk/rkyyzz/2018/03/889105.shtml.

[2] 尚红,王毓三,申子瑜.全国临床检验操作规程[M].4 版.北京:人民卫生出版社,2015.

[3] 国家市场监督管理总局,中国国家标准化管理委员会.医学实验室质量和能力的要求第 5 部分:临床免疫学检验领域的要求:GB/T 22576.5—2021[S/OL].(2021 - 05 - 21)[2023 - 09 - 26].https://openstd.samr.gov.cn/bzgk/gb/newGbInfo?hcno = B20A7B4837EA1471836F05C3314B4E8D.

(陈昱凝　马越云)

酶免洗板机标准操作规程

××医院检验科免疫组作业指导书	文件编号：××-JYK-××-××-××
版次/修改：第　　版/第　　次修改	生效日期：　　　第　　页　共　　页
编写人：	审核人：　　　　批准人：

1. 目的

建立酶免洗板机的使用、维护保养与清洁标准操作程序，确保酶联免疫检测结果准确可靠。

2. 原理

自动洗板机一般由清洗液瓶、电磁阀、泵、分配针(分配头中细金属管)构成分配路径。清洗液首先用泵从清洗液瓶中抽出，通过电磁阀控制分配量，然后再排向分配头，经分配头的分配针排入酶标板的微孔；由吸液针(分配头中较粗的金属管)、废液瓶、真空泵构成吸液路径。通过真空泵产生的负压经由废液瓶到达吸液针，微孔内的液体在大气压的作用下进入废液瓶；由数字电路、显示器、键盘、酶标板载物台(工作台)构成控制显示系统。达到设定工作程序、显示设置参数、控制分配量、清洗次数、振荡、浸泡时间、延迟时间、吸液时间、自动预洗间隔时间等自动清洗功能。

3. 运行环境

3.1·环境条件：环境温度 $5\sim40℃$；相对湿度 $\leqslant80\%$；大气压力 $860\sim1\,060$ kPa。交流 220 V $\pm10\%$；频率 50 Hz $\pm2\%$。

3.2·浸泡时间：$5\sim495$ s 可调，步距 5 s 任意调节。清洗液残留量：不大于 $2\,\mu L/$孔。清洗次数：$1\sim9$ 次任选。清洗排数：$1\sim12$ 排任选。适用酶标板规格：48、96 孔酶标板。

4. 试剂

蒸馏水等。

5. 操作步骤

洗板机插上程序卡后，打开仪器后部电源，仪器首先进行自检，仪器按键膜上的数字灯依次亮过，接着预洗键不停地闪烁，预示仪器处于待机状态。

5.1·按"预洗"键将洗头在预洗槽中清洗。选择所要清洗的排数，按"开始"键，仪器即开始酶标板的清洗。按"终止"键可在任何时候终止酶标板的清洗工作。

5.2·洗板机的测试

5.2.1　泵是否能正常工作：① 正压：开机后预洗是否有水出来；② 负压：开机后有无真空失败报警。

5.2.2　电磁阀能否上下运动正常：开机后抬起洗头查看电磁阀能否上下运动及注水和吸水功能是否正常。

5.2.3　载板是否能正常移动不偏斜：开机后选择好排数，然后开始清洗，查看载板是否能移动正常而无阻力感，且无偏斜。

5.2.4　按键膜是否失灵：开机后依次使用预洗、选排、开始、复位等各键，查看其是否失灵。

5.2.5　洗头抬头运动是否正常：开机后开始清洗功能,查看洗头及顶杆上下运动是否正常,有无阻力感。

5.2.6　查看瓶盖及胶管有否破损、漏气,管道是否通畅：开机后查看瓶盖及胶管有否漏气,影响正压或负压;查看管道是否通畅,有无个别孔注液不足或吸液不干净,及时疏通。

6. 维护与保养

正确使用和维护有利于设备的正常运行与延长设备的工作寿命。维修前,应断开电源。

6.1·该仪器存放环境应保持干燥,防止受潮,应存放在无腐蚀气体又通风良好的室内,并远离强电磁场干扰源。

6.2·更换熔断器中的保险管时,应先切断电源,按标注的保险管规格进行更换。

6.3·该仪器出厂时,已经过精确调整。当发现本仪器出现异常或不能正常工作时,应及时与厂家联系,用户请勿随意拆卸和调节。

7. 应急处理

7.1·开机后不出水

原因一：未插程序卡。处理方法：插上程序卡。

原因二：电磁阀处的胶管折叠粘连。处理方法：用手揉搓使之通畅。

原因三：洗瓶内无水。处理方法：将洗瓶内加满水。

原因四：电磁阀不能上下运动。处理方法：查看是否有异物阻塞,可加少许润滑油。

原因五：管道、瓶盖漏气。处理方法：检查管道,防止漏气。

原因六：正压不够。处理方法：调节泵前面的螺丝来完成,顺时针旋转为加压;反之则减压。

7.2·开机后真空失败

原因一：瓶子和胶管连接处漏气。处理方法：旋紧胶管和瓶子。

原因二：连接负压/废液瓶的胶管受压或折叠。处理方法：用手揉搓使之通畅。

原因三：负压过低。处理方法：用十字螺丝刀调节泵后面的"Vacuum Fail Adjust"(真空失败调节阀,顺时针方向负压增大,逆时针方向负压减小),注意：需在断电下操作,因为仪器有记忆。

7.3·开机后持续注液吸液：原因为洗头下方的胶管未放入电磁阀中。处理方法：将胶管放入电磁阀的圈内。

7.4·洗头处液体泄漏

原因一：O形圈未装或未装好或破损老化。处理方法：更换O形圈并装好。

原因二：洗头处螺丝未旋紧。处理方法：旋紧洗头处螺丝。

7.5·不能预洗：原因为未插程序卡。处理方法：插上程序卡。

7.6·无法选择排：原因为按键膜损坏。处理方法：更换按键膜。

7.7·载板不能运动：原因为载板的载台脏。处理方法：清洁载台。

7.8·无法吸液

原因一：洗头阻塞。处理方法：疏通洗头。

原因二：瓶盖处漏气。处理方法：拧紧瓶盖。

原因三：胶管破损或漏气。处理方法：更改胶管。

8. 注意事项

8.1·用户使用本仪器前应详细阅读本说明书，掌握仪器正确的使用方法。

8.2·严禁使液体进入泵内。每次使用后应及时处理掉废液瓶内的废液。每次开机前应检查废液瓶是否排空，使用过程中不得使废液超过瓶上所示界线。用户每天清洗两块以上酶标板时更应注意这一点。

8.3·每次使用前后，用蒸馏水冲洗管路，这是防止洗液结晶堵塞清洗头最有效的方法。

8.4·尽量避免在高温、潮湿及灰尘多的环境下使用。

8.5·用毕及时关机。

8.6·不可随意使用不明参数的保险管，否则会使仪器因负载而短路。

参考文献

[1] 中国合格评定国家认可委员会.医学实验室质量和能力认可准则在临床免疫学定性检验领域的应用说明：CNAS-CL02-A004：2018[S/OL].(2018-03-01)[2023-09-26].https://www.cnas.org.cn/rkgf/sysrk/rkyyzz/2018/03/889105.shtml.

[2] 尚红,王毓三,申子瑜.全国临床检验操作规程[M].4版.北京：人民卫生出版社,2015.

[3] 国家市场监督管理总局,中国国家标准化管理委员会.医学实验室质量和能力的要求第5部分：临床免疫学检验领域的要求：GB/T 22576.5—2021[S/OL].(2021-05-21)[2023-09-26].https://openstd.samr.gov.cn/bzgk/gb/newGbInfo?hcno=B20A7B4837EA1471836F05C3314B4E8D.

（陈昱凝　马越云）

时间分辨荧光免疫分析仪标准操作规程

××医院检验科免疫组作业指导书		文件编号：××-JYK-××-××-××	
版次/修改：第　版/第　次修改		生效日期：	第　页共　页
编写人：	审核人：		批准人：

1. 目的

规范时间分辨荧光免疫分析仪标准操作规程,确保实验结果的准确性。

2. 原理

时间分辨法荧光免疫分析仪的原理就是使用三价稀土离子(如 Eu^{3+}、Tb^{3+}、Sm^{3+}、Dy^{3+})作为示踪物,通过这些稀土离子与具有双功能结构的螯合剂及抗原形成稀土离子螯合剂抗原螯合物。当标记抗原、待测抗原共同竞争抗体,形成免疫复合物,由于免疫复合物中抗原抗体结合部分就含有稀土离子,当采取一些办法将结合部分与游离部分分开后,利用时间分辨荧光分析仪,即可测定复合物中的稀土离子发射的荧光强度,从而确定待测抗原的量。正常情况下,免疫复合物中的稀土离子自身荧光信号很微弱,若加入一种酸性增强液,稀土离子从免疫复合物中解离出来,与增强液中的β二酮体、三正辛基氧化膦、Triton X-100 等成分形成一种微囊。后者被激发光激发后,稀土离子可以发出长寿命的极强的荧光信号,使原来微弱的荧光信号增强将近 100 万倍。

3. 运行环境

仪器适合运行的环境温度为 5~30℃,相对湿度为 20%~80%,高度为<2 000 m。电源要求：电压 220 V±10%,频率 50 Hz±2%。

4. 试剂

多种检测项目配套试剂盒,包括洗涤液、封闭液、酶联底物、蒸馏水、终止液等。

5. 操作步骤

5.1·工作前检查

5.1.1　试剂复温：将试剂及所需数量的微孔反应条置室温平衡(20~25℃)。

5.1.2　仪器准备：将时间分辨荧光测定仪、洗板机、振荡仪开机,进入准备状态。

5.1.3　洗涤液准备：蒸馏水配制洗涤液 1：25 倍稀释。

5.2·开机：打开仪器开关,显示实验项目列表并确认。

5.3·定标：定标采用×××公司/品牌的定标品。根据定标品操作说明进行混匀复溶,每次定标结束后需做质控保证检验结果的可靠性。

5.4·室内质控

5.4.1　室内质控采用×××公司/品牌的质控品。质控品室温下复温 30 min,颠倒混匀后进行检测分析。检查数据并确认质控结果。每个工作日的质控结果在控方可开展当日的检测工作。

5.4.2　质控结果如触犯质控规则应查找原因,予以纠正并填写《实验室失控报告单》。每批质控品使用结束后填写《实验室室内质控周期性评价报告单》。

5.5·标本检测

5.5.1　将试剂及所需数量的微孔反应条置室温平衡,试剂样品使用前必须达到室温(20～25℃)后才能使用,未用完的板条应立即用封片封好,不能长时间暴露在空气中。

5.5.2　加入参考标准品或样本。加入中和抗原(如果有中和抗原)时避免吸头接触孔壁及孔内样本,如有接触,请更换吸头,并加贴封片。

5.5.3　微孔反应条在室温下,用振荡仪缓慢振摇孵育 1 h(如室温低于 20℃时,则放入37℃恒温箱 1 h)。

5.5.4　在第一步孵育结束后,小心将封片揭下并弃掉,用洗板机洗涤 4 次,拍干。

5.5.5　孔中加入 100 μL 已稀释的标记物工作液,并加贴封片。

5.5.6　微孔反应条在室温下,用振荡仪缓慢振摇孵育 1 h(如室温低于 20℃时,则放入37℃恒温箱 1 h)。

5.5.7　第二次孵育结束后,小心将封片揭下并弃掉,用洗板机洗涤 6 次,拍干。

5.5.8　加入增强液,加液过程中避免碰到小孔边缘或其中的试剂,尽量避免污染。增强液应根据实际用量,倒入增强液瓶盖中,禁止用加样器直接伸入瓶中取液,瓶盖剩余的增强液禁止倒回瓶中,应弃之,用完后应立即盖紧瓶盖。

5.5.9　微孔反应条在室温下,用振荡仪轻摇 5 min(在半小时内完成测定)。

5.6·关机:退出软件,关闭计算机,关闭仪器,切断主电源。

6. 维护与保养

6.1·每日保养:退出系统时,提示用户进行每日维护操作。系统自动执行管路的灌注和排空操作,并有信息提示,从而自动清洁所有通道。

6.2·每周保养:使用者应定期执行该操作,在实施最后一次周维护或月维护操作的 7 天后进行。在实施最后一次周维护或月维护操作的 7 天后,在系统的状态栏通过设备状态图标提醒用户实施周维护。系统自动执行管路的灌注和排空操作,并有提示信息。

6.3·每月保养:使用者应定期执行该操作,在实施最后一次月维护操作的一个月后进行。月维护提醒:每满一个月后,状态栏中的设备状态图标会显示相应的图标提醒用户实施月维护。系统自动执行维护操作,并有提示信息。出现无法处理的保养及错误,由仪器维修工程师负责。

7. 应急处理

实验室突发仪器故障,当班人员必须确认故障情况的性质,并立即通知设备科人员前来检查维修。仪器故障短时间内无法修复的情况下,采用备用仪器进行检测。

8. 注意事项

8.1·试剂在实验前要求恢复到室温(18～25℃)方可进行操作,一般从冰箱拿出来后放置 30 min 左右即可。

8.2·加样:加样的手势,垂直稍稍倾斜、悬空,吸嘴不能碰到孔壁。加示踪缓冲液和增强液时量必须保证 200 μL,否则,也会引起较大误差。

8.3·孵育时间和温度:一般要求充足的时间进行孵育才能使抗体与抗原完全结合。温度越低,则抗原抗体结合的速度越慢。孵育时间和温度控制不严格也会引起 CV% 过大。

8.4·冲洗:冲洗不完全或洗板机平时保养不完全,会引起 CV% 的增多。故每次实验前和实验结束后,必须用大量去离子水冲洗。洗液注入的量:充满井形孔并形成凸起的液面,就是满而不溢。

8.5·加增强液时避免产生泡沫:由于测定时激发光束必须通过井形孔的表面,故泡沫会影响实验的准确性,使 CV％过高。

8.6·标记物的稀释:标记物稀释要求使用一次性容器。稀释后必须在 1 h 内使用完毕,剩下的丢弃。

8.7·此外,实验室的环境必须保证洁净、整齐。实验桌不允许与其他实验共用。所用的器械,如移液管、打样器、洗板机等必须每次用大量去离子水冲洗干净。

9. 校准

仪器交付使用前,安装人员会对仪器进行校准。一般情况下,交付使用后,每年进行一次校准。若有其他需要(仪器搬运、其他故障),必须由经过授权的专业人员操作。详见《免疫化学发光仪校准操作规程》。

参考文献

[1] 中国合格评定国家认可委员会.医学实验室质量和能力认可准则在临床免疫学定性检验领域的应用说明:CNAS - CL02 - A004:2018[S/OL].(2018 - 03 - 01)[2023 - 09 - 26].https://www.cnas.org.cn/rkgf/sysrk/rkyyzz/2018/03/889105.shtml.

[2] 尚红,王毓三,申子瑜.全国临床检验操作规程[M].4 版.北京:人民卫生出版社,2015.

[3] 国家市场监督管理总局,中国国家标准化管理委员会.医学实验室质量和能力的要求第 5 部分:临床免疫学检验领域的要求:GB/T 22576.5—2021[S/OL].(2021 - 05 - 21)[2023 - 09 - 26].https://openstd.samr.gov.cn/bzgk/gb/newGbInfo?hcno = B20A7B4837EA1471836F05C3314B4E8D.

(高瑞丰　马越云)

电化学发光免疫分析仪标准操作规程

××医院检验科免疫组作业指导书		文件编号：××-JYK-××-××-××	
版次/修改：第　　版/第　　次修改		生效日期：	第　　页　共　　页
编写人：	审核人：		批准人：

1. 目的

规范电化学发光免疫分析仪标准操作规程,确保实验结果的准确性。

2. 原理

电化学发光免疫分析技术(ECLIA)是继放射免疫、酶免疫、荧光免疫、化学发光免疫之后的新一代标记免疫测定技术。该技术将免疫反应和电化学发光反应完美结合,该技术应用理想的标记物,标记物三联吡啶钌分子结构简单,可标记任何抗原、抗体、核酸等,稳定性好,可确保检测结果的重复性好,无放射性、可避免对人体和环境的危害。

3. 运行环境

3.1·为了确保系统操作的正常运转,应该保证以下的环境条件：无尘、通风良好的环境,无直接日照。温度 18~32℃,温度的改变应该<2℃/h,屋内湿度 30%~80%。

3.2·输入电压 220 V(±10%),50 Hz;有良好接地的电源,单独接地线,对地阻抗<10 Ω,零地电压<2 V,仪器功率 11 kW,建议 UPS 功率>15 kVA。

3.3·在附近没有会产生电磁波的仪器,环境噪声<85 dB(A)。

4. 试剂

多种检测项目配套试剂盒,包括清洗液、底物液、蒸馏水、缓冲液等。

5. 操作步骤

5.1·工作前检查：开机前检查：检查供水、排水系统是否正常,供电是否正常,仪器标本是否存在阻碍物。

5.2·开机：接通仪器左前方绿色操作电源开关,后打开控制电脑。仪器开始初始化,输入"用户名及密码",登录仪器操作界面,仪器可以自动关联保养,做完保养后仪器回到"Stand By"状态。

5.3·定标

5.3.1　新批号试剂必须进行定标。

5.3.2　建议重新进行定标：使用同一批号试剂 30 天后。

5.3.3　根据需要进行定标。

5.3.4　由质控及标本检测结果决定,如质控结果超出范围。

5.3.5　仪器维修后视维修及质控情况决定。

5.3.6　若两水平质控均在控,则定标曲线可延至试剂及质控批号更换。

5.4·室内质控

5.4.1　室内质控采用×××公司/品牌的质控品。质控品室温下复温 30 min,颠倒混匀后进行检测分析。检查数据并确认质控结果。每个工作日的质控结果在控方可开展当日的检测工作。

5.4.2　质控结果如触犯质控规则应查找原因,予以纠正并填写《实验室失控报告单》。每批质控品使用结束后填写《实验室室内质控周期性评价报告单》。

5.5・标本检测

5.5.1　编辑工作单(条形码模式):如使用 LIS 双向通信:对于有条码信息的标本,无需编辑,只要将标本放入进样区,点击 Start-Start 即可。若条码异常不能识别,需在 Workplace 点击进入 Sample Barcode read error,编辑添加该样本的架号、位置。常规样本架(灰色)架号为 50000 + 架子上的号码。

5.5.2　编辑标本(单向通信模式):进入 Workplace—Test Selection。

5.5.2.1　单个标本:在 sample 栏选 Routine,在 type 栏选择标本类型,在 Sequence No.输入标本号(如需稀释,在 S.Vol/D.Ratil 栏选择稀释倍数),选择项目后点击 SAVE,启动 Start,在相应的标本类型里输入该标本号,点击 Start 开始检测。

5.5.2.2　批量标本:在 sample 栏选 Routine,在 type 栏选择标本类型,在 Sequence No.输入标本号(如需稀释,在 S.Vol/D.Ratil 栏选择稀释倍数),选择项目后点击 Repeat,输入最后一个标本号,点击 Start,在相应的标本类型里输入该批量标本的第一个编号,点击 Start 开始检测。

5.5.2.3　急诊标本:在 sample 栏选 Stat,在 type 栏选择标本类型,在 Rack No.- Pos.栏输入急诊架号及位置号,在 Sample ID 栏输入标本号(如需稀释,在 S.Vol/D.Ratil 栏选择稀释倍数),选择项目后点击 SAVE,启动 Start,再点 Start 开始检测。

5.6・关机:退出软件,关闭计算机,关闭仪器,切断主电源。

6. 维护与保养

6.1・每日保养

6.1.1　擦洗探针(亦可在关机后直接擦洗):点击"Utility Maintenance Manual Select",选择模块,点"Execute",先用蘸 75％乙醇的干净纱布擦拭,再用蘸蒸馏水的干净纱布擦拭,最后用干净纱布擦拭,完成后点"Stop",最后对整台仪器进行复位,"Utility Maintenance Reset"。

6.1.2　结束后维护保养:点击"Utility Maintenance 32. Finalization Select",点"Execute",仪器自动执行,保养完毕,自动回到"Stand By"状态。

6.2・每周保养:使用者应定期执行该操作,在实施最后一次周维护或月维护操作的 7 天后进行。在实施最后一次周维护或月维护操作的 7 天后,在系统的状态栏通过设备状态图标提醒用户实施周维护。系统自动执行管路的灌注和排空操作,并有提示信息。

6.3・每月保养:在"Stand By"状态下清洁水箱及冰箱压缩机过滤膜。在关机状态下擦洗孵育池及蓄水小杯清洗 S/R 针、Sipper 针及搅拌棒的冲洗站。出现无法处理的保养及错误,由仪器维修工程师负责。

7. 应急处理

实验室突发仪器故障,当班人员必须确认故障情况的性质,并立即通知设备科人员前来检查维修。仪器故障短时间内无法修复的情况下,采用备用仪器进行检测。

8. 注意事项

8.1・要求操作人员熟知相关指导方针与标准以及操作人员手册中包含的信息与程序。

操作人员需要接受过××诊断公司的培训,要求操作人员已仔细遵循操作人员手册中详细说明的系统操作与维护程序,并取得××公司培训合格的证书。

8.2·在操作中一定要穿戴防护设备。戴着防护手套工作时应格外当心,因为防护手套易被刺穿或割破,从而导致感染。

8.3·仪器与计算机连接时,应保证先切断电源,否则可能会导致电击或仪器出现故障。

9. 校准

仪器交付使用前,安装人员会对仪器进行校准。一般情况下,交付使用后,每年进行1次校准。若有其他需要(仪器搬运、其他故障),必须由经过授权的专业人员操作。详见《化学发光免疫分析仪校准操作规程》。

参考文献

[1] 中国合格评定国家认可委员会.医学实验室质量和能力认可准则在临床免疫学定性检验领域的应用说明:CNAS-CL02-A004:2018[S/OL].(2018-03-01)[2023-09-26].https://www.cnas.org.cn/rkgf/sysrk/rkyyzz/2018/03/889105.shtml.

[2] 尚红,王毓三,申子瑜.全国临床检验操作规程[M].4版.北京:人民卫生出版社,2015.

[3] 国家市场监督管理总局,中国国家标准化管理委员会.医学实验室质量和能力的要求第5部分:临床免疫学检验领域的要求:GB/T 22576.5—2021[S/OL].(2021-05-21)[2023-09-26].https://openstd.samr.gov.cn/bzgk/gb/newGbInfo?hcno=B20A7B4837EA1471836F05C3314B4E8D.

(高瑞丰 马越云)

微粒子化学发光免疫分析仪标准操作规程

××医院检验科免疫组作业指导书	文件编号：××-JYK-××-××-××	
版次/修改：第　版/第　次修改	生效日期：	第　页共　页
编写人：	审核人：	批准人：

1. 目的

规范微粒子化学发光免疫分析仪标准操作规程,确保实验结果的准确性。

2. 原理

化学发光微粒子免疫分析(CMIA)技术检测样品中的抗原、抗体和分析物。CMIA 分析步骤:在样品检测过程中,微粒子(磁性微粒子包被的捕捉分子)与样品在反应杯中混合,在孵育过程中,样品中的被分析物与微粒子上的捕捉抗原相互反应结合,形成免疫复合物。孵育后,磁石将磁性微粒子(包括特异性的分析物)吸附在反应杯的管壁上,反应复合物被清洗去除未结合的物质,然后继续进行测定。反应复合物在反应杯中与吖啶酯标记的连接物反应结合,反应结束后,反应复合物被清洗去除未结合的物质。预激发液(H_2O_2)被加入进行本底读数。预激发液具有以下功能:建立一个酸性环境,防止能量的过早释放(光发射);防止微粒子的凝集;将吖啶酯从反应复合物中脱离下来,为吖啶酯的下步反应做准备。然后系统在反应复合物中加入激发液(NaOH),吖啶酯在过氧化物和碱性溶液中发生氧化反应,这引起化学发光反应的发生。N-methylacridone 形成并释放能量(光发射),并返回到基态。检测被分析物存在的量,CMIA 光路系统通过预先确定好的时间读取化学发光发射的量(活动读数),可计算分析物的浓度,或根据 Index(截断值)来定性进行判断。

3. 运行环境

3.1·为了确保系统操作的正常运转,应该保证以下的环境条件:无尘、通风良好的环境,无直接日照。温度 18～32℃,温度的改变应该<2℃/h,屋内湿度 30％～80％。

3.2·输入电压 220 V±10％,50 Hz;有良好接地的电源,单独接地线,对地阻抗<10 Ω,零地电压<2 V,仪器功率 11 kVA,建议 UPS 功率>15 kVA。

3.3·在附近没有会产生电磁波的仪器,环境噪声<85 dB(A)。

4. 试剂

多种检测项目配套试剂盒,包括清洗液、底物液、蒸馏水、缓冲液等。

5. 操作步骤

5.1·工作前检查

5.1.1　检查供应中心:在操作界面的菜单栏中,点击 Supplies 图标。在打开的界面,检查消耗品状态,确定待更换或更新的消耗品。

5.1.2　更换大瓶溶液:取一瓶新的溶液,将瓶身上的二维码对着 SCM 正面中部的条码阅读器,扫描瓶身上的条码,系统将自动记录批号和有效期。打开处理模块(PM)前门,根据编码的颜色,在左门内侧找到待更换溶液瓶,用力向下点击压弹出按钮,待空的溶液瓶弹出后,手动取下空瓶,然后将新溶液瓶瓶口向下压入装载位,确认弹出按钮弹起,关闭 PM 前门。

注：溶液瓶瓶身上标签颜色应与弹出按钮颜色一致，否则无法装载。当仪器系统处于运行（Running）状态时，关闭 PM 前门时，系统将自动完成更新。否则操作者需要在供应界面手动点击 Replace 键，并点击 Done 键完成更新。

5.1.3　更新 RV 杯：取一包新的 RV 杯，使用 SCM 条码阅读器扫描包装袋上的二维码。撕开 RV 杯包装袋，打开 PM 前盖上的 RV 杯装载门，将 RV 杯倒入装载漏斗中。

5.1.4　清空 RV 废品：打开 PM 前门，抽出废物抽斗，将垃圾桶取出清空后放回，将抽斗复位，关闭前门。需要在供应界面手动点击 Update 键，并点击 Done 键完成更新。

5.1.5　试剂准备

5.1.5.1　在接收试剂时，操作者应对试剂架采取混匀措施，将其混匀后再置于冷库或冰箱中保存。试剂在装载前无须混匀，直接装载上机运行。

5.1.5.2　试剂装载/卸载

5.1.5.2.1　试剂装载：确保 RSM 在运行状态，PM 在待机或运行状态；点击菜单栏中试剂，确认需装载的试剂，装载试剂。

5.1.5.2.2　卸载试剂：点击 Reagents 图标，进入试剂状态界面。如果是多处理模块的系统，点击 Module 选项，进入该模块当前试剂状态界面。在试剂列表中，点击需要卸载的试剂。点击界面下方 Unload 键。待 RSM 传输器将卸载的试剂架放入 RSM 装载位后，手动取出试剂架，完成试剂卸载。

5.2·开机

5.2.1　打开系统控制中心（SCC）电源，等待其转到 Snapshot 画面。

5.2.2　打开运行模块（PM）电源，同时接通样品中心（SH）电源，待 Snapshot 屏幕上 PM 与 SH 的状态转为已停止。

5.2.3　正常情况下，PM 与 SH 电源始终开着，不用每天开关。选择 PM 与 SH 图标，选择 F5 启动，等待两者的状态均转为待机，即可开始每日工作。

5.3·定标

5.3.1　自动申请标准曲线：点击菜单栏中校准，在试剂界面查看当前装载试剂的校准状态，确定需要校准的项目，准备校准品，将其装载在白色校准架上，瓶身条码朝外，推入轨道即可。

5.3.2　手动申请标准曲线：在菜单栏，点击 Orders（申请）。在申请界面，点击 CREATE ORDER（创建申请）。在创建申请界面，点击 CALIBRATION（校准）选项卡，在样品数据下，输入 Rack 编号和 Starting Position 编号→F2 添加申请。不必每日进行，但每批试剂必须定标。

5.4·室内质控

5.4.1　室内质控采用×××公司/品牌的质控品。质控品室温下复温 30 min，颠倒混匀后进行检测分析。检查数据并确认质控结果。每个工作日的质控结果在控方可开展当日的检测工作。

5.4.2　质控结果如触犯质控规则应查找原因，予以纠正并填写《实验室失控报告单》。每批质控品使用结束后填写《实验室室内质控周期性评价报告单》。

5.5·标本检测：点击启动至"待机（Ready）"状态→点击运行至"运行中（Running）"状态

双向通信标本在 LIS 对标本核收后,直接将载有标本的标本架推入即可,标本条码面朝向标本架开口。主机和 LIS 通讯后,仪器开始测定。

6. 维护与保养

6.1·每日保养

6.1.1　每日早保养:每日工作开始前需完成以下程序,主菜单下选择"F6"保养程序,选择"F4"液路冲洗,选择"F5"全部。

6.1.2　每日晚保养:每日工作结束前需完成以下程序。

6.1.2.1　检查系统耗材、打印纸、废液罐的状态。用拭子醮去离子水清洁基质针外壁。用拭子醮去离子水清洁吸液、排液针外壁。

6.1.2.2　运行清洗针程序:在一样品架上装载 3 个 2 mL 样品杯,各杯分别加入以下液体:1 号杯 Contrad 70(碱性)、2 号杯 20% Citranot(酸性)、3 号杯去离子水。

6.1.2.3　操作步骤:① 主菜单下选择"F6"保养程序;② 选择"F1"装载/卸载样品架,输入样品架号,把样品架放入转盘,选择"F1"完成;③ 选择"F2"清洁针;④ 清洁程序完成后,选择"F1"装载/卸载样品架,取出样品架,选择"F1"完成。

6.2·每周保养:每周工作结束前需完成以下程序。

6.2.1　检查主探针上导轨,使用无纤维拭子清洁主探针下导轨。使用乙醇拭子清洁主探针上部。清洁仪器外表。

6.2.2　运行特殊清洁程序:在一个样品架上装载 6 个 2 mL 样品杯,分别加入以下液体,1 号杯加入 Contrad 70(碱性),2 号杯加入 20% Citranot(酸性),3 号杯加入去离子水,6、7、8 号杯加入 70% 甲醇。

6.2.3　具体步骤如下:① 主菜单下选择"F6"保养程序;② 选择"F1"装载/卸载样品架,输入样品架号,把样品架放入转盘,选择"F1"完成;③ 选择"F6"特殊清洗;④ 清洗程序完成后,选择"F1"装载/卸载样品架,取出样品架,选择"F1"完成。

6.3·每月保养:在"Stand By"状态下清洁水箱及冰箱压缩机过滤膜。在关机状态下擦洗孵育池及蓄水小杯清洗 S/R 针、Sipper 针及搅拌棒的冲洗站。

6.4·出现无法处理的保养及错误,由仪器维修工程师负责。

7. 应急处理

实验室突发仪器故障,当班人员必须确认故障情况的性质,并立即通知设备科人员前来检查维修。仪器故障短时间内无法修复的情况下,采用备用仪器进行检测。

8. 注意事项

8.1·要求操作人员熟知相关指导方针与标准以及操作人员手册中包含的信息与程序。操作人员需要接受过××诊断公司的培训,要求操作人员已仔细遵循操作人员手册中详细说明的系统操作与维护程序,并取得××公司培训合格的证书。

8.2·在操作中一定要穿戴防护设备。戴着防护手套工作时应格外当心,因为防护手套易被刺穿或割破,从而导致感染。

8.3·仪器与计算机连接时,应保证先切断电源,否则可能会导致电击或仪器出现故障。

8.4·不能使用过期的试剂盒。

8.5·新批号校准品在使用前,必须要在设置中记录批号和失效日期。

9. 校准

仪器交付使用前,安装人员会对仪器进行校准。一般情况下,交付使用后,每年进行一次校准。若有其他需要(仪器搬运、其他故障),必须由经过授权的专业人员操作。详见《化学发光免疫分析仪校准操作规程》。

参考文献

[1] 中国合格评定国家认可委员会.医学实验室质量和能力认可准则在临床免疫学定性检验领域的应用说明:CNAS - CL02 - A004:2018[S/OL].(2018 - 03 - 01)[2023 - 09 - 26].https://www.cnas.org.cn/rkgf/sysrk/rkyyzz/2018/03/889105.shtml.

[2] 尚红,王毓三,申子瑜.全国临床检验操作规程[M].4 版.北京:人民卫生出版社,2015.

[3] 国家市场监督管理总局,中国国家标准化管理委员会.医学实验室质量和能力的要求第 5 部分:临床免疫学检验领域的要求:GB/T 22576.5—2021[S/OL].(2021 - 05 - 21)[2023 - 09 - 26].https://openstd.samr.gov.cn/bzgk/gb/newGbInfo?hcno = B20A7B4837EA1471836F05C3314B4E8D.

(高瑞丰　马越云)

增强化学发光免疫分析仪标准操作规程

××医院检验科免疫组作业指导书	文件编号：××-JYK-××-××-××	
版次/修改：第　　版/第　　次修改	生效日期：	第　页 共　页
编写人：	审核人：	批准人：

1. 目的

规范增强化学发光免疫分析仪标准操作规程,确保实验结果的准确性。

2. 原理

增强化学发光免疫分析仪采用酶联免疫技术、生物素亲和素技术和增强化学发光技术。它用辣根过氧化物酶(HRP)标记抗原或抗体,以子弹头形塑料小孔管为固相载体,鲁米诺为化学发光剂,关键技术是利用增强剂使化学发光强度增加、时间延长且稳定,可测定甲状腺功能、性激素、肿瘤标志物、肝炎及其他病毒标志物、心肌损伤标志物、贫血、骨质疏松类等项目。在链霉亲和素包被的子弹头形塑料小孔管中,加入生物素标记的特异性抗体和待测标本,经过 37℃温育,链霉亲和素与生物素结合,特异性抗体与标本中的抗原结合,形成链霉亲和素-生物素-抗体抗原复合物,经过洗涤,将多余的标本和生物素标记抗体除去。加入辣根过氧化物酶标记抗体,经 37℃温育,形成链霉亲和素-生物素-抗体抗原酶标抗体复合物,并固定在小孔管壁上。加入氧化剂、增强化学发光剂和鲁米诺,这时结合在固相载体上的辣根过氧化物酶在强氧化剂的作用下将化学发光增强剂激活,接着它催化并激活鲁米诺发光,这种化学发光强度比单独鲁米诺发光强,持续时间长,而且稳定,易于测定。

3. 运行环境

3.1·为了确保系统操作的正常运转,应该保证以下的环境条件：无尘、通风良好的环境,无直接日照。温度 18～32℃,温度的改变应该<2℃/h,室内湿度 30％～80％。

3.2·输入电压 220 V±10％,50 Hz;有良好接地的电源,单独接地线,对地阻抗<10 Ω,零地电压<2 V,仪器功率 11 kVA,建议 UPS 功率>15 kVA。

3.3·在附近没有会产生电磁波的仪器,环境噪声<85 dB(A)。

4. 试剂

多种检测项目配套试剂盒,包括清洗液、底物液、蒸馏水、缓冲液等。

5. 操作步骤

5.1·工作前检查：检查洗液、废液(若在开机状态应关闭负压泵开关,先关上面开关,再关下面开关),小瓶稀释液在压力平衡后应为 1/4(若溢出,说明压力不对,此时应关闭压力泵,再开瓶,倒出多余稀释液),废物盒。样品架及样品备用架加满 TIP 头。加信号试剂,加试剂(条码朝外)。清洁试剂针、信号试剂针、清洗针(用手托起,逆时针转动)。孵育池清洁(月保养)。清洁空气过滤网(2 个月换一次)。清洁丢弃吸头滑槽(每 2 周一次)。

5.2·开机：打开仪器开关,显示实验项目列表并确认。

5.3·定标

5.3.1　刷卡：两张卡片(绿卡为定标曲线,蓝卡为确定项目)两边刷,绿灯亮成功否则应重刷。

5.3.2 放试剂：放试剂前应拧一下试剂盖，看能否打开。绿灯亮时放试剂，放好后将盖盖上。

5.3.3 将 CAL 放入样品架上（条码应朝外），放好。注意：冻干 CAL 应复溶 30 min 后，贴上条码方可使用，2～8℃可保存 1 个月。

5.3.4 编辑：按编辑图标，在 sample 点亮"Cal"→输入 tray 号→输入位置号→输入条码号→"Enter"→"Save"图标（出现"△"表示定标）。2 号、3 号重复上述即可。

5.3.5 开机：按"开机"图标。确认定标是否完成进入"Options And Configuration"→密码"×××××"→"Review/User Cal"→项目→"Review Calibrations"，看结果：Current（表示定标成功），Failed（表示定标失败需重做）。

5.4·室内质控

5.4.1 室内质控采用×××公司/品牌的质控品。质控品室温下复温 30 min，颠倒混匀后进行检测分析。检查数据并确认质控结果。每个工作日的质控结果在控方可开展当日的检测工作。

5.4.2 质控结果如触犯质控规则应查找原因，予以纠正并填写《实验室失控报告单》。每批质控品使用结束后填写《实验室室内质控周期性评价报告单》。

5.5·标本检测

5.5.1 按"Sample Prog"→输入 tray 号→输入位置号→输入样品类型（Serum 血清，Plasma 血浆，Urine 尿，Amnio 羊水）→点"项目"（重复测定：按 + R。稀释：机器稀释按"Assay Dil"→稀释倍数；手工稀释按"Manual Dil"→稀释倍数）→保存（成批输入点"成批保存"图标→输入号码→保存）（单个输入点"保存"图标）。

5.5.2 需反复使用的盘，可移出，点"Edit Tray Program"→点 1～10→"Remove From Tray"。

5.5.3 自动稀释程序设定：点"Options and Configuration"→"11753193"→"Configure Analytes"→点所需稀释项目→"Review/Edit Analyte Data"→"Configure Dilution"→在"Standard Dilution"点"OFF"→"Reflex Dilution"点"ON"→"Reflex Dilution Factor"输入稀释倍数→"OK"→"Return/Save"。

5.5.4 "Update Report Status"显示已做实验即将要出的结果。

6. 维护与保养

6.1·每日保养

6.1.1 擦洗样品针、Sipper 针、预清洗 Sipper 针（亦可在关机后直接擦洗）："Utility"→"Maintenance"→"Manual Cleaning(29)"→"Select"，选择"E"模块，点"Execute"，先用蘸 70％乙醇的干净纱布擦拭样品针的表面和针尖，再用蘸蒸馏水的干净纱布擦拭，最后用干净纱布擦拭，完成后点"Stop"，最后对整台仪器进行复位，"Utility"→"Maintenance"→"Reset"。

6.1.2 擦洗仪器表面（亦可在关机后直接擦洗）："Start"→"Masking"选择模块→"OK"→"Yes"，用消毒水擦拭"Mask"状态的仪器表面，解除模块的"Mask"。

6.1.3 关机保养 Finalization，仪器在"Stand By"状态下方可进行，"Utility"→"Maintenance"→"Power Off"，选定"E"模块及测量池 1、2，完成后仪器回到"Stand By"。

6.2·每周保养

6.2.1 清洁 ProCell M/CleanCel 的喷嘴、电极："Utility"→"Maintenance"→"Empty PC/CCReservoir(33)"→选择"E"模块→"Execute"→等小杯里的液体吸干→"Utility"→

"Maintenance"→"Manual Cleaning(29)"→"Select"→选择"E"模块→"Execute"→等仪器停止→将 Sipper 针移到孵育池处→将喷嘴及电极提起→取走小杯→用蘸蒸馏水的干净棉签擦拭各部分→换上新的小杯,完成后对仪器进行复位,接着进行灌注"Utility"→"Maintenance"→"Reagent Prime"(选择"E"模块及灌注试剂、次数),完成后进行关机保养"Utility"→"Maintenance"→"Finalization",选定"E"模块及测量池 1、2,完成后仪器回到"Stand By"。清洁磁珠搅拌棒、混匀器、孵育盘、孵育盘盖等:"Utility"→"Maintenance"→"Manual Cleaning(29)"→"Select",选择"E"模块,点"Execute",先用蘸 70% 乙醇的干净纱布擦拭,再用蘸蒸馏水的干净纱布擦拭,最后用干净纱布擦拭,完成后点"Stop",最后对整台仪器进行复位。检查主探针上导轨,使用无纤维拭子清洁主探针下导轨。使用乙醇拭子清洁主探针上部。清洁仪器外表。"Utility"→"Maintenance"→"Reset(1)"。

6.2.2　每周关机一次,以检查真空阀。

6.2.3　每 2 周保养(管路清洁,仪器使用 2 周以上或者超过 3 000 个测试时):分别倒 9 mL ISE Sysclean 液体入 Sipper 针前方的两个大杯里,"Utility"→"Maintenance"→"Liquid Flow Path Cleaning",点"Select",将"E"模块选白,点"Execute"执行。

6.3·每月保养:每季更换 Pinch 管,清洁冰箱、冰箱压缩机过滤膜。

6.4·出现无法处理的保养及错误,由仪器维修工程师负责。

7. 应急处理

实验室突发仪器故障,当班人员必须确认故障情况的性质,并立即通知设备科人员前来检查维修。仪器故障短时间内无法修复的情况下,采用备用仪器进行检测。

8. 注意事项

8.1·要求操作人员熟知相关指导方针与标准以及操作人员手册中包含的信息与程序。操作人员需要接受过××诊断公司的培训,要求操作人员已仔细遵循操作人员手册中详细说明的系统操作与维护程序,并取得××公司培训合格的证书。

8.2·在操作中一定要穿戴防护设备。戴着防护手套工作时应格外当心,因为防护手套易被刺穿或割破,从而导致感染。

8.3·仪器与计算机连接时,应保证先切断电源,否则可能会导致电击或仪器出现故障。

8.4·不能使用过期的试剂盒。新批号校准品在使用前,必须要在设置中记录批号和失效日期。

9. 校准

仪器交付使用前,安装人员会对仪器进行校准。一般情况下,交付使用后,每年进行一次校准。若有其他需要(仪器搬运、其他故障),必须由经过授权的专业人员操作。详见《化学发光免疫分析仪校准操作规程》。

参考文献

[1] 中国合格评定国家认可委员会.医学实验室质量和能力认可准则在临床免疫学定性检验领域的应用说明:CNAS-CL02-A004:2018[S/OL].(2018-03-01)[2023-09-26].https://www.cnas.org.cn/rkgf/sysrk/rkyyzz/2018/03/889105.shtml.

(高瑞丰　马越云)

光激发化学发光免疫分析仪标准操作规程

××医院检验科免疫组作业指导书	文件编号：××-JYK-××-××-××	
版次/修改：第　　版/第　　次修改	生效日期：	第　　页 共　　页
编写人：	审核人：	批准人：

1. 目的

规范光激发化学发光免疫分析仪标准操作规程，确保实验结果的准确性。

2. 原理

××光激化学发光免疫系统，用于检测体液内特异性的抗原和抗体。××光激化学发光采用双针臂式结构使用一次性吸头，自动进行加样、稀释、振荡、温育、680 nm 红光激发、PMT光电倍增管记录发光信号后拟合计算量值和传送结果。

3. 运行环境

仪器适合运行的环境温度为 5～30℃，相对湿度为 20％～80％，高度为＜2 000 m。电源要求：电压 220 V±10％，频率 50 Hz±2％。

4. 试剂

多种检测项目配套试剂盒，包括微孔板、缓冲液、底物液、激发液、蒸馏水、洗涤液等。

5. 操作步骤

5.1·工作前检查：确认××光激发化学发光免疫仪器电源线连接正常；确认电脑显示器及主机电源线连接正常；确认电脑主机与仪器 CAN 接口使用 CAN 线连接正常。

5.2·开机：打开仪器开关，显示实验项目列表并确认。

5.3·定标：定标采用×××公司/品牌的定标品。根据定标品操作说明进行混匀复溶，每次定标结束后需做质控保证检验结果的可靠性。

5.4·室内质控

5.4.1　室内质控采用×××公司/品牌的质控品。质控品室温下复温 30 min，颠倒混匀后进行检测分析。检查数据并确认质控结果。每个工作日的质控结果在控方可开展当日的检测工作。

5.4.2　质控结果如触犯质控规则应查找原因，予以纠正并填写《实验室失控报告单》。每批质控品使用结束后填写《实验室室内质控周期性评价报告单》。

5.5·标本检测

5.5.1　打开××光激发化学发光免疫操作软件，使用正确的用户名及密码登录软件。点击"添加样本"按钮下拉图标添加样本数和起始样本编号。按下"确认"按钮，确认所做样本数及样本编号。

5.5.2　点击"选择项目"按钮，弹出项目选择窗口。选择需要测试项目并点击"确定"。通过鼠标左键勾选样本和测试项目的关联关系。

5.6·试剂装载：鼠标左键点击界面的"工作台"按钮；点击试剂冷藏；使用手持条码枪完成对试剂条码的扫描。

5.7·关机：退出软件，关闭计算机，关闭仪器，切断主电源。

6. 维护与保养

6.1·每日保养

6.1.1 检查仪器加样区和稀释区域，如果有灰尘，请在断开仪器电源后，用医用脱脂棉签蘸取纯化水擦拭，擦拭时不要将盛水容器放置在仪器表面或周围，以免容器侧翻后液体流入仪器内部。擦拭完毕后用清洁的干布擦干，务必在加样区和稀释区干燥后再接通电源使用仪器，避免仪器内部受潮。

6.1.2 实验结束后及时清理垃圾桶内的废耗材，包括吸头、板条、部分废液等。

6.2·每周保养：使用者应定期执行该操作，在实施最后一次周维护或月维护操作的7天后进行。在实施最后一次周维护或月维护操作的7天后，在系统的状态栏通过设备状态图标提醒用户实施周维护。系统自动执行管路的灌注和排空操作，并有提示信息。

6.3·定期保养

6.3.1 本底检测：开机预热30 min，放置5个板条，激发时间和阅读时间均为600 ms，连续测量40个孔位。打开调试软件，选择"本底试验"，若有孔位的信号值大于50 RLU/s，可能是检测模块漏光导致，检查并修复漏光。

6.3.2 清理通用液容器：当通用液连续使用3个月或更换不同批次的通用液时，需要对放置。

6.3.3 通用液的容器、加样针及管道进行清理，避免不同批次的通用液混用，更换后，必须先用通用液清理管道。

6.3.4 对金属加样枪头进行清洁与疏通。

6.4·出现无法处理的保养及错误，由仪器维修工程师负责。

7. 应急处理

实验室突发仪器故障，当班人员必须确认故障情况的性质，并立即通知设备科人员前来检查维修。仪器故障短时间内无法修复的情况下，采用备用仪器进行检测。

8. 注意事项

8.1·试剂在实验前要求恢复到室温（18~25℃）方可进行操作，一般从冰箱拿出来后放置30 min左右即可。

8.2·试剂摆放要注意方向，避免A和B试剂摆放颠倒。

8.3·处理试剂液面的气泡，避免由气泡导致的测量结果错误。

8.4·使用标准真空采血管，直径13 mm，高度低于110 mm，标本严格按照10~15 min 3 500 r/min的参数进行处理，避免有血凝块及纤维蛋白原。

8.5·血清的最少量为$(300 + 1.1 \times A) \mu L$，A为标本所做项目的所需血清数量之和。

8.6·确保废液桶有足够的容积，避免没有空间放置测量后的微孔板条。

8.7·此外，实验室的环境必须保证洁净、整齐。实验桌不允许与其他实验共用。

9. 校准

仪器交付使用前，安装人员会对仪器进行校准。一般情况下，交付使用后，每年进行一次校准。若有其他需要（仪器搬运、其他故障），必须由经过授权的专业人员操作。详见《免疫发光仪校准操作规程》。

参考文献

[1] 中国合格评定国家认可委员会.医学实验室质量和能力认可准则在临床免疫学定性检验领域的应用说明：CNAS - CL02 - A004：2018[S/OL].(2018 - 03 - 01)[2023 - 09 - 26].https://www.cnas.org.cn/rkgf/sysrk/rkyyzz/2018/03/889105.shtml.

[2] 尚红,王毓三,申子瑜.全国临床检验操作规程[M].4 版.北京：人民卫生出版社,2015.

[3] 国家市场监督管理总局,中国国家标准化管理委员会.医学实验室质量和能力的要求第 5 部分：临床免疫学检验领域的要求：GB/T 22576.5—2021[S/OL].(2021 - 05 - 21)[2023 - 09 - 26].https://openstd.samr.gov.cn/bzgk/gb/newGbInfo?hcno = B20A7B4837EA1471836F05C3314B4E8D.

（高瑞丰　马越云）

流式荧光仪标准操作规程

××医院检验科免疫组作业指导书	文件编号：××-JYK-××-××-××	
版次/修改：第 版/第 次修改	生效日期：	第 页 共 页
编写人：	审核人：	批准人：

1. 目的

规范全自动流式荧光仪的标准操作规程、维护保养操作程序,确保判读结果准确可靠。

2. 仪器原理

以液态芯片为载体,采用流式荧光检测的原理,主要用于测定免疫抗原、抗体等物质。相同直径的磁珠注入两种不同比例的荧光分类染料(CL1 和 CL2),从而创造出唯一性磁珠组合。磁珠表面包被有特定检测专用的配体(即抗原、抗体、分析物等),用于捕获并检出样本中的特定分析物。目标分析物捕获于磁珠表面,并通过相应的荧光结合物被探测到。此结合物被用作"报告"荧光信号(RP1),其激光和发射光谱不同于用于识别分析物磁珠和质控磁珠的分类染料。通过评估每个反应中的一系列质控磁珠,确保每个样本结果的可靠性。

3. 运行环境

环境温度 25℃±5℃;环境湿度(无冷凝)：25℃时最大 75%;电源条件：交流 220 V±10%;频率 50 Hz±2%。

4. 试剂

鞘液、系统冲洗液、去离子水。

5. 操作步骤

5.1·工作前检查：检查废液桶是否排空。检查清洗液是否加满。检查仪器上原有试剂量,如原有试剂量不足,取所需试剂放入仪器。检查试剂是否齐全,批号和有效期,确保试剂正常。

5.2·开机：打开仪器电源及控制仪器的电脑电源,点击软件进入仪器开机。

5.3·定标：加载待校准的试剂,检查校准文件的试剂批号和校准品批号匹配;导入校准文件;选择需要校准的试剂,进行校准。

5.4·室内质控：对仪器配套的检测项目进行室内质控的检测。

5.5·标本检测

5.5.1 患者的样本登记可以通过使用手持式条码枪或者键盘登记。点击工作列表"添加"按钮。

5.5.2 选择要做的测试,或者测试组,选择是否为急诊样本,选择重复测定的次数。

5.5.3 点击 OK,完成操作,如果点击添加新的,继续扫描样本条码及录入样本信息,且测试项目,是否急诊及稀释比例则会复制到新标本中。

5.5.4 在工作列表中,确认所有标本均已经录入;将样本放到仪器进样架上。

5.5.5 如果仪器没有在空闲状态,点击运行按钮。

5.5.6 软件默认设置为自动发布结果到 LIS,只有样本结果被标记或者质控失败的情况下,患者的结果发布需要有权限的操作者手动完成。

5.6·关机：退出软件，关闭计算机，关闭仪器，切断主电源。

6. 维护和保养

6.1·每天初始化后，按照仪器提示日保养；按照仪器软件提示做周保养；按照仪器软件提示做月保养。

6.2·涉及关键性技术部分的维护，应在维护后进行功能校准并验证，以下部分为此设备的关键性技术部分：样本载入模块（如加样针及其连接管路、注射器）、检测系统（激光和监测器模块）、温控系统（反应试剂仓模块和外载试剂模块）、计算机模块。

7. 应急处理

7.1·如遇试剂转盘无法读取试剂盒条码时，应及时取出试剂盒，实行手动修复条形码。在修复过程中，禁止实施仪器初始化且保证试剂转盘关闭。

7.2·仪器启动后，如遇样本架运行失败，卡于吸取样本位置，请勿继续使用，重新启动SPM，在单板计算机上按下 Reset 重置按钮 5 s 以上，重新启动计算机进行初始化。

7.3·如遇进样针堵塞，请勿进行初始化操作后继续试验，应关闭电源，将进样针移除，使用一次性针筒进行反复冲洗。如反复冲洗后仍报错，请联系工程师进行更换。

8. 仪器校准

8.1·鞘液流速校准：用 10 mL 量筒称量 1 min 内流出的鞘液体积，鞘液流速在 5.4 mL/min±5％范围内。

8.2·样本针/试剂针加样准确度精确度校准：根据程序提示放入 RV 管，仪器注入相应体积的双蒸水，用万分之一电子天平测量双蒸水重量后转换成体积，每个体积测试进行 10 次，要求精密度≤2％。

8.3·检测器校准

8.3.1 加入 250 μL 校准试剂 Cal 1 到 RV 管放入到加样位。按要求设置参数。

8.3.2 设置应用后点击运行，重复运行 3 次测试，得到 CL1＆CL2 相应 CV 值。

8.3.3 加入 250 μL 校准试剂 Cal 2 到 RV 管放入到 detector robot 加样位。按要求设置参数。

8.3.4 设置应用后点击运行，重复运行 3 次测试，得到 RP1 相应 CV 值。要求 CL1 CV≤7％；CL2 CV≤8％；RP1 CV≤10％。

9. 注意事项

9.1·检查进样轨道是否有异物，有的话需清除；清除废液及废弃反应杯；检查并补充各种洗液以满足实验需求。

9.2·补充当天实验所需试剂，实验前查看检测器温度是否正常（与检测器上次校准温差<5℃）。

参考文献

[1] 中国合格评定国家认可委员会.医学实验室质量和能力认可准则在临床免疫学定性检验领域的应用说明：CNAS - CL02 - A004：2018[S/OL].(2018 - 03 - 01)[2023 - 09 - 26].https://www.cnas.org.cn/rkgf/sysrk/rkyyzz/2018/03/889105.shtml.

[2] 国家市场监督管理总局,中国国家标准化管理委员会.医学实验室质量和能力的要求第 5 部分：临床免疫学检验领域的要求：GB/T 22576.5—2021[S/OL].(2021 - 05 - 21)[2023 - 09 - 26].https://openstd.samr.gov.cn/bzgk/gb/newGbInfo?hcno = B20A7B4837EA1471836F05C3314B4E8D.

（王楷文　王　娟）

全自动间接荧光免疫分析仪标准操作规程

××医院检验科免疫组作业指导书	文件编号：××-JYK-××-××-××
版次/修改：第　　版/第　　次修改	生效日期：　　　　第　　页　共　　页
编写人：	审核人：　　　　　批准人：

1. 目的

规范全自动间接荧光免疫分析仪设备的操作程序,确保设备正确使用。

2. 原理

可全自动完成间接免疫荧光法的荧光载片和酶联免疫吸附实验的微孔板从样本准备到最后的清洗步骤或测定步骤。

3. 运行环境

环境温度 15～30℃。相对湿度 10%～85% 在 30℃。电源要求 47～63 Hz、200～240 VAC(自动选择)。

4. 试剂

70%酒精、系统液、蒸馏水和 PBS-吐温洗液。

5. 操作步骤

5.1·工作前检查

5.1.1　检查电源线是否连接,检查环境温度是否符合要求,检查仪器上原有试剂量。

5.1.2　如原有试剂量不足,取所需试剂放入仪器;检查试剂是否齐全,批号和有效期,确保试剂正常;检查所有消耗品(稀释管)是否足够,废物是否清空。

5.2·开机

5.2.1　开启仪器主机、系统液探测器、电脑和显示器。

5.2.2　确认废液桶是空的和系统液容器是满的,确认所有的冲洗缓冲液管路均已插入装有蒸馏水的容器中。

5.3·定标：不适用。

5.4·室内质控：不适用。

5.5·标本检测

5.5.1　打开软件,运行维护步骤：检查系统缓冲液管路是否有气泡;清洁加样针;洗板机初始化,确认所有的洗液通道加液通畅。

5.5.2　清空以前的工作表,建立新的工作表;扫描样本条码,获取检测项目;或手动添加样本数量,选择检测项目;点击稀释板图标,更换稀释板。

5.5.3　点击载片标签显示在将要运行的实验中荧光载片的数量和位置。窗口以图形形式显示各种载片应放在托盘上的位置以及占用区域。

5.5.4　标准品和质控品放在相应的位置,试剂放在对应的试剂架上,点击测试 Start 开始运行。

5.5.5　实验运行后清洁载片托盘,清空废液。将所有的洗液管路插入装有蒸馏水的容器中。重复维护步骤(参照 5.5.1)。分析结果。

5.6·关机：关闭仪器主机、系统液探测器、电脑和显示器。

6. 维护与保养

6.1·每日保养

6.1.1　实验开始前,检查系统液桶的液量,如果需要请重新添加。

6.1.2　将所有清洗液管路放入装有蒸馏水的容器中。

6.1.3　将盛有 70% 酒精的试剂瓶放入试剂架的相应位置。

6.1.4　执行以下维护步骤：用毛刷和温和的清洁剂清洗载片托盘,然后用蒸馏水充分清洗。倾倒洗液瓶中剩余的清洗液,并用蒸馏水冲洗洗液瓶。检查废液桶的液面,如有需要请倾倒废液。

6.2·每周保养

6.2.1　清空、消毒并冲洗废液桶。

6.2.2　清空所有的清洗液瓶并用洗瓶刷彻底清洁,然后用蒸馏水清洗洗液瓶。

6.2.3　对仪器表面进行消毒和清洁,不要使用任何漂白剂或含有丙酮的清洁剂。

6.2.4　用蘸有酒精的不起毛的软布清洁加样针。

6.3·每月保养

6.3.1　清空系统液桶,用毛刷和温和的清洗剂清洁系统液桶及过滤器,然后用蒸馏水充分清洗。

6.3.2　将所有系统液过滤器放入装有 70% 酒精的烧杯中,并执行初始化(2 次),使用纯水重复初始化。

6.3.3　将所有清洗液管放入盛有洗涤液的容器中。

6.3.4　执行维护菜单中的洗板机初始化程序：让清洗液在管路中停留 15 min。

6.3.5　清空洗涤液瓶,然后用蒸馏水充分冲洗。

7. 应急处理

7.1·探测液面时报错：当移液针吸液时,如无法检测到样本或试剂的液面,出会现以下故障信息及各种可能的故障修复方法：① 单击"重试",重复吸液过程；② 单击"忽略",关闭液面探测感应器,此时移液针向下移至略高于试管底部的位置开始吸液,不检查管内是否有液体；③ 单击"中止",取消工作列表。

7.2·加样针故障：如果在实验运行过程中移液针运动受阻,会出现以下信息：此时不能再继续进行实验,必须取消实验,然后重新开始实验。

7.3·操作未启动：如果在仪器初始化过程中出现故障信息,属于连接问题,此时应检查所有电缆和连接,确定连接插入无误。

8. 注意事项

8.1·只有经过培训的、合格的和被授权的工作人员才能打开、维护和修理仪器。

8.2·使用仪器进行工作时,应保持表面(地板、工作台)干燥。如不慎进水,应关闭仪器并断开电源,清洁并吹干相应部件。

8.3·清洁、消毒、维护工作开始之前应关闭仪器,并断开电源。

9. 仪器校准

9.1·检查钢针加样位置：检查钢针在样本位、质控位、试剂位、样本缓冲液位置、稀释位置、洗针位置及加样位置是否准确，并记录下各自对应的坐标位置。

9.2·检查抓手位置：检查抓手抓洗板头是否准确，并记录相应的参数值。若有必要，调节抓手针对洗板头的位置，保证抓手与洗板头无缝对接。

9.3·检查机械臂：关机状态手动拉动机械臂，检查机械臂三维方向运动是否顺畅无阻力；手动撑开闭合抓手，检查抓手闭合是否正常。

9.4·检测洗板机注液是否流畅，有无漏加液、加液量不足或过多的情况。检查洗板是否干净，残留量是否满足洗板残留标准＜10 μL，从而评定真空泵是否正常工作。

9.5·Reader 模块测试：用机器生产厂家的 Reader 测量工具对 Reader 的四个波长的准确度、精密度、位置及黑暗度进行测量。检查四个参数是否均满足要求。

参考文献

[1] 中国合格评定国家认可委员会.医学实验室质量和能力认可准则在临床免疫学定性检验领域的应用说明：CNAS－CL02－A004：2018[S/OL].(2018－03－01)[2023－09－26].https://www.cnas.org.cn/rkgf/sysrk/rkyyzz/2018/03/889105.shtml.
[2] 尚红,王毓三,申子瑜.全国临床检验操作规程[M].4 版.北京：人民卫生出版社,2015.
[3] 国家市场监督管理总局,中国国家标准化管理委员会.医学实验室质量和能力的要求第 5 部分：临床免疫学检验领域的要求：GB/T 22576.5—2021[S/OL].(2021－05－21)[2023－09－26].https://openstd.samr.gov.cn/bzgk/gb/newGbInfo?hcno＝B20A7B4837EA1471836F05C3314B4E8D.

（王　娟　王楷文）

免疫印迹仪标准操作规程

××医院检验科免疫组作业指导书		文件编号：××-JYK-××-××-××	
版次/修改：第　　版/第　　次修改		生效日期：	第　页共　页
编写人：	审核人：		批准人：

1. 目的
规范免疫印迹仪标准操作规程，确保实验结果的准确性。

2. 原理
免疫印迹法是在蛋白质电泳分离和抗原抗体特异性结合检测的基础上发展起来的免疫生化技术，本法综合了 SDS-PAGE 的高分辨力和 ELISA 法的高特异性和敏感性，是一个有效的分析方法，不仅广泛应用于分析抗原组分及其免疫活性，并可对该组分进行定性和半定量分析，从而用于疾病诊断。

3. 运行环境
仪器适合运行的环境温度为 5～30℃，相对湿度为 20％～80％，高度为＜2 000 m。电源要求：电压 220 V±10％，频率 50 Hz±2％。

4. 试剂
多种检测项目配套试剂盒，包括洗涤液、封闭液、酶联底物、蒸馏水、终止液等。

5. 操作步骤
5.1·工作前检查：确保设备电源受 IPU 控制，确认环境温度符合要求，确认有足够的加样吸头、试剂组分，检查管路连接正确无堵塞，检查废液桶，确认电源插座连接良好，确认进样区是空的。

5.2·开机：打开全自动免疫印迹仪器开关，显示实验项目列表并确认。

5.3·定标：不适用。

5.4·室内质控：室内质控采用×××公司/品牌的质控品。质控品室温下复温 30 min，颠倒混匀后进行检测分析。检查数据并确认质控结果。每个工作日的质控结果在控方可开展当日的检测工作。

注意：质控结果如触犯质控规则应查找原因，予以纠正并填写《实验室失控报告单》。每批质控品使用结束后填写《实验室室内质控周期性评价报告单》。

5.5·标本检测

5.5.1 通过"＋"或"－"键选择检测膜条的起始位置，按"Enter"确认。首先选择酶联物 A 的膜条数量，按"Enter"确认。其次选择酶联物 B 的膜条数量，按"Enter"确认。

5.5.2 按"－"键 2 次，充盈满 A 导管（洗涤液），按"Enter"确认。再重复上述步骤依次对 B（封闭液）、C（酶联物 A）、D（酶联物 B）、E（底物液）、F（蒸馏水）、G（终止液）导管进行充盈，按"Enter"确认。

5.5.3 显示屏出现"废液瓶是否为空？"，按"Yes"确认。显示屏出现"开始检测？"，按"Yes"确认。显示屏出现"放入膜条！完成？"，手工放入检测膜条，按"Yes"确认。仪器自动开始润湿膜条和膜条孵育。

5.5.4　仪器自动加入封闭液以稀释样品和样品孵育,手工加入相应体积的血清样品。显示屏出现"加入 10 μL 血清样品! 完成?",按"Yes"确认。

5.5.5　结束检测:显示屏出现"结束检测?",按"Yes"确认。

5.6·关机:退出软件,关闭计算机,关闭仪器,切断主电源。

6. 维护与保养

6.1·每日保养:退出系统时,提示用户进行每日维护操作。系统自动执行管路的灌注和排空操作,并有信息提示,从而自动清洁所有通道。

6.2·每周保养:使用者应定期执行该操作,在实施最后一次周维护或月维护操作的 7 天后进行。在实施最后一次周维护或月维护操作的 7 天后,在系统的状态栏通过设备状态图标提醒用户实施周维护。系统自动执行管路的灌注和排空操作,并有提示信息。

6.3·每月保养:使用者应定期执行该操作,在实施最后一次月维护操作的一个月后进行。月维护提醒:每满一个月后,状态栏中的设备状态图标会显示相应的图标提醒用户实施月维护。系统自动执行维护操作,并有提示信息。

6.4·出现无法处理的保养及错误,由仪器维修工程师负责。

7. 应急处理

实验室突发仪器故障,当班人员必须确认故障情况的性质,并立即通知设备科人员前来检查维修。仪器故障短时间内无法修复的情况下,采用备用仪器进行检测。

8. 注意事项

8.1·试剂应在厂商提供的失效期前使用,开封后应在试剂外包装上注明开封日期,并根据试剂说明书内规定的期限内使用完毕。

8.2·检测前混匀很重要,如果无旋转式混匀器应颠倒混匀至少 8 次。

8.3·仪器与计算机连接时,应保证先切断电源,否则可能会导致电击或仪器出现故障。

9. 校准

仪器交付使用前,安装人员会对仪器进行校准。一般情况下,交付使用后,每年进行一次校准。若有其他需要(仪器搬运、其他故障),必须由经过授权的专业人员操作。详见《免疫印迹仪校准操作规程》。

参考文献

[1] 中国合格评定国家认可委员会.医学实验室质量和能力认可准则在临床免疫学定性检验领域的应用说明:CNAS－CL02－A004:2018[S/OL].(2018－03－01)[2023－09－26].https://www.cnas.org.cn/rkgf/sysrk/rkyyzz/2018/03/889105.shtml.

[2] 尚红,王毓三,申子瑜.全国临床检验操作规程[M].4 版.北京:人民卫生出版社,2015.

[3] 国家市场监督管理总局,中国国家标准化管理委员会.医学实验室质量和能力的要求第 5 部分:临床免疫学检验领域的要求:GB/T 22576.5—2021[S/OL].(2021－05－21)[2023－09－26].https://openstd.samr.gov.cn/bzgk/gb/newGbInfo?hcno=B20A7B4837EA1471836F05C3314B4E8D.

(魏文婷　马越云)

免疫定量分析仪标准操作规程

××医院检验科免疫组作业指导书	文件编号：××-JYK-××-××-××
版次/修改：第　　版/第　　次修改	生效日期：　　　　　　　第　　页 共　　页
编写人：	审核人：　　　　　　批准人：

1. 目的

建立标准规范的××型免疫定量分析仪操作程序。

2. 原理

将患者的血清、血浆、全血或尿液加入到与仪器相匹配的试纸条或检测卡中,反应规定时间后,将试纸条或检测卡置入仪器内,通过摄像头捕捉检测卡图片,将图片上传至仪器平板电脑中,用相关软件对图像进行分析处理,自动识别检测项目与测试区。通过将测试区 T 线计算所得的 RGB 值,带入到之前安装的定标曲线算法中,计算显色的 RGB 值对应的浓度值,平板电脑显示测量结果。

3. 仪器和试剂

××(品牌)××(型号)免疫定量分析仪。

4. 开展项目

包括：HBsAg、HBsAb、HBeAg、HBeAb、HBcAb、抗 HAV、抗 HCV、抗 HEV 等。

5. 操作步骤

5.1 · 开机和关机

5.1.1　开机：接上电源适配器,将仪器开关按至"On"位置,仪器开机。

5.1.2　主菜单界面：动画结束直接进入主菜单界面：最上面一行是安卓系统状态栏,需要关注的是右侧的 3 个图标：3G 信号,电池状态和时钟。本设备工作中需要 3G 在线,以便可以获得最新的软件版本,并使原厂对设备的工作状态进行跟踪。中间 4 个大的按钮图标是设备主要功能图标;"进入系统"进入测试系统,实现对样本的测试和结果查询;"定标曲线"从网上 U 盘或扫描二维码获取定标曲线;"项目配置"对所有项目的参数进行设置;"系统配置"查看版本号,输入用户名,设置通信参数和内置打印深度。

5.2 · 退出：点击显示屏右上角"退出"按钮可以退出应用程序,返回平板电脑桌面。点击平板电脑桌面图标"益诊断"可以再进入应用程序,回到仪器开机后的主界面。

5.3 · 关机：因为机器带有电脑和操作系统,因此需要按照正常的关机操作流程关机,以免损坏设备。返回到主界面,首先关断电源开关,然后轻点主屏幕右上角的"关机"按钮,选择确定。

5.4 · 设置

5.4.1　项目配置：项目配置为免疫定量分析仪配套试剂的基础参数,不建议修改任何项目的基础参数。

5.4.2　系统配置：点击"系统配置"后进入到仪器系统配置界面,其中会显示仪器的编号和运行软件版本,第二行中可设置用户名称,可设置仪器是否自动打印和打印机打印的颜色深浅度,其余参数会上位机通信参数。

5.5·定标曲线:点击"定标曲线"后进入到定标曲线界面下,可通过三种方式获得定标曲线,分别为通过服务器下载定标曲线,用扫码器扫描二维码获取定标曲线,和U盘同步定标曲线。其中用二维码获取定标曲线时,要求仪器当下的输入法为英文状态。定标曲线界面下也可以看出仪器现在已经拥有的定标曲线,及定标曲线的批号信息。

5.6·仪器测试

5.6.1　检测界面:点击"进入系统"进入到仪器的检测界面。检测界面左侧为检测位置,与试剂托盘位置一一对应,其中三联卡位置会一次占用两个通道,即单卡1、2号位,为三联卡的1号位;3、4号位,为三联卡的2号位,以此类推。右侧分别为"立即读取""定时读取""处理历史""获取二维码定标曲线""质控""查看""机器"。

5.6.2　立即读取:点击"立即读取",会出现编辑界面,可编辑患者编号和姓名,需要注意的是,在编辑编号和姓名时,需在对应通道下进行编辑。编辑结束后,点击"确定",仪器进入测试状态,测试结束后,结果显示在对应通道中。立即读取为机外孵育模式。

5.6.3　定时读取:点击"定时读取"会出现编辑界面,可编辑患者编号、姓名和孵育时间,需要注意的是,在编辑编号和姓名时,需在对应通道下进行编辑,时间不编辑默认15 min。编辑结束后,点击"确定",仪器进入测试状态,本测试状态为识别当前通道下所有放入试剂卡的检测项目。识别完检测项目后,原"定时读取"会变成"添加",点击"添加",可中途添加样本。添加样本操作步骤与上述步骤相同。定时读取为机内孵育模式。需要特别注意的是,在添加样本时,确认仪器已经在测试的项目,如果有项目离检测时间小于1 min,此时不得添加样本,以免导致测试错误,添加样本时,如果有通道已经检测结束,应当取出检测结束的试剂卡。

5.6.4　处理历史:点击"处理历史"可查询历史检测结果,可按时间、编号、姓名、检测项目、批次进行搜索。直接点击"搜索",会搜索出所有历史检测结果。

5.7·样本检测:用试剂配套的滴管,吸取血清、血浆、尿液或血液稀释物,滴入试剂卡的S孔中,反应15 min检测,立即读取为机外模式,需用定时器定时15 min后,点击"立即读取"。定时读取为机内模式,仪器计时,15 min后,自动检测(注:CRP项目为3 min)。

6. 维护保养

6.1·设备应当置于清洁的环境中,否则会影响测试结果。

6.2·保持触摸屏清洁干净,否则显示不清,触摸响应不灵,可用软布擦拭。

6.3·托盘保持干净,否则会影响测试结果,用清水和软布擦拭,必要时可用洗洁精。

6.4·避免高出试剂卡的样本污染机器,如果污染,用75％乙醇清洁,并迅速用清水洗净。

7. 应急处理

7.1·如果发出了一项警报,则"警报"按钮将闪烁。当"警报"按钮闪烁时,有必要打开"警报"窗口查看相应的警报。警报窗口识别各种系统警报状态。

7.2·选择"警报"(总览按钮),显示警报窗口。选择各条警报,查看具体说明和消除办法(显示在屏幕下半部分)。根据相应的消除办法,纠正各个警报状况。如果出现任何故障,可参考仪器说明书"具体模块的检修办法"一章。选择"关闭",可关闭警报窗口。

8. 校准

每年校准至少一次,有特殊情况(如更换关键部件等)需再校准。

9. 注意事项

9.1·电源应可靠接地,只允许使用随机配置的电源适配器。

9.2·工作台面要平整,工作中要绝对避免振动。

9.3·仪器搬动或运输前必须将托盘和试剂卡取出。

9.4·非指定配套试剂卡不可在本机上测读,也不能对其结果负责。

9.5·不要试图擅自拆开设备。

9.6·检测结果不得用于非预期病症的诊断,也不得用于未声明的临床用途。

9.7·仪器配套的检测试剂卡的正面禁止任何人为的用笔进行编号或涂画。

9.8·样本测试时,试剂卡在放入到试剂托盘中时,应当将试剂卡的 S 孔端对着试剂托盘中间白线处放置。

9.9·如有异常气味或烟雾产生,应立即切断电源(断开机器上的电源开关或拔出电源插头),同时拔出适配器出入端的电源插头。未找到原因前不可再次通电。

9.10·不要让试剂或样本及其他化学液体掉落流入仪器。

9.11·保养时应戴手套并关闭机器电源。

9.12·长时间不用要注意关闭仪器开关和电脑,还要断开适配器输入电源。

参考文献

[1] 国家市场监督管理总局,中国国家标准化管理委员会.医学实验室质量和能力的要求第 5 部分:临床免疫学检验领域的要求:GB/T 22576.5—2021[S/OL].(2021-05-21)[2023-09-26].https://openstd.samr.gov.cn/bzgk/gb/newGbInfo? hcno=B20A7B4837EA1471836F05C3314B4E8D.

(巩 蓓 马越云)

流式细胞仪标准操作规程

××医院检验科免疫组作业指导书	文件编号：××-JYK-××-××-××	
版次/修改：第　　版/第　　次修改	生效日期：	第　　页 共　　页
编写人：	审核人：	批准人：

1. 目的

规范××流式细胞仪标准操作规程,确保血液细胞分析结果的准确性。

2. 原理

流式细胞术是一种用于细胞计数、细胞分类、生物标志物检测和蛋白质工程的技术。将荧光标记或有自身固有荧光细胞悬液,通过喷嘴喷射出,以单细胞流动的液流,用波长可调的激光照射并逐一探测、记录和分析每一个细胞的荧光,能以每秒几千个细胞的速率,实时对这些细胞的物理或化学特征,进行多参数分析。

3. 运行环境

条　件	要　　　求
温度	仪器操作温度 15～30℃,建议实验室温度在一天内波动不超过 5℃
湿度	湿度 15％～65％无冷凝水
气压	工作大气压高于 0.8 个标准大气压
散热	仪器产热量低于 500 BTU/h
噪声	正常工作条件下低于 55 dBA

区　域	电　压	频　率	电　流	功　率
中国	220 V±10％	50 Hz	2 A	150 W

4. 试剂

4.1·流式细胞分析通用：溶血素,鞘液,清洗液,质控品。

4.2·试剂根据项目与检测需求制定。

4.2.1　淋巴细胞亚群分析项目：淋巴细胞亚群检测试剂(流式细胞仪-6 色);绝对计数管。

4.2.2　细胞因子 14 项(IFN-γ、IL-1β、IL-2、IL-4、IL-5、IL-6、IL-8、IL-10、IL-12p70、IL-17A、IL-17F、IL-22、TNF-α、TNF-β)。

5. 操作步骤

5.1·工作前检查：检查稳压器连接,检查液位。检查鞘液,以确保有足够的鞘液来完成检测。检查废液桶,以确保容量充足。

5.2·开机：确认 Loader(自动上样装置)的门是关闭的;按下开关电源键,启动仪器：正常启动后,电源键为绿色;开机后 20 min,激光器预热完成,可进行样本采集;打开电脑,输入用户名和密码;打开××流式细胞仪配套软件,输入用户名及密码,确认软件与流式细胞仪成功连接：工作界面左下角状态符号显示 Connected(连接),确认液流系统已就绪：工作界面右下角状态符号显示 Fluidics(液体流动)。

5.2.1　自动预设开机程序：主菜单选择 Tools(工具)→ Preferences(参数)，打开 Preferences(参数)对话框；选择左侧面板中的 Hardware(设备)；在 Cytometer Schedules(目录)下面选择 Preprogrammed Startup(程序开始)；设置 Start-up Schedule(开始目录)：选择日期、开机时间；点击 OK，保存设置，关闭对话框。

5.3·定标：不适用。

5.4·室内质控

5.4.1　根据 BD CS&T 微球使用说明书中的说明，准备含有 BD CS&T 微球的试管。点击导航栏上的 Setup&QC(设置与质控)。弹出 Setup&QC 工作区。在 Setup&QC 面板上，验证 Performance QC(性能质控)处于选中状态。验证所选中的 CS&T 微球批号 ID 正确。

5.4.2　点击 Assay Setup Reports(化验模块设置报告)字段旁的 Select(选择)字段。弹出下列面板。在 Report(报告)列，为想要报告的化验模块勾选上报告复选框。报告当中反映的是化验模块的结果和试管的设置。在 Setup&QC 面板中，点击 Start(开始)。弹出 Load Tube(加载试管)对话框。

5.4.3　将含有 BD CS&T 微球的试管放到手动试管端口上，系统会检测试管，设置任务开始。Setup Tasks(设置任务)面板中会显示正常液流模式的详情。对勾标志表示任务当中的某一步已经完成。当所有任务都完成后，会弹出一个对话框，指示任务是否成功完成。如果设置任务没有通过，需查看 BD FACS Lyric Clinical Reference System(BD FACSLyric 临床系统参考系统)中的 Trouble shooting(故障排除)小节中与"失败的设置任务"有关的主题。

5.4.4　点击 Yes(是)，查看性能质控(PQC)报告，或者点击 No(否)，关闭对话框。卸下试管。

5.5·关于"设置与质控"工作区：Setup&QC 工作区中包含多个选项卡，在这些选项卡上，可以进行不同设置和质控任务，查看报告及随时追踪质控情况。打开 Setup&QC 工作区，点击导航栏上的 Setup&QC。"设置与质控"选项卡：Setup&QC(设置与质控)选项卡中含有以下面板。

5.5.1　Setup & QC Options(设置与质控选项)。通过该面板，可以选择"设置与质控"任务，选择 CS&T 微球批次，选择所要生成的化验模块设置报告，以及开始或者中止"设置与质控"操作。

5.5.2　Cytometer(流式细胞仪)。该面板中显示的是流式细胞仪当前的配置与状态。状态区域中显示的是系统(包括手动试管端口上所接的试管的相关信息)、液流和激光的状态。该面板中还会指示您需要在何时运行系统清洁程序。

5.5.3　Setup Tasks(设置任务)。该面板中显示的是"设置与质控任务"步骤的实时状态。绿色对勾标志指示的是已完成的步骤。

5.6·关机

5.6.1　用 2 mL FACS Clean 清洗液的流式管上样 5 min，注意：以"high"运行。同样，用 2 mL DI Water 的流式管，以"high"上样 10 min。主菜单栏选择 Cytometer→Daily Clean，打开 Daily Clean 对话框。放置一个含 2 mL 0.5%~1% 次氯酸钠的流式管于手动上样支架上，点击 Continue。根据提示，更换一个含 3 mL 去离子水的管子，点击 Continue，完成后对话框会关闭。

5.6.2　主菜单栏选择 Cytometer→Shutdown,关机对话框打开。选择 Yes,电源键呈绿光闪烁几秒钟后,会关闭仪器电源,此时电源键呈黄褐色。留置一个含 2 mL 去离子水的管子于手动上样支架上。关闭计算机。

6. 维护与保养

6.1·每日维护:实验结束后,请于关机前清洁加样针的外管和内管,防止加样针堵塞或有染料残留。清洁方法同每日关机程序。

6.2·每月维护:流式细胞仪使用一段时间后,在鞘液管路、废液管路和流动池中会有残留的碎片、污染物等,因此,需要定期清洗管路,要求至少每个月做 1 次。

6.2.1　在仪器减压后,取下鞘液筒,倒空。如有必要,应清洗鞘液筒。将鞘液滤器短接,使鞘液不流经滤器,直接沿鞘液管路进入流动池。鞘液筒中倒入 2 L 浓度为 0.5%～1% 稀释漂白剂(注意不能使用原浓度)。上样管中加入 4 mL 浓度为 0.5%～1% 稀释漂白剂。流速选择 Hi 档,运行 20～30 min。鞘液筒用蒸馏水清洗干净,再加入蒸馏水 2 L。取下有漂白剂的上样管,换上有 4 mL 蒸馏水的上样管。流速选择 Hi 档,运行 20～30 min。鞘液筒中换成鞘液,重新安装好鞘液滤器管路。

6.2.2　流动池 Prime 两遍,结束后,仪器自动回复到"Stand By"状态。上样管中加入蒸馏水,运行 5 min。仪器进入"Stand By"状态,可以进行样本检测。

6.3·定期维护

6.3.1　更换鞘液过滤器:如果鞘液污染将会影响样品检测结果时,在技术支持指导下或参照用户手册的有关内容自行更换。

6.3.2　空气滤网的清洁:空气滤网位于鞘液筒上方,可以用吸尘器或水洗的办法清洁。空气滤网需要定期检查,发现滤网脏了,就需要清洗了。拉出抽屉后取下空气滤网。清洁滤网,如果水洗处理,应等滤网完全干了以后,再进行安装。装回滤网,将其慢慢推回原位。安装时注意滤网的方向,气流由下往上通过。

7. 校准

7.1·从国家医药行业标准 YY/T 0588—2005《流式细胞仪》的具体要求出发,本着校准的原则,对仪器特性中涉及量值要求的项目进行控制。

7.2·正常工作条件:包含校正球差、色差、慧差、场曲等在校准前的准备工作中进行说明。

7.3·荧光灵敏度:根据物镜不同的数值孔径和种类,在 4～15 mm。规范做计量特性要求。

7.4·荧光线性:±0.02～±0.15 mm 规范做计量特性要求。

7.5·前向角散射光检测灵敏度:<1 μm 出厂保证,目前设计均可达到,不列入。

7.6·仪器分辨率:荧光 3 个通道分辨率规范做计量特性要求。

7.7·前向角和侧向角散射光分辨率:可以将外周血中红细胞和血小板分开。出厂保证,不直接影响测量,不列入。

7.8·倍体分析线性:二倍体细胞周期分析时可分辨的荧光强度比值。出厂保证,不直接影响测量,不列入。

7.9·表面标志物检测准确性：CD3、CD4、CD8 测量值在质控品给值范围内，规范做计量特性要求。

7.10·表面标志物检测重复性：CD3、CD4、CD8 阳性百分比 CV＜10％规范做计量特性要求。

7.11·携带污染率：＜1％规范做计量特性要求。

7.12·仪器稳定性：≤±10％规范做计量特性要求。

7.13·仪器功能：数据采集分析功能、三色荧光分析能力、DNA 分析功能、出厂保证、非计量特性，不列入。

7.14·外观完好、标识清晰、牢固等在校准前的准备工作中进行说明。

7.15·环境要求：气候环境、机械环境在校准前的准备工作中进行说明。

7.16·安全医用电气安全使用要求在校准前的准备工作中进行说明。

8. 应急处理

实验室突发仪器故障，当班人员确认故障情况，拨打电话服务系统故障报修，由当地的售后服务团队提供电话支持、远程诊断和故障查找、现场预防性维护及现场服务。

9. 注意事项

9.1·试剂应在厂商提供的失效期前使用，开封后应在试剂外包装上注明开封日期，并根据试剂说明书内规定的期限内使用完毕。

9.2·检测前混匀很重要，如果无旋转式混匀器应颠倒混匀至少 8 次。

参考文献

[1] 中华医学会健康管理学分会.TBNK 淋巴细胞检测在健康管理中的应用专家共识[J].中华健康管理学杂志,2023,17(2)：5 - 15.

[2] 中华医学会检验医学分会.流式细胞术临床应用的建议[J].中华检验医学杂志,2013,36(12)：1064 - 1073.

（李　莹　马越云）

光谱流式细胞仪标准操作规程

××医院检验科免疫组作业指导书	文件编号：××-JYK-××-××-××	
版次/修改：第　　版/第　　次修改	生效日期：	第　　页　共　　页
编写人：	审核人：	批准人：

1. 目的

规范光谱流式细胞仪的操作程序，确保设备正确使用。

2. 原理

全光谱流式细胞仪集激光技术、电子物理技术、光电测量技术、电子计算机及细胞荧光化学技术和单克隆抗体技术为一体。当多种荧光素同时被检测时，仪器可利用数学算法依据每种荧光素各自的光谱自动和实时地解析出混合荧光信号里各荧光素的强度。全光谱流式细胞仪不仅可以测量细胞大小、内部颗粒的性状，还可以检测细胞表面和细胞内蛋白抗原、细胞因子、细胞内 DNA 和 RNA 含量等。

3. 运行环境

电源 100～240 V，50/60 Hz，2 A；散热 500 W 所有固体激光器；环境温度 15～30℃，湿度 20%～85%，非冷凝；仪器必须放置在稳固、无振动的台面上；空气过滤不能有粉尘或烟雾。

4. 试剂

鞘液。

5. 操作步骤

5.1·工作前检查：保证鞘液余量充足，如需要，请更换鞘液桶。保证废液桶已清空，且已进行了必要的消毒。保证进样针处有水管液封。保证鞘液、废液的管路无弯折，连接可靠。

5.2·开机：先开电脑→仪器→软件。双击电脑桌面软件图标，登入软件。等待仪器和软件连接成功，在软件右下角均变绿色即为连接成功。预热仪器：为了确保检测的准确性，建议仪器开机预热 30 min 后开始上机运行。流速检查：观察低/中/高三档流速是否在规定范围。

5.3·定标：不适用。

5.4·室内质控

5.4.1　质控管：取流式管，500 μL 鞘液（稀释液和鞘液保持一致）中加一滴质控微球（滴入流式管前，需要摇匀），混匀。

5.4.2　选择每日质控，进样针处放置质控微球，待质控完成后，会出现质控报告对话框，点击查看是否通过。如若失败，检查质控样本，排除气泡，流动池干净程度，实验室环境如温度的稳定性，检查完再运行一次。

5.5·标本检测

5.5.1　创建新实验：创建新的实验，添加实验名称，选择荧光标签。

5.5.2　创建参考对照管：创建好未染细胞管和单染对照管。如有需要可增加更多未染管。单染对照管内可以定义样本的类型，微球或者细胞，同时可以定义荧光所标记的抗体标记及试剂批次。

5.5.3 设置数据获取的停止条件,开始检测标本。

5.5.4 调整收样条件和仪器设置:首先,上样未染色细胞管,低速运行,调整 FSC 和 SSC 的增益,显示全部的目的细胞群。根据样本处理情况,提高或者减少阈值。

5.5.5 设定条件后,取下未染色细胞管,上样一管多标组,检查多色样本在该条件下没有超出最大检测范围。常规实验时都能满足检测需求。如若遇到染料超出检测范围时,建议先稀释染料使用浓度。

5.5.6 在 FSC&SSC 界面内,调整门的位置,选中待分析的群体。直方图内,移动阴性门和阳性门的位置,使阳性门处在荧光强度最高的位置,阴性门包含大多数阴性群。移动阳性门的位置,检查阳性区光谱是否正确,阴性区背景干净。未染色细胞管调整至待分析群的 FSC&SSC 位置。

5.5.7 画图、门等:选择流式图、门、门之间逻辑关系树。

5.5.8 解析出现误差后的补偿调节:在调整补偿时,不关闭管子属性对话框,当补偿都调节完成之后,可以点击对话框右下角的 Save 进行补偿的保存。

5.5.9 数据分析。

5.6·关机

5.6.1 关闭液路,按照软件提示放置相应的清洗液和水既可完成机器的液路关闭清洗操作。

5.6.2 液路关闭完成后,退出软件,关闭电脑及仪器电源。

5.6.3 检查废液,如果废液超过 1/2,建议清空,取废液桶时小心注意废液传感器。

6. 维护与保养

6.1·每日保养:进样针进行冲洗,点击时,进样针处不能放置流式管。

6.2·每周保养

6.2.1 过滤器气泡排空:可以排空鞘液过滤器内气泡。

6.2.2 流动室清洗:需要分别用清洗液和水进行清洗操作。如果发现获取去离子水,杂信号也很多时,也可以进行此操作。

6.3·每月保养:长清洗:对仪器整个管路进行清洗。

6.4·按需维护:建议仪器内的鞘液过滤器和鞘液桶内盘状过滤器每半年换 1 次(如果样本量大,建议三个月换 1 次),换好后,请在仪器内鞘液过滤器上标注更换日期,并将鞘液过滤器内注满鞘液。

7. 仪器校准

7.1·流速要求

低	15 μL/min±30%
中	30 μL/min±20%
高	60 μL/min±30%

7.2·用标准荧光微球全面测试仪器的精密度,计算仪器的变异系数。

8. 注意事项

8.1·该仪器可选配装载机,使用装载机时必须针对将要使用的钢板类型进行校准;将流体罐放在仪器下方的地板上,否则液体会倒流到洗涤井中。

8.2·检查并补充各种洗液以满足实验需求。

参考文献

［1］尚红,王毓三,申子瑜.全国临床检验操作规程［M］.4 版.北京：人民卫生出版社,2015.

［2］国家市场监督管理总局,中国国家标准化管理委员会.医学实验室质量和能力的要求第 5 部分：临床免疫学检验领域的要求：GB/T 22576.5—2021［S/OL］.(2021 – 05 – 21)［2023 – 09 – 26］.https://openstd.samr.gov.cn/bzgk/gb/newGbInfo?hcno = B20A7B4837EA1471836F05C3314B4E8D.

（王　娟　王楷文）

全自动过敏原 IgE 检测系统标准操作规程

××医院检验科免疫组作业指导书		文件编号：××-JYK-××-××-××	
版次/修改：第　版/第　次修改		生效日期：	第　页 共　页
编写人：	审核人：		批准人：

1. 目的

规范过敏原自动化检测仪操作和维护程序，正确使用设备，确保过敏原分析结果的准确性。

2. 范围和职责

应用于 URANUS AE 95 全自动酶免分析仪，适用于免疫组经授权的检验技术人员。

3. 程序

3.1・实验原理：使抗原或抗体结合到某种固相载体表面，并保持其免疫活性；使抗原或抗体与某种酶连接成酶标抗原或抗体。在测定时，把待检标本（测定其中的抗体或抗原）和酶标抗原或抗体按不同的步骤与固相载体表面的抗原或抗体起反应。用洗涤的方法使固相载体上形成的抗原抗体复合物与其他物质分开，最后结合在固相载体上的酶量与标本中待检物质的量成一定的比例。加入酶反应的底物后，底物被酶催化变为有色产物，产物的量与标本中受检物质的量直接相关，故可根据颜色的深浅进行定性或定量分析。

3.2・运行环境：仪器适合运行的环境温度为 15～32℃，相对湿度为 30%～80%。仪器使用前，请确认环境温、湿度，并填写《实验室温度、湿度记录表》。如温、湿度超出允许范围，需采取相应纠正措施。

3.3・操作步骤

3.3.1　开机前准备工作（见仪器使用说明书，下略）。

3.3.2　样本采集及处理：准备实验的标本，需要把全血标本进行 5 min 3 500 r/min 的离心，同时确保离心后的血清量不低于 2 mL，血清中不能出现纤维蛋白原，避免堵塞加样针报警，把处理好的标本依次放入试管架中标本条码对应试管架左边的缺口，然后放入仪器样本位中等待下一步操作。

3.3.3　试剂、耗材、仪器准备与检查

3.3.3.1　耗材准备：准备实验需要使用的一次性加样针，然后把装满加样针的针盒放入仪器平台上的针盒放置位置，注意用套装枪头装入针盒时，记得把原来白色的垫片移走，如果实验中出现取脱针不畅的时候，在加样泵嘴上抹一点润滑脂（用棉签蘸取少量润滑脂，在一次性加样针内壁薄薄地涂一次就可以了），不要堵塞泵嘴。

3.3.3.2　试剂准备：准备试剂、阴阳对照和质控，检查试剂、阴阳对照和质控的量是否足够，根据实验标本的数量预测需要消耗的试剂量，同时确保试剂盒中没有气泡，如果有气泡需要用加样枪把气泡吸出，以免出现漏加的情况。

3.3.3.2.1　准备实验需要的微板，如果实验标本数量加上阴阳对照和质控后的板条是奇数条，需要用使用过的干净的板条拼成偶数条，然后把准备好的微板放到仪器中的振荡器上面。

3.3.3.2.2　用去离子水配制实验所需要的洗液,同时把洗液的量配够,可以根据实验微孔的数量和批次来预测所需洗液的量。

3.3.3.3　仪器准备:检查仪器一般情况,确保仪器内各区域无异常障碍物;检查废针桶和废液桶是否清空。如果没有,请清空并进行必要的消毒处理。

3.3.4　实验操作步骤

3.3.4.1　打开仪器电源,电脑主机电源和显示器电源,然后打开仪器盖子。

3.3.4.2　点击桌面 ![icon] 按钮,输入用户名和密码,然后点击"确定"按钮进入维护界面点击"开始维护"按钮,做实验前仪器的维护工作。

3.3.4.3　维护完成后点击"维护完成"退出此界面。

3.3.4.4　项目校准:检验项目校准采用昊欧博公司提供的 6 点定值标准品,标准品均可以溯源至 WHO(世界卫生组织)参考物质,使用四参数法对标准血清的浓度绘制标准曲线,在公司提供的"质控报告"中,每个标准品均对应一个吸光度值数值范围;如果标准品的检测数值超出范围,则此次实验无效,需重新操作。

3.3.4.5　室内质控:室内质控采用××公司提供的高低值质控品,随实验完成检验数据并确认质控结果。

3.3.4.5.1　室内质控初始化:每批质控品分 3 天以上积累 10 个质控数据并完成初始化,计算均值和标准差,以均值作为靶值,采用 1_{3s} 和 2_{2s} 两个分别反映随机误差和系统误差的质控规则开始以后的日常质量控制。每个工作日的质控结果需及时输入质控软件,质控结果在控方可开展当日的检测工作。每次更换质控品批号后应做重新开始初始化。

3.3.4.5.2　质控结果如触犯质控规则应查找原因,予以纠正并填写《实验室失控报告单》。每批质控品使用结束后填写《实验室室内质控周期性评价报告单》。

3.3.4.6　实验项目添加过程与结果查看

3.3.4.6.1　做实验前在左边的实验组列表中选择需要做的实验组,在"正常标本(不包括复查)数量"中输入实验标本的数量,如果有复查的标本可以在下方"标本复查数量"对应的位置输入复查标本的数量,确认无误后点击"下一步"。

3.3.4.6.2　如果需要扫描试管上面的竖型条码,把试管架向外拉出露出白色小圆点后向内推入试管架左侧会有红外线射出对试管上面的条码进行扫描识别,如果不需要扫描试管上面的竖型条码,在"起始条码号""样本数量"对话框中输入条码起始号和标本数量,然后点击"生成条码",确认无误后点击"下一步"。

3.3.4.6.3　点击微板项目可以查看微板布局,双击图片中绿色的地方可以取消对应的项目,再次双击可以选中对应的项目,如果需要整列或者整行进行设置可以单击鼠标右键在弹出的选项中选择对应的选项即可,确认无误后点击"下一步",确认微板摆放位置,微板条码以及阴阳对照质控位置是否正确,确认无误后点击界面右上角的"完成",确认无误后点击"是(Y)",出现以下界面(图 1)。

3.3.4.6.4　如果发现标本数量输入错误可以界面中点击鼠标右键选择"删除该组(W)"删除掉然后重新按照上面的步骤进行试验的添加,到此实验的添加完成。

3.3.4.6.5　再次确认实验所需试剂(酶、标本稀释液、显色剂和终止液)是否准备到位(试

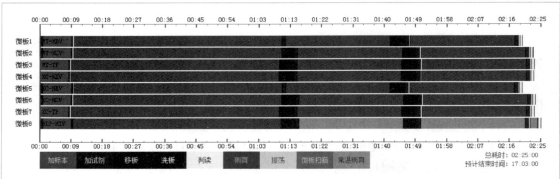

图 1　试验运行监视界面

剂位置摆放正确没有），质控品是否放好，标本和实验微板是否摆放到指定位置，一次性加样针是否装满，洗液是否配好，废液桶和废针桶是否清空，以上都确认无误后点击 ▶ 按钮运行实验程序。

3.3.4.6.6　实验完成后会有报警提示并弹出"实验完成"的对话框，点击"确定"，然后点击 判读仪 出现后续界面，点击 👓 出现实验结果列表，双击对应的结果项目就可以查看对应的实验结果了。

3.3.4.6.7　实验结果处理完成后取出实验标本、实验微板、试剂和阴阳对照质控品放到指定位置，把 5 号洗液通道中装满清水，其他洗液管插到维护管道上，完成后退出软件，在弹出的对话框中选择所有通道，冲洗时间 30 s，冲洗等级强，点击确定对洗板机进行实验后的冲洗维护，然后关掉电脑，关闭设备电源。

3.3.4.7　实验后的维护：准备足够的清水，退出软件时冲洗洗板机，然后关闭电脑和设备电源。

3.3.4.7.1　将所有的试剂盒、质控盒盖好之后放入冰箱，对需要清洗的试剂盒用去离子水清洗。特别提示：试剂盒使用 3～4 天后应彻底清洗，以免发生污染，导致"花板"等现象。

3.3.4.7.2　清空废液桶和废针桶，并进行必要的消毒处理。清洁加样平台等，详细请按照日维护来操作，到周维护时间请按周维护执行。请特别注意洗板机的管路冲洗和维护。

3.3.4.8　实验中的注意事项

3.3.4.8.1　开关机顺序：先打开全自动酶免仪电源开关，再打开电脑主机，最后打开实验软件。关机顺序：关闭实验软件（包括洗板、孵育窗口，判读仪程序），再关闭电脑，最后关闭全自动酶免仪设备。

3.3.4.8.2　进入软件点击"开始维护"按钮，让全自动酶免仪完成一个实验前的维护。

3.3.4.8.3　实验前注意检查各个位置是否正确，液量是否足够，包括以下几个方面：标本摆放位置、试剂盒位置、实验微板位置、洗液瓶、针盒位置。

3.3.4.8.4　检查微板板条是否补齐（偶数条），检查加样针是否补满，检查试剂和阴阳对照是否足量，检查洗液量是否足够。

3.3.4.8.5　运行实验过程中如果加样出现凝块报错、漏加，抓板不到位，应点击软件主界面中的暂停键 ⏸ 暂停运行 或者键盘上"F4"按钮暂停实验，手工处理，手工补加，手工移板。

3.3.4.8.6　实验过程中建议不要运行其他程序，以免影响实验软件的正常运行。

3.3.4.8.7　用套装枪头装入针盒时,记得把原来白色的垫片移走。

3.3.4.8.8　退出软件后,弹出洗板机维护对话框,默认选择5号通道"水",点击"确定"冲洗洗板头,以免结晶堵孔。

3.3.4.9　仪器维护保养(见仪器使用说明书,下略)。

3.3.4.10　仪器校准:URANUS AE 95全自动酶免仪,其校准工作需由有资质的专业工程师进行。实验室应与仪器厂家达成协议,一般为每年校准仪器1次。从国家医药行业标准YY/T 1529—2017《酶联免疫分析仪》具体要求出发,校准零部件和合格要求如下:

3.3.4.10.1　加样器:① 要求:精密度(目标CV值)≤3.0%;准确性≤±5.0%。② 测试方法:重力学法,单吸单注。吸取10 μL蒸馏水,电子天平称量,连续测量10次,计算得出精密度(CV值)。③ 测试计量器具:电子天平(BSM-120.4 120 g/0.1 mg SN:TXXXX)。

3.3.4.10.2　孵育器:① 要求:温度精度<±0.4℃。② 测试方法:盖上孵育器盖子,使孵育器处于工作状态,调节其温度,并设置温度为37℃,待温度稳定后,用温度记录仪测量孵育室内空气温度。

3.3.4.10.3　洗板机:① 要求:残留液量≤2 μL/孔。② 测试方法:用精度为0.1 mg的分析天平称重并记录96孔微板的初始重量,然后正常洗板两遍后称重并记录微板的重量,求得微板每孔的平均残留量。

3.3.4.10.4　酶标仪:由计量部门检定。

3.3.4.11　报警及处理(见仪器维护手册)。

参考文献

[1] 国家市场监督管理总局,中国国家标准化管理委员会.医学实验室质量和能力的要求第5部分:临床免疫学检验领域的要求:GB/T 22576.5—2021[S/OL].(2021-05-21)[2023-09-26].https://openstd.samr.gov.cn/bzgk/gb/newGbInfo?hcno=B20A7B4837EA1471836F05C3314B4E8D.

[2] 尚红,王毓三,申子瑜.全国临床检验操作规程[M].4版.北京:人民卫生出版社,2015.

(李　鹏　马越云)

自动化判读仪器标准操作规程

××医院检验科免疫组作业指导书		文件编号：××-JYK-××-××-××	
版次/修改：第　　版/第　　次修改		生效日期：	第　　页 共　　页
编写人：	审核人：		批准人：

1. 目的

规范全自动免疫荧光核型及滴度判读设备的标准操作规程、维护保养操作程序，确保判读结果准确可靠。

2. 原理

全自动免疫荧光核型及滴度判读设备，是一种针对细胞载片进行光学观察的体外诊断方法。该设备可结合实验室信息管理系统软件，用自动的工作流来选择和定位样本，并拍摄传输的荧光。另外，该设备同时还具备一个额外的 USB 3D 控制器，可手动控制显微镜，可以通过使用该手动控制器，针对自动操作过程中的一些不确定结果，再由经验丰富的检验人员通过屏幕或荧光显微镜进行检查和分析。

3. 运行环境

环境温度：10～40℃。环境湿度（无冷凝）：35℃时最大 75％。电源条件：交流 220 V±10％；频率 50 Hz±2％。

4. 试剂

仪器配套的玻片。

5. 操作步骤

5.1·工作前检查：检测电源是否稳定；检查电源线、连接线是否连接；检查环境是否符合要求。

5.2·开机

5.2.1　确认主机上各数据线是否正确连接，服务器 PC 和客户端 PC 上的数据线是否正确连接，打开主机电源（开关位于主机后下端）。打开光源开关。

5.2.2　在客户端 PC 上打开远程桌面连接（Remote Desktop Connection）（或者在开始菜单的运行中输入"mstsc"），输入服务器 PC 的 IP 地址，点击连接，进入服务器 PC。

5.2.3　在软件界面点击"Start"按钮，使软件运行。

5.3·定标：不适用。

5.4·室内质控：不适用。

5.5·标本检测

5.5.1　装载载玻片：玻片有二维码的一边放在有白底的一端，玻片要完全放在槽里；玻片的顺序按照先后顺序放置在载片架的编号上。载片架装载到载片盒中的位置是从下到上；装载时，载片架下方有两个凹槽顺着载片盒的两个支杆推进去，让载片架后方的两个磁铁和载片盒中对应的两个磁铁相互吸住，当听到"嗒"的一声响后，则表明装载完成；建议装载完成后，稍微轻轻地摇晃一下载片架，检查载片架是否装载正常，载片架不产生偏离则正常，若产生偏离则需要重新装载。最后,将载片盒放到规定的位置上,载片盒下方有三个磁铁,对应主机上载片盒装载位置的三个磁铁。

5.5.2 回到客户端 PC,双击软件快捷方式,进入软件。

5.5.3 可以进入病人信息界面,可以输入患者信息(可以不进行此步骤操作)。

5.5.4 方案的参数设置。点击 manual import 按钮,手工录入样本或者通过扫描器扫描样本,导入样本信息(也可以通过 import 功能,直接导入 LIS 或者其他仪器的样本信息)选择相应的检测项目,点击 Close,回到参数界面,点击开始检测。

5.6·关机

5.6.1 在实验完成后,显微镜不工作的状态下,关闭软件。

5.6.2 关闭光源开关,关闭主机电源。

5.6.3 通过远程桌面连接进入服务器,通过开始菜单栏进行系统关机。

5.6.4 在客户端 PC 通过开始菜单栏进行系统关机。

5.6.5 关闭服务器和电脑必须通过开始菜单栏进行系统关机,不允许采用长按主机上电源键或断电的方式进行强制性关机。

5.6.6 放长假要求实验室全部断电,需要长时间关机的情况下,按照 5.6.1 到 5.6.4 进行关机;日常关机,则只需要关闭客户端 PC 即可,即 5.6.1 和 5.6.4 项。

6. 维护和保养

6.1·显微镜的维护仅限于以下操作: 使用后关闭仪器,并盖上设备防尘盖。

6.2·为避免真菌形成,不要将设备放置在潮湿的房间里,在 35℃ 时,最大湿度<75%,且要用防尘罩盖住开口镜筒。

6.3·用刷子、吹风机、棉棒、光学清洁纸或棉布清除光学镜头上的灰尘和污。去除水溶污垢,先除尘,再用无尘棉布或者湿布擦拭,也可在水中添加温和的清洁剂。

6.4·用棉签或者无尘布蘸取光学清洁液清除顽固的、油性的或脂性灰尘(浸油、指印)。光学清洁液由 90% 的石油醚(也称外科去污剂、工业甲基化去污剂)和 10% 的异丙醇(也称2-丙醇、2 甲基甲醇、2-羟基丙醇)组成。

6.5·清理光学镜头时,需由中间开始向周边环形清洁,且要施加轻微压力。

6.6·清洁仪器表面时,显微镜必须断电。确保不要弄湿仪器内部。

7. 应急处理

7.1·所有需要取下载片盒的操作需要在软件上点击下载,如若载片盒卡住,及时切断电源后,再进行取出,如若仍被卡住,请呼叫厂家工程师,避免二次损坏。

7.2·仪器启动后,蓝光常亮时,请勿继续使用,切断电源灯,联系厂家工程师。

8. 注意事项

8.1·用户使用本仪器前应详细阅读本说明书,掌握仪器正确的使用方法。

8.2·封片时要尽量避免过多的甘油溢出,发现载物台有残留甘油,用脱脂棉擦干净即可。

8.3·对焦是软件自动完成,不可以简化,否则图像质量无法保证。

8.4·三目镜筒的切换开关要位于正常状态。

8.5·包括显微镜在内的所有光学元件都要防止真菌感染。

8.6·尽量避免在高温、潮湿及灰尘多的环境下使用。

8.7·为延长光学设备的使用寿命,请用毕及时关机。

9. 仪器校准

9.1·硬件校准:校准相机与荧光片的画面是否水平,将画面调整至最佳位置,更换硬件时需进行。

9.2·荧光光强测量和校准:使用荧光光强测定工具 photometer,测量荧光光源的光强度,并记录数值,物镜采用 40 倍物镜,理想值是 40 mW,允许的误差范围在 ±5%,校准周期为 1 年。

9.3·摄像头颜色校准(黑平衡):对摄像头拍摄图片颜色进行校准,更换硬件时需进行。

参考文献

[1] 尚红,王毓三,申子瑜.全国临床检验操作规程[M].4 版.北京:人民卫生出版社,2015.

[2] 国家市场监督管理总局,中国国家标准化管理委员会.医学实验室质量和能力的要求第 5 部分:临床免疫学检验领域的要求:GB/T 22576.5—2021[S/OL].(2021 - 05 - 21)[2023 - 09 - 26].https://openstd.samr.gov.cn/bzgk/gb/newGbInfo?hcno = B20A7B4837EA1471836F05C3314B4E8D.

(王楷文　王　娟)

第七章
临床免疫检验项目标准操作规程

一、感染免疫常见项目／ 186

二、自身免疫常见项目／ 249

三、肿瘤免疫常见项目／ 300

四、细胞免疫常见项目／ 356

五、体液免疫常见项目／ 373

六、变态反应常见项目／ 392

七、性病常见项目／ 417

甲型肝炎病毒抗体检测标准操作规程

××医院检验科免疫组作业指导书	文件编号：××-JYK-××-××-××
版次/修改：第　版/第　次修改	生效日期：	第　页共　页
编写人：	审核人：	批准人：

1. 目的
建立检测血清中甲型肝炎病毒抗体含量的标准操作规程,保证实验结果的精确性及正确性。

2. 原理
2.1·采用酶联免疫吸附试验(enzyme linked immunosorbent assay,ELISA)进行检测：采用甲型肝炎病毒(HAV)特异性抗原成分作为包被抗原,将样品加入包被抗原的反应孔进行温育。若样品中含有甲型肝炎病毒抗体(如抗 HAV-IgM),则该抗体与包被抗原形成抗原-抗体复合物被吸附到固相上,再加入酶标记二抗最终形成抗原-抗体-酶标二抗复合物,洗涤除去未结合的游离酶,加入显色剂后读板显色。

2.2·采用化学发光法进行检测：反应原理为竞争法,吸取 50 μL 的血清标本到反应池,标本中的抗 HAV 抗体与 HAV 抗原结合;再先后加入生物素化的抗 HAV 抗体、钌(Ru)标记的抗 HAV 抗体及链霉亲和素包被的微粒,形成的免疫复合物通过生物素与链霉亲和素之间的反应结合到微粒上。含有微粒的反应混合液被吸到测量池后,通过磁铁被吸附到电极上,未结合的物质被清洗液洗去;然后电极加电压后产生化学发光,通过光电倍增管进行测定。检测结果通过机器中设置的标准曲线得出。

3. 标本采集
根据试剂盒说明书要求收集存储样本,血清标本采集用标准样本试管或含分离胶的试管,血浆样本采集使用肝素锂、肝素钠或 K_2-EDTA,一般来说,标本在 2~8℃ 可稳定 7 天,-20℃ 可稳定 6 个月。

4. 仪器和试剂
4.1·仪器(酶联免疫吸附法)和试剂组成：采用仪器为酶标比色仪。试剂组成一般包括包被反应板、样品稀释液、阴性对照、阳性对照、洗涤剂、酶标二抗、显色剂 A、显色剂 B、终止液。

4.2·仪器(化学发光法)和试剂组成：采用仪器为全自动化学发光分析仪。试剂组成一般包括链霉亲和素包被的微粒、甲型肝炎病毒抗原、生物素化的抗甲型肝炎病毒抗体、钌标记的抗甲型肝炎病毒抗体、阴性定标液、阳性定标液。

5. 性能参数
一般包括项目精密度、特异性和灵敏度,具体参见相应的试剂说明书。

6. 校准
根据 CNAS-CL02：2012 条款 5.3.2.5 要求,检验项目校准及校准验证周期应遵循制造商建议;在试剂批号改变、涉及失控处理和仪器重要部件更换后性能验证时,应做项目校准。

7. 操作步骤
7.1·ELISA 方法

7.1.1 将已包被的反应板置于台上恢复至室温,按顺序编号。

7.1.2 加样:测定孔每孔加待检血清 50 μL,设阴性对照 2 孔,阳性对照 2 孔,每孔各加 50 μL(或 1 滴),设空白对照 1 孔(空白孔只加底物和终止液),可设置外部质控品 1 孔,用即时贴封板,37℃水浴 30 min。

7.1.3 洗涤:弃去孔内液体,用洗涤液连续洗涤 5 次,每次静置 15 s,吸干孔内液体,用吸水纸拍干。

7.1.4 加入酶结合物:除空白孔外,各孔分别加入酶结合物 1 滴,用即时贴封板,混匀后置 37℃水浴 30 min。

7.1.5 洗涤:弃去孔内液体,用洗涤液连续洗涤 5 次,每次静置 15 s,吸干孔内液体,用吸水纸拍干。

7.1.6 加底物液:每孔先加入 A 液 1 滴,再加入 B 液 1 滴混匀,37℃避光,显色 15 min。

7.1.7 加终止液:每孔加 1 滴终止液,终止反应后 10 min 内测定,空白孔调零,测定波长为 450 nm,进行相应的比色测定。

7.2·化学发光法:开机后仪器自检,自动保养,然后进入"Stand By"状态。仪器准备:每日开机维护及载入试剂、定标和质控。样本检测,结果浏览和复查。日常维护,关机。

8. 质量控制

一般采用两种浓度水平包括阴性和弱阳性的质控品,至少每 24 h 和每一次校准后测定 1 次。质控间隔期应适用于各实验室的具体要求。质控品检测值应落在设定的范围内,如出现质控值落在范围以外,应查找原因,采取相应的校准措施。

9. 被测量值的测量不确定度(相关时)

不适用。

10. 生物参考区间

10.1·ELISA 方法:阴性。

10.2·化学发光法:<0.8 S/CO 为无反应性,0.8~1.2 S/CO 为灰区,>1.2 为有反应性。

11. 检验结果的可报告区间

不适用。

12. 危急值(适当时)

不适用。

13. 临床意义

HAV 属于单链 RNA 病毒属,传播途径为经粪口途径,潜伏期 2~6 个月,可引发急性感染性肝炎,儿童及青少年多见,黄疸型多见,可散发或暴发流行,为自限性良性过程,一般不变成慢性,重型肝炎(肝坏死)或病死罕见。IgM 抗体阳性提示 HAV 急性感染,用于肝炎鉴别诊断,在发病早期出现,2~3 周达高峰,3~6 个月后消退。IgG 抗体是免疫性抗体,在 IgM 抗体后出现,3~4 个月达高峰,并长期持续,人群抗体检出率为 50%~80%,其中多数为无症状感染或亚临床感染,可作为人群 HAV 既往感染的指标之一。

14. 注意事项

14.1·待测样本应充分离心,以保证分离出的血清中不含纤维蛋白原、红细胞或其他颗粒物质,不干扰检测系统加样针吸取样本。

14.2·应注意试剂的有效期;试剂中所有人源材料,包括校准品等都应视为有潜在感染性的物质,应防止试剂的蒸发和污染,并确保试剂的完整。

14.3·HAV 抗体检测结果应结合患者病史、临床其他结果综合诊断,当检测值在临界值时,应考虑患者是否注射过甲肝疫苗。

参考文献

［1］尚红,王毓三,申子瑜.全国临床检验操作规程［M］.4 版.北京:人民卫生出版社,2015.

［2］中国合格评定国家认可委员会.医学实验室质量和能力认可准则:CNAS－CL02:2023［S/OL］.(2023－06－01)［2023－09－26］.https://www.cnas.org.cn/rkgf/sysrk/jbzz/2023/06/911424.shtml.

(关秀茹　黄　晶)

乙型肝炎病毒表面抗原检测标准操作规程

××医院检验科免疫组作业指导书	文件编号：××-JYK-××-××-××	
版次/修改：第　　版/第　　次修改	生效日期：	第　　页 共　　页
编写人：	审核人：	批准人：

1. 目的

建立检测血清中乙型肝炎病毒表面抗原含量的标准操作规程,保证实验结果的精确性及正确性。

2. 原理

2.1・酶联免疫吸附试验(ELISA)：采用双抗体夹心法进行检测,包被抗 HBs 用单抗或马抗人 HBs；纯化马抗 HBs 的 γ 球蛋白组分,经过碘酸钠改良法标记 HRP,制成酶标记抗 HBs；经方阵法滴定确定最适工作浓度。用已包被的反应板,同时加样品及酶标记抗 HBs,一次温育,以四甲基联苯胺(TMB)为底物显色后读板显色。

2.2・化学发光法：采用双抗体夹心法原理,吸取 50 μL 的血清标本到反应池,生物素化的抗 HBsAg 单克隆抗体和钌(Ru)标记的抗 HBsAg 单克隆抗体混匀形成夹心复合物；加入链霉亲和素包被的微粒,使上述形成的复合物通过生物素与链霉亲和素之间的反应结合到微粒上,反应混合液吸到测量池中,微粒通过磁铁吸附到电极上,未结合的物质被清洗液洗去；然后,电极加电压后产生化学发光,通过光电倍增管进行测定,仪器自动将标本产生的光电信号与从 HBsAg 定标液得出的 cut-off 值相比较计算出结果。

3. 标本采集

根据试剂盒说明书要求收集存储样本,血清标本采集用标准样本试管或含分离胶的试管,血浆样本采集使用肝素锂、肝素钠或 K_2-EDTA,一般来说,标本在 2～8℃可稳定 7 天,-20℃可稳定 6 个月。

4. 仪器和试剂

4.1・仪器和试剂(酶联免疫吸附法)：试剂组成一般如下：包被抗原板、底物 A 液、底物 B 液、阳性对照、洗涤液、阴性对照、终止液、HBsAg 酶结合物、粘胶纸、TMB 显色液,采用仪器为酶标比色仪。

4.2・仪器和试剂(化学发光法)：试剂组成一般如下：链霉亲和素包被的微粒、生物素化的抗 HBsAg 单克隆抗体、Ru(bpy)3^{2+} 标记的抗 HBsAg 单克隆抗体、Cal 1 校准液和 Cal 2 校准液、HBsAg 质控品 1 和 2。采用仪器为全自动化学发光分析仪。

5. 性能参数

一般包括项目精密度、特异性和灵敏度,具体参见相应的试剂说明书。

6. 校准（化学发光法）

根据 CNAS-CL02：2012 条款 5.3.2.5 要求,检验项目校准及校准验证周期应遵循制造商建议；在试剂批号改变、涉及失控处理和仪器重要部件更换后性能验证时,应做项目校准。

7. 操作步骤

7.1·ELISA 方法

7.1.1　将已包被的反应板置于台上恢复至室温,按顺序编号。

7.1.2　加样:测定孔每孔加待检血清 50 μL,设阴性对照 2 孔,阳性对照 2 孔,每孔各加 50 μL(或 1 滴),设空白对照 1 孔(空白孔只加底物和终止液),可设置外部质控品 1 孔。然后加测定 HBsAg 用酶结合物,每孔 50 μL(或 1 滴),混匀后用即时贴封板。置 37℃水浴 30 min。

7.1.3　洗涤:弃去孔内液体,用洗涤液连续洗 5 次,每次静置 15 s,吸干孔内液体,用吸水纸拍干。

7.1.4　加底物液:每孔先加入 A 液 1 滴,再加入 B 液 1 滴混匀,37℃避光,显色 15 min。

7.1.5　加终止液、每孔 1 滴,终止反应后 10 min 内测定,空白孔调零,测定波长为 450 nm,进行相应的比色测定。

7.2·化学发光法:开机后仪器自检,自动保养,然后进入"Stand By"状态。仪器准备:每日开机维护及载入试剂、定标和质控。样本检测,结果浏览和复查。日常维护,关机。

8. 质量控制（化学发光法）

一般采用两种浓度水平包括阴性和弱阳性的质控品,至少每 24 h 和每一次校准后测定一次。质控间隔期应适用于各实验室的具体要求。质控品检测值应落在设定的范围内,如质控值落在范围以外,应查找原因,采取相应的校准措施。

9. 被测量值的测量不确定度（相关时）

不适用。

10. 生物参考区间

ELISA 方法:阴性。化学发光法:<0.05 IU/mL。

11. 检验结果的可报告区间

0.00～250.00 IU/mL。

12. 危急值（适当时）

不适用。

13. 临床意义

13.1·乙型肝炎病毒表面抗原阳性是 HBV 感染和携带的标志,用于肝炎鉴别诊断、流行病学研究和输血安全保证。急性肝炎可以在转氨酶升高前或症状出现前 1～7 周测出,发病 3 周约半数呈阳性,高峰在感染后 2～3 个月,多数患者半年后清除,然后表面抗体升高。HBsAg 阳性持续半年或 1 年以上为 HBV 慢性携带者,母婴传播可携带数十年,此期间虽无明显症状但可有肝细胞损害,与免疫功能紊乱或合并 HCV 或 HDV 感染有关。其中部分患者将发展为慢性肝炎、肝坏死、肝硬化。后者中少数患者发生肝细胞癌。

13.2·对 HBsAg 阳性者应检查 ALT、AST、HBeAg 和 HBeAb,以判明传染性、活动性或 HBV 变异株感染。

14. 注意事项

14.1·待测样本应充分离心,以保证分离出的血清中不含纤维蛋白原、红细胞或其他颗粒物质,不干扰检测系统加样针吸取样本。

14.2·应注意试剂的有效期;试剂中所有人源材料,包括校准品等都应视为有潜在感染性的物质,应防止试剂的蒸发和污染,并确保试剂的完整。

14.3·抗原检测结果为阴性并不排除病毒感染的可能,由于方法学的局限性,HBsAg 的检测结果需结合乙型肝炎血清学其他指标综合判断。

参考文献

［1］尚红,王毓三,申子瑜.全国临床检验操作规程［M］.4 版.北京：人民卫生出版社,2015.

［2］中国合格评定国家认可委员会.医学实验室质量和能力认可准则：CNAS‒CL02：2023［S/OL］.（2023‒06‒01）［2023‒09‒26］.https://www.cnas.org.cn/rkgf/sysrk/jbzz/2023/06/911424.shtml.

（关秀茹　黄　晶）

乙型肝炎病毒表面抗体检测标准操作规程

××医院检验科免疫组作业指导书	文件编号：××-JYK-××-××-××
版次/修改：第　　版/第　　次修改	生效日期：　　　　　　第　　页 共　　页
编写人：	审核人：　　　　　　批准人：

1. 目的

建立检测血清中乙型肝炎病毒表面抗体的标准操作规程，保证实验结果的精确性及正确性。

2. 原理

2.1·酶联免疫吸附试验（ELISA）：采用双抗原夹心法进行检测，即：包被纯化 HBsAg，经过碘酸钠改良法标记 HRP，待测血清中抗 HBs 与之反应，再加入 HRP-HBsAg 形成夹心复合物，洗涤除去未结合的游离酶，以四甲基联苯胺（TMB）为底物显色后读板显色。

2.2·化学发光法：采用双抗原夹心法原理进行检测，吸取 40 μL 标本到反应池，然后将抗 HBs、生物素化的 HBsAg 和钌（Ru）标记的 HBsAg 混匀，形成夹心复合物。加入链霉亲和素包被的微粒，使上述形成的复合物通过生物素与链霉亲和素之间的反应结合到微粒上。反应混合液吸到测量池中，微粒通过磁铁吸附到电极上，未结合的物质被清洗液洗去。然后，电极加电压后产生化学发光，通过光电倍增管进行测定。检测结果由机器自动从标准曲线上查出。

3. 标本采集

根据试剂盒说明书要求收集存储样本，血清标本采集用标准样本试管或含分离胶的试管，血浆样本采集使用肝素锂、肝素钠或 K_2-EDTA，一般来说，标本在 2～8℃可稳定 7 天，-20℃可稳定 6 个月。

4. 仪器和试剂

4.1·仪器和试剂（酶联免疫吸附法）：试剂组成一般如下：包被抗原板、底物 A 液、底物 B 液、阳性对照 1 瓶、洗涤液 1 瓶（1∶40 稀释）、阴性对照 1 瓶、终止液 1 瓶、抗 HBs 酶结合物 1 瓶、粘胶纸、TMB 显色液 1 瓶，采用仪器为酶标比色仪。

4.2·仪器和试剂（化学发光法）：试剂组成一般如下：链霉亲和素包被的微粒、生物素化的 HBsAg、Ru(bpy)3^{2+} 标记的 HBsAg、Cal 1 校准液和 Cal 2 校准液、抗 HBs 质控品 1 和 2。采用仪器为全自动化学发光分析仪。

5. 性能参数

一般包括项目精密度、特异性和灵敏度，具体参见相应的试剂说明书。

6. 校准（化学发光法）

根据 CNAS-CL02：2012 条款 5.3.2.5 要求，检验项目校准及校准验证周期应遵循制造商建议；在试剂批号改变、涉及失控处理和仪器重要部件更换后性能验证时，应做项目校准。

7. 操作步骤

7.1·ELISA 方法（具体操作参照试剂说明书或所在科室制定的 SOP）

7.1.1　将已包被的反应板置于台上恢复至室温，按顺序编号。

7.1.2 加样：测定孔每孔加待检血清 50 μL，设阴性对照 2 孔，阳性对照 2 孔，每孔各加 50 μL（或 1 滴），设空白对照 1 孔（空白孔只加底物和终止液）。可设置外部质控品 1 孔，然后加测定用 HBsAb 酶结合物，每孔 50 μL（或 1 滴），混匀。置 37℃ 水浴 30 min。

7.1.3 洗涤：弃去孔内液体，用洗涤液连续洗 5 次，每次静置 15 s，吸干孔内液体，用吸水纸拍干。

7.1.4 加底物液：每孔先加入 A 液 1 滴，再加入 B 液 1 滴混匀，37℃ 避光，显色 15 min。

7.1.5 加终止液，每孔 1 滴，终止反应后 10 min 内测定，空白孔调零，测定波长为 450 nm，进行相应的比色测定。

7.2·化学发光法：开机后仪器自检，自动保养，然后进入"Stand By"状态。仪器准备：每日开机维护及载入试剂、定标和质控。样本检测，结果浏览和复查。日常维护，关机。

8. 质量控制（化学发光法）

一般采用两种浓度水平包括阴性和弱阳性的质控品，至少每 24 h 和每一次校准后测定一次。质控间隔期应适用于各实验室的具体要求。质控品检测值应落在设定的范围内，如出现质控值落在范围以外，应查找原因，采取相应的校准措施。

9. 被测量值的测量不确定度（相关时）

不适用。

10. 生物参考区间

ELISA 方法：阴性。化学发光法：<10.00 mIU/mL。

11. 检验结果的可报告区间

0.00～1 000.00 mIU/mL。

12. 危急值（适当时）

不适用。

13. 临床意义

HBsAb 由 HBsAg 诱导产生，为 HBV 免疫性中和抗体，用于乙肝传染性或免疫力的评价。在 HBV 临床感染或亚临床感染 HBsAg 消失后数周或数月后出现，此外，抗 HBs 实验还可用于乙肝感染急性期以后的病程监测。一般与 HBc‐IgG 抗体同时呈阳性；或疫苗接种后产生。HBsAb 具有保护性，若检测值＞10.00 mIU/mL 则表明机体具有免疫力。

14. 注意事项

14.1·待测样本应充分离心，已保证分离出的血清中不含纤维蛋白原、红细胞或其他颗粒物质，不干扰检测系统加样针吸取样本。

14.2·应注意试剂的有效期；试剂中所有人源材料，包括校准品等都应视为有潜在感染性的物质，应防止试剂的蒸发和污染，并确保试剂的完整。

参考文献

[1] 尚红，王毓三，申子瑜.全国临床检验操作规程[M].4 版.北京：人民卫生出版社，2015.

[2] 中国合格评定国家认可委员会.医学实验室质量和能力认可准则：CNAS‐CL02：2023[S/OL].（2023‐06‐01）[2023‐09‐26].https://www.cnas.org.cn/rkgf/sysrk/jbzz/2023/06/911424.shtml.

（关秀茹 黄 晶）

乙型肝炎病毒 e 抗原检测标准操作规程

××医院检验科免疫组作业指导书	文件编号：××-JYK-××-××-××
版次/修改：第　　版/第　　次修改	生效日期：　　　　第　　页　共　　页
编写人：	审核人：　　　　批准人：

1. 目的

建立检测血清中乙型肝炎病毒 e 抗原含量的标准操作规程，保证实验结果的精确性及正确性。

2. 原理

2.1·采用酶联免疫吸附试验（ELISA）进行检测：采用双抗体夹心法进行检测，在微孔条上预包被纯化乙肝 e 抗体（HBeAb），在包被板加待测血清及酶标记的抗 HBe，温育后洗涤除去未结合的游离酶，以四甲基联苯胺（TMB）为底物显色后读板显色。

2.2·采用化学发光法进行检测：采用双抗体夹心法原理检测，吸取 35 μL 标本到反应池，将生物素化抗 HBeAg 单克隆抗体和钌（Ru）标记的抗 HBe 抗体混匀，形成夹心复合物。加入链霉亲和素包被的微粒，使上述形成的复合物通过生物素与链霉亲和素之间的反应结合到微粒上。反应混合液吸到测量池中，微粒通过磁铁吸附到电极上，未结合的物质被清洗液洗去，电极加电压后产生化学发光，通过光电倍增管进行测定。检测结果由软件自动测出，与预先用抗 HBe 标定的标本 cut - off 值比较得出结果。

3. 标本采集

根据试剂盒说明书要求收集存储样本，血清标本采集用标准样本试管或含分离胶的试管，血浆样本采集使用肝素锂、肝素钠或 K_2 - EDTA，一般来说，标本在 2～8℃可稳定 7 天，−20℃可稳定 6 个月。

4. 仪器和试剂

4.1·仪器和试剂（酶联免疫吸附法）：试剂组成一般如下：包被抗原板、底物 A 液、底物 B 液、阳性对照、洗涤液、阴性对照、终止液、HBeAg 酶结合物、TMB 显色液，采用仪器为酶标比色仪。

4.2·仪器和试剂（化学发光法）：试剂组成一般如下：链霉亲和素包被的微粒、生物素化的抗 HBeAg 单克隆抗体、$Ru(bpy)_3^{2+}$ 标记的抗 HBeAg 单克隆抗体、Cal 1 校准液和 Cal 2 校准液、HBeAg 质控品 1 和 2。采用仪器为全自动化学发光分析仪。

5. 性能参数

一般包括项目精密度、特异性和灵敏度，具体参见相应的试剂说明书。

6. 校准（化学发光法）

根据 CNAS - CL02：2012 条款 5.3.2.5 要求，检验项目校准及校准验证周期应遵循制造商建议；在试剂批号改变、涉及失控处理和仪器重要部件更换后性能验证时，应做项目校准。

7. 操作步骤

7.1·ELISA 方法（具体操作参照试剂说明书或所在科室制定的 SOP）

7.1.1　将已包被的反应板置于台上恢复至室温,按顺序编号。

7.1.2　加样:测定孔每孔加待检血清 50 μL,设阴性对照 2 孔,阳性对照 2 孔,每孔各加 50 μL(或 1 滴),设空白对照 1 孔(空白孔只加底物和终止液),可设置外部质控品 1 孔,用即时贴封板,然后加 HBeAg 酶结合物,每孔 50 μL(或 1 滴),混匀。置 37℃水浴 30 min。

7.1.3　洗涤:弃去孔内液体,用洗涤液连续洗 5 次,每次静置 15 s,吸干孔内液体,用吸水纸拍干。

7.1.4　加底物液:每孔先加入 A 液 1 滴,再加入 B 液 1 滴混匀,37℃避光,显色 15 min。

7.1.5　加终止液:每孔 1 滴,终止反应后 10 min 内测定,空白孔调零,测定波长为 450 nm,进行相应的比色测定。

7.2・化学发光法(具体操作参照试剂说明书或所在科室制定的 SOP):开机后仪器自检,自动保养,然后进入"Stand By"状态。仪器准备:每日开机维护及载入试剂、定标和质控。样本检测,结果浏览和复查。日常维护,关机。

8. 质量控制（化学发光法）

一般采用两种浓度包括阴性和弱阳性水平的质控品,至少每 24 h 和每一次校准后测定一次。质控间隔期应适用于各实验室的具体要求。质控品检测值应落在设定的范围内,如出现质控值落在范围以外,应查找原因,采取相应的校准措施。

9. 被测量值的测量不确定度（相关时）

不适用。

10. 生物参考区间

ELISA 方法:阴性。化学发光法:S/CO<1.00。

11. 检验结果的可报告区间

不适用。

12. 危急值（适当时）

不适用。

13. 临床意义

HBeAg 为 HBV 内衣壳的一部分,即前核心蛋白(pre-C),由基因 *pre-C* 编码,在病毒复制时产生,与 HBV 增殖相关,是反映 HBV 复制和传染的标志。仅见于 HBeAg 阳性者,在 HBsAg 之后或短期内出现,高峰在发病 2～3 个月,通常在 4 个月后消退。阳性提示 HBV 复制旺盛,病毒数量多,有较强的传染性;阴性提示病毒数量少,传染性减弱。HBsAg 和 HBeAg 同时阳性为 HBV 活动携带者,传染性比仅 HBsAg 一项阳性强 5～9 倍。前者母婴传播的概率为 90%,后者约为 10%。当母亲两项阳性而婴儿为阴性时,应对婴儿施行保护,给予疫苗接种。

14. 注意事项

14.1・待测样本应充分离心,以保证分离出的血清中不含纤维蛋白原、红细胞或其他颗粒物质,不干扰检测系统加样针吸取样本。

14.2・应注意试剂的有效期;试剂中所有人源材料,包括校准品等都应视为有潜在感染性的物质,应防止试剂的蒸发和污染,并确保试剂的完整。

参考文献

［1］尚红,王毓三,申子瑜.全国临床检验操作规程［M］.4版.北京：人民卫生出版社,2015.

［2］中国合格评定国家认可委员会.医学实验室质量和能力认可准则：CNAS-CL02：2023［S/OL］.（2023-06-01）［2023-09-26］.https：//www.cnas.org.cn/rkgf/sysrk/jbzz/2023/06/911424.shtml.

（关秀茹　黄　晶）

乙型肝炎病毒 e 抗体检测标准操作规程

××医院检验科免疫组作业指导书	文件编号：××-JYK-××-××-××	
版次/修改：第　　版/第　　次修改	生效日期：	第　　页 共　　页
编写人：	审核人：	批准人：

1. 目的

建立检测血清中乙型肝炎病毒 e 抗体含量的标准操作规程,保证实验结果的精确性及正确性。

2. 原理

2.1·酶联免疫吸附试验(ELISA)：用竞争法原理检测血清中抗 HBe,在微孔条上预包被纯化乙肝 e 抗原(HBeAg),同时加样品及酶标记抗 HBe－HRP,洗涤除去未结合的游离酶,一次温育,以四甲基联苯胺(TMB)为底物显色读板。

2.2·化学发光法进行检测：采用竞争法原理,吸取 35 μL 标本与加入的 HBe 抗原液混匀,标本中的抗 HBe 与 HBe 抗原结合；先后加入生物素化的抗 HBe 抗体、钌(Ru)标记的抗 HBe 抗体及链霉亲和素包被的微粒,HBe 抗原上仍然游离的位点被占据；所形成的免疫复合物通过生物素与链霉亲和素之间的反应结合到微粒上。反应混合液吸到测量池中,微粒通过磁铁吸附到电极上,未结合的物质被清洗液洗去。然后,电极加电压后产生化学发光,通过光电倍增管进行测定。仪器自动将标本产生的光电信号与从抗 HBe 校准液得出的 cut－off 值相比较得到检测结果。

3. 标本采集

根据试剂盒说明书要求收集存储样本,血清标本采集用标准样本试管或含分离胶的试管,血浆样本采集使用肝素锂、肝素钠或 K_2－EDTA,一般来说,标本在 2～8℃可稳定 7 天,－20℃可稳定 6 个月。

4. 仪器和试剂

4.1·仪器和试剂(酶联免疫吸附法)：试剂组成一般如下：包被抗原板、底物 A 液、底物 B 液、阳性对照、洗涤液、阴性对照、终止液、抗 HBe 酶结合物、TMB 显色液,采用仪器为酶标比色仪。

4.2·仪器和试剂(化学发光法)：试剂组成一般如下：链霉亲和素包被的微粒,HBeAg、Ru(bpy)3^{2+} 标记的抗 HBeAg 抗体、Cal 1 校准液和 Cal 2 校准液、抗 HBe 质控品 1 和 2。采用仪器为全自动化学发光分析仪。

5. 性能参数

一般包括项目精密度、特异性和灵敏度,具体参见相应的试剂说明书。

6. 校准(化学发光法)

根据 CNAS－CL02：2012 条款 5.3.2.5 要求,检验项目校准及校准验证周期应遵循制造商建议；在试剂批号改变、涉及失控处理和仪器重要部件更换后性能验证时,应做项目校准。

7. 操作步骤

7.1·ELISA 方法(具体操作参照试剂说明书或所在科室制定的 SOP)

7.1.1　将已包被的反应板置于台上恢复至室温,按顺序编号。

7.1.2　加样:测定孔每孔加待检血清 50 μL,设阴性对照 2 孔,阳性对照 2 孔,每孔各加 50 μL(或 1 滴),设空白对照 1 孔(空白孔只加底物和终止液),可设置外部质控品 1 孔,然后加抗 HBe 酶结合物,每孔 50 μL(或 1 滴),混匀,用即时贴封板。置 37℃水浴 30 min。

7.1.3　洗涤:弃去孔内液体,用洗涤液连续洗 5 次,每次静置 15 s,吸干孔内液体,用吸水纸拍干。

7.1.4　加底物液:每孔先加入 A 液 1 滴,再加入 B 液 1 滴混匀,37℃避光,显色 15 min。

7.1.5　加终止液,每孔加入 1 滴终止液,终止反应后 10 min 内测定,空白孔调零,测定波长为 450 nm,进行相应的比色测定。

7.2·化学发光法:开机后仪器自检,自动保养,然后进入"Stand By"状态。仪器准备:每日开机维护及载入试剂、定标和质控。样本检测,结果浏览和复查。日常维护,关机。

8. 质量控制（化学发光法）

一般采用两种浓度包括阴性和弱阳性水平的质控品,至少每 24 h 和每一次校准后测定一次。质控间隔期应适用于各实验室的具体要求。质控品检测值应落在设定的范围内,如出现质控值落在范围以外,应查找原因,采取相应的校准措施。

9. 被测量值的测量不确定度（相关时）

不适用。

10. 生物参考区间

ELISA 方法:阴性。化学发光法:S/CO>1.00。

11. 检验结果的可报告区间

不适用。

12. 危急值（适当时）

不适用。

13. 临床意义

13.1·HBeAb 阳性是 HBV 复制减少和传染性减弱的标志,用于传染性评价,也用于 HBV 变异株感染的判断。在 HBeAg 消退后约 1 个月出现,当 HBeAg 阴性而 HBeAb 阳性时,为不活动性携带者,提示传染性明显减弱或疾病在恢复过程中。HBeAb 可与抗 HBs 并存持续数月或数年。但是如有 ALT 和 AST 异常,应怀疑为 HBV 变异株感染,有传染性,或合并感染非乙型肝炎病毒,或其他原因(如药物性、化学性或酒精性肝损害)。应进一步询问病史和检查 HCV、HDV 抗体。

13.2·HBV 变异株是由于 pre-C 基因变异不能编码 pre-C 蛋白。HBeAg 阴性,而 HBeAg 和 HBeAb 阳性,同时有 ALT 和 AST 异常时,应怀疑 HBV 变异株感染,可测 HBV-DNA-P,阳性提示为变异株感染,仍是活动性携带者,有传染性。由于 HBV-DNA-P 常在 ALT 升高之前即可阳性,而且持续时间短,当 HBV-DNA-P 阴性时,判断将发生困难,进一步可通过 HBV-DNA 检测以证明之。

14. 注意事项

14.1·待测样本应充分离心,以保证分离出的血清中不含纤维蛋白原、红细胞或其他颗粒物质,不干扰检测系统加样针吸取样本。

14.2·应注意试剂的有效期;试剂中所有人源材料,包括校准品等都应视为有潜在感染性的物质,应防止试剂的蒸发和污染,并确保试剂的完整。

参考文献

[1] 尚红,王毓三,申子瑜.全国临床检验操作规程[M].4版.北京:人民卫生出版社,2015.

[2] 中国合格评定国家认可委员会.医学实验室质量和能力认可准则:CNAS-CL02:2023[S/OL].(2023-06-01)[2023-09-26].https://www.cnas.org.cn/rkgf/sysrk/jbzz/2023/06/911424.shtml.

（关秀茹　黄　晶）

乙型肝炎病毒核心抗体检测标准操作规程

××医院检验科免疫组作业指导书		文件编号：××-JYK-××-××-××	
版次/修改：第　版/第　　次修改		生效日期：	第　页　共　页
编写人：		审核人：	批准人：

1. 目的

建立检测血清中乙型肝炎病毒核心抗体含量的标准操作规程，保证实验结果的精确性及正确性。

2. 原理

2.1·采用酶联免疫吸附试验（ELISA）进行检测：采用竞争法进行检测，用纯化基因重组抗 HBcAg 或纯化抗 HBc 包被微孔板，在包被的反应板同时加样品及酶标记抗 HBc-HRP，一次温育，洗涤除去未结合的游离酶，以四甲基联苯胺（TMB）为底物显色读板。

2.2·采用化学发光法进行检测：采用竞争法原理，吸取 40 μL 标本，用还原试剂预处理；加入 HBc 抗原液，标本中的抗 HBc 与 HBc 抗原结合形成复合物；先后加入生物素化的抗 HBc 抗体、钌（Ru）标记的抗 HBc 抗体及链霉亲和素包被的微粒，HBc 抗原上仍然游离的位点被占据。所形成的免疫复合物通过生物素与链霉亲和素之间的反应结合到微粒上；反应混合液吸到测量池中，微粒通过磁铁吸附到电极上，未结合的物质被清洗液洗去；电极加电压后产生化学发光，通过光电倍增管进行测定。仪器自动将标本产生的光电信号与从抗 HBc 校准液得出的 cut-off 值相比较得到结果。

3. 标本采集

根据试剂盒说明书要求收集存储样本，血清标本采集用标准样本试管或含分离胶的试管，血浆样本采集使用肝素锂、肝素钠或 K_2-EDTA，一般来说，标本在 2～8℃可稳定 7 天，−20℃可稳定 6 个月。

4. 仪器和试剂

4.1·仪器和试剂（酶联免疫吸附法）：试剂组成一般如下：包被抗原板、底物 A 液、底物 B 液、阳性对照、洗涤液、阴性对照、终止液、抗 HBc 酶结合物、TMB 显色液，采用仪器为酶标比色仪。

4.2·仪器和试剂（化学发光法）：试剂组成一般如下：链霉亲和素包被的微粒、DTT、HBcAg、Ru(bpy)3^{2+} 标记的抗 HBcAg 抗体、Cal 1 校准液和 Cal 2 校准液、抗 HBc 质控品 1 和 2。采用仪器为全自动化学发光分析仪。

5. 性能参数

一般包括项目精密度、特异性和灵敏度，具体参见相应的试剂说明书。

6. 校准（化学发光法）

根据 CNAS-CL02：2012 条款 5.3.2.5 要求，检验项目校准及校准验证周期应遵循制造商建议；在试剂批号改变、涉及失控处理和仪器重要部件更换后性能验证时，应做项目校准。

7. 操作步骤

7.1·ELISA 方法（具体操作参照试剂说明书或所在科室制定的 SOP）

7.1.1　将已包被的反应板置于台上恢复至室温,按顺序编号。

7.1.2　加样:测定孔每孔加待检血清 50 μL,设阴性对照 2 孔,阳性对照 2 孔,每孔各加 50 μL(或 1 滴),设空白对照 1 孔(空白孔只加底物和终止液),可设置外部质控品 1 孔,然后加抗 HBe 酶结合物,每孔 50 μL(或 1 滴),混匀。用即时贴封板,37℃水浴 30 min。

7.1.3　洗涤:弃去孔内液体,用洗涤液连续洗 5 次,每次静置 15 s,吸干孔内液体,用吸水纸拍干。

7.1.4　加底物液:每孔先加入 A 液 1 滴,再加入 B 液 1 滴混匀,37℃避光,显色 15 min。

7.1.5　加终止液,每孔加入 1 滴终止液,终止反应后 10 min 内测定,空白孔调零,测定波长为 450 nm,进行相应的比色测定。

7.2・化学发光法:开机后仪器自检,自动保养,然后进入"Stand By"状态。仪器准备:每日开机维护及载入试剂、定标和质控。样本检测,结果浏览和复查。日常维护,关机。

8. 质量控制

化学发光法:一般采用两种浓度包括阴性和弱阳性水平的质控品,至少每 24 h 和每一次校准后测定一次。质控间隔期应适用于各实验室的具体要求。质控品检测值应落在设定的范围内,如出现质控值落在范围以外,应查找原因,采取相应的校准措施。

9. 被测量值的测量不确定度(相关时)

不适用。

10. 生物参考区间

ELISA 方法:阴性。化学发光法:S/CO>1.00。

11. 检验结果的可报告区间

不适用。

12. 危急值(适当时)

不适用。

13. 临床意义

乙型肝炎病毒(HBV)由外壳 HBsAg 和内核 HBcAg 组成。后者含有 183～185 个氨基酸。HBV 感染期间,一般会产生抗 HBcAg 抗体,并在 HBsAg 出现后即可从血清中检测到。在 HBV 感染康复者和 HBsAg 携带者中,抗 HBcAg 可持续存在,因此,抗 HBcAg 是提示过去或现在感染 HBV 的指标。偶尔也有抗 HBcAg 阴性的 HBV 感染者(多见于免疫抑制患者)。由于抗 HBcAg 可长时间存在,因此在特殊人群中开展抗 HBcAg 筛选实验对预防乙型肝炎的传播有重要参考价值。抗 HBc 实验与其他乙型肝炎实验一同检测有助于乙型肝炎的诊断和监测。在其他乙型肝炎标志(HBsAg 阴性者)缺乏的情况下,抗 HBc 可能是提示现存 HBV 感染的唯一指标。

14. 注意事项

14.1・待测样本应充分离心,以保证分离出的血清中不含纤维蛋白原、红细胞或其他颗粒物质,不干扰检测系统加样针吸取样本。

14.2・应注意试剂的有效期;试剂中所有人源材料,包括校准品等都应视为潜在感染性的物质,应防止试剂的蒸发和污染,并确保试剂的完整。

参考文献

［1］ 尚红,王毓三,申子瑜.全国临床检验操作规程［M］.4 版.北京：人民卫生出版社,2015.

［2］ 中国合格评定国家认可委员会.医学实验室质量和能力认可准则：CNAS－CL02：2023［S/OL］.(2023－06－01)［2023－09－26］.https：//www.cnas.org.cn/rkgf/sysrk/jbzz/2023/06/911424.shtml.

（关秀茹　黄　晶）

丙型肝炎病毒抗体检测标准操作规程

××医院检验科免疫组作业指导书	文件编号：××-JYK-××-××-××	
版次/修改：第　　版/第　　次修改	生效日期：	第　　页 共　　页
编写人：	审核人：	批准人：

1. 目的

建立检测血清中丙型肝炎病毒抗体含量的标准操作规程,保证实验结果的精确性及正确性。

2. 原理

2.1·采用酶联免疫吸附试验(ELISA)进行检测：采用双抗原夹心法进行检测,用合成 HCV 多肽抗原或基因重组 HCV 抗原(包括结构区抗原及非结构区抗原)包被酶联板,以辣根过氧化物酶(HRP)标记抗人 IgG,洗涤除去未结合的游离酶,以四甲联苯胺(TMB)为底物,显色测定。

2.2·采用化学发光法进行检测：采用"三明治"法,吸取 40 μL 样本与 60 μL 生物素化 HCV 抗原及 60 μL 钌复合体标记的 HCV 抗原一起孵育,反应形成"三明治"样抗原抗体复合体;再添加包被链霉亲和素的磁珠微粒进行孵育,抗原-抗体复合体与磁珠通过生物素和链霉亲和素的作用相结合;将反应液吸入测量池中,通过电磁作用将磁珠吸附在电极表面,未与磁珠结合的物质被去除。然后,给电极加以一定的电压,使复合体化学发光,并通过光电倍增器测量发光强度,通过检测仪的校准曲线得到最后的检测结果。

3. 标本采集

根据试剂盒说明书要求收集存储样本,血清标本采集用标准样本试管或含分离胶的试管,血浆样本采集使用肝素锂、肝素钠或 K_2-EDTA,一般来说,标本在 2～8℃可稳定 7 天,-20℃可稳定 6 个月。

4. 仪器和试剂

4.1·仪器和试剂(酶联免疫吸附法)：试剂组成一般如下：包被抗原板、底物 A 液、底物 B 液、阳性对照、洗涤液、阴性对照、终止液、抗人 IgG-HRP 酶结合物、TMB 显色液,采用仪器为酶标比色仪。

4.2·仪器和试剂(化学发光法)：试剂组成一般如下：链霉亲和素包被的微粒、DTT、生物素化的 HCV 特异性抗原、$Ru(bpy)3^{2+}$ 标记的 HCV 特异性抗原、Cal 1 校准液和 Cal 2 校准液、抗 HCV 质控品 1 和 2。采用仪器为全自动化学发光分析仪。

5. 性能参数

一般包括项目精密度、特异性和灵敏度,具体参见相应的试剂说明书。

6. 校准(化学发光法)

根据 CNAS-CL02：2012 条款 5.3.2.5 要求,检验项目校准及校准验证周期应遵循制造商建议;在试剂批号改变、涉及失控处理和仪器重要部件更换后性能验证时,应做项目校准。

7. 操作步骤

7.1·ELISA 方法(具体操作参照试剂说明书或所在科室制定的 SOP)

7.1.1　将已包被的反应板置于台上恢复至室温,按顺序编号。

7.1.2　加样:测定孔每孔加待检血清 50 μL,设阴性对照 2 孔,阳性对照 2 孔,每孔各加 50 μL(或 1 滴),设空白对照 1 孔(空白孔只加底物和终止液),可设置外部质控品 1 孔,用即时贴封板,37℃水浴 30 min。

7.1.3　洗涤:弃去孔内液体,用洗涤液连续洗 5 次,每次静置 15 s,吸干孔内液体,用吸水纸拍干。

7.1.4　加酶结合物:取出抗人 IgG - HRP,充分混匀,每孔各加 2 滴。用胶布封板,37℃水浴 20 min。

7.1.5　洗涤:弃去孔内液体,用洗涤液连续洗 5 次,每次静置 15 s,吸干孔内液体,用吸水指纸拍干。

7.1.6　加底物液:每孔先加入 A 液 1 滴,再加入 B 液 1 滴混匀,37℃避光,显色 10 min。

7.1.7　加终止液,每孔加入 1 滴终止液,终止反应后 10 min 内测定,空白孔调零,测定波长为 450 nm,进行相应的比色测定。

7.2·化学发光法:开机后仪器自检,自动保养,然后进入"Stand By"状态。仪器准备:每日开机维护及载入试剂、定标和质控。样本检测,结果浏览和复查。日常维护,关机。

8. 质量控制

化学发光法:一般采用两种浓度包括阴性和弱阳性水平的质控品,至少每 24 h 和每一次校准后测定一次。质控间隔期应适用于各实验室的具体要求。质控品检测值应落在设定的范围内,如出现质控值落在范围以外,应查找原因,采取相应的校准措施。

9. 结果判断

9.1·ELISA 方法(具体操作参照试剂说明书或所在科室制定的 SOP):终止后测 OD 值。按下列公式计算:样品 OD 值 S/CO≥1.0 者为阳性,样品 OD 值 S/CO<1.0 者为阴性。CO = 阴性对照平均 OD×2.1 倍。注意:阴性对照平均 OD≥0.1 时,按实际 OD 计算,阴性对照平均 OD<0.1 时,按 0.1 计。

9.2·化学发光法:仪器会自动根据 Cal 1 和 Cal 2 的测定值计算 cut - off 值。每一个标本的结果以有反应性或无反应性及 cut - off 指数形式(标本信号/cut - off)报告。样本的 S/CO 值<0.9 判断为无反应性。样本的 S/CO 值≥1.0 判断为有反应性。所有初次检测有反应性的样本必须重复双份检测。样本的 S/CO 值≥0.9 且<1.0 判断为临界。所有临界样本必须重复双份检测。如果 2 次结果均为无反应性,样本可判断为抗 HCV 阴性。如果重复检测结果均为有反应性或一个有反应性,一个临界,则该样本判断为重复有反应性。重复有反应性的样本必须进行补充实验(如免疫印迹分析或 HCV RNA 检测)。如果重复检测结果均为临界或一个无反应性,一个临界,则建议随访。

10. 被测量值的测量不确定度（相关时）

不适用。

11. 生物参考区间

ELISA 方法:阴性。化学发光法:S/CO<0.9。

12. 检验结果的可报告区间

不适用。

13. 危急值（适当时）

不适用。

14. 临床意义

HCV 为单链 RNA 病毒，主要通过血液及其制品传播，输血后肝炎多数为 C 型肝炎，母婴传播也有可能。潜伏期 35～82 天，临床表现类似乙型肝炎，但肝细胞坏死、慢性化和癌变倾向性较大，在重症肝炎中检出率高达 50％左右。常与 HBV 合并感染，当乙型肝炎迁延不愈、活动、坏死或癌变时应怀疑此病毒感染。抗 HCV 抗体检测可单独使用，或和其他检测（如 HCV RNA）联合使用，检测个体是否感染丙型肝炎病毒和筛选被 HCV 污染的血液和血制品。

15. 注意事项

15.1 · 待测样本应充分离心，以保证分离出的血清中不含纤维蛋白原、红细胞或其他颗粒物质，不干扰检测系统加样针吸取样本。

15.2 · 应注意试剂的有效期；试剂中所有人源材料，包括校准品等都应视为有潜在感染性的物质，应防止试剂的蒸发和污染，并确保试剂的完整。

15.3 · 当结果为弱阳性反应需要进一步确认时，因有可能为早期感染，可采用核酸检测的方法进行结果确认。

参考文献

［1］尚红，王毓三，申子瑜.全国临床检验操作规程［M］.4 版.北京：人民卫生出版社，2015.

［2］中国合格评定国家认可委员会.医学实验室质量和能力认可准则：CNAS－CL02：2023［S/OL］.（2023－06－01）［2023－09－26］.https://www.cnas.org.cn/rkgf/sysrk/jbzz/2023/06/911424.shtml.

（关秀茹　黄　晶）

丁型肝炎病毒抗体检测标准操作规程

××医院检验科免疫组作业指导书	文件编号：××-JYK-××-××-××
版次/修改：第　　版/第　　次修改	生效日期：　　　　　第　　页 共　　页
编写人：	审核人：　　　　　批准人：

1. 目的

建立检测血清中丁型肝炎病毒抗体含量的标准操作规程,保证实验结果的精确性及正确性。

2. 原理

采用酶联免疫吸附试验(ELISA)进行检测(以抗 IgM 为例)：采用捕获法进行检测,用抗人 μ 链包被微孔板,以捕获待检血清中 IgM；再加入 HDV Ag 与特异性 IgM 反应；最后加酶标抗 HDV Ag,洗涤除去未结合的游离；以四甲联苯胺(TMB)为底物,显色测定。

3. 标本采集

根据试剂盒说明书要求收集存储样本,血清标本采集用标准样本试管或含分离胶的试管,血浆样本采集使用肝素锂、肝素钠或 K_2-EDTA,一般来说,标本在 $2\sim8℃$ 可稳定 7 天,$-20℃$ 可稳定 6 个月。

4. 仪器和试剂

试剂组成一般如下：包被抗原板、底物 A 液、底物 B 液、阳性对照、洗涤液、阴性对照、终止液、HDV 抗原、HRP 酶标记物、TMB 显色液,采用仪器为酶标比色仪。

5. 性能参数

一般包括项目精密度、特异性和灵敏度,具体参见相应的试剂说明书。

6. 校准

应按照试剂说明书对阳性对照和阴性对照进行检测,保证这些阴性和阳性对照值在范围内,如果这些对照值异常,应采取相应措施。根据 CNAS-CL02：2012 条款 5.3.2.5 要求,检验项目校准及校准验证周期应遵循制造商建议；在试剂批号改变、涉及失控处理和仪器重要部件更换后性能验证时,应做项目校准。

7. 操作步骤

7.1·用生理盐水按照 1：10 比例稀释待测血清。

7.2·加样：已包被的反应板平衡至室温后,每孔加入已稀释的待测血清 $50\,\mu L$。设阳性对照和阴性对照各 1 孔,空白对照 1 孔(加入 $50\,\mu L$ 洗涤液),其余每孔 $50\,\mu L$(或 1 滴),每孔再加入 HDV Ag 1 滴。振荡后置于 37℃水浴 30 min。

7.3·洗涤：弃去孔内液体,用洗涤液洗涤 5 次,拍干。

7.4·每孔加入酶标记物 $50\,\mu L$(空白孔不加),振荡后于 37℃水浴 30 min。

7.5·弃去孔内液体,用洗涤液洗涤 5 次,拍干。

7.6·加底物液：每孔先加 A 液 1 滴(或 $50\,\mu L$),再加 B 液 1 滴(或 $50\,\mu L$)。室温避光显色 10 min。

7.7·加终止液：每孔加入 1 滴终止液，终止反应后 10 min 内测定，空白孔调零，测定波长为 450 nm，进行相应的比色测定。

8. 质量控制

一般采用两种浓度包括阴性和弱阳性水平的质控品，如出现质控值落在范围以外，应采取相应纠正措施。

9. 被测量值的测量不确定度（相关时）

不适用。

10. 生物参考区间

ELISA 方法：阴性。

11. 检验结果的可报告区间

不适用。

12. 危急值（适当时）

不适用。

13. 临床意义

HDV 是一种有缺陷的病毒，表面被包膜蛋白包裹。HDV 的致病性依赖于 HBV，可与 HBV 重叠感染或共同感染。HDV 感染与暴发型肝炎、重症肝炎及肝硬化密切相关。HDV 感染的常用血清学检测法为测定抗 HDV-IgM 和抗 HDV-IgG。前者阳性一般认为是近期感染，在早期即可被检测到，于恢复期消失，后者阳性一般认为是既往感染。

14. 注意事项

14.1·待测样本应充分离心，以保证分离出的血清中不含纤维蛋白原、红细胞或其他颗粒物质，不干扰检测系统加样针吸取样本。

14.2·应注意试剂的有效期；试剂中所有人源材料，包括校准品等都应视为有潜在感染性的物质，应防止试剂的蒸发和污染，并确保试剂的完整。

参考文献

[1] 尚红,王毓三,申子瑜.全国临床检验操作规程[M].4 版.北京：人民卫生出版社,2015.
[2] 中国合格评定国家认可委员会.医学实验室质量和能力认可准则：CNAS-CL02：2023[S/OL].(2023-06-01)[2023-09-26].https://www.cnas.org.cn/rkgf/sysrk/jbzz/2023/06/911424.shtml.

（关秀茹　黄　晶）

戊型肝炎病毒抗体检测标准操作规程

××医院检验科免疫组作业指导书		文件编号：××-JYK-××-××-××	
版次/修改：第　　版/第　　次修改		生效日期：	第　　页 共　　页
编写人：	审核人：		批准人：

1. 目的

建立检测血清中戊型肝炎病毒抗体含量的标准操作规程,保证实验结果的精确性及正确性。

2. 原理

采用酶联免疫吸附试验(ELISA)进行检测(以抗 IgM 为例)：采用捕获法进行检测 IgM 抗体,将抗人 IgM 抗体连接在固相载体上,形成固相抗人 IgM；血清中 IgM 抗体被固相抗体捕获,再加入特异性抗原使之与结合在固相上的抗原反应结合。然后,加入针对特异抗原的酶标抗体使之与结合在固相上的抗原反应结合,洗涤除去未结合的游离酶,以四甲联苯胺(TMB)为底物,显色测定。

3. 标本采集

根据试剂盒说明书要求收集存储样本,血清标本采集用标准样本试管或含分离胶的试管,血浆样本采集使用肝素锂、肝素钠或 K_2-EDTA,一般来说,标本在 2~8℃可稳定 7 天,-20℃可稳定 6 个月。

4. 仪器和试剂

试剂组成一般如下：包被抗原板、底物 A 液、底物 B 液、阳性对照、洗涤液、阴性对照、终止液、HRP 酶结合物、TMB 显色液,采用仪器为酶标比色仪。

5. 性能参数

一般包括项目精密度、特异性和灵敏度,具体参见相应的试剂说明书。

6. 校准

应按照试剂说明书对阳性对照和阴性对照进行检测,保证这些阴性和阳性对照值在范围内,如果这些对照值异常,应采取相应措施。

7. 操作步骤

7.1·用生理盐水按照 1∶10 比例稀释待测血清。

7.2·加样：已包被的反应板平衡至室温后,每孔加入已稀释的待测血清 50 μL。设阳性对照和阴性对照各 1 孔,空白对照 1 孔(加入 50 μL 洗涤液),其余每孔 50 μL(或 1 滴),每孔再加入 HDV 抗原 1 滴。振荡后置于 37℃水浴 30 min。

7.3·洗涤：弃去孔内液体,用洗涤液洗涤 5 次,拍干。

7.4·每孔加入酶标记物 50 μL(空白孔不加),振荡封板后于 37℃水浴 30 min。

7.5·弃去孔内液体,用洗涤液洗涤 5 次,拍干。

7.6·加底物液：每孔先加 A 液 1 滴(或 50 μL),再加 B 液 1 滴(或 50 μL)。室温避光显色 10 min。

7.7·加终止液：每孔加入 1 滴终止液，终止反应后 10 min 内测定，空白孔调零，测定波长为 450 nm，进行相应的比色测定。

8. 质量控制

检测样本时可采用第三方质控品进行质量控制，如出现质控值落在范围以外，应采取相应纠正措施。

9. 被测量值的测量不确定度（相关时）

不适用。

10. 生物参考区间

ELISA 方法：阴性。

11. 检验结果的可报告区间

不适用。

12. 危急值（适当时）

不适用。

13. 临床意义

HEV 经粪-口途径传播，潜伏期 2～6 个月，黄疸型多见，可散发或暴发流行，为自限性良性过程，一般不变成慢性、重型肝炎（肝坏死）或病死（罕见）。IgM 抗体阳性提示 HEV 急性感染，用于肝炎鉴别诊断，在发病早期出现，2～3 周达高峰，3～6 个月后消退。IgG 抗体是免疫性抗体，在 IgM 抗体后出现，3～4 个月达高峰，并长期持续，人群抗体检出率为 50%～80%，其中多数为无症状感染或亚临床感染。

14. 注意事项

14.1·待测样本应充分离心，以保证分离出的血清中不含纤维蛋白原、红细胞或其他颗粒物质，不干扰检测系统加样针吸取样本。

14.2·应注意试剂的有效期；试剂中所有人源材料，包括校准品等都应视为有潜在感染性的物质，应防止试剂的蒸发和污染，并确保试剂的完整。

参考文献

[1] 尚红，王毓三，申子瑜.全国临床检验操作规程[M].4 版.北京：人民卫生出版社，2015.
[2] 中国合格评定国家认可委员会.医学实验室质量和能力认可准则：CNAS-CL02：2023[S/OL].(2023-06-01)[2023-09-26].https://www.cnas.org.cn/rkgf/sysrk/jbzz/2023/06/911424.shtml.

（关秀茹 黄 晶）

庚型肝炎病毒抗体检测标准操作规程

××医院检验科免疫组作业指导书	文件编号：××-JYK-××-××-××	
版次/修改：第　　版/第　　次修改	生效日期：	第　页　共　页
编写人：	审核人：	批准人：

1. 目的

建立检测血清中庚型肝炎病毒（HGV）抗体含量的标准操作规程，保证实验结果的精确性及正确性。

2. 原理

采用酶联免疫吸附试验（ELISA）进行检测（以抗 IgG 为例）：采用双抗体夹心法进行检测，以三段不同区域的合成 HGV 多肽为固相抗原，检测待测血清中的特异性 HGV-IgG 抗体；如待测血清中有 HGV-IgG 抗体，即与固相抗原特异性结合；洗去未结合抗体后，加入抗人 IgG 酶结合物复合物，加入 TMB 底物使之显色测定。

3. 标本采集

根据试剂盒说明书要求收集存储样本，血清标本采集用标准样本试管或含分离胶的试管，血浆样本采集使用肝素锂、肝素钠或 K_2-EDTA，一般来说，标本在 2～8℃ 可稳定 7 天，-20℃ 可稳定 6 个月。

4. 仪器和试剂

试剂组成一般如下：包被抗原板、底物 A 液、底物 B 液、阳性对照、洗涤液、阴性对照、终止液、抗人 IgG-HRP（酶标二抗）、TMB 显色液，采用仪器为酶标比色仪。

5. 性能参数

一般包括项目精密度、特异性和灵敏度，具体参见相应的试剂说明书。

6. 校准

应按照试剂说明书对阳性对照和阴性对照进行检测，保证这些阴性和阳性对照值在范围内，如果这些对照值异常，应采取相应措施。根据 CNAS-CL02：2012 条款 5.3.2.5 要求，检验项目校准及校准验证周期应遵循制造商建议；在试剂批号改变、涉及失控处理和仪器重要部件更换后性能验证时，应做项目校准。

7. 操作步骤

7.1·加样：测定孔每孔加样品稀释液 2 滴（100 μL）和待检血清 5 μL，混匀。每板设阳性对照 1 孔，阴性对照 2 孔，空白对照（只加底物及终止液），其余对照各加对照品 2 滴（或 100 μL），封板后置 37℃ 水浴 60 min。

7.2·洗涤：弃去孔内液体，用洗涤液洗涤 5 次，拍干。

7.3·加酶结合物：每孔加 2 滴（100 μL）抗人 IgG-HRP。封板后 37℃ 水浴 20 min。

7.4·温育后，弃去孔内液体，用洗涤液洗涤 5 次，拍干。

7.5·加底物液：每孔先加 A 液 1 滴（或 50 μL），再加 B 液 1 滴（或 50 μL）。室温避光显色 10 min。

7.6·加终止液,每孔加入 1 滴终止液,终止反应后 10 min 内测定,空白孔调零,测定波长为 450 nm,进行相应的比色测定。

8. 质量控制

检测样本时可采用第三方质控品进行质量控制,如出现质控值落在范围以外,应采取相应纠正措施。

9. 被测量值的测量不确定度（相关时）

不适用。

10. 生物参考区间

ELISA 方法：阴性。

11. 检验结果的可报告区间

不适用。

12. 危急值（适当时）

不适用。

13. 临床意义

庚型肝炎病毒(HGV)是 1995 年发现的一种新型嗜肝病毒,可引起与丙型肝炎相类似的病变,HGV 可经血液传播,可与 HIV 合并感染,因此对血源进行 HGV 检测是很有必要的。

14. 注意事项

14.1·待测样本应充分离心,以保证分离出的血清中不含纤维蛋白原、红细胞或其他颗粒物质,不干扰检测系统加样针吸取样本。

14.2·应注意试剂的有效期;试剂中所有人源材料,包括校准品等都应视为有潜在感染性的物质,应防止试剂的蒸发和污染,并确保试剂的完整。

参考文献

[1] 尚红,王毓三,申子瑜.全国临床检验操作规程[M].4 版.北京：人民卫生出版社,2015.
[2] 中国合格评定国家认可委员会.医学实验室质量和能力认可准则：CNAS - CL02：2023[S/OL].(2023 - 06 - 01)[2023 - 09 - 26].https://www.cnas.org.cn/rkgf/sysrk/jbzz/2023/06/911424.shtml.

（关秀茹　黄　晶）

抗单纯疱疹病毒Ⅰ型抗体检测标准操作规程

××医院检验科免疫组作业指导书	文件编号：××-JYK-××-××-××
版次/修改：第　　版/第　　次修改	生效日期：　　　　　第　　页　共　　页
编写人：	审核人：　　　　　　批准人：

1. 目的

建立检测血清中抗单纯疱疹病毒Ⅰ型抗体含量的标准操作规程,保证实验结果的精确性及准确性。

2. 原理

采用酶联免疫吸附试验(ELISA)进行检测：用天然纯化的 HSV-Ⅰ抗原包被微孔,将待检稀释血清标本加入微孔；若其中含抗 HSV-Ⅰ IgM,则结合在微孔上；洗去未结合的物质,在微孔中加入辣根过氧化物酶标记的抗人 IgM 抗体,其先与微孔中的标本血清中的抗 HSV-Ⅰ IgM 结合,再与加入的酶底物反应,使微孔液呈蓝色,之后加入的终止液使微孔液呈黄色。由分光光度计测得的吸光值便可定性地反映标本抗 HSV-Ⅰ IgM 的浓度。

3. 标本采集

根据试剂盒说明书要求收集存储样本,血清标本采集用标准样本试管或含分离胶的试管,血浆样本采集使用肝素锂、肝素钠或 K_3-EDTA,一般来说,标本在 2~8℃可稳定 7 天, -20℃可稳定 6 个月。

4. 仪器和试剂

包被抗原板(96T)、校正液 1 瓶、阳性对照 1 瓶、阴性对照 1 瓶、血清稀释液 2 瓶、洗涤液 1 瓶、HRP 标记的山羊抗人 IgM、TMB 显色液 1 瓶、终止液 1 瓶。采用仪器为酶标比色仪。

5. 性能参数

具体参见相应的试剂说明书。

6. 校准

应按照试剂说明书对校准液、阳性对照和阴性对照进行检测,保证这些校准品、阴性和阳性对照值在范围内,如果这些对照值异常,应采取相应措施。

7. 操作步骤

7.1 · 加样：加样前,以 1∶81 用血清稀释液稀释(10 μL 标本 + 800 μL 血清稀释液)血清、质控和临界质控,然后每孔加 100 μL 稀释后样品。每板设阳性对照 1 孔,阴性对照 1 孔,另设空白对照(只加 100 μL 血清稀释剂)。胶片封口置 37℃水浴 30 min。

7.2 · 洗涤：温育后,弃去孔内液体,用洗涤液重复洗涤 5 次,拍干。

7.3 · 加酶结合物：取出 HRP 标记的抗人 IgM,充分混匀后,每孔加 100 μL。胶片封口 37℃,水浴 20 min。

7.4 · 温育后,弃去孔内液体,用洗涤液重复洗涤 5 次,拍干。

7.5·加底物液：每孔加入底物液 100 μL,室温避光显色 10 min。加终止液每孔 100 μL,于 450 nm 测 OD 值。

8. 质量控制

检测样本时可采用第三方质控品进行质量控制,如出现质控值落在范围以外,应采取相应措施。

9. 被测量值的测量不确定度

不适用。

10. 生物参考区间或临床决定值

阴性。

11. 检验结果的可报告区间

11.1·终止后 10 min 内测定,波长 450 nm,空白孔调零,测 OD 值。

11.2·校正液质控平均吸光度值 = 各校正液质控吸光度值之和除以 2。校正因子(用于临界由于室温和孵育时间的波动等引起的实验误差)见瓶标。临界值 = 校正液质控平均吸光度值×校正因子。ISR 值 = 标本吸光度值/临界值,例如,校正液质控 OD 为 0.38、0.40、0.42;平均校正液质控 OD 为 0.40、校正因子为 0.50、临界值为 0.50×0.40 = 0.20、患者血清标本 OD 为 0.60、ISR 值为 0.60/0.20 = 3.00。具体检测结果解释见表 1。

表 1　单纯疱疹病毒Ⅰ型抗体检测结果解释

ISR 值	结　果	解　　释
＜0.90	阴性	未检测到 HSV-Ⅰ IgM
0.91~1.09	未能确定	应重检测
＞1.10	阳性	可检测到一定浓度的 HSV-Ⅰ IgM,提示新近感染

注：阴性质控应＜0.250;临界质控应≥0.300;阳性质控应≥0.250。阴性质控及阳性质控吸光值应在瓶外所标范围内

11.3·本试剂盒检测系统为采用 ELISA 方法检测的定性试验,判断吸光度值＜0.90 为阴性,1.90~1.09 区间为灰区结果,＞1.10 为阳性结果,无检测上限。

12. 危急值

不适用。

13. 临床意义

单纯疱疹病毒Ⅰ型 IgM 抗体测定结果阳性,提示临床可能为Ⅰ型单纯疱疹近期感染。

14. 注意事项

14.1·试剂盒 2~8℃贮存,贮存至有效期结束;不同批号不能混用。

14.2·各种试剂使用前混匀,部分溶液如有结晶析出,轻微加热或摇匀后使用。

14.3·应在实验室管理人员的监督下,对结果进行解释,以减少判断错误或误解。

14.4·当将实验结果从实验室转移至另一个研究机构时,必须注意避免转移错误数据。

14.5·对感染有单纯疱疹病毒的孕妇进行随访时,应确认阳性结果,以排除假阳性结果的危险和不必要的保护措施。

参考文献

[1] 尚红,王毓三,申子瑜.全国临床检验操作规程[M].4 版.北京：人民卫生出版社,2015.

[2] 中国合格评定国家认可委员会.医学实验室质量和能力认可准则：CNAS-CL02：2023[S/OL].(2023-06-01)[2023-09-26].https：//www.cnas.org.cn/rkgf/sysrk/jbzz/2023/06/911424.shtml.

（关秀茹　黄　晶）

抗单纯疱疹病毒Ⅱ型抗体检测标准操作规程

××医院检验科免疫组作业指导书	文件编号：××-JYK-××-××-××	
版次/修改：第　版/第　次修改	生效日期：	第　页　共　页
编写人：	审核人：	批准人：

1. 目的

建立检测血清中抗单纯疱疹病毒Ⅱ型抗体含量的标准操作规程，保证实验结果的精确性及准确性。

2. 原理

采用酶联免疫吸附试验(ELISA)进行检测：用天然纯化的HSV-Ⅱ抗原包被微孔，将待检稀释血清标本加入微孔，若其中含抗HSV-Ⅱ IgM，则结合在微孔上；洗去未结合的物质，在微孔中加入辣根过氧化物酶标记的抗人IgM抗体，其先与微孔中的标本血清中的抗HSV-Ⅱ IgM结合，再与加入的酶底物反应，使微孔液呈蓝色，之后加入的终止液使微孔液呈黄色。由分光光度计测得的吸光值便定性地反映标本抗HSV-Ⅱ IgM的浓度。

3. 标本采集

根据试剂盒说明书要求收集存储样本，血清标本采集用标准样本试管或含分离胶的试管，血浆样本采集使用肝素锂、肝素钠或K_3-EDTA，一般来说，标本在2～8℃可稳定7天，-20℃可稳定6个月。

4. 仪器和试剂

包被抗原板(96T)、校正液1瓶、阳性对照1瓶、阴性对照1瓶、血清稀释液2瓶、洗涤液1瓶、HRP标记的山羊抗人IgM、TMB显色液1瓶、终止液1瓶、采用仪器为酶标比色仪。

5. 性能参数

具体参见相应的试剂说明书。

6. 校准

应按照试剂说明书对校准液、阳性对照和阴性对照进行检测，保证这些校准品、阴性和阳性对照值在范围内，如果这些对照值异常，应采取相应措施。

7. 操作步骤

7.1·加样：加样前，以1∶81用血清稀释液稀释(10 μL标本＋800 μL血清稀释液)血清、质控和临界质控，然后每孔加100 μL稀释后样品。每板设阳性对照1孔，阴性对照1孔，另设空白对照(只加100 μL血清稀释剂)。胶片封口置37℃水浴30 min。

7.2·洗涤：温育后，弃去孔内液体，用洗涤液重复洗涤5次，拍干。

7.3·加酶结合物：取出HRP标记的抗人IgM，充分混匀后，每孔加100 μL。胶片封口37℃，水浴20 min。

7.4·温育后，弃去孔内液体，用洗涤液重复洗涤5次，拍干。

7.5·加底物液：每孔加入底物液100 μL，室温避光显色10 min。加终止液每孔100 μL，于450 nm测OD值。

8. 质量控制

检测样本时可采用第三方质控品进行质量控制,如出现质控值落在范围以外,应采取相应措施。

9. 被测量值的测量不确定度（相关时）

不适用。

10. 生物参考区间或临床决定值

阴性。

11. 检验结果的可报告区间

11.1·终止后 10 min 内测定,波长 450 nm,空白孔调零,测 OD 值。

11.2·校正液质控平均吸光度值 = 各校正液质控吸光度值之和除以 2。校正因子（用于临界由于室温和孵育时间的波动等引起的实验误差）见瓶标。临界值 = 校正液质控平均吸光度值×校正因子。ISR 值 = 标本吸光度值/临界值,例如,校正液质控 OD 为 0.38、0.40、0.42;平均校正液质控 OD 为 0.40、校正因子为 0.50、临界值为 0.50×0.40 = 0.20、患者血清标本 OD 为 0.60、ISR 值为 0.60/0.20 = 3.00。具体检测结果解释见表 1。

表 1　单纯疱疹病毒 Ⅱ 型抗体检测结果解释表

ISR 值	结　果	解　　释
<0.90	阴性	未检测到 HSV - Ⅱ IgM
0.91～1.09	未能确定	应重新检测
>1.10	阳性	可检测到一定浓度的 HSV - Ⅱ IgM,提示新近感染

注:阴性质控应<0.250;临界质控应≥0.300;阳性质控应≥0.250。阴性质控及阳性质控吸光值应在瓶外所标范围内

12. 危急值（适当时）

不适用。

13. 临床意义

单纯疱疹病毒 Ⅱ 型 IgM 抗体测定结果阳性,提示临床可能为 Ⅱ 型单纯疱疹近期感染。

14. 注意事项

14.1·试剂盒 2～8℃贮存,贮存至有效期结束;不同批号不能混用。

14.2·各种试剂使用前混匀,部分溶液如有结晶析出,轻微加热或摇匀后使用。

14.3·应在实验室管理人员的监督下,对结果进行解释,以减少判断错误或误解。

14.4·当将实验结果从实验室转移至另一个研究机构时,必须注意避免转移错误数据。

14.5·对感染有单纯疱疹病毒的孕妇进行随访时,应确认阳性结果,以排除假阳性结果的危险和不必要的保护措施。

参考文献

[1] 尚红,王毓三,申子瑜.全国临床检验操作规程[M].4 版.北京:人民卫生出版社,2015.

[2] 中国合格评定国家认可委员会.医学实验室质量和能力认可准则:CNAS - CL02:2023[S/OL].(2023 - 06 - 01)[2023 - 09 - 26].https://www.cnas.org.cn/rkgf/sysrk/jbzz/2023/06/911424.shtml.

（关秀茹　黄　晶）

抗风疹病毒抗体检测标准操作规程

××医院检验科免疫组作业指导书	文件编号：××-JYK-××-××-××	
版次/修改：第　版/第　次修改	生效日期：	第　页 共　页
编写人：	审核人：	批准人：

1. 目的

建立检测血清中抗风疹病毒抗体含量的标准操作规程，保证实验结果的精确性及准确性。

2. 原理（以抗风疹病毒抗体 IgG 检测为例）

采用间接化学发光免疫分析法（CLIA）定性检测风疹病毒特异性 IgG 抗体。将风疹病毒抗原包被于顺磁性微粒（固相载体）上，与异鲁米诺衍生物结合小鼠单克隆抗体形成异鲁米诺抗体示踪物。在第一次温育期间，校准品、样本或质控品中存在的风疹病毒抗体与固相载体结合；第二次温育期间，异鲁米诺-抗体示踪物与已结合在固相载体上的风疹病毒 IgG 发生反应。在每次温育后，未结合的物质均被清洗掉。随后，加入启动试剂，引发闪光化学发光反应，产生光信号；光信号和异鲁米诺-抗体示踪物的数量由光电倍增管测定为相对光单位（RLU）值，从而显示存在于校准品、样本或质控品中风疹病毒 IgG 的浓度。

3. 标本采集

根据试剂盒说明书要求收集存储样本，血清标本采集用标准样本试管或含分离胶的试管，血浆样本采集使用肝素锂、肝素钠或 K_3- EDTA，一般来说，标本在 2～8℃可稳定 7 天，-20℃可稳定 6 个月。

4. 仪器和试剂

磁微粒［灭活的风疹病毒颗粒（HPV 77 品系）的磁微粒］、校准品 1（低浓度风疹病毒 IgG）、校准品 2（高浓度风疹病毒 IgG）、样本稀释液、示踪物（抗人 IgG 小鼠单克隆抗体的异鲁米诺衍生物示踪物），采用仪器为全自动化学发光仪。

5. 性能参数

具体参见相应的试剂说明书。

6. 校准

仪器校准：每批试剂必须用新鲜试剂和校准 1 次。另外，以下两种情况需要再次校准：校准过期或者根据要求进行标定，如质控结果超出范围时；更换某些试剂时，根据规定进行多次标定。

7. 操作步骤

7.1 · 血清样本放入专用样品管，并放入带条形码的试管架。试管架放入轨道。进入仪器软件上的样品信息输入框，输入检测信息。启动仪器，计算机录入患者信息。核对检测信息。

7.2 · 测定参数：标本量：170 mL（20 mL 标本 + 150 mL 体积）；反应温度为 37℃；反应时间约 30 min。

8. 质量控制

检测样本时可采用第三方质控品进行质量控制,质控间隔期应适用于各实验室的具体要求。检测值应落在确定的范围内,如出现质控值落在范围以外,应采取校正措施。

9. 被测量值的测量不确定度（相关时）

不适用。

10. 生物参考区间或临床决定值

正常生物参考区间：<10 U/mL。

11. 检验结果的可报告区间

对于每一个标本,仪器会自动根据标准曲线计算出抗风疹病毒 IgG 含量,单位是 U/mL。

12. 危急值（适当时）

不适用。

13. 临床意义

13.1 · 阴性结果表示尚未获得对此病毒的免疫力,但不能排除急性感染。应强调的是,处于潜伏期和感染早期的患者通常其测试结果为阴性。如果怀疑感染了风疹病毒,即使检测结果为阴性,也需要在至少 1 周或 2 周以后再次采集血样并进行测试。样本由阴性转为阳性的血清转换可提示患者近期感染,或对疫苗应答或接种了免疫球蛋白。

13.2 · 阳性结果一般表明接触了病原体。然而,浓度水平处于 10~15 U/mL 应小心。因此,需对患者在 2~3 周之后再次采集样本,并进行检测,从而确定抗体水平是否降低或者升高。提供其他的风疹病毒标志物的检测结果可对结果的临床诊断提供有用的信息。测试结果定性报告为阳性或阴性,用来判断患者是否感染过病原体。然而,对感染性疾病的诊断不能仅仅依赖于单一的检测结果,而需要结合临床表现和其他医学诊断,最终确定是否感染。

14. 注意事项

具体参见相应的试剂说明书。

参考文献

[1] 尚红,王毓三,申子瑜.全国临床检验操作规程[M].4 版.北京：人民卫生出版社,2015.

[2] 中国合格评定国家认可委员会.医学实验室质量和能力认可准则：CNAS - CL02：2023[S/OL].(2023 - 06 - 01)[2023 - 09 - 26].https://www.cnas.org.cn/rkgf/sysrk/jbzz/2023/06/911424.shtml.

（关秀茹 黄 晶）

抗巨细胞病毒抗体检测标准操作规程

××医院检验科免疫组作业指导书	文件编号：××-JYK-××-××-××	
版次/修改：第　　版/第　　次修改	生效日期：	第　　页 共　　页
编写人：	审核人：	批准人：

1. 目的

建立检测血清中抗巨细胞病毒(hCMV)抗体含量的标准操作规程,保证实验结果的精确性及准确性。

2. 原理(抗巨细胞病毒抗体 IgG 检测为例)

采用间接化学发光免疫分析法(CLIA)定性检测人巨细胞病毒特异性抗体 IgG。将 hCMV 抗原包被于顺磁性微粒(固相载体)上,与异鲁米诺衍生物结合小鼠单克隆抗体形成异鲁米诺-抗体示踪物。在第一次温育期间,校准品、样本或质控品中存在的 hCMV IgG 抗体与固相载体结合;在第二次温育期间,异鲁米诺-抗体示踪物与已结合在固相载体上的 hCMV IgG 发生反应;在每次温育后,未结合的物质均被清洗掉。随后,加入启动试剂,引发化学发光反应,产生光信号;光信号和异鲁米诺抗体示踪物的数量由光电倍增管测定为相对光单位(RLU)值,从而显示存在于校准品、样本或质控品中 hCMV IgG 的浓度。

3. 标本采集

根据试剂盒说明书要求收集存储样本,血清标本采集用标准样本试管或含分离胶的试管,血浆样本采集使用肝素锂、肝素钠或 K_3-EDTA,一般来说,标本在 2~8℃可稳定 7 天,-20℃可稳定 6 个月。

4. 仪器和试剂

磁微粒[灭活的 hCMV 抗原(AD 169 毒株)的磁微粒]、校准品 1(低浓度 hCMV IgG)、校准品 2(高浓度 hCMV IgG)、样本稀释液、示踪物(抗人 IgG 小鼠单克隆抗体的异鲁米诺衍生物示踪物),采用仪器为全自动化学发光仪。

5. 性能参数

具体参见相应的试剂说明书。

6. 校准

仪器校准：每批试剂必须用新鲜试剂和校准 1 次。另外,以下两种情况需要再次校准：校准过期或者根据要求进行标定,如质控结果超出范围时;更换某些试剂时,根据规定进行多次标定。

7. 操作步骤

7.1 · 血清样本放入专用样品管,并放入带条形码的试管架。试管架放入轨道。进入仪器软件上的样品信息输入框,输入检测信息。启动仪器,计算机录入患者信息。核对检测信息。

7.2 · 测定参数：标本量：170 mL(20 mL 标本 + 150 mL 体积);反应温度：37℃;反应时间：约 30 min。

8. 质量控制

检测样本时可采用第三方质控品进行质量控制,质控间隔期应适用于各实验室的具体要求。检测值应落在确定的范围内,如出现质控值落在范围以外,应采取校正措施。

9. 被测量值的测量不确定度（相关时）

不适用。

10. 生物参考区间或临床决定值

正常生物参考区间：<0.6 U/mL。

11. 检验结果的可报告区间

对于每一个标本,仪器会自动根据标准曲线计算出巨细胞病毒 IgG 含量,单位是 U/mL。

12. 危急值（适当时）

不适用。

13. 临床意义

13.1·阴性结果表示尚未获得对此病毒的免疫力,但不能排除急性 hCMV 感染。应强调的是,在感染后第 2 周至第 3 周内测试结果可能为阴性。如果临床怀疑感染 hCMV,即使检测结果为阴性,则需要在至少 1 周或 2 周后再次采集血样并进行测试。样本由阴性转为阳性的血清转换可提示近期感染或接种 hCMV 免疫球蛋白。

13.2·阳性结果一般表明出现了对病原体的近期感染或继往感染。如果 IgG 测试结果和 IgM 测试结果均为阳性,有可能是近期感染。检测其他 hCMV 血清标志物（如 IgG 亲和力测试)的血清学数据将有助于对临床结果的解释。每当对 hCMV IgG 抗体的应答进行密切随访时,必须对患者随后连续采集的血样进行平行测定以观察 IgG 水平的变化。

13.3·测试结果定性报告为阳性或阴性,用来判断测试者体内是否存在 hCMV IgG 抗体。然而,对感染性疾病的诊断不能仅仅依赖于单一的检测结果,而需要结合临床表现和其他医学诊断方法,最终确定是否感染。

14. 注意事项

具体参见相应的试剂说明书。

参考文献

[1] 尚红,王毓三,申子瑜.全国临床检验操作规程[M].4 版.北京：人民卫生出版社,2015.

[2] 中国合格评定国家认可委员会.医学实验室质量和能力认可准则：CNAS - CL02；2023[S/OL].(2023 - 06 - 01)[2023 - 09 - 26].https://www.cnas.org.cn/rkgf/sysrk/jbzz/2023/06/911424.shtml.

（关秀茹 黄 晶）

抗弓形虫抗体检测标准操作规程

××医院检验科免疫组作业指导书	文件编号：××-JYK-××-××-××
版次/修改：第　　版/第　　次修改	生效日期：　　　　第　页 共　页
编写人：	审核人：　　　　批准人：

1. 目的
建立检测血清中抗弓形虫抗体含量的标准操作规程,保证实验结果的精确性及准确性。

2. 原理（以抗弓形虫抗体 IgG 检测为例）
采用间接化学发光免疫分析法(CLIA)定性检测特异性刚地弓形虫 IgG 抗体。将刚地弓形虫包被于磁微粒(固相载体)上,与异鲁米诺衍生物结合小鼠单克隆抗体形成异鲁米诺-抗体复合物。在第一次温育期间,校准品、样本或质控品中存在的弓形虫抗体与固相载体结合;第二次温育期间,异鲁米诺-抗体复合物与已结合在固相载体上的弓形虫 IgG 发生反应;在每次温育后,未结合的物质均被清洗掉。随后加入启动试剂,引发化学发光反应,产生光信号;光信号由光电倍增管测定成 RLU 值,与异鲁米诺-抗体的数量成正比,从而显示存在于校准品、样本或质控品中弓形虫 IgG 抗体的浓度。

3. 标本采集
根据试剂盒说明书要求收集存储样本,血清标本采集用标准样本试管或含分离胶的试管,血浆样本采集使用肝素锂、肝素钠或 K_3- EDTA,一般来说,标本在 2～8℃ 可稳定 7 天,$-20℃$ 可稳定 6 个月。

4. 仪器和试剂
磁微粒[灭活的刚地弓形虫(RH 种系)的磁微粒]、校准品 1(低浓度弓形虫 IgG)、校准品 2(高浓度弓形虫 IgG)、样本稀释液、示踪物(抗人 IgG 小鼠单克隆抗体的异鲁米诺衍生物示踪物),采用仪器为全自动化学发光仪。

5. 性能参数
具体参见相应的试剂说明书。

6. 校准
仪器校准：每批试剂必须用新鲜试剂和校准 1 次。另外,以下两种情况需要再次校准：校准过期或者根据要求进行标定,如质控结果超出范围时;更换某些试剂时,根据规定进行多次标定。

7. 操作步骤
7.1·血清样本放入专用样品管,并放入带条形码的试管架。试管架放入轨道。进入仪器软件上的样品信息输入框,输入检测信息。启动仪器,计算机录入患者信息。核对检测信息。

7.2·测定参数：标本量：170 mL(20 mL 标本 + 150 mL 体积);反应温度：37℃;反应时间：约 30 min。

8. 质量控制
检测样本时可采用第三方质控品进行质量控制,质控间隔期应适用于各实验室的具体要求。检测值应落在确定的范围内,如出现质控值落在范围以外,应采取校正措施。

9. 被测量值的测量不确定度（相关时）

不适用。

10. 生物参考区间或临床决定值

正常生物参考区间：<8.8 U/mL。

11. 检验结果的可报告区间

对于每一个标本,仪器会自动根据标准曲线计算出巨细胞病毒 IgG 含量,单位是 U/mL。样本中弓形虫 IgG 的浓度<7.2 U/mL 时,结果定义为阴性。样本中弓形虫 IgG 的浓度介于 7.2～8.8 U/mL,结果定义为可疑。样本中弓形虫 IgG 的浓度≥8.8 U/mL 时,结果定义为阳性。注意：测试结果的量值不能代表已存在抗体的数量。

12. 危急值（适当时）

不适用。

13. 临床意义

13.1·阴性结果表示尚未获得对此病毒的免疫力,但不能排除急性感染。应强调的是,处于潜伏期和感染早期的患者通常其测试结果为阴性。如果怀疑感染弓形虫,即使检测结果为阴性,也需要在至少 1 周或 2 周以后再次采集血样并进行测试。

13.2·阳性结果一般表明对病原体的近期感染或继往接触史。然而,如果 IgG 测试结果为阳性,同时伴随 IgM 抗体的存在,则认为是近期感染。从其他弓形虫标志物的检测所获得的血清学数据可对结果的临床解释提供有用的信息。

13.3·根据弓形虫 IgG 是否存在,定性测试结果报告为阳性或阴性。然而,对感染性疾病的诊断不能仅仅依赖于单一的检测结果,而需要结合临床表现和其他诊断方法,最终确定是否感染。

14. 注意事项

具体参见相应的试剂说明书。

参考文献

[1] 尚红,王毓三,申子瑜.全国临床检验操作规程[M].4 版.北京：人民卫生出版社,2015.

[2] 中国合格评定国家认可委员会.医学实验室质量和能力认可准则：CNAS-CL02：2023[S/OL].(2023-06-01)[2023-09-26].https://www.cnas.org.cn/rkgf/sysrk/jbzz/2023/06/911424.shtml.

（关秀茹　黄　晶）

抗 EB 病毒衣壳抗体检测标准操作规程

××医院检验科免疫组作业指导书		文件编号：××-JYK-××-××-××	
版次/修改：第　　版/第　　次修改		生效日期：	第　　页 共　　页
编写人：	审核人：		批准人：

1. 目的

建立检测血清中抗 EB 病毒衣壳抗体含量的标准操作规程，保证实验结果的精确性及准确性。

2. 原理

试剂盒中每个微孔板条含有 8 个可拆分的包被有 EBV-CA 的微孔。第一次温育时，稀释后的样本在微孔中反应，如果样本阳性，特异性 IgG 与抗原结合；为了检测结合的抗体，加入酶标抗人 IgG 抗体（酶结合物）进行第二次温育；然后再加入酶底物，发生颜色反应；颜色的深浅与抗 EBV-CA 抗体的浓度成正比。

3. 标本采集

根据试剂盒说明书要求收集存储样本，血清标本采集用标准样本试管或含分离胶的试管，血浆样本采集使用肝素锂、肝素钠或 K_3-EDTA，一般来说，标本在 2~8℃可稳定 7 天，-20℃可稳定 6 个月。

4. 仪器和试剂

标准品 1——200 RU/mL（IgG，人）、标准品 2——20 RU/mL（IgG，人）、标准品 3——2 RU/mL（IgG，人）、阳性对照、阴性对照、过氧化物酶标记的抗人 IgG（兔）、样本缓冲液、清洗缓冲液、色原/底物液——TMB/H_2O_2、终止液，采用仪器为酶标仪。

5. 性能参数

具体参见相应的试剂说明书。

6. 校准

应按照试剂说明书对阳性对照和阴性对照进行检测，保证这些阴性和阳性对照值在范围内，如果这些对照值异常，应采取相应措施。

7. 操作步骤

7.1·标本稀释：用标本缓冲液 1:101 稀释待测血清或血浆标本。例如，可取 10 μL 血清用 1.0 mL 标本缓冲液稀释并用漩涡混匀器充分混匀（不适合用加样枪混匀）。

7.2·加样：按加样方案向相应微孔分别滴加标准品、阳性对照、阴性对照或稀释后的患者标本各 100 μL。

7.3·温育：室温（18~25℃）温育 30 min。

7.4·清洗：倒掉微孔板内液体，用稀释后的清洗缓冲液洗 3 次，每次 300 μL。每次清洗时缓冲液在微孔中至少保留 30~60 s，然后再倒掉。清洗后（包括人工或自动）应将微孔板倒置在吸水纸上甩打，以去除残存的清洗液。注意：清洗后遗留在微孔中的残液（>10 μL）可干扰底物反应而导致低吸光度值偏低。清洗不充分（如清洗少于 3 次、清洗液太少或清洗时间太短)可能导致吸光度值偏高。

7.5·酶结合物温育：滴加 100 μL 酶结合物至每一微孔。室温(18～25℃)温育 30 min。

7.6·清洗：倒掉微孔板内液体，如 5.4 步骤清洗。

7.7·底物温育：滴加 100 μL 色原/底物液至每一微孔，室温(18～25℃)避光温育 15 min。

7.8·终止反应：以与加色原/底物液时相同的速度和顺序滴加 100 μL 终止液至每一微孔。比色：450 nm 比色，参考波长介于 620～650 nm，加完终止液后 30 min 之内比色，比色前，轻轻摇动微孔板以使液体扩散均匀，约 30 min。

8. 质量控制

检测样本时可采用第三方质控品进行质量控制，质控间隔期应适用于各实验室的具体要求。检测值应落在确定的范围内，如出现质控值落在范围以外，应采取校正措施。

9. 被测量值的测量不确定度（相关时）

不适用。

10. 生物参考区间或临床决定值

正常生物参考区间：S/CO 值<1.1。

11. 检验结果的可报告区间

半定量：按以下公式计算对照血清或患者标本吸光度与标准品吸光度的比值，比值 = 对照血清或患者标本的吸光度值/标准品的吸光度值，其中比值<0.8 为阴性；比值 0.8～1.1 为可疑，比值≥1.1 为阳性。注意：比值在 0.8～1.1 之间是灰区，建议再取一份患者标本做重复实验。

12. 危急值（适当时）

不适用。

13. 临床意义

13.1·EB 病毒(EBV)，是成人中最普遍存在的病毒。EBV 是传染性单核细胞增多症的病原体。传染性单核细胞增多症是与咽炎和淋巴结病有关的发热性疾病，并且经常伴有肝、脾肿大，但很少有出疹。另外，还发现 EBV 感染与伯基特淋巴瘤和鼻咽癌也有关。需区别传染性单核细胞增多症、巨细胞病和弓形体病，在非典型的病例，还需区别 HIV 或其他感染。在孕期 EBV 经胎盘感染胎儿，会损伤胎儿心脏、眼睛和肝脏。EBV 感染还会造成从显微镜性血尿至急性肾功能衰竭等不同程度的肾脏疾病。

13.2·抗 EBV - CA(EB 病毒壳抗原)IgG 抗体提示有 EBV 感染。EBV 感染早期的特征是 IgG 抗体的滴度至少升高 2 倍，同时抗 EBV 核抗原(EBNA)抗体阴性。在感染初期可能出现(非必然)其他嗜异性抗体、抗 EBV - CA IgM 抗体和抗 EBV - EA 抗体。抗 EBNA 抗体最初出现在 EBV 感染晚期。

14. 注意事项

具体参见相应的试剂说明书。

参考文献

[1] 尚红，王毓三，申子瑜.全国临床检验操作规程[M].4 版.北京：人民卫生出版社，2015.

（关秀茹　黄　晶）

抗 EB 病毒早期抗体检测标准操作规程

××医院检验科免疫组作业指导书	文件编号：××-JYK-××-××-××	
版次/修改：第　　版/第　　次修改	生效日期：	第　　页 共　　页
编写人：	审核人：	批准人：

1. 目的

建立检测血清中抗 EB 病毒早期抗体含量的标准操作规程，保证实验结果的精确性及准确性。

2. 原理

试剂盒中每个微孔板条含有 8 个可拆分的包被有 EBV - EA 的微孔。第一次温育时，稀释后的样本在微孔中反应，如果样本阳性，特异性 IgG 与抗原结合；为了检测结合的抗体，再加入酶标抗人 IgG 抗体（酶结合物）进行第二次温育；然后加入酶底物，发生颜色反应；颜色的深浅与抗 EBV - EA 抗体的浓度成正比。

3. 标本采集

根据试剂盒说明书要求收集存储样本，血清标本采集用标准样本试管或含分离胶的试管，血浆样本采集使用肝素锂、肝素钠或 K_3- EDTA，一般来说，标本在 2～8℃可稳定 7 天，−20℃可稳定 6 个月。

4. 仪器和试剂

标准品 1——200 RU/mL（IgG，人）、标准品 2——20 RU/mL（IgG，人）、标准品 3——2 RU/mL（IgG，人）、阳性对照、阴性对照、过氧化物酶标记的抗人 IgG（兔）、样本缓冲液、清洗缓冲液、色原/底物液——TMB/H_2O_2、终止液，采用仪器为酶标仪。

5. 性能参数

具体参见相应的试剂说明书。

6. 校准

应按照试剂说明书对阳性对照和阴性对照进行检测，保证这些阴性和阳性对照值在范围内，如果这些对照值异常，应采取相应措施。

7. 操作步骤

7.1·标本稀释：用标本缓冲液 1∶101 稀释待测血清或血浆标本。可取 10 μL 血清用 1.0 mL 标本缓冲液稀释并用漩涡混匀器充分混匀（不适合用加样枪混匀）。

7.2·加样：按加样方案向相应微孔分别滴加标准品、阳性对照、阴性对照或稀释后的患者标本各 100 μL。

7.3·温育：室温（18～25℃）温育 30 min。

7.4·清洗：倒掉微孔板内液体，用稀释后的清洗缓冲液洗 3 次，每次 300 μL。每次清洗时缓冲液在微孔中至少保留 30～60 s，然后再倒掉。清洗后（包括人工或自动）应将微孔板倒置在吸水纸上甩打，以去除残存的清洗液。注意：清洗后遗留在微孔中的残液（>10 μL）可干扰底物反应而导致低吸光度值偏低。清洗不充分（如清洗少于 3 次、清洗液太少或清洗时间太短)可能导致吸光度值偏高。

7.5·酶结合物温育：滴加 100 μL 酶结合物至每一微孔。室温(18~25℃)温育 30 min。

7.6·清洗：倒掉微孔板内液体，如 7.4 步骤清洗。

7.7·底物温育：滴加 100 μL 色原/底物液至每一微孔，室温（18~25℃）避光温育 15 min。

7.8·终止反应：以与加色原/底物液时相同的速度和顺序滴加 100 μL 终止液至每一微孔。比色：450 nm 比色，参考波长介于 620~650 nm，加完终止液后 30 min 之内比色，比色前，轻轻摇动微孔板以使液体扩散均匀，约 30 min。

8. 质量控制

检测样本时可采用第三方质控品进行质量控制，质控间隔期应适用于各实验室的具体要求。检测值应落在确定的范围内，如出现质控值落在范围以外，应采取校正措施。

9. 被测量值的测量不确定度（相关时）

不适用。

10. 生物参考区间或临床决定值

正常生物参考区间：S/CO 值<1.1。

11. 检验结果的可报告区间

半定量：按以下公式计算对照血清或患者标本吸光度与标准品吸光度的比值，比值 = 对照血清或患者标本的吸光度值/标准品的吸光度值，其中比值<0.8 为阴性；比值 0.8~1.1 为可疑，比值≥1.1 为阳性。注意：比值在 0.8~1.1 之间是灰区，建议再取一份患者标本做重复实验。

12. 危急值（适当时）

不适用。

13. 临床意义

13.1·EB 病毒（EBV），是成人中最普遍存在的病毒。EBV 是传染性单核细胞增多症的病原体。传染性单核细胞增多症是与咽炎和淋巴结病有关的发热性疾病，并且经常伴有肝脾肿大，但很少有出疹。另外，还发现 EBV 感染与伯基特淋巴瘤和鼻咽癌也有关。需区别传染性单核细胞增多症、巨细胞病和弓形体病，在非典型的病例，还需区别 HIV 或其他感染。在孕期 EBV 经胎盘感染胎儿，会损伤胎儿心脏、眼睛和肝脏。EBV 感染还会造成从显微镜性血尿至急性肾功能衰竭等不同程度的肾脏疾患。

13.2·EBV 感染早期的特征是 IgG 抗体的滴度至少升高 2 倍，同时抗 EBNA - 1 抗体阴性。在感染初期可能出现(非必然)其他嗜异性抗体、抗 EBV - CA IgM 抗体和抗 EBV - EA 抗体。抗 EBNA 抗体最初出现在 EBV 感染晚期。从最初感染症状出现后的 10 天内，可在 90% 的 EBV 感染早期患者血清中检测到抗 EBV - CA 低亲和力 IgG 抗体，30 天后降至 50%。原发性感染和复发感染很少出现抗早期 EB 病毒蛋白的 IgA 抗体。在 70%~80% 的传染性单核细胞增多症急性期患者中可暂时性出现抗 EBV - EA 抗体。抗 EBV - EA 抗体的高滴度则提示慢性感染或感染后复发。同时该抗体与伯基特淋巴瘤和鼻咽癌也有关。

13.3·EBNA 抗原 1~6 的合成要早于其他 EB 病毒抗原（EBV - CA 和 EBV - EA），但是只有在 B 细胞被破坏后才能提呈 EBNA，因此感染 EBV 后，抗 EBV - CA 和 EBV - EA 抗体要比抗 EBNA 抗体出现得要早。不是总能从血清学上区分 EBV 原发性感染和感染后复发。若抗 EBV - EA 抗体为阳性而抗 EBV - CA 或 EBNA 抗体为阴性，提示处于感染初期。如果同时检出抗 EBNA 抗体则提示为感染后复发。

14. 注意事项

具体参见相应的试剂说明书。

参考文献

［1］尚红,王毓三,申子瑜.全国临床检验操作规程［M］.4 版.北京：人民卫生出版社,2015.

［2］中国合格评定国家认可委员会.医学实验室质量和能力认可准则：CNAS - CL02；2023［S/OL］.(2023 - 06 - 01)［2023 - 09 - 26］.https://www.cnas.org.cn/rkgf/sysrk/jbzz/2023/06/911424.shtml.

（关秀茹　黄　晶）

抗 EB 病毒核抗体检测标准操作规程

××医院检验科免疫组作业指导书	文件编号：××-JYK-××-××-××
版次/修改：第　　版/第　　次修改	生效日期：　　　　　　第　页 共　　页
编写人：	审核人：　　　　　　批准人：

1. 目的

建立检测血清中抗 EB 病毒核抗体含量的标准操作规程，保证实验结果的精确性及准确性。

2. 原理

试剂盒中每个微孔板条含有 8 个可拆分的包被有 EBNA-1 的微孔。第一次温育时，稀释后的样本在微孔中反应，如果样本阳性，特异性 IgG 与抗原结合；为了检测结合的抗体，再加入酶标抗人 IgG 抗体（酶结合物）进行第二次温育；然后加入酶底物，发生颜色反应；颜色的深浅与抗 EBV-NA 抗体的浓度成正比。

3. 标本采集

根据试剂盒说明书要求收集存储样本，血清标本采集用标准样本试管或含分离胶的试管，血浆样本采集使用肝素锂、肝素钠或 K_3-EDTA，一般来说，标本在 2～8℃可稳定 7 天，−20℃可稳定 6 个月。

4. 仪器和试剂

标准品 1——200 RU/mL（IgG，人）、标准品 2——20 RU/mL（IgG，人）、标准品 3——2 RU/mL（IgG，人）、阳性对照、阴性对照、过氧化物酶标记的抗人 IgG（兔）、样本缓冲液、清洗缓冲液、色原/底物液——TMB/H_2O_2、终止液，采用仪器为酶标仪。

5. 性能参数

具体参见相应的试剂说明书。

6. 校准

应按照试剂说明书对阳性对照和阴性对照进行检测，保证这些阴性和阳性对照值在范围内，如果这些对照值异常，应采取相应措施。

7. 操作步骤

7.1·标本稀释：用标本缓冲液 1∶101 稀释待测血清或血浆标本。例如，可取 10 μL 血清用 1.0 mL 标本缓冲液稀释并用漩涡混匀器充分混匀（不适合用加样枪混匀）。

7.2·加样：按加样方案向相应微孔分别滴加标准品、阳性对照、阴性对照或稀释后的患者标本各 100 μL。

7.3·温育：室温（18～25℃）温育 30 min。

7.4·清洗：倒掉微孔板内液体，用稀释后的清洗缓冲液洗 3 次，每次 300 μL。每次清洗时缓冲液在微孔中至少保留 30～60 s，然后再倒掉。清洗后（包括人工或自动）应将微孔板倒置在吸水纸上甩打，以去除残存的清洗液。注意：清洗后遗留在微孔中的残液（＞10 μL）可干扰底物反应而导致低吸光度值偏低。清洗不充分（如清洗少于 3 次、清洗液太少或清洗时间太短)可能导致吸光度值偏高。

7.5·酶结合物温育：滴加 100 μL 酶结合物至每一微孔。室温(18～25℃)温育 30 min。

7.6·清洗：倒掉微孔板内液体,如 5.4 步骤清洗。

7.7·底物温育：滴加 100 μL 色原/底物液至每一微孔,室温(18～25℃)避光温育 15 min。

7.8·终止反应：以与加色原/底物液时相同的速度和顺序滴加 100 μL 终止液至每一微孔。比色：450 nm 比色,参考波长介于 620～650 nm,加完终止液后 30 min 之内比色,比色前,轻轻摇动微孔板以使液体扩散均匀。约 30 min。

8. 质量控制

检测样本时可采用第三方质控品进行质量控制,质控间隔期应适用于各实验室的具体要求。检测值应落在确定的范围内,如出现质控值落在范围以外,应采取校正措施。

9. 被测量值的测量不确定度（相关时）

不适用。

10. 生物参考区间或临床决定值

正常生物参考区间：S/CO 值<1.1。

11. 检验结果的可报告区间

半定量：按以下公式计算对照血清或患者标本吸光度与标准品吸光度的比值,比值 = 对照血清或患者标本的吸光度值/标准品的吸光度值,其中比值<0.8 为阴性；比值 0.8～1.1 为可疑,比值≥1.1 为阳性。注意：比值在 0.8～1.1 之间是灰区,建议再取一份患者标本做重复实验。

12. 危急值（适当时）

不适用。

13. 临床意义

13.1·EB 病毒(EBV),是成人中最普遍存在的病毒。EBV 是传染性单核细胞增多症的病原体。传染性单核细胞增多症是与咽炎和淋巴结病有关的发热性疾病,并且经常伴有肝脾肿大,但很少有出疹。另外,还发现 EBV 感染与伯基特淋巴瘤和鼻咽癌也有关。需区别传染性单核细胞增多症、巨细胞病和弓形体病,在非典型的病例,还需区别 HIV 或其他感染。在孕期 EBV 经胎盘感染胎儿,会损伤胎儿心脏、眼睛和肝脏。EBV 感染还会造成从显微镜性血尿至急性肾功能衰竭等不同程度的肾脏疾患。

13.2·EBV 感染的特征是形成抗 EBV - CA(EB 病毒壳抗原)抗体,抗 EBNA(EB 病毒核抗原)1～6 的抗体及抗 EBV - EA(EB 病毒早期抗原)抗体。在 90% 的 EBV 感染早期患者血清中检测到抗 EBV - CA IgM 抗体,同时采用 ELISA 可检测到 EBV - CA IgG 抗体滴度的升高。EBV 感染早期的特征是 IgG 抗体的滴度至少升高 2 倍,同时抗 EBNA - 1 抗体阴性。EBV 感染后机体首先合成的是 EBNA 1～6,然后是 EBV - EA 与 EBV - CA。但是 EBNA 只有在 B 细胞被破坏后才能与免疫系统接触,因此与抗原的产生顺序相反,EBV 感染后较早检出的是抗 EBV - CA 和 EBV - EA 抗体。

13.3·抗 EBV - CA IgM 抗体阳性,同时抗 EBV - CA IgG 抗体滴度的升高能有效提示 EBV 急性感染。可采用 EBV - CA IgG 亲和力检测试剂盒确认 EBV 早期感染。在 EBV 原发性感染中可以检测到抗 EBV - EA IgA 抗体,但在复发中却很少出现。在 70%～80% 的传染性单核细胞增多症急性期患者中可暂时性出现抗 EBV - EA IgG 抗体。高滴度的抗 EBV - CA IgA 抗体及抗 EBV - EA IgG 抗体提示伯基特淋巴瘤或者鼻咽癌,因此这个检测的意义重大。

13.4·鉴于抗 EBV - EA 抗体有时会出现在急性感染或者不明显的疾病期。因此采用血清学方法往往很难区分 EBV 原发性感染与复发。采用 ELISA 在体外定量检测脑脊液(CSF)中的抗 EBV - CA IgG 抗体可以检测脑脊液与血清中抗 EBV - CA 特异性抗体比值 CSQ path.- spec(IgG)。该比值可提示中枢神经系统中 EBV 抗体的含量,从而对脑部 EBV 感染作出诊断。

14. 注意事项

具体参见相应的试剂说明书。

参考文献

[1] 尚红,王毓三,申子瑜.全国临床检验操作规程[M].4 版.北京:人民卫生出版社,2015.
[2] 中国合格评定国家认可委员会.医学实验室质量和能力认可准则:CNAS - CL02:2023[S/OL].(2023 - 06 - 01)[2023 - 09 - 26].https://www.cnas.org.cn/rkgf/sysrk/jbzz/2023/06/911424.shtml.

(关秀茹　黄　晶)

抗链球菌溶血素 O 检测标准操作规程

××医院检验科免疫组作业指导书	文件编号：××-JYK-××-××-××	
版次/修改：第　　版/第　　次修改	生效日期：	第　　页共　　页
编写人：	审核人：	批准人：

1. 目的

建立检测血清中抗链球菌溶血素 O 含量的标准操作规程,保证实验结果的精确性及准确性。

2. 原理

采用免疫比浊法进行检测：包被有链球菌溶血素 O 的聚苯乙烯颗粒与带有抗链球菌溶血素 O(ASO)的样本混合在一起时会发生凝集；在散射比浊仪中造成的散射光强度取决于样本中的抗链球菌溶血素 O 含量,因此,通过与已知浓度的标准品稀释液进行比较,就可以确定某个样本中的抗链球菌溶血素 O 的含量。该方法学比对世界卫生组织关于抗链球菌溶血素 O 的国际参考品准备进行标准化。

3. 标本采集

根据试剂盒说明书要求收集存储样本,血清标本采集用标准样本试管或含分离胶的试管,血浆样本采集使用肝素锂、肝素钠或 K_3- EDTA,一般来说,标本在 2～8℃可稳定 7 天,−20℃可稳定 6 个月。

4. 仪器和试剂

R1 TRIS 缓冲液、R2 Borate 缓冲液、包被有链球菌溶血素 O 抗原的乳胶颗粒。所用仪器为全自动生化分析仪。

5. 性能参数

符合行业相关标准或厂家试剂说明书中声明的性能。

6. 校准

根据 CNAS‐CL02：2012 条款 5.3.2.5 要求,检验项目校准及校准验证周期应遵循制造商建议；每批试剂必须用新鲜试剂盒校准 1 次。另外,以下情况需要再次校准：校准过期,批校准稳定 28 天,盒校准 7 天；根据要求进行标定,如质控结果超出范围时；更换某些试剂时,根据规定进行多次标定。

7. 操作步骤

开机后仪器自检,自动保养,然后进入"Stand By"状态。仪器准备：每日开机维护及载入试剂、定标和质控。样本检测,结果浏览和复查。日常维护,关机。

8. 质量控制

在每一次建立新的参考曲线后,第一次打开试剂,以及随着每批运行的血清样品,都应检测类风湿质控 1 和 2。质控的测定和评价方式应当与患者样品相同。

9. 被测量值的测量不确定度

依据 CNAS‐GL05：2011《测量不确定度要求的实施指南》和 CNAS‐CL01‐G003：2021

《测量不确定度的要求》对检测实验室不确定度的评估至少应对"检验过程不精密度"和"校准品赋值的不确定度"进行评估并计算的要求,确定对测量项目采用室内质控不精密度评定的A类不确定度与校准品赋值的B类不确定度的方和根代表合成不确定度(Uc)。并将年度不同水平质控值进行评估,评估结果以表格的形式附于 SOP 文件内。计算内容包括标准不确定度、相对标准不确定度、扩展不确定度和相对扩展不确定度。

10. 生物参考区间或临床决定值

仪器会自动计算每份样本的分析物浓度。正常生物参考区间:成人≤200 IU/mL;儿童≤150 IU/mL。

11. 检验结果的可报告区间

11.1·线性范围:100~1 000 IU/mL。

11.2·按照性能验证报告中的最大稀释倍数进行稀释。

12. 危急值(适当时)

不适用。

13. 临床意义

13.1·A 群链球菌可导致各种感染:皮肤病或扁桃体周围脓肿,当上呼吸道感染时,扁桃体周围脓肿可能会导致肾小球肾炎、急性心内膜炎、Sydenham 舞蹈病、急性风湿热。这些感染可导致心脏与肾脏损害。通过早期诊断、有效治疗,与对患者的监测,可降低这些风险。β溶血性链球菌的几种代谢物对人体有毒性,如 NAD 多糖水解酶、链道酶(ADNase)和可诱导免疫防御反应的透明质酸酶。针对链球菌溶血素 O、链球菌脱氧核糖核酸酶类,与链球菌透明质酸酶的抗体反应是临床上所发现的最重要的抗体反应。

13.2·特异性抗体的免疫测定可为临床判断链球菌感染程度及病程病期提供有用信息。其中,抗链球菌溶血素 O 抗体(ASO)浓度测定在临床上应用最为广泛。85%的急性风湿热患者 ASO 浓度增高。应当每周进行几次 ASO 浓度测定,以获取有用数据。即使在临床上感染征象已经消失的情况下,抗体滴度的增加可以表明抗生素治疗成功,或者是存在抗原持续刺激。

14. 注意事项

14.1·光学特性极端异常的样本(尤其是混浊的样本)可能产生不正常的结果。

14.2·试剂盒标签上显示的各试剂活性成分浓度是在各 R1/R2 试剂瓶中的实际浓度。使用说明中显示的试剂组分信息则是在反应比色杯中加入 R1、样本和 R2 后,这些成分的最终浓度。

14.3·叠氮钠防腐剂可在金属下水管道中生成易爆化合物。

参考文献

[1] 尚红,王毓三,申子瑜.全国临床检验操作规程[M].4 版.北京:人民卫生出版社,2015.
[2] 中国合格评定国家认可委员会.医学实验室质量和能力认可准则:CNAS - CL02:2023[S/OL].(2023 - 06 - 01)[2023 - 09 - 26].https://www.cnas.org.cn/rkgf/sysrk/jbzz/2023/06/911424.shtml.

(关秀茹 黄晶)

类风湿因子检测标准操作规程

××医院检验科免疫组作业指导书		文件编号：××-JYK-××-××-××	
版次/修改：第　版/第　　次修改		生效日期：	第　页 共　页
编写人：		审核人：	批准人：

1. 目的

建立检测血清中类风湿因子含量的标准操作规程，保证实验结果的精确性及准确性。

2. 原理

采用免疫比浊法进行检测：包被有人球蛋白/羊抗人球蛋白的抗原抗体复合物的聚苯乙烯颗粒与带有类风湿因子的样本混合在一起时会发生凝集。在散射比浊仪中造成的散射光强度取决于样本中类风湿因子的含量，因此，通过与已知浓度的标准品进行比较，就可以确定某个样本中类风湿因子的含量。

3. 标本采集

根据试剂盒说明书要求收集存储样本，血清标本采集用标准样本试管或含分离胶的试管，血浆样本采集使用肝素锂、肝素钠或 K_3-EDTA，一般来说，标本在 2~8℃ 可稳定 7 天，-20℃ 可稳定 6 个月。

4. 仪器和试剂

R1 TRIS 缓冲液、R2 Borate 缓冲液、包被有抗人 RF-IgG 的致敏胶乳颗粒、牛血清白蛋白，采用仪器为全自动生化分析仪。

5. 性能参数

符合行业相关标准或厂家试剂说明书中声明的性能。

6. 校准

根据 CNAS-CL02：2012 条款 5.3.2.5 要求，检验项目校准及校准验证周期应遵循制造商建议；每批试剂必须用新鲜试剂盒校准 1 次。另外，以下情况需要再次校准：校准过期，批校准稳定 28 天，盒校准 7 天；根据要求进行标定，如质控结果超出范围时；更换某些试剂时，根据规定进行多次标定。

7. 操作步骤

开机后仪器自检，自动保养，然后进入"Stand By"状态。仪器准备：每日开机维护及载入试剂、定标和质控。样本检测，结果浏览和复查。日常维护，关机。

8. 质量控制

在每一次建立新的参考曲线后，第一次打开试剂，以及随着每批运行的血清样品，都应检测类风湿质控 1 和 2。质控的测定和评价方式应当与患者样品相同。

9. 被测量值的测量不确定度

依据 CNAS-GL05：2011《测量不确定度要求的实施指南》和 CNAS-CL01-G003：2021《测量不确定度的要求》对检测实验室不确定度的评估至少应对"检验过程不精密度"和"校准品赋值的不确定度"进行评估并计算的要求，确定对测量项目采用室内质控不精密度评定的

A 类不确定度与校准品赋值的 B 类不确定度的方和根代表合成不确定度（Uc）。并将年度不同水平质控值进行评估，评估结果以表格的形式附于 SOP 文件内。计算内容包括标准不确定度、相对标准不确定度、扩展不确定度和相对扩展不确定度。

10. 生物参考区间或临床决定值

仪器会自动计算每份样本的分析物浓度。正常生物参考区间：<14 IU/mL。

11. 检验结果的可报告区间

11.1·线性范围：10～120 IU/mL。

11.2·按照性能验证报告中的最大稀释倍数进行稀释。

12. 危急值（适当时）

不适用。

13. 临床意义

13.1·类风湿因子是一组针对 IgG 分子抗原决定簇上 Fc 区的异质性自身抗体。它们在诊断类风湿关节炎时发挥重要作用，但也可见于其他炎性风湿性疾病及许多非风湿性疾病，如肝炎、心内膜炎、寄生性或病毒感染有关。它还可见于超过 60 岁的正常人群。尽管受制于这些因素，检测类风湿因子仍为美国类风湿学院对类风湿关节炎进行分级的诊断标准之一。即使常规分析检测 IgM 型类风湿因子的能力还很有限，这些自身抗体仍可发生于所有的免疫球蛋白。

13.2·通过与 IgG 致敏的绵羊红细胞或乳胶颗粒相凝集定量检测类风湿因子已成为检测类风湿因子的标准方法。这些半定量测定法存在一些问题，主要有实验室间精密度和可重复性差及标准化困难。为此又研发出了一系列新的测定法，如散射测浑法、直射比浊法、酶免疫测定法和放射免疫测定法。

14. 注意事项

14.1·光学特性极端异常的样本（尤其是混浊的样本）可能产生不正常的结果。

14.2·试剂盒标签上显示的各试剂活性成分浓度是在各 R1/R2 试剂瓶中的实际浓度。使用说明中显示的试剂组分信息则是在反应比色杯中加入 R1、样本和 R2 后，这些成分的最终浓度。

14.3·叠氮钠防腐剂可在金属下水管道中生成易爆化合物。

参考文献

[1] 尚红，王毓三，申子瑜.全国临床检验操作规程[M].4 版.北京：人民卫生出版社，2015.

[2] 中国合格评定国家认可委员会.医学实验室质量和能力认可准则：CNAS‐CL02：2023[S/OL].(2023‐06‐01)[2023‐09‐26].https://www.cnas.org.cn/rkgf/sysrk/jbzz/2023/06/911424.shtml.

（关秀茹　黄　晶）

C 反应蛋白检测标准操作规程

××医院检验科免疫组作业指导书		文件编号：××-JYK-××-××-××	
版次/修改：第 版/第 次修改		生效日期：	第 页 共 页
编写人：	审核人：	批准人：	

1. 目的

建立检测血清中 C 反应蛋白（CRP）含量的标准操作规程，保证实验结果的精确性及准确性。

2. 原理

采用颗粒增强免疫比浊法进行检测：人 CRP 与包覆单克隆抗 CRP 抗体的胶乳粒子发生凝结。在散射比浊仪中造成的散射光强度取决于样本中 CRP 的含量，因此，通过与已知浓度的标准品进行比较，就可以确定某个样本中 CRP 的含量。

3. 标本采集

根据试剂盒说明书要求收集存储样本，血清标本采集用标准样本试管或含分离胶的试管，血浆样本采集使用肝素锂、肝素钠或 K_3-EDTA，一般来说，标本在 2～8℃ 可稳定 7 天，−20℃ 可稳定 6 个月。

4. 仪器和试剂

R1 含牛血清白蛋白的 TRIS 缓冲液、R2 含包覆抗 CRP（鼠）的胶乳粒子的甘氨酸缓冲液、免疫球蛋白（鼠）、CRPL3、NaCl 稀释液，采用仪器为生化分析仪。

5. 性能参数

符合行业相关标准或厂家试剂说明书中声明的性能。

6. 校准

根据 CNAS-CL02：2012 条款 5.3.2.5 要求，检验项目校准及校准验证周期应遵循制造商建议；每批试剂必须用新鲜试剂盒校准 1 次。另外，以下情况需要再次校准：校准过期或根据要求进行标定，如质控结果超出范围时；更换某些试剂时，根据规定进行多次标定。

7. 操作步骤

开机后仪器自检，自动保养，然后进入"Stand By"状态。仪器准备：每日开机维护及载入试剂、定标和质控。样本检测，结果浏览和复查。日常维护，关机。

8. 质量控制

用质控品 1 和质控品 2，至少每 24 h 或每一次校准后测定 1 次。质控间隔期应适用于各实验室的具体要求。检测值应落在确定的范围内，如出现质控值落在范围以外，应采取校正措施。

9. 被测量值的测量不确定度

依据 CNAS-GL05：2011《测量不确定度要求的实施指南》和 CNAS-CL01-G003：2021《测量不确定度的要求》对检测实验室不确定度的评估至少应对"检验过程不精密度"和"校准品赋值的不确定度"进行评估并计算的要求，确定对测量项目采用室内质控不精密度评定的

A类不确定度与校准品赋值的B类不确定度的方和根代表合成不确定度（Uc）。并将年度不同水平质控值进行评估，评估结果以表格的形式附于SOP文件内。计算内容包括标准不确定度、相对标准不确定度、扩展不确定度和相对扩展不确定度。

10. 生物参考区间或临床决定值

仪器会自动计算每份样本的分析物浓度。非超敏CRP生物参考区间：<5 mg/L。超敏CRP生物参考区间：<1 mg/L。

11. 检验结果的可报告区间

11.1·线性范围：非超敏CRP 0.2~480 mg/L。超敏CRP生物参考区间：0.08~80 mg/L。

11.2·按照性能验证报告中的最大稀释倍数进行稀释。

12. 危急值（适当时）

不适用。

13. 临床意义

13.1·C反应蛋白是炎症反应中的典型急性时相反应蛋白。CRP是最为敏感的急相反应标志物，在炎症过程中CRP浓度快速升高。经结合的CRP激活经典补体途径。CRP升高常先于发热等临床症状出现。CRP浓度超过100 mg/L与严重的刺激有关，如严重创伤和严重感染（败血症）。CRP反应在患有肝病的患者中可能不太明显。CRP检测用于发现系统炎症；评估细菌感染的抗生素治疗；检测早产伴随的羊膜破裂引起的宫内感染；区分并发感染疾病的发作期和静止期，如患有SLE或溃疡性结肠炎的患者；在治疗上监控风湿性疾病和评估抗感染治疗；在早期阶段发现术后并发症，如伤口感染、血栓症和肺炎，以及区分感染和骨髓移植排斥。在术后监控患者的CRP浓度可帮助识别意外并发症（浓度居高不下或浓度上升）。检测CRP浓度改变能为某种疾病的急性及严重程度提供有用的诊断信息，还能对疾病成因作出判断。

13.2·血清CRP浓度持续居高不下通常属于严重的预后标志，一般表示存在感染控制不良。

14. 注意事项

14.1·光学特性极端异常的样本（尤其是混浊的样本）可能产生不正常的结果。

14.2·试剂盒标签上显示的各试剂活性成分浓度是在各R1/R2试剂瓶中的实际浓度。使用说明中显示的试剂组分信息则是在反应比色杯中加入R1、样本和R2后，这些成分的最终浓度。

14.3·叠氮钠防腐剂可在金属下水管道中生成易爆化合物。

14.4·含有异质性抗体的样本，可导致结果错误性升高。

14.5·易出现抗原过量导致结果偏低的现象。

参考文献

［1］尚红,王毓三,申子瑜.全国临床检验操作规程［M］.4版.北京：人民卫生出版社,2015.

［2］中国合格评定国家认可委员会.医学实验室质量和能力认可准则：CNAS－CL02：2023［S/OL］.(2023－06－01)［2023－09－26］.https://www.cnas.org.cn/rkgf/sysrk/jbzz/2023/06/911424.shtml.

（关秀茹 黄 晶）

九项呼吸道感染病原体抗体检测标准操作规程

××医院检验科免疫组作业指导书	文件编号：××-JYK-××-××-××
版次/修改：第　　版/第　　次修改	生效日期：　　　　第　　页 共　　页
编写人：	审核人：　　　　批准人：

1. 目的

建立检测血清中九项呼吸道感染病原体 IgM 抗体含量的标准操作规程,保证实验结果的精确性及准确性。

2. 原理

采用间接免疫荧光法(IFA),该法是基于待测样本中的抗体与吸附在载玻片上的抗原发生的反应。样本中存在的特异性抗体和抗原反应,未与抗原结合的免疫球蛋白在洗涤步骤中除去。随后,抗原-抗体复合物与荧光素标记的抗人球蛋白反应。再用免疫荧光显微镜观察结果。通过这种方法,可以同时检测人血清中呼吸道感染主要病原体的 IgM 抗体,可检测的病原体包括:嗜肺军团菌血清1型、肺炎支原体、Q 热立克次体、肺炎衣原体、腺病毒、呼吸道合胞病毒、甲型流感病毒、乙型流感病毒及副流感病毒(1、2和3型)。

3. 标本采集

根据试剂盒说明书要求收集存储样本,血清标本采集用标准样本试管或含分离胶的试管,血浆样本采集使用肝素锂、肝素钠或 K_3-EDTA,一般来说,标本在 2～8℃ 可稳定 7 天,-20℃ 可稳定 6 个月。

4. 仪器和试剂

载玻片：10 片(10 孔/片),含有下列抗原,第 1 孔：嗜肺军团菌血清 1 型(悬浮于 0.5％ 正常鸡卵黄囊中以增强抗原吸附性和避免细菌聚集);第 2 孔：McCoy 细胞中的肺炎支原体;第 3 孔：Q 热立克次体 Ⅱ 相(悬浮于 0.5％ 正常鸡卵黄囊中以增强抗原吸附性和避免细菌聚集);第 4 孔：肺炎衣原体(原生小体);第 5 孔：HEp-2 细胞中的腺病毒;第 6 孔：HEp-2 细胞中的呼吸道合胞病毒;第 7 孔：LLC-MK2 细胞中的甲型流感病毒;第 8 孔：LLC-MK2 细胞中的乙型流感病毒;第 9 孔：LLC-MK2 细胞中副流感病毒 1、2 和 3 型;第 10 孔：质控孔。除了嗜肺军团菌,载玻片中的所有抗原都是从细胞培养物中获得。每一个病毒类病原体孔里都含有 1％～15％ 用甲醛灭活的感染细胞,无感染的细胞用丙酮固定。PBS 1 瓶、阳性对照、阴性对照、FITC 结合物、荧光素标记的抗人 IgM 磷酸缓冲液、封闭介质、吸附剂,采用仪器为荧光显微镜。

5. 性能参数

具体参见相应的试剂说明书。

6. 校准

应按照试剂说明书对阳性对照和阴性对照进行检测,保证这些阴性和阳性对照值在范围内,如果这些对照值异常,应采取相应措施。

7. 操作步骤

7.1・使用前,将所有试剂平衡至室温。载玻片平衡至室温后再打开。

7.2·样本的稀释：按 1 : 1 比例稀释血清样本,即 25 μL 血清加入 25 μL PBS 2 中。阴阳性对照不需要稀释,用抗人 IgG 吸附剂处理稀释后的血清：将 30 μL 稀释后的血清加入 150 μL 吸附剂中,彻底混匀。阴阳性对照不需吸附剂处理。处理后的血清要离心 10～15 min 除去沉淀,以防干扰检测。在载玻片 1 的每孔中加 15 μL 吸附剂处理过的血清(一份样本对应一个载玻片)。在一个载玻片的每孔中加入 15 μL 不稀释的阳性对照,在另一个载玻片的每孔中加入 15 μL 不稀释的阴性对照。

7.3·将载玻片放入湿盒中,37℃温育 90 min。

7.4·用 PBS 2 的缓慢水流冲洗载玻片 1(避免直接冲入孔内)后,浸泡在 PBS 中并放置在水平摇床上轻轻摇动 10 min。再用蒸馏水缓慢水流冲洗(避免直接冲入孔内)。载玻片 1 自然晾干。

7.5·每孔加入 15 μL 抗人 IgM FITC 结合物溶液 5(不需稀释),将载玻片放入湿盒,37℃温育 30 min。

7.6·重复 7.4 的洗涤步骤。

7.7·加几小滴封闭介质,小心盖上盖玻片。尽快用荧光显微镜在 400 倍放大率下观察结果。如果不能立即观察,可将其避光放置于 2～8℃不超过 24 h。

8. 质量控制

检测样本时可采用第三方质控品进行质量控制,如出现质控值落在范围以外,应采取相应措施。

9. 被测量值的测量不确定度（相关时）

不适用。

10. 生物参考区间或临床决定值

正常生物参考区间：阴性。

11. 检验结果的可报告区间

观察到的荧光模式应为两种：一是为阳性结果,可以观察到腺病毒、流感病毒、呼吸道合胞病毒或副流感病毒对阳性血清 1%～15%细胞的细胞核、胞质或胞膜出现苹果绿色荧光(在副流感病毒和呼吸道合胞病毒中能同时观察到着色的合胞);军团菌、衣原体或立克次体中所有的细菌呈现出苹果绿色荧光;支原体对阳性血清在细胞外围呈现苹果绿色荧光。二是为阴性结果,可观察到军团菌、肺炎衣原体和立克次体无荧光,支原体、腺病毒、甲型和乙型流感病毒、呼吸道合胞病毒和副流感病毒的细胞呈现红色。

12. 危急值（适当时）

不适用。

13. 临床意义

13.1·九种呼吸道病原体 IgM 抗体的检测,用于呼吸道感染疾病的辅助诊断,其中腺病毒、甲型流感病毒、乙型流感病毒和副流感病毒(1、2、3 型)IgM 抗体的检测结果仅供参考,需结合临床实验室其他检测结果进行综合判断。

13.2·嗜肺军团菌：人最易感染的是嗜肺军团菌血清 1 型,非典型性肺炎常伴随有全身症状。10%的肺炎是由嗜肺军团菌血清 1 型引起的。在血清学诊断中,间接免疫荧光法(IFA)是唯一的标准技术。临床上军团菌感染主要有两种表现形式：肺炎型和庞蒂亚克热型

（Pontiac fever）。军团菌肺炎潜伏期为 2～10 天，IgM 抗体在感染后 1 周左右出现，并可持续存在 3～6 个月。

13.3·肺炎支原体：肺炎支原体引起的肺炎在儿童和青少年中最为常见，由于很难将其固定在载玻片上，因此先将肺炎支原体抗原固定在细胞中。肺炎支原体可在呼吸道黏膜上皮内潜伏，部分患者无明显症状；但大部分患者为显性感染。在 3 岁以下儿童以上呼吸道感染多见，成人以肺炎表现为主。肺炎支原体肺炎潜伏期 14～21 天，起病缓慢，IgM 抗体一般在感染后 1 周出现，3～4 周达高峰，可持续存在 3～6 个月。

13.4·Q 热立克次体：Q 热是由 Q 热立克次体引起的全身疾病，会造成发热、非典型性肺炎、肝炎或心内膜炎。血清学诊断中，IFA 检测是最灵敏和最具指示性的血清学诊断方法。急性感染 Q 热立克次体的潜伏期为 2～38 天，通常为 12～19 天，IgM 抗体一般在感染后 2 周左右出现，4～8 周达高峰，可持续存在 3～4 个月。

13.5·肺炎衣原体：肺炎衣原体极易造成呼吸系统感染，特别是支气管炎和肺炎。在老年人中发病率较高，它所引起的肺炎占所有肺炎病例的 10%。微量免疫荧光法（MIF）是最灵敏和最特异的诊断方法。肺炎衣原体感染所致的肺炎，症状和体征无特异性，多数起病缓慢，潜伏期一般为 30 天左右，IgM 抗体在发病 2～3 周出现，一般来说可持续存在 2～6 个月。

13.6·腺病毒：腺病毒是一种重要的呼吸道病原体，能引起上呼吸道疾病，伴随有急骤发热和轻度呼吸道感染。腺病毒感染的潜伏期为 2～14 天，IgM 抗体在发病 1 周左右出现，可持续存在 2～3 个月。

13.7·呼吸道合胞病毒：呼吸道合胞病毒（RSV）是 2 岁以下幼儿呼吸道感染的主要病原体，在冬季暴发流行。呼吸道合胞病毒感染的潜伏期为 3～7 天，IgM 抗体在发病 1 周左右出现，可持续存在 2～3 个月。

13.8·流感病毒：它是流感的病原体，在具有潜在病理学的患者中会产生严重的并发症。由于它易于与其他呼吸道疾病混淆，所以在流行期临床诊断很困难。因此，实验室诊断就显得非常重要。流感病毒感染的潜伏期为 1～7 天，IgM 抗体在发病 1 周左右出现，可持续存在 2～3 个月。

13.9·副流感病毒：副流感病毒 1、2 和 3 型在 2～4 岁儿童中能引起喉气管支气管炎（哮吼）。3 型具有流行性，1 和 2 型具有地域性。副流感病毒感染的潜伏期为 2～7 天，IgM 抗体在发病 1 周左右出现，可持续存在 2～3 个月。

14. 注意事项
具体参见相应的试剂说明书。

参考文献
[1] 尚红，王毓三，申子瑜.全国临床检验操作规程[M].4 版.北京：人民卫生出版社，2015.
[2] 胡伟，代琼，胡孝彬，等.9 项呼吸道病原体检测在呼吸道感染病因分析中的应用[J].国际检验医学杂志，2013，34（23）：3158 - 3159.
[3] 詹前美.呼吸道感染 9 项病原体 IgM 抗体检测分析[J].临床和实验医学杂志，2013，12（9）：662 - 663.

（关秀茹 黄 晶）

抗结核抗体检测标准操作规程

××医院检验科免疫组作业指导书	文件编号：××-JYK-××-××-××
版次/修改：第　　版/第　　次修改	生效日期：　　　　　　第　　页 共　　页
编写人：	审核人：　　　　批准人：

1. 目的

建立检测血清中抗结核抗体含量的标准操作规程,保证实验结果的精确性及准确性。

2. 原理

采用一步免疫层析法检测活动性结核患者血清、血浆或全血中的结核杆菌抗体。反应原理为用有色标记的抗人免疫球蛋白、高纯度的 BCG 蛋白来特异性地检测抗分枝杆菌抗体。样本加于试剂板的一端后通过层析作用向前流动,样本中的抗结核抗体先与有色物标记的抗人免疫球蛋白结合形成抗原复合物;该复合物再与固定于阳性反应区(T)的 BCG 蛋白结合,产生一条玫瑰色线条。若样本中没有抗结核抗体,T 处没有结核抗体,T 处没有线条出现;反应混合物经 T 流向质控区(C),未结合的有色标记物与固定于(C)处的试剂反应,产生一条玫瑰色线条,表明试剂有效。

3. 标本采集

根据试剂盒说明书要求收集存储样本,血清标本采集用标准样本试管或含分离胶的试管,血浆样本采集使用肝素锂、肝素钠或 K_3-EDTA,一般来说,标本在 2～8℃ 可稳定 7 天,-20℃ 可稳定 6 个月。

4. 仪器和试剂

20 块试剂板、1 瓶稀释液、20 支吸管。

5. 性能参数

具体参见相应的试剂说明书。

6. 校准

检测样本时可采用第三方质控品进行质量控制,如出现质控值异常,应采取相应措施。

7. 操作步骤

测试前将样本与 TB-CHECK-1 板块放于室温,使其恢复至室温。顺袋沿缺口撕开包装袋,取出试剂板。在试剂板上标上患者姓名或编号。用滴管吸取样本(血清或血浆),垂直加一滴(25 μL)至样本孔中。若全血,则加 2 滴(50 μL)至样本孔中。加 4 滴(150 μL)稀释液至样本孔中。10～15 min 观察结果,测定结果应于 15 min 内判定完毕。

8. 质量控制

应保证 C 处有线条出现,如果无线条出现,则实验无效,应另取试剂板重复实验。

9. 被测量值的测量不确定度（相关时）

不适用。

10. 生物参考区间或临床决定值

正常生物参考区间：阴性。

11. 检验结果的可报告区间

阴性结果为 C 处有一根线条。阳性结果为 C 处有一根线条，T 处亦有一条清晰可辨的线条。结果不确定的是 C 处、T 处无明显的线条，此时应重新检测或其他检测方法。

12. 危急值（适当时）

不适用。

13. 临床意义

本法为一种简便、快速检验抗结核抗体的血清学方法。结核的发病率近年来呈上升趋势，新近发展的用特异性抗原的血清学检验方法特异而敏感，对活动性结核具有较高诊断价值，尤其给用传统方法痰涂片和细菌培养检验肺结核和肺外结核的诊断带来方便。

14. 注意事项

具体参见相应的试剂说明书。

参考文献

[1] 尚红,王毓三,申子瑜.全国临床检验操作规程[M].4 版.北京：人民卫生出版社,2015.

[2] 中国合格评定国家认可委员会.医学实验室质量和能力认可准则：CNAS-CL02：2023[S/OL].(2023-06-01)[2023-09-26].https://www.cnas.org.cn/rkgf/sysrk/jbzz/2023/06/911424.shtml.

（关秀茹　黄　晶）

抗肺炎支原体抗体检测标准操作规程

××医院检验科免疫组作业指导书	文件编号：××-JYK-××-××-××
版次/修改：第　　版/第　　次修改	生效日期：　　　　　第　　页 共　　页
编写人：	审核人：　　　　　批准人：

1. 目的

建立检测血清中抗肺炎支原体抗体含量的标准操作规程,保证实验结果的精确性及准确性。

2. 原理

采用间接血凝法检测抗肺炎支原体抗体。反应原理为用绵羊肺炎支原体抗原致敏经戊二醛处理的绵羊红细胞,制备成间接血凝实验抗原,并通过间接血凝法来检测绵羊支原体性肺炎血清抗体。

3. 标本要求

根据试剂盒说明书要求收集存储样本,血清标本采集用标准样本试管或含分离胶的试管,血浆样本采集使用肝素锂、肝素钠或 K_3-EDTA,一般来说,标本在 2~8℃可稳定 7 天,-20℃可稳定 6 个月。

4. 试剂与仪器

稀释液、致敏颗粒、非致敏颗粒、阳性对照。

5. 操作步骤

加稀释液：第 1 孔 100 μL,第 2 孔开始每孔加 25 μL。加 25 μL 血清至第 1 孔：开始作倍比稀释至最后孔,最后孔弃去 25 μL。第 2 孔加 25 μL 复溶后非致敏颗粒(红滴管 1 滴)。第 3~8 孔每孔加 25 μL 复溶后致敏颗粒(灰滴管 1 滴)。微量振荡器上低速混匀 30 s 后,室温孵育 3 h。

6. 校正

应保证阳性质控出现阳性结果,否则另取试剂板重复实验。

7. 质控

检测样本时可采用第三方质控品进行质量控制,如出现质控值异常,应采取相应措施。

8. 结果判断

阴性：孔底颗粒凝结紧密且边缘平滑。弱阳性：颗粒形成一小环但边缘整齐。

9. 生物参考区间

正常生物参考区间：阴性。

10. 性能参数

具体参见相应的试剂说明书。

11. 临床意义

肺炎支原体是引起肺炎支原体肺炎的病原体。此支原体经口、鼻的分泌物在空气中传播,引起散发的呼吸道感染或者小流行。本病约占非细菌性肺炎的 1/3 以上,或各种原因引起的肺炎的 10%。常于秋季发病。病变从上呼吸道开始,有充血、单核细胞浸润,向支气管和肺蔓延,呈间质性肺炎或斑片融合性支气管肺炎。一般起病缓慢,有乏力、咽痛、咳嗽、发热、纳差、肌痛等,可在 3～4 周自行消散。半数病例无症状。患者中儿童和青年人居多,婴儿有间质性肺炎时应考虑支原体肺炎的可能性。儿童可并发鼓膜炎和中耳炎,伴有血液(急性溶血、血小板减少性紫癜)或神经(周围性神经炎、胸膜炎等)等并发症或雷诺现象(受冷时四肢间歇苍白或发绀并感疼痛)时,则病程延长。早期使用适当的抗生素可以减轻症状,缩短病程至 7～10 天。人体感染肺炎支原体后,能产生特异性 IgM 和 IgG 类抗体。IgM 类抗体出现早,一般在感染后 1 周出现,3～4 周达高峰,以后逐渐降低。由于肺炎支原体感染的潜伏期为 2～3 周,当患者出现症状而就诊时,IgM 抗体已达到相当高的水平,因此 IgM 抗体阳性可作为急性期感染的诊断指标。如 IgM 抗体阴性,则不能否定肺炎支原体感染,需检测 IgG 抗体。IgG 较 IgM 出现晚,需动态观察,如显著升高提示近期感染,显著降低说明处于感染后期。由此提示 IgG 与 IgM 同时测定,可提高诊断率,达到指导用药、提高疗效之目的。

参考文献

[1] 尚红,王毓三,申子瑜.全国临床检验操作规程[M].4 版.北京:人民卫生出版社,2015.

[2] 中国合格评定国家认可委员会.医学实验室质量和能力认可准则:CNAS - CL02:2023[S/OL].(2023 - 06 - 01)[2023 - 09 - 26].https://www.cnas.org.cn/rkgf/sysrk/jbzz/2023/06/911424.shtml.

(关秀茹　黄　晶)

抗幽门螺杆菌抗体检测标准操作规程

××医院检验科免疫组作业指导书	文件编号：××-JYK-××-××-××
版次/修改：第　　版/第　　次修改	生效日期：　　　　第　　页 共　　页
编写人：	审核人：　　　　　批准人：

1. 目的

建立检测血清中抗幽门螺杆菌（HP）抗体含量的标准操作规程，保证实验结果的精确性及准确性。

2. 原理

采用间接血凝法检测抗 HP 抗体。反应原理为先将 HP 抗原用 SDS－聚丙烯酰胺凝胶电泳，按分子量大小不同分开，再将其转移至硝酸纤维膜上；如果被检血清有相应抗体，利用酶联免疫吸附反应，就会在抗原的相应位置出现显色区带，根据阳性区带的分子量不同即可判断 HP 类型。

3. 标本要求

根据试剂盒说明书要求收集存储样本，血清标本采集用标准样本试管或含分离胶的试管，一般来说，标本在 2～8℃可稳定 7 天，－20℃可稳定 6 个月。

4. 试剂与仪器

浓缩洗涤液（10×）、辣根过氧化物酶标记抗人 IgG（效价 1∶50）、显色剂、幽门螺杆菌抗原印迹膜（2×100 mm）、阳性对照、阴性对照、标准带。

5. 操作步骤

5.1·试剂盒用前应置室温平衡 10～15 min，洗涤应用液的配制：在 2～8℃贮存的浓缩洗涤液会有结晶析出，将整瓶（25 mL）浓缩洗涤液用蒸馏水或纯净水稀释至 250 mL，放入试剂瓶中，标签上注明配制时间，保存于 2～8℃，有效期 3 个月，如有絮状物或霉变应废弃。

5.2·在放有印迹膜的反应槽中，加入洗涤应用液 1 mL 和待检血清 10 μL，置摇床上室温（20～37℃）摇动 30 min 或置 37℃温箱 30 min。

5.3·弃去反应槽液体，在吸水纸上拍干，加入洗涤应用液 1 mL，洗涤 1 min 弃去反应槽液体，反复洗涤 3 次，最后在吸水纸上拍干液体。

5.4·在反应槽中加入洗涤应用液 0.5 mL 和酶联试剂 10 μL，置摇床上室温（20～37℃）摇动 30 min 或置 37℃温箱 30 min。

5.5·弃去反应槽液体，在吸水纸上拍干，加入洗涤应用液 1 mL，洗涤 1 min 弃去反应槽液体，反复洗涤 3 次，最后在吸水纸上拍干液体。

5.6·在反应槽中加入显色剂 0.5 mL，在摇床上摇动 5 min±2 min，显色，待质控带和阳性区带显色清晰后，倒掉槽中液体，用流水（自来水或蒸馏水）冲洗 3 次以终止反应，取出印迹膜条，置吸水纸上，待干后与标准带对照判断结果。

6. 校正

应保证阴性、阳性质控出现相应的阴阳性结果，否则另取试剂板重复实验。

7. 质控

检测样本时可采用第三方质控品进行质量控制,如出现质控值异常,应采取相应措施。

8. 结果判断

8.1·将印迹膜上起始线与标准带起始线对齐,观察阳性显色区带与对应的标准带位置即可判断显色区带是何种抗体。

8.2·质控带未出现:表示本次实验无效。阴性结果:显色区带仅出现质控带,未见任何一条阳性区带,表示被检者血清中无 HP 抗体。Ⅱ型 HP 抗体阳性:仅 UreA 和 UreB 区带中任意一种或同时出现,未见 CagA、VacA 区带。Ⅰ型 HP 抗体阳性:CagA、VacA 区带中任意一种或两种同时出现。

9. 生物参考区间

正常生物参考区间:阴性。

10. 性能参数

具体参见相应的试剂说明书。

11. 临床意义

通过此种方法可以体外定性检测人血清中多种幽门螺杆菌(HP)IgG 抗体,包括细胞毒(CagA)、空泡毒(VacA)和尿素酶亚单位 A 和 B 抗体。该结果适用于人体血清样品对 HP 感染引起的各种胃部疾病(胃炎、胃十二指肠溃疡、胃癌、胃淋巴瘤和非溃疡性消化不良等)进行临床辅助诊断及 HP 感染的流行病学调查。

参考文献

[1] 尚红,王毓三,申子瑜.全国临床检验操作规程[M].4 版.北京:人民卫生出版社,2015.

[2] 中国合格评定国家认可委员会.医学实验室质量和能力认可准则:CNAS‐CL02:2023[S/OL].(2023‐06‐01)[2023‐09‐26].https://www.cnas.org.cn/rkgf/sysrk/jbzz/2023/06/911424.shtml.

(关秀茹 黄 晶)

新型冠状病毒(COVID-19)IgM/IgG 抗体 (胶体金法)检测标准操作规程

××医院检验科免疫组作业指导书	文件编号：××-JYK-××-××-××
版次/修改：第　　版/第　　次修改	生效日期：　　　　第　页 共　页
编写人：	审核人：　　　　批准人：

1. 目的

建立体外定性检测人血清、血浆样本中新型冠状病毒 IgM/IgG 抗体的标准操作规程,保证实验结果的精确性及准确性。

2. 原理

该方法学采用捕获法,以固相免疫层析法进行检测。待检样本(血清/血浆)在加样端由毛细作用力向上扩散,经过标记物垫时,样本中的新型冠状病毒 IgM 抗体及 IgG 抗体与重组新型冠状病毒抗原胶体金结合物反应,形成胶体金标记抗原-待测 IgM 复合物及胶体金标记抗原-待测 IgG 复合物,随样本继续扩散到硝酸纤维素膜上,被包被有鼠抗人 IgM 抗体的 T1 线(检测线)拦截,形成胶体金标记抗原-待测 IgM 抗体-包被鼠抗人 IgM 抗体的免疫复合物,形成红色的 T1 线。未被拦截的胶体金免疫复合物继续上行,被包被有鼠抗人 IgG 抗体的 T2 线(检测线)拦截,形成胶体金标记抗原-待测 IgG 抗体-包被鼠抗人 IgG 抗体的免疫复合物,形成红色的 T2 线。剩余未被拦截的胶体金结合物继续上行,被 C 线(质控线)结合,指示反应完成。

3. 标本采集

根据试剂盒说明书要求收集存储样本,血清/血浆标本采集用标准样本试管或含分离胶的试管,一般来说,样本采集后,须在当日内完成检测,标本在 2～8℃可稳定 7 天,-20℃可稳定 5 个月,不影响检测结果。严重溶血、脂血或浑浊样本不能使用。检测前样本必须充分恢复至室温(18～28℃)。冷冻保存的样本需完全融化、复温、混合均匀后方可使用,切忌反复冻融。

4. 仪器和试剂

具体如下：① 检测卡：铝箔袋、干燥剂、试纸条及塑料卡。其中试纸条由吸水纸、硝酸纤维素膜、样品垫、胶体金标记物垫、聚氨乙烯板组成。硝酸纤维素膜 T1 线(检测线)包被有约 1.0 mg/mL 鼠抗人 IgM 抗体,硝酸纤维素膜 T2 线(检测线)包被有约 1.0 mg/mL 鼠抗人 IgG 抗体,C 线(质控线)包被有约 1.0 mg/mL 内参蛋白 C,标记物垫上含有约 400 D 重组新型冠状病毒抗原胶体金结合物;② 样本稀释液：含酪蛋白的 HEPES 缓冲液(0.1 mol/L)、5 mL/瓶;③ 吸滴管：根据不同包装规格可分别为：10～50 支/包;④ 试剂盒于 4～30℃,有效期 11 个月。试剂卡开封后(温度 4～30℃,湿度＜65%),有效期为 1 h。样本稀释液开瓶有效期为 1 个月生产日期及失效日期见标签。

5. 性能参数

具体参见相应的试剂说明书。

6. 校准

检测样本时可采用第三方质控品进行质量控制,如出现质控值异常,应采取相应措施。

7. 操作步骤

操作前请仔细阅读本说明书。

7.1・使用前将检测卡充分恢复至室温,测试应在室温下进行。

7.2・从铝箔袋中取出检测卡,将其置于水平、干燥的平面上。

7.3・血清或血浆样本,用试剂盒中配套吸滴管取样,先加一滴(20 μL)到过剂盒加样孔中,然后打开滴瓶黑帽,再滴 3 滴(60 μL)样本稀释液到试剂卡加样孔中,开始计时。

7.4・严格在检测开始后 10 min 时观察检测卡,判定结果。15 min 之后观察结果无效。

8. 质量控制

该方法学检测卡上自带质控线,如检查结果未出现质控线,则提示该检测错误或结果无效,应重新检测。

9. 被测量值的测量不确定度(相关时)

不适用。

10. 生物参考区间或临床决定值

正常生物参考区间:阴性。

11. 检验结果的可报告区间

图 1 仅供参考,具体以实物为准。

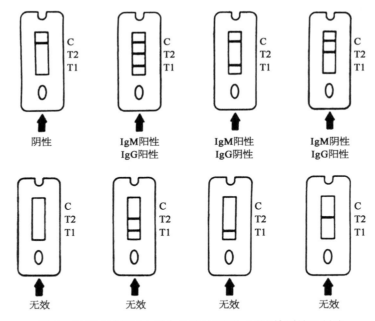

图 1　新型冠状病毒 IgM/IgG 抗体(胶体金法)检测结果判读

11.1・阴性结果:肉眼观察仅可见一条红色质控线(C 线)。

11.2・IgM 阳性、IgG 阳性结果:肉眼观察可见三条清晰的红色线条,一条为质控线(C 线),一条为 T2 检测线,另一条为 T1 检测线。

11.3・IgM 阳性、IgG 阴性结果:肉眼观察可见两条清晰的红色线条,一条为质控线(C 线),一条为 T1 检测线。

11.4·IgM 阴性、IgG 阳性结果：肉眼观察可见两条清晰的红色线条，一条为质控线（C线），一条为 T2 检测线。

11.5·无效结果：未出现肉眼可见的红色线条，或仅出现检测线（T1、2 线）而未出现质控线（C 线），提示该项目检测错误或检测结果无效，应对该项目重新测试。

12. 危急值（适当时）

不适用。

13. 临床意义

新型冠状病毒抗体检测可以辅助判断新型冠状病毒感染阶段。发生近期感染的患者，存在临床肺炎症状表现的需结合临床积极抗感染治疗。本试剂盒用于体外定性检测人血清、血浆样本中新型冠状病毒 IgM/IgG 抗体。仅用作对新型冠状病毒核酸检测性疑似病例的补充检测指标或疑似病例诊断中与核酸检测协同使用，不能作为新型冠状病毒感染的肺炎确诊和排除的依据，不适用于一般人群的筛查。产品仅限医疗机构使用，检测结果为阳性还需进一步确认，检测结果为阴性不能排除感染的可能性，不能作为常规体外诊断试剂应用于临床。本试剂盒检测结果仅供临床参考，建议结合患者临床表现和其他实验室检测对病情进行综合分析。开展新型冠状病毒实验室检测应符合《新型冠状病毒感染的肺炎实验室检测技术指南》等的要求，做好生物安全工作。

14. 注意事项

14.1·本试验仅供体外诊断。

14.2·需经专业培训的检验人员进行操作，操作前仔细阅读产品说明书，严格按照试剂盒说明书进行试验操作。

14.3·检测样本应视为传染品，处理试剂和样本时须按传染病实验室操作规范，注意生物安全操作。用过的所有样本及试剂应按医疗垃圾进行处理。

参考文献

［1］尚红，王毓三，申子瑜.全国临床检验操作规程［M］.4 版.北京：人民卫生出版社，2015.
［2］中国合格评定国家认可委员会.医学实验室质量和能力认可准则：CNAS‐CL02：2023［S/OL］.（2023‐06‐01）［2023‐09‐26］.https://www.cnas.org.cn/rkgf/sysrk/jbzz/2023/06/911424.shtml.

（关秀茹　黄　晶）

抗核抗体（ANA）检测标准操作规程

××医院检验科免疫组作业指导书	文件编号：××-JYK-××-××-××	
版次/修改：第　　版/第　　次修改	生效日期：	第　　页 共　　页
编写人：	审核人：	批准人：

1. 目的

规范检测血清或血浆中抗核抗体（ANA）的流程，确保检测结果的准确性及重复性。

2. 原理

2.1・间接免疫荧光法（IIF）：将稀释的血清与生物载片（反应区内固定有包被基质的生物薄片）温育，如果样本是阳性，特异性 IgG、IgA 和 IgM 抗体与相应的抗原结合。在第二次温育时，荧光素标记的抗人抗体与结合在生物基质上的抗体反应，形成荧光显微镜下所观察到的特异性荧光模式。

2.2・××化学发光法：预稀释样本中的 ANA 和超顺磁性微粒上包被抗原反应，形成抗原抗体复合物，在磁场作用下，未结合物质被洗涤液洗去，加入吖啶标记的羊抗人 Ig（GAM），与第一步形成的抗原抗体复合物反应，形成抗原-抗体二抗复合物，再次清洗，在反应复合物中加入预激发液和激发液，样本中 ANA 的量和分析仪发光系统监测到的相对发光强度（RLU）成正比。

3. 标本采集

3.1・血清或 EDTA、肝素或柠檬酸盐抗凝的血浆。采血后应立即送检。

3.2・样品收到后立即分离血清，不能及时测定的血清应于 2～8℃保存。

4. 试剂与仪器

4.1・间接免疫荧光法试剂与仪器：生物载片，吐温-20，磷酸盐，封片介质，酶标抗体，阴性和阳性对照，荧光显微镜。

4.2・××化学发光法试剂与仪器：抗核抗体测定试剂盒，××化学发光免疫分析系统。

5. 性能参数

5.1・间接免疫荧光法

5.1.1　检测范围：起始稀释度为 1∶100，可进一步 10 倍稀释，无检测上限。

5.1.2　批内差异：用 2 份特征性血清对同一批号产品进行检测，每份血清检测 10 次，阳性血清的结果特异性荧光强度基本一致，阴性血清结果为阴性。

5.1.3　批间差异：用 2 份特征性血清对 3 个批号的产品进行检测，阳性血清的结果特异性荧光强度基本一致，阴性血清结果为阴性。

5.1.4　干扰因素：溶血、脂血和黄疸血样不影响实验。

5.2・化学发光法

5.2.1　线性范围：10.0～400.0 AU/mL。

5.2.2　最低检测限：不大于 4.0 AU/mL。

5.2.3　准确度：相对偏差在 ±10.0% 范围内。

5.2.4　重复性：重复性检测的变异系数(CV)不大于10.0%。

5.2.5　批间差：3个批号试剂批间变异系数(CV)不大于15.0%。

6. 校准

定期对荧光显微镜、化学发光仪、加样枪进行保养和校准。关键部件更换或者维修后也需校准。

7. 操作步骤

7.1·间接免疫荧光法

7.1.1　准备：将1包磷酸盐溶于1 L蒸馏水,加入2 mL吐温-20并充分混匀,配成磷酸盐(PBS)吐温缓冲液;待测血样本用PBS吐温缓冲液1∶100和1∶1000稀释。

7.1.2　加样：将加样板放在泡沫板上,将25 μL稀释后的血清样本加至加样板的每一反应区上,应避免产生气泡。

7.1.3　温育：将生物载片有生物薄片的一面朝下,盖在加样板的凹槽里,室温(18～25℃)温育30 min。

7.1.4　冲洗：用盛于烧杯内的PBS吐温缓冲液冲洗载片,然后立即将生物载片浸入装有PBS吐温缓冲液的洗杯中,浸泡至少5 min。

7.1.5　加样：将20 μL FITC标记的抗人IgG(荧光二抗)加至洁净加样板的反应区上。

7.1.6　温育：从洗杯中取出生物载片,用吸水纸擦去背面和边缘的水分后,立即盖在加样板的凹槽里,室温(18～25℃)温育30 min。

7.1.7　冲洗：重复7.1.4。

7.1.8　封片：将盖玻片直接放在泡沫板的凹槽里。滴加封片介质至盖玻片,每一反应区约10 μL。从洗杯中取出一张生物载片,用吸水纸擦干背面和边缘的水分。将生物载片有生物薄片的一面朝下放在已准备好的盖玻片上。

7.1.9　显微镜下观察荧光模式。

7.2·化学发光法：加载试剂;加载样本;校准申请;测试申请;点击运行。

8. 质量控制

8.1·间接免疫荧光法：每批次的实验应带上阴性和弱阳性(含滴度)质控物。质控规则(含滴度结果)：阴性质控物必须阴性,阳性质控物滴度结果在±1个滴度内。

8.2·化学发光法：质控品至少每24 h或每次定标后测试一次;质控品至少包含两个浓度水平的待测定物;质控结果应落在可接受的范围内,否则结果无效。

9. 被测量值的测量不确定度（相关时）

不适用。

10. 生物参考区间

10.1·对于定量实验,实验室应建立自己的参考区间。如用文献或说明书提供的参考区间,使用前应加以验证。

10.2·间接免疫荧光法：健康人血清中ANA阴性(不同试剂盒判定阳性的滴度不同,有的为≥1∶40;有的定为≥1∶80,有的则定为≥1∶100)。

10.3·××化学发光法：<32.0 AU/mL视为无反应性;32.0～48.0 AU/mL视为可疑;≥48.0 AU/mL视为有反应性。

11. 检验结果的可报告区间

11.1·间接免疫荧光法定性实验(表1)。重要的 ANA 荧光模式有核均质型、核颗粒型、核仁型和着丝点型(尤其在分裂期细胞清晰可见)。通常,荧光模式和核抗原的生化特性相关。

表1　ANAIF 定性结果判读

荧光强度			抗体滴度
1∶100	1∶1 000	1∶10 000	
中	阴性	阴性	1∶10
强	阴性	阴性	1∶320
强	弱	阴性	1∶1 000
强	中	阴性	1∶3 200
强	强	弱	1∶10 000

注：以出现阳性核型的最高稀释度作为检测结果

11.2·化学发光法：测试结果通过校准曲线确定,校准曲线由分析仪通过 3 点定标,并根据二维码扫描到分析仪的主曲线校正而来。

12. 危急值（适当时）

不适用。

13. 临床意义

ANA 可以用来筛选自身免疫性疾病。ANA 在不同的自身免疫性疾病中出现不同组合,可形成各种疾病或疾病亚群的特征性抗体谱。因此,总的 ANA 检测在临床诊断与鉴别诊断中是一个极为重要的筛选试验,ANA 阳性者进一步检测各亚类 ANA 抗体对明确诊断、临床分型、病情观察、预后及治疗评价都具有重要意义。核均质型主要见于系统性红斑狼疮,核颗粒型主要见于系统性红斑狼疮和干燥综合征,核仁型多见于多发性肌炎和皮肌炎,着丝点型主要见于局限性硬化病。

14. 注意事项

14.1·待测样本应充分离心,以保证分离出的血清中不含纤维蛋白原、其他颗粒物质,不干扰检测系统加样针吸取样本。

14.2·应注意患者样本、对照血清和载片必须作为潜在的传染源处理,试剂盒中所有试剂的处理必须遵循官方规定。

14.3·确保血清稀释比例、组分配比正确,检测结果必须结合患者的临床症状进行解读。

参考文献

[1] 尚红,王毓三,申子瑜.全国临床检验操作规程[M].4 版.北京：人民卫生出版社,2015.
[2] 李永哲,胡朝军,周仁芳.自身抗体免疫荧光图谱[M].北京：人民卫生出版社,2014.

（关秀茹　黄　晶）

抗双链 DNA 抗体检测标准操作规程

××医院检验科免疫组作业指导书	文件编号：××-JYK-××-××-××
版次/修改：第　　版/第　　次修改	生效日期：　　　　第　页 共　页
编写人：	审核人：　　　　　批准人：

1. 目的

规范检测血清或血浆中抗双链 DNA(dsDNA)抗体的流程,确保检测结果的准确性及重复性。

2. 原理

2.1·间接免疫荧光法：包被有绿蝇短膜虫的生物薄片和稀释的血清样本温育。如果样本是阳性的,特异性 IgG、IgA 和 IgM 抗体与鞭毛虫抗原结合。在第二次温育时,荧光素标记的抗人抗体与结合在生物基质上的抗体反应,形成荧光显微镜下所观察到的特异性荧光模式。

2.2·酶联免疫吸附实验(ELISA)：血清样品以 1∶100 稀释,在包被了特异性抗原的微孔板中孵育。如果患者样品中有相应抗体,就会与抗原结合。洗去未结合的部分,然后加入 HRP 标记的二抗,使其与微孔板中的抗原抗体复合物反应。洗去未结合的酶标。加入 TMB 底物,产生显色反应,颜色深浅与相应抗体量成正比。

2.3·化学发光法：预稀释样本中的抗 dsDNA 抗体、生物素标记的 dsDNA 抗原和超顺磁性微粒上包被的链霉亲和素(SA)反应,形成反应复合物,在磁场作用下,未结合的物质被洗涤液洗去,加入吖啶标记的鼠抗人 IgG 抗体(二抗)进行反应,与第一步孵育的复合物进行结合,形成抗原抗体二抗复合物,在反应混合物中加入预激发液和激发液,样本中的抗 dsDNA IgG 的量和分析仪光学系统测定到的相对光单位数(RLU)呈正比。

3. 标本采集

3.1·血清或 EDTA、肝素或柠檬酸盐抗凝的血浆。采血后应立即送检。

3.2·样品收到后立即分离血清,不能及时测定的血清应于 2～8℃保存。

4. 试剂与仪器

4.1·间接免疫荧光法试剂与仪器：生物载片,吐温-20,磷酸盐,封片介质,酶标抗体,阴性和阳性对照,荧光显微镜。

4.2·ELISA 法试剂与仪器：包被板,标准品,阴性和阳性质控物,浓缩洗液,显色剂,底物,洗板机,酶标仪。

4.3·化学发光法试剂与仪器：抗核抗体测定试剂盒,××化学发光免疫分析系统。

5. 性能参数

5.1·间接免疫荧光法

5.1.1　检测范围：起始稀释度为 1∶10,可进一步 10 倍稀释,无检测上限。

5.1.2　批内差异：用 2 份特征性血清对同一批号产品进行检测,每份血清检测 10 次,阳性血清的结果特异性荧光强度基本一致,阴性血清结果为阴性。

5.1.3　批间差异：用 2 份特征性血清对不同批号的产品进行检测，阳性血清的结果特异性荧光强度基本一致，阴性血清结果为阴性。

5.1.4　干扰因素：溶血、脂血和黄疸血样不影响实验。

5.2·酶联免疫吸附法（ELISA）：灵敏度：1.0 U/mL。特异性：微孔板包被了重组的人双链 DNA，没发现与其他自身抗原有交叉反应。敏感性：85％的 SLE 患者可检测到双链 DNA。

5.3·××化学发光法

5.3.1　线性范围：2.5～300.0 U/mL。最低检测限：不大于 2.0 U/mL。

5.3.2　准确度：相对偏差在 ±10.0％范围内。

5.3.3　重复性：重复性检测的变异系数（CV）不大于 10.0％。

5.3.4　批间差：3 个批号试剂批间变异系数（CV）不大于 15.0％。

6. 校准

定期对加样枪、洗板机、酶标仪、化学发光仪进行保养和校准。关键部件更换或者维修后也需校准。

7. 操作步骤

7.1·间接免疫荧光法

7.1.1　准备：将 1 包磷酸盐溶于 1 L 蒸馏水，加入 2 mL 吐温-20 并充分混匀，配成磷酸盐（PBS）吐温缓冲液；待测血样本用 PBS 吐温缓冲液 1∶10 稀释。

7.1.2　加样：将加样板放在泡沫板上，将 25 μL 稀释后的血清样本加至加样板的每一反应区上，应避免产生气泡。

7.1.3　温育：将生物载片有生物薄片的一面朝下，盖在加样板的凹槽里，室温（18～25℃）温育 30 min。

7.1.4　冲洗：用盛于烧杯内的 PBS 吐温缓冲液冲洗载片，然后立即将生物载片浸入装有 PBS 吐温缓冲液的洗杯中，浸泡至少 5 min。

7.1.5　加样：将 20 μL FITC 标记的抗人 IgG（荧光二抗）加至洁净加样板的反应区上。

7.1.6　温育：从洗杯中取出生物载片，用吸水纸擦去背面和边缘的水分后，立即盖在加样板的凹槽里，室温（18～25℃）温育 30 min。

7.1.7　冲洗：重复 7.1.4。

7.1.8　封片：将盖玻片直接放在泡沫板的凹槽里。滴加封片介质至盖玻片，每一反应区约 10 μL。从洗杯中取出一张生物载片，用吸水纸擦干背面和边缘的水分。将生物载片有生物薄片的一面朝下放在已准备好的盖玻片上。

7.1.9　显微镜下观察荧光模式。

7.2·酶联免疫吸附实验

7.2.1　样本准备：患者血样本用样本缓冲液 1∶100 稀释。

7.2.2　在指定的孔中加入 100 μL 稀释血清，同时加入 100 μL 标准品或 cut-off 对照以及阴性和阳性对照。在室温孵育 30 min。用洗涤缓冲液洗 3 次。每孔加入 100 μL 酶标。室温温育 30 min。用洗涤缓冲液洗 3 次。每孔加入 100 μL TMB 底物。避光室温下温育 30 min。每孔加入 100 μL 终止液，450 nm 读取吸光度。

7.3·××化学发光法：加载试剂；加载样本；校准申请；测试申请；点击运行。

8. 质量控制

8.1·间接免疫荧光法：每批次的实验应带上阴性和弱阳性质控物，滴度结果的在控规则：阴性质控物必须阴性，阳性质控物结果在 ±1 个滴度内。

8.2·ELISA 法：每次实验中，测定不同浓度梯度的标准品，带上阴性和弱阳性质控，采用 L-J 质控图，以 Westgard 多规则质控分析法判断在控或失控。

8.3·××化学发光法：质控品至少每 24 h 或每次定标后测试一次；质控品至少包含两个浓度水平的待测定物；质控结果应落在可接受的范围内，否则结果无效。

9. 被测量值的测量不确定度（相关时）

不适用。

10. 生物参考区间

10.1·对定量实验，实验室应建立自己的参考区间。如用文献或说明书提供的参考区间，使用前应加以验证。

10.2·间接免疫荧光法：健康人血清或血浆中抗双链 DNA 抗体为阴性，滴度<1∶10。

10.3·ELISA 法：<16 U/mL 视为无反应性；介于 16~24 U/mL 为可疑；>24 U/mL 为有反应性。

10.4·化学发光法：<24.0 U/mL 视为无反应性；介于 24.0~36.0 U/mL 为可疑；≥36.0 U/mL视为有反应性。

11. 检测结果的可报告区间

11.1·间接免疫荧光法：荧光模式（阳性反应）：间接免疫荧光法检测抗 dsDNA 抗体的标准基质是绿蝇短膜虫，绿蝇短膜虫拥有一个只含 dsDNA 而不含其他细胞核抗原的动基体。与动基体反应的抗体必然是抗 dsDNA 抗体。如果样本阳性，则可观察到鞭毛虫动基体均质和部分环形荧光。同时，阳性对照必须显示相同的荧光模式。如果样本阴性，则动基体不显示荧光，仅细胞核、鞭毛基体或细胞质的荧光应判断为阴性（表 1）。

表 1　IF 检测抗 dsDNA 结果判读

抗体反应性	结　果	结　果　解　释
1∶10 阴性	阴性	血清中未检出抗 dsDNA 抗体
1∶10 阳性	阳性	提示患有系统性红斑狼疮

注：以出现阳性核型的最高稀释度作为检测的结果

11.2·酶联免疫吸附实验：以抗 dsDNA 抗体标准品浓度为横坐标，相应吸光度值为纵坐标制作标准曲线。待测血清抗 dsDNA 浓度可根据所测吸光度从标准曲线得出。

11.3·化学发光法：测试结果通过校准曲线确定，校准曲线由分析仪通过 3 点定标，并根据二维码扫描到分析仪的主曲线校正而来。

12. 危急值（适当时）

不适用。

13. 临床意义

抗 dsDNA 抗体是系统性红斑狼疮（SLE）最重要的标志性自身抗体，美国风湿病学会已将抗 dsDNA 抗体阳性列为 SLE 诊断标准之一。其对 SLE 特异性很高，但抗 dsDNA 阴性并不能排除 SLE 的诊断。抗体滴度和疾病活动度相关，因此抗体滴度的测定为监控治疗提供了有效的依据。抗 dsDNA 抗体高滴度阳性与狼疮性肾炎也密切相关，特别是当血清补体 C3、C4 水平降低时。

14. 注意事项

14.1·待测样本应充分离心，以保证分离出的血清中不含纤维蛋白原、其他颗粒物质，不干扰检测系统加样针吸取样本。

14.2·应注意患者样本、对照血清和载片必须作为潜在的传染源处理，试剂盒中所有试剂的处理必须遵循官方规定。

14.3·确保血清稀释比例、组分配比正确，检测结果必须结合患者的临床症状进行解读。

参考文献

[1] 尚红，王毓三，申子瑜.全国临床检验操作规程[M].4 版.北京：人民卫生出版社，2015.
[2] 李永哲，胡朝军，周仁芳.自身抗体免疫荧光图谱[M].北京：人民卫生出版社，2014.

（关秀茹　黄　晶）

抗 ENA 抗体谱检测标准操作规程

××医院检验科免疫组作业指导书	文件编号：××-JYK-××-××-××
版次/修改：第　　版/第　　次修改	生效日期：　　　　　　　第　页　共　页
编写人：	审核人：　　　　　　批准人：

1. 目的

规范检测血清或血浆中抗 ENA 抗体谱的流程，确保检测结果的准确性及重复性。

2. 原理

2.1·核抗原有三个组成部分：组蛋白、DNA 和可溶性核抗原。可溶性核抗原是一组可溶于磷酸盐缓冲液（或生理盐水）中的多肽抗原，故名可提取的核抗原（ENA），抗 ENA 抗体是该组抗体总称。本操作规程中抗 ENA 抗体谱主要包含所用免疫印迹法试剂检测到的六种自身抗体：U1－nRNP，Sm，SS－A，SS－B，Scl－70，Jo－1 等。

2.2·免疫印迹法：检测膜条上平行包被了高度纯化的 ENA 抗原。在第一次温育时，已稀释的血清与检测膜条反应。如果样本阳性，特异性的 IgG 与相应抗原结合。为检测已结合的抗体，加入酶标抗人 IgG 进行第二次温育，然后加入酶底物，以产生可观察的颜色反应。

3. 标本采集

3.1·血清或 EDTA、肝素或柠檬酸盐抗凝的血浆。采血后应立即送检。

3.2·样品收到后立即分离血清，不能及时测定的血清应于 2~8℃保存。

4. 试剂与仪器

包被抗原的膜条，磷酸盐，酶标抗体，底物，免疫印迹仪。

5. 性能参数

5.1·干扰：血红蛋白浓度<5 mg/mL 的溶血、甘油三酯浓度<20 mg/mL 的脂血、胆红素浓度<0.4 mg/mL 的黄疸对结果没影响。

5.2·批内和批间差异：每一次实验，反应色带的深浅都在额定范围内，具有很好的批内和批间重复性。

5.3·灵敏度和特异性：nRNP/Sm 的灵敏度为 100％，特异性为 96％；Sm 的灵敏度和特异性为 100％；SS－A 的灵敏度为 100％，特异性为 95％；SS－B 的灵敏度为 100％，特异性为 97％；Scl－70 的灵敏度和特异性均为 100％；Jo－1 的灵敏度为 100％，特异性为 99％。

6. 校准

定期对加样枪、免疫印迹仪进行保养和校准。关键部件更换或者维修后也需校准。

7. 操作步骤

7.1·预处理：取出所需的膜条，将其放入温育槽内。膜条上有编号的一面朝上。在温育槽中分别加入 1.5 mL 样本缓冲液，于室温在摇床上温育 5 min，吸去温育槽中的液体。

7.2·血清温育第一次：在温育槽中分别加入 1.5 mL 已稀释血清样本，在摇床上室温温育 30 min。

7.3·清洗：吸去槽内液体，在摇床上用 1.5 mL 清洗缓冲液清洗膜条 3 次，每次 5 min。

7.4·酶结合物温育第二次：在温育槽中加入已稀释的酶结合物，于摇床上室温温育30 min。

7.5·清洗：重复7.3。

7.6·底物温育第三次：在温育槽中分别加入 1.5 mL 底物液，于摇床上室温温育 10 min。

7.7·终止：吸去槽内液体，用蒸馏水清洗膜条 3 次，每次 1 min。

7.8·将检测膜条放置在结果判定膜板中，风干后判断结果。

8. 质量控制

每个膜条自带有试剂阳性对照，如果质控带出现强的颜色反应说明实验操作正确。但每批次还需再做一个阴性和一个（六种自身抗体之一）的弱阳性外部质控品。质控规则：阴性质控品结果为阴性，弱阳性质控品为弱阳性显色。

9. 被测量值的测量不确定度（相关时）

不适用。

10. 生物参考区间

健康人血清或血浆中抗 ENA 抗体均为阴性。

11. 检验结果的可报告区间

质控带出现明显的阳性反应说明实验结果可靠，抗原带着色的深浅与相应抗体的滴度成正相关（表 1）。

表 1　免疫印迹法检测抗 ENA 抗体结果判读

抗原带着色的深浅	结　果	抗原带着色的深浅	结　果
无色	阴性	着色中到较强	阳性
着色非常弱	临界阳性	着色与质控带强度相同	强阳性

12. 危急值（适当时）

不适用。

13. 临床意义

13.1·出现高滴度的 U1 - nRNP 抗体是混合性结缔组织病（MCTD，Sharp 综合征）的特征指标，阳性率为 95%～100%，抗体滴度与疾病活动性相关。U1 - nRNP 抗体也可见于 30%～40% 的系统性红斑狼疮患者中，但几乎总伴有 Sm 抗体。

13.2·抗 Sm 抗体是系统性红斑狼疮密切相关，与 dsDNA 一起，是系统性红斑狼疮的特异性指标，但仅见于 20%～40% 患者中。

13.3·抗 SS - A 抗体与各类自身免疫病相关，常见于干燥综合征患者（40%～80%），也见于系统性红斑狼疮（30%～40%）、原发性胆汁性肝硬化（20%）患者，偶见于慢性活动性肝炎患者。此外，100% 新生儿红斑狼疮出现 SS - A 抗体，经胎盘传给胎儿，引起炎症反应。其也可导致新生儿先天性心脏传导阻滞。

13.4·抗 SS - B 抗体仅见于干燥综合征（40%～80%）和系统性红斑狼疮（10%～20%）的女性患者中。男女比例为 29∶1。干燥综合征常同时出现 SS - A 抗体和 SS - B 抗体。

13.5·抗 Scl - 70 抗体见于 25%～75% 的进行性系统性硬化症（弥散性）患者中，因实验方法和疾病活动性而异。不出现于局限性硬皮病。

13.6·抗 Jo-1 抗体见于多肌炎,发生率为 25％～35％。常与肺间质纤维化相关。

14. 注意事项

14.1·待测样本应充分离心,以保证分离出的血清中不含纤维蛋白原、其他颗粒物质,不干扰检测系统加样针吸取样本。

14.2·应注意患者样本、质控血清和温育过的检测膜条必须作为潜在的传染源处理,其他试剂如果没有特殊规定不需要单独处理。

14.3·确保血清稀释比例、组分配比正确,检测结果必须结合患者的临床症状进行解读。

参考文献

[1] 尚红,王毓三,申子瑜.全国临床检验操作规程[M].4 版.北京:人民卫生出版社,2015.

[2] 中国合格评定国家认可委员会.医学实验室质量和能力认可准则:CNAS-CL02:2023[S/OL].(2023-06-01)[2023-09-26].https://www.cnas.org.cn/rkgf/sysrk/jbzz/2023/06/911424.shtml.

（关秀茹 黄 晶）

抗中性粒细胞胞质抗体（ANCA）检测标准操作规程

××医院检验科免疫组作业指导书	文件编号：××-JYK-××-××-××	
版次/修改：第　　版/第　　次修改	生效日期：	第　　页 共　　页
编写人：	审核人：	批准人：

1. 目的

规范检测血清或血浆中抗中性粒细胞胞质抗体（ANCA）的流程,确保检测结果的准确性及重复性。

2. 原理

间接免疫荧光法：将稀释的血清与生物载片（反应区内固定有包被基质的生物薄片）温育,如果样本是阳性的,特异性 IgG、IgA 和 IgM 抗体与相应的核抗原结合。在第二次温育时,荧光素标记的抗人抗体与结合在生物基质上的抗体反应,形成荧光显微镜下所观察到的特异性荧光模式。

3. 标本采集

3.1 · 血清或 EDTA、肝素或柠檬酸盐抗凝的血浆。采血后应立即送检。

3.2 · 样品收到后立即分离血清,不能及时测定的血清应于 2～8℃保存。

4. 试剂与仪器

生物载片,吐温-20,磷酸盐,封片介质,酶标抗体,阴性对照和阳性对照,荧光显微镜。

5. 性能参数

5.1 · 检测范围：起始稀释度为 1∶10,可进一步 10 倍稀释,无检测上限。

5.2 · 批内差异：用特征性血清对同一批号的产品进行检测,每份血清检测 10 次,阳性血清检测的结果显示特异性荧光强度基本一致,阴性血清检测的结果为阴性。

5.3 · 批间差异：用特征性血清对不同批号的产品进行检测,阳性血清检测的结果显示特异性荧光强度基本一致,阴性血清检测结果为阴性。

5.4 · 干扰因素：溶血、脂血和黄疸血样不影响实验。

6. 校准

定期对加样枪和荧光显微镜进行校准。关键部件更换或者维修后也需校准。

7. 操作步骤

7.1 · 准备：将 1 包磷酸盐溶于 1 L 蒸馏水,加入 2 mL 吐温-20 并充分混匀,配成磷酸盐（PBS）吐温缓冲液;待测血清样本用 PBS 吐温缓冲液 1∶10 稀释。

7.2 · 加样：将加样板放在泡沫板上,将 25 μL 稀释后的血清样本加至加样板的每一反应区上,应避免产生气泡。

7.3 · 温育：将生物载片有生物薄片的一面朝下,盖在加样板的凹槽里,室温（18～25℃）温育 30 min。

7.4 · 冲洗：用盛于烧杯内的 PBS 吐温缓冲液冲洗载片,然后立即将生物载片浸入装有 PBS 吐温缓冲液的洗杯中,浸泡至少 5 min。

7.5·加样：将 20 μL FITC 标记的抗人 IgG（荧光二抗）加至洁净加样板的反应区上。

7.6·第二次温育：从洗杯中取出生物载片，用吸水纸擦去背面和边缘的水分后，立即盖在加样板的凹槽里，室温（18～25℃）温育 30 min。

7.7·冲洗：重复 7.4。

7.8·封片：将盖玻片直接放在泡沫板的凹槽里。滴加封片介质至盖玻片，每一反应区约 10 μL。从洗杯中取出一张生物载片，用吸水纸擦干背面和边缘的水分。将生物载片有生物薄片的一面朝下放在已准备好的盖玻片上。

7.9·显微镜下观察荧光模式。

8. 质量控制

每批次的实验应带上阴性和弱阳性质控物，滴度结果的在控规则：阴性质控物必须阴性，阳性质控物结果在 ±1 个滴度内。

9. 被测量值的测量不确定度（相关时）

不适用。

10. 生物参考区间

健康人血清或血浆中 ANCA 为阴性，滴度＜1：10。

11. 检验结果的可报告区间

荧光模式：乙醇固定的粒细胞可区分出两种相关的 ANCA（表 1）。胞质型抗粒细胞胞质抗体（cANCA）显示均匀分布在整个中性粒细胞胞质中的颗粒型荧光，细胞核无荧光。主要靶抗原是中性粒细胞中嗜苯胺蓝颗粒内的蛋白酶 3（PR3）。而核周型抗粒细胞胞质抗体（pANCA）在中性粒细胞核周显示光滑的带状荧光。主要靶抗原有髓过氧化物酶（MPO）、粒细胞特异性弹性蛋白酶、乳铁蛋白、溶菌酶等。

表 1　ANCA 结果报告区间

ANCA 反应性	结　　果
1：10 无荧光反应	血清中未检出该抗体
滴度 1：10 或更高	血清中检出该核体

注：以出现阳性核型的最高稀释度作为检测的结果

12. 危急值（适当时）

不适用。

13. 临床意义

13.1·ANCA 有三种类型：cANCA、pANCA 和不典型 ANCA。

13.2·cANCA 主要见于韦格纳肉芽肿（WG）。活动性 WG 患者在病变尚未影响到呼吸系统时 cANCA 敏感性是 65％，当患者已出现呼吸系统、肾脏损害时其敏感性达 90％以上。少数尚未治疗的活动性 WG 患者 cANCA 阴性，但随着病情的发展，cANCA 终将转为阳性。非活动性 WG 仍有 40％cANCA 阳性。其他的坏死性血管炎可出现 pANCA。

13.3·pANCA 在快速进行性血管炎性肾炎、多动脉炎、Churg - Strauss 综合征阳性率 70％，慢性自身免疫性肝炎阳性率 80％。pANCA 主要与多发性微动脉炎相关。pANCA 的效价与疾病的活动性相关。

13.4·溃疡性结肠炎、克罗恩病和原发性硬化性胆管炎患者可见非典型 ANCA，其主要自身抗原是组织蛋白酶 G。此外，自身免疫性肝炎、丙烷基硫尿嘧啶治疗引起的血管炎及类风湿关节炎患者均可出现 ANCA。

14. 注意事项

14.1·待测样本应充分离心，以保证分离出的血清中不含纤维蛋白原、其他颗粒物质，不干扰检测系统加样针吸取样本。

14.2·应注意患者样本、对照血清和载片必须作为潜在的传染源处理，试剂盒中所有试剂的处理必须遵循官方规定。

参考文献

[1] 尚红,王毓三,申子瑜.全国临床检验操作规程[M].4 版.北京：人民卫生出版社,2015.
[2] 李永哲,胡朝军,周仁芳.自身抗体免疫荧光图谱[M].北京：人民卫生出版社,2014.

（关秀茹　黄　晶）

抗蛋白酶 3 抗体检测标准操作规程

××医院检验科免疫组作业指导书	文件编号：××-JYK-××-××-××	
版次/修改：第　　版/第　　次修改	生效日期：	第　　页 共　　页
编写人：	审核人：	批准人：

1. 目的

规范抗蛋白酶 3(PR3)抗体的检测流程,确保检测结果的准确性及重复性。

2. 原理

酶联免疫吸附法:试剂盒中每个微孔包被有 PR3。第一次温育时,稀释后的样本与微孔中包被的抗原反应,如果样本阳性,特异性 IgA、IgG、IgM 与抗原结合。为了检测结合的抗体,加入可发生颜色反应的酶标抗人 IgG 抗体进行第二次温育。然后加入酶底物,发生颜色反应,强度与血清或血浆抗 PR3 抗体浓度成正比。

3. 标本采集

3.1·血清或 EDTA、肝素或柠檬酸盐抗凝的血浆。采血后应立即送检。

3.2·样品收到后立即分离血清,不能及时测定的血清应于 2~8℃保存。

4. 试剂与仪器

包被板(96 孔),磷酸盐,酶标抗体,底物液,终止液,阴性和阳性对照,标准品,洗板机,酶标仪。

5. 性能参数

5.1·检出限:检出限的定义为阴性样本检测结果的均值加上 3 倍标准差,本检测系统的最低检出限为 0.6 RU/mL。

5.2·线性范围:28~197 RU/mL。

5.3·干扰:血红蛋白浓度为 10 mg/mL 的溶血、甘油三酯浓度为 20 mg/mL 的脂血、胆红素浓度为 0.4 mg/mL 的黄疸对检测结果没有干扰。

5.4·灵敏度 94%,特异性 99%。

6. 校准

定期对加样枪、洗板机、酶标仪进行保养和校准。关键部件更换或者维修后也需校准。

7. 操作步骤

7.1·样本准备:血清或血浆样本用样本缓冲液 1:101 稀释。

7.2·样本温育:向相应微孔分别加入 100 μL 标准品、阳性对照、阴性对照和稀释后的样本,室温(18~25℃)温育 30 min。

7.3·清洗:用稀释后的清洗缓冲液洗 3 次,拍干。

7.4·酶结合温育:每孔加入 100 μL 酶结合物,室温温育 30 min。

7.5·清洗:重复 7.3。

7.6·底物温育:加入 100 μL 底物,室温避光温育 15 min。

7.7·终止反应:加入 100 μL 终止液,450 nm 比色。

8. 质量控制

每次实验中，测定不同浓度梯度的标准品，带上阴性和弱阳性质控，采用 L－J 质控图，以 Westgard 多规则质控分析法判断在控或失控。

9. 被测量值的测量不确定度（相关时）

不适用。

10. 生物参考区间

健康人血清或血浆中 PR3 应为阴性，定量结果＜20 RU/mL。

11. 检验结果的可报告区间

11.1·定性结果：阴性：样品 S/CO 值＜cut－off 值。阳性：样品 S/CO 值＞cut－off 值。

11.2·定量结果：分别以标准血清的浓度（相对单位数）和其吸光度为横、纵坐标（线性/线性），以点对点的方式作标准曲线，并根据标准曲线（点对点）以求出患者样本中的抗体浓度。

12. 危急值（适当时）

不适用。

13. 临床意义

PR3 抗体在临床上与活动性肉芽肿性血管炎密切相关，阳性率为 85％。cANCA 诊断活动性肉芽肿性血管炎的特异性大于 90％，外加 PR3－ANCA 可超过 95％，系韦格纳肉芽肿的特异性抗体。PR3－ANCA 对活动性肉芽肿性血管炎的敏感性取决于疾病的活动性和病程阶段，在初发不活动的阳性率只有 50％，而活动性典型的几乎 100％阳性。PR3－ANCA 在其他多种原发性血管炎中也可被检测到，如显微镜下多血管炎（MPA）、过敏性肉芽肿性血管炎（CSS）、坏死性新月体肾小球肾炎（NCGN）、结节性多动脉炎（PAN）、少数巨细胞动脉炎、过敏性紫癜、白细胞破碎性皮肤性血管炎和白塞病等。PR3－ANCA 在临床上另一重要应用价值在于该抗体效价与病情活动一致，常被作为判断疗效、估计复发的指标，从而指导临床治疗。

14. 注意事项

14.1·待测样本应充分离心，以保证分离出的血清中不含纤维蛋白原、其他颗粒物质，不干扰检测系统加样针吸取样本。

14.2·应注意患者样本、质控血清和温育过的微孔板条必须作为潜在的传染源处理，试剂盒中所有试剂的处理必须遵循官方规定。

14.3·确保血清稀释比例、组分配比正确，与抗乳铁蛋白、弹性蛋白酶、MPO 抗体无交叉反应，检测结果必须结合患者的临床症状进行解读。

参考文献

[1] 尚红,王毓三,申子瑜.全国临床检验操作规程[M].4 版.北京：人民卫生出版社,2015.

[2] 中国合格评定国家认可委员会.医学实验室质量和能力认可准则：CNAS－CL02：2023[S/OL].(2023－06－01)[2023－09－26].https://www.cnas.org.cn/rkgf/sysrk/jbzz/2023/06/911424.shtml.

（关秀茹 黄 晶）

抗髓过氧化物酶抗体检测标准操作规程

××医院检验科免疫组作业指导书		文件编号：××-JYK-××-××-××	
版次/修改：第　　版/第　　次修改		生效日期：	第　页 共　页
编写人：		审核人：	批准人：

1. 目的

规范抗髓过氧化物酶(MPO)抗体检测流程，确保检测结果的准确性及重复性。

2. 原理

酶联免疫吸附法：试剂盒中每个微孔包被有 MPO，第一次温育时，稀释后的样本与微孔中包被的抗原反应，如果样本阳性，特异性 IgA、IgG、IgM 与抗原结合。为了检测结合的抗体，加入可发生颜色反应的酶标抗人 IgG 抗体进行第二次温育。然后加入酶底物，发生颜色反应，强度与血清或血浆抗 MPO 抗体浓度成正比。

3. 标本采样

3.1·血清或 EDTA、肝素或柠檬酸盐抗凝的血浆。采血后应立即送检。

3.2·样品收到后立即分离血清，不能及时测定的血清应于 2～8℃保存。

4. 试剂与仪器

抗原包被板，磷酸盐，酶标抗体，底物液，终止液，阴性和阳性对照，标准品，洗板机，酶标仪。

5. 性能参数

5.1·检出限：检出限的定义为阴性样本检测结果的均值加上 3 倍标准差，本检测系统的最低检出限为 1 RU/mL。

5.2·线性范围：2～200 RU/mL。

5.3·干扰：血红蛋白浓度为 10 mg/mL 的溶血、甘油三酯浓度为 20 mg/mL 的脂血、胆红素浓度为 0.4 mg/mL 的黄疸对检测结果没有干扰。

5.4·灵敏度 99.3%，特异性 99.8%。

6. 校准

定期对加样枪、洗板机、酶标仪进行保养和校准。关键部件更换或者维修后也需校准。

7. 操作步骤

7.1·样本准备：血清或血浆样本用样本缓冲液 1∶101 稀释。

7.2·样本温育：向相应微孔分别加入 100 μL 标准品、阳性对照、阴性对照和稀释后的样本，室温(18～25℃)温育 30 min。

7.3·清洗：用稀释后的清洗缓冲液洗 3 次，拍干。

7.4·酶结合温育：每孔加入 100 μL 酶结合物，室温温育 30 min。

7.5·清洗：重复 7.3。

7.6·底物温育：加入 100 μL 底物，室温避光温育 15 min。

7.7·终止反应：加入 100 μL 终止液，450 nm 比色。

8. 质量控制

每次实验中,测定不同浓度梯度的标准品,带上阴性和弱阳性质控,采用 L-J 质控图,以 Westgard 多规则质控分析法判断在控或失控。

9. 被测量值的测量不确定度（相关时）

不适用。

10. 生物参考区间

健康人血清或血浆中抗 MPO 抗体应为阴性,定量结果＜20 RU/mL。

11. 检验结果的可报告区间

11.1 · 定性结果:阴性:样品 S/CO 值＜cut-off 值。阳性:样品 S/CO 值＞cut-off 值。

11.2 · 定量结果:分别以标准血清的浓度(相对单位数)和其吸光度为横、纵坐标(线性/线性),以点对点的方式作标准曲线,并根据标准曲线(点对点)以求出患者样本中的抗体浓度。

12. 危急值（适当时）

不适用。

13. 临床意义

抗 MPO 抗体被确认为 pANCA 的主要靶抗原,pANCA 与微动脉炎、结节性多动脉炎、Churg-Strauss 综合征等疾病均密切相关。靶抗原检测被用作疾病活性和治疗效果有价值的监测。检测抗 MPO 抗体有利于 ANCA 相关疾病的诊断、鉴别诊断和疗效观察。

14. 注意事项

14.1 · 待测样本应充分离心,以保证分离出的血清中不含纤维蛋白原、其他颗粒物质,不干扰检测系统加样针吸取样本。

14.2 · 应注意患者样本、质控血清和温育过的微孔板条必须作为潜在的传染源处理,试剂盒中所有试剂的处理必须遵循官方规定。

14.3 · 确保血清稀释比例、组分配比正确,未发现交叉反应,检测结果必须结合患者的临床症状进行解读。

参考文献

[1] 尚红,王毓三,申子瑜.全国临床检验操作规程[M].4 版.北京:人民卫生出版社,2015.

[2] 中国合格评定国家认可委员会.医学实验室质量和能力认可准则:CNAS-CL02:2023[S/OL].(2023-06-01)[2023-09-26].https://www.cnas.org.cn/rkgf/sysrk/jbzz/2023/06/911424.shtml.

（关秀茹　黄　晶）

抗肾小球基底膜抗体检测标准操作规程

××医院检验科免疫组作业指导书	文件编号：××-JYK-××-××-××
版次/修改：第　　版/第　　次修改	生效日期：　　　　第　页　共　　页
编写人：　　　　审核人：　　　　批准人：	

1. 目的
规范抗肾小球基底膜(GBM)抗体的检测流程,确保检测结果的准确性及重复性。

2. 原理
间接免疫荧光法:将稀释患者样本与预先经过甘氨酸尿素缓冲液预处理的猴肾冰冻切片温育,如果样本是阳性的,特异性 IgA、IgG 和 IgM 抗体与相应的抗原结合。在第二次温育时,结合的抗体与荧光素标记的抗人抗体反应,然后在荧光显微镜下观察特异性荧光模型。

3. 标本采集
3.1·血清或 EDTA、肝素或柠檬酸盐抗凝的血浆。采血后应立即送检。

3.2·样品收到后立即分离血清,不能及时测定的血清应于 2～8℃保存。

4. 试剂与仪器
生物载片,吐温-20,磷酸盐,封片介质,酶标抗体,甘氨酸尿素,阴性和阳性对照,荧光显微镜。

5. 性能参数
5.1·检测范围:起始稀释度为 1：10,可进一步 10 倍稀释,无检测上限。

5.2·批内差异:用特征性血清对同一批号的产品进行检测,每份血清检测 10 次,阳性血清检测的结果显示特异性荧光强度基本一致,阴性血清检测的结果为阴性。

5.3·批间差异:用特征性血清对不同批号的产品进行检测,阳性血清检测的结果显示特异性荧光强度基本一致,阴性血清检测结果为阴性。

5.4·溶血、脂血和黄疸血样不影响实验。

6. 校准
定期对加样枪和荧光显微镜进行校准。关键部件更换或者维修后也需校准。

7. 操作步骤
7.1·准备:将 1 包磷酸盐溶于 1 L 蒸馏水,加入 2 mL 吐温-20 并充分混匀,配成磷酸盐(PBS)吐温缓冲液;待测血清样本用 PBS 吐温缓冲液 1：10 稀释。

7.2·加样:将加样板放在泡沫板上,按顺序在加样板的每个反应区滴加 25 μL 甘氨酸缓冲液,避免产生气泡。

7.3·温育:将生物载片有生物薄片的一面朝下,盖在加样板的凹槽里,室温(18～25℃)温育 30 min。

7.4·冲洗:用烧杯盛 BPS 吐温缓冲液流水冲洗载片,然后立即将其浸入装有 PBS 吐温缓冲液的洗杯中浸泡至少 15 min。

7.5·加荧光抗体:将 20 μL FITC 标记的抗人 IgG(荧光二抗)加至洁净加样板的反应区上。

7.6·第二次温育：从洗杯中取出生物载片，用吸水纸擦去背面和边缘的水分后，立即盖在加样板的凹槽里，室温（18～25℃）温育 30 min。

7.7·重复 7.4。

7.8·封片：将盖玻片直接放在泡沫板的凹槽里。滴加封片介质至盖玻片，每一反应区约 10 μL。从洗杯中取出一张生物载片，用吸水纸擦干背面和边缘的水分。将生物载片有生物薄片的一面朝下放在已准备好的盖玻片上。

7.9·显微镜下观察荧光模式。

8. 质量控制

每批次的实验应带上阴性和弱阳性质控物，滴度结果的在控规则：阴性质控物必须阴性，阳性质控物结果在 ± 1 个滴度内。

9. 被测量值的测量不确定度（相关时）

不适用。

10. 生物参考区间

健康人血清或血浆中抗 GBM 抗体为阴性，滴度＜1：10。

11. 检验结果的可报告区间

阳性反应时，抗 GBM 抗体与肾小球毛细血管的基底膜反应，在肾小球基底膜出现一条细线状的荧光模型，荧光模型与阳性对照必须完全一致（表1）。

表 1　GBM 定性结果判读

GBM 反应性	结　　果
1：10 无荧光反应	阴性，未检出抗肾小球基底膜抗体
1：10 阳性	阳性，可能患有抗肾小球基底膜肾炎，肺出血肾炎综合征

注：以出现阳性核型的最高稀释度作为检测的结果

12. 危急值（适当时）

不适用。

13. 临床意义

继发性肾小球肾炎与非肾性疾病（如感染、中毒、糖尿病、淀粉样变性病等）有关，而原发性肾小球肾炎属自身免疫疾病。自身免疫性肾小球肾炎中自身抗体的靶抗原是肾小球基底膜。肺出血肾炎综合征（goodpasture syndrome）是自身免疫性肾小球肾炎的一种特殊形式，症状为肾小球肾炎伴有肺出血，抗体滴度和疾病活动性相关，高滴度抗 GBM 抗体提示疾病的预后不佳。抗体阳性率在肺肾综合征中为 60％左右。

14. 注意事项

14.1·待测样本应充分离心，以保证分离出的血清中不含纤维蛋白原、其他颗粒物质，不干扰检测系统加样针吸取样本。

14.2·应注意患者样本、对照血清和载片必须作为潜在的传染源处理，试剂盒中所有试剂的处理必须遵循官方规定。

14.3·确保血清稀释比例、组分配比正确，检测结果必须结合患者的临床症状进行解读。

参考文献

［1］尚红,王毓三,申子瑜.全国临床检验操作规程［M］.4 版.北京：人民卫生出版社,2015.

［2］李永哲,胡朝军,周仁芳.自身抗体免疫荧光图谱［M］.北京：人民卫生出版社,2014.

（关秀茹 黄 晶）

抗平滑肌抗体(SMA)检测标准操作规程

××医院检验科免疫组作业指导书		文件编号：××-JYK-××-××-××	
版次/修改：第　　版/第　　次修改		生效日期：	第　　页 共　　页
编写人：	审核人：		批准人：

1. 目的

规范抗平滑肌抗体(SMA)的检测流程,确保检测结果的准确性及重复性。

2. 原理

间接免疫荧光法：将稀释的血清与生物载片温育,如果样本是阳性的,特异性 IgA、IgG 和 IgM 抗体与相应的抗原结合。在第二次温育时,结合的抗体与荧光素标记的抗人抗体反应,然后在荧光显微镜下观察特异性荧光模型。

3. 标本采集

3.1·血清或 EDTA、肝素或柠檬酸盐抗凝的血浆。采血后应立即送检。

3.2·样品收到后立即分离血清,不能及时测定的血清应于 2～8℃保存。

4. 试剂与仪器

生物载片,吐温-20,磷酸盐,封片介质,酶标抗体,阴性和阳性对照,荧光显微镜。

5. 性能参数

5.1·检测范围：起始稀释度为 1∶100,可进一步 10 倍稀释,无检测上限。

5.2·批内差异：用特征性血清对同一批号的产品进行检测,每份血清检测 10 次,阳性血清检测的结果显示特异性荧光强度基本一致,阴性血清检测的结果为阴性。

5.3·批间差异：用特征性血清对不同批号的产品进行检测,阳性血清检测的结果显示特异性荧光强度基本一致,阴性血清检测结果为阴性。

5.4·溶血、脂血和黄疸血样不影响实验。

6. 校准

定期对加样枪和荧光显微镜进行校准。关键部件更换或者维修后也需校准。

7. 操作步骤

7.1·准备：将 1 包磷酸盐溶于 1 L 蒸馏水,加入 2 mL 吐温-20 并充分混匀,配成磷酸盐 (PBS)吐温缓冲液；待测血清样本用 PBS 吐温缓冲液 1∶100 稀释。

7.2·加样：将加样板放在泡沫板上,将 25 μL 稀释后的血清样本加至加样板的每一反应区上,应避免产生气泡。

7.3·温育：将生物载片有生物薄片的一面朝下,盖在加样板的凹槽里,室温(18～25℃) 温育 30 min。

7.4·冲洗：用盛于烧杯内的 PBS 吐温缓冲液冲洗载片,然后立即将生物载片浸入装有 PBS 吐温缓冲液的洗杯中,浸泡至少 5 min。

7.5·加样：将 20 μL FITC 标记的抗人 IgG(荧光二抗)加至洁净加样板的反应区上。

7.6·第二次温育：从洗杯中取出生物载片,用吸水纸擦去背面和边缘的水分后,立即盖在加样板的凹槽里,室温(18~25℃)温育 30 min。

7.7·冲洗:重复 7.4。

7.8·封片:将盖玻片直接放在泡沫板的凹槽里。滴加封片介质至盖玻片,每一反应区约 10 μL。从洗杯中取出一张生物载片,用吸水纸擦干背面和边缘的水分。将生物载片有生物薄片的一面朝下放在已准备好的盖玻片上。

7.9·显微镜下观察荧光模式。

8. 质量控制

每批次的实验应带上阴性和弱阳性质控物,滴度结果的在控规则:阴性质控物必须阴性,阳性质控物结果在 ±1 个滴度内。

9. 被测量值的测量不确定度(相关时)

不适用。

10. 生物参考区间

健康人血清或血浆中 SMA 为阴性,滴度<1∶100。

11. 检验结果的可报告区间

荧光模式(阳性反应):抗平滑肌抗体在胃肌层、黏膜肌层和肌膜腺体间收缩纤维呈现明显的细胞质荧光。本检测系统起始稀释度为 1∶100,待检样本可进一步 10 倍稀释,以出现阳性核型的最高稀释度作为检测的结果。

12. 危急值(适当时)

不适用。

13. 临床意义

SMA 为自身免疫性肝炎Ⅰ型的血清学标志抗体。在自身免疫性肝病患者中该抗体的检出率相当高(至少 90%)。高滴度的 SMA(>1∶1 000)对自身免疫性肝炎的特异性几乎达到 100%。

14. 注意事项

14.1·待测样本应充分离心,以保证分离出的血清中不含纤维蛋白原、其他颗粒物质,不干扰检测系统加样针吸取样本。

14.2·应注意患者样本、对照血清和载片必须作为潜在的传染源处理,试剂盒中所有试剂的处理必须遵循官方规定。

14.3·确保血清稀释比例、组分配比正确,检测结果必须结合患者的临床症状进行解读。

参考文献

[1] 尚红,王毓三,申子瑜.全国临床检验操作规程[M].4 版.北京:人民卫生出版社,2015.
[2] 李永哲,胡朝军,周仁芳.自身抗体免疫荧光图谱[M].北京:人民卫生出版社,2014.

(关秀茹　黄　晶)

抗线粒体抗体(AMA)检测标准操作规程

××医院检验科免疫组作业指导书		文件编号：××-JYK-××-××-××	
版次/修改：第　　版/第　　次修改		生效日期：	第　　页 共　　页
编写人：	审核人：		批准人：

1. 目的

规范抗线粒体抗体(AMA)的检测流程,确保检测结果的准确性及重复性。

2. 原理

间接免疫荧光法:将稀释的血清与生物载片温育,如果样本是阳性的,特异性 IgA、IgG 和 IgM 抗体与相应的抗原结合。在第二次温育时,结合的抗体与荧光素标记的抗人抗体反应,然后在荧光显微镜下观察特异性荧光模型。

3. 标本采集

3.1 · 血清或 EDTA、肝素或柠檬酸盐抗凝的血浆。采血后应立即送检。

3.2 · 样品收到后立即分离血清,不能及时测定的血清应于 2~8℃保存。

4. 试剂与仪器

生物载片,吐温-20,磷酸盐,封片介质,酶标抗体,阴性和阳性对照,荧光显微镜。

5. 性能参数

5.1 · 检测范围:起始稀释度为 1∶100,可进一步 10 倍稀释,无检测上限。

5.2 · 批内差异:用特征性血清对同一批号的产品进行检测,每份血清检测 10 次,阳性血清检测的结果显示特异性荧光强度基本一致,阴性血清检测的结果为阴性。

5.3 · 批间差异:用特征性血清对不同批号的产品进行检测,阳性血清检测的结果显示特异性荧光强度基本一致,阴性血清检测结果为阴性。

5.4 · 溶血、脂血和黄疸血样不影响实验。

6. 校准

定期对加样枪和荧光显微镜进行校准。关键部件更换或者维修后也需校准。

7. 操作步骤

7.1 · 准备:将 1 包磷酸盐溶于 1 L 蒸馏水,加入 2 mL 吐温-20 并充分混匀;配成磷酸盐(PBS)吐温缓冲液;待测血清样本用 PBS 吐温缓冲液 1∶100 稀释。

7.2 · 加样:将加样板放在泡沫板上,将 25 μL 稀释后的血清样本加至加样板的每一反应区上,应避免产生气泡。

7.3 · 温育:将生物载片有生物薄片的一面朝下,盖在加样板的凹槽里,室温(18~25℃)温育 30 min。

7.4 · 冲洗:用盛于烧杯内的 PBS 吐温缓冲液冲洗载片,然后立即将生物载片浸入装有 PBS 吐温缓冲液的洗杯中,浸泡至少 5 min。

7.5 · 加样:将 20 μL FITC 标记的抗人 IgG(荧光二抗)加至洁净加样板的反应区上。

7.6 · 第二次温育:从洗杯中取出生物载片,用吸水纸擦去背面和边缘的水分后,立即盖在加样板的凹槽里,室温(18～25℃)温育 30 min。

7.7·冲洗:重复 7.4。

7.8·封片:将盖玻片直接放在泡沫板的凹槽里。滴加封片介质至盖玻片,每一反应区约 10 μL。从洗杯中取出一张生物载片,用吸水纸擦干背面和边缘的水分。将生物载片有生物薄片的一面朝下放在已准备好的盖玻片上。

7.9·显微镜下观察荧光模式。

8. 质量控制

每批次的实验应带上阴性和弱阳性质控物,滴度结果的在控规则:阴性质控物必须阴性,阳性质控物结果在 ±1 个滴度内。

9. 被测量值的测量不确定度(相关时)

不适用。

10. 生物参考区间

健康人中 AMA 为阴性,滴度<1∶100。

11. 检验结果的可报告区间

荧光模式(阳性反应):肾是确认 AMA 的标准基质。近端和远端肾小管细胞质显示明显颗粒状荧光,肾小球显示微弱荧光。本检测系统起始稀释度为 1∶100,待检样本可进一步 10 倍稀释,以出现阳性核型的最高稀释度作为检测的结果。

12. 危急值(适当时)

不适用。

13. 临床意义

13.1·多种疾病可见 AMA 阳性,常伴随其他抗体(如 ANA)。9 种抗线粒体抗体(M1～M9)具有诊断自身免疫性疾病的意义。检测 AMA 对诊断原发性胆汁性肝硬化(PBC)有特别意义。AMA 滴定>1∶100 时,提示 SLE、进行性系统性硬化症、急性心源性心肌病、梅毒和其他类型肝病。原发性胆汁性肝硬化(PBC)常出现 ANA/AMA 阳性。AMA 是 PBC 的血清学指标,当 M2 效价>1∶80 时,对 PBC 的特异性达 97%,敏感性达 98%,M4 和 M8 常常与 M2 同时出现。药物引起的自身免疫病患者的 AMA 与 PBC 不同,通常为 M3 和 M6。

13.2·与 AMA 亚型相关性疾病如下。AMA‐M1:梅毒、干燥综合征。AMA‐M2:原发性胆汁性肝硬化(PBC)。AMA‐M3:药物性 SLE。AMA‐M4:PBC、慢性活动性肝炎。AMA‐M5:SLE、自身免疫性溶血性贫血。AMA‐M6:药物性肝炎。AMA‐M8:PBC。

14. 注意事项

14.1·待测样本应充分离心,以保证分离出的血清中不含纤维蛋白原、其他颗粒物质,不干扰检测系统加样针吸取样本。

14.2·应注意患者样本、对照血清和载片必须作为潜在的传染源处理,试剂盒中所有试剂的处理必须遵循官方规定。

14.3·确保血清稀释比例、组分配比正确,检测结果必须结合患者的临床症状进行解读。

参考文献

[1] 尚红,王毓三,申子瑜.全国临床检验操作规程[M].4 版.北京:人民卫生出版社,2015.
[2] 李永哲,胡朝军,周仁芳.自身抗体免疫荧光图谱[M].北京:人民卫生出版社,2014.

(关秀茹 黄 晶)

自身免疫性肝病抗体谱检测标准操作规程

××医院检验科免疫组作业指导书	文件编号：××–JYK–××–××–××	
版次/修改：第　　版/第　　次修改	生效日期：	第　　页共　　页
编写人：	审核人：	批准人：

1. 目的
规范自身免疫性肝病抗体谱(AMA–M2、LMK–1、LC–1、SLA/LP)的检测流程,确保检测结果的准确性及重复性。

2. 原理
免疫印迹法:检测膜条上平行包被了高度纯化的抗原。在第一次温育时,已稀释的血清与检测膜条反应。如果样本阳性,特异性的 IgG 与相应抗原结合。为检测已结合的抗体,加入酶标抗人 IgG 进行第二次温育,然后加入酶底物,以产生可观察的颜色反应。

3. 标本采集
3.1·血清或 EDTA、肝素或柠檬酸盐抗凝的血浆。采血后应立即送检。

3.2·样品收到后立即分离血清,不能及时测定的血清应于 $2\sim8\,^{\circ}\!C$ 保存。

4. 试剂与仪器
包被抗原的膜条,磷酸盐,酶标抗体,底物,免疫印迹仪。

5. 性能参数
5.1·交叉反应:未发现与其他自身抗体产生交叉反应。

5.2·干扰:血红蛋白浓度 $<5\,mg/mL$ 的溶血、甘油三酯浓度 $<20\,mg/mL$ 的脂血、胆红素浓度 $<0.4\,mg/mL$ 的黄疸对结果没影响。

5.3·批内和批间差异:每一次实验,反应色带的深浅都在额定范围内,具有很好的批内和批间重复性。

5.4·敏感性和特异性:AMA–M2 对 PBC 的敏感性 94%,特异性为 99%;抗 LC–1 和 SLA/LP 抗体对自身免疫性肝炎(AIH)的特异性为 100%。

6. 校准
定期对加样枪、免疫印迹仪进行保养和校准。关键部件更换或者维修后也需校准。

7. 操作步骤
7.1·样本准备:患者血样本用样本缓冲液 $1:100$ 稀释。

7.2·预处理:取出膜条,将其放入温育槽内。膜条上有编号的一面朝上。在温育槽中分别加入 1.5 mL 样本缓冲液,于室温在摇床上温育 5 min 后,吸去温育槽中的液体。

7.3·温育:在温育槽中分别加入 1.5 mL 已稀释的血清样本,在摇床上室温($18\sim25\,^{\circ}\!C$)温育 30 min。

7.4·清洗:吸去槽内液体,在摇床上用 1.5 mL 清洗缓冲液清洗膜条 3 次,每次 5 min。

7.5·酶结合温育:在温育槽中加入 1.5 mL 已稀释的酶结合物于摇床上室温温育 30 min。

7.6·清洗：重复 7.4。

7.7·温育：在温育槽中分别加入 1.5 mL 底物液，于摇床上室温温育 10 min。

7.8·终止：吸去槽内液体，用蒸馏水清洗膜条 3 次，每次 1 min。

7.9·将检测膜条放置在结果判定模板中，风干后判断结果。

8. 质量控制

每个膜条自带有阳性对照，如果质控带出现强的颜色反应说明实验操作正确。但每批次还需再做一个阴性和一个（六种自身抗体之一）弱阳性外部质控品。质控规则：阴性质控品结果为阴性，弱阳性质控品为弱阳性显色。

9. 被测量值的测量不确定度（相关时）

不适用。

10. 生物参考区间

健康人自身免疫性肝病谱中各抗体为阴性，滴度＜1∶100。

11. 检验结果的可报告区间

质控带出现明显的阳性反应说明实验结果可靠，抗原带着色的深浅与相应抗体的滴度相关（表 1）。

表 1 自身免疫性肝病谱结果判读

抗原带着色的深浅	结　果	抗原带着色的深浅	结　果
无色	阴性	着色中到较强	阳性
着色非常弱	临界阳性	着色与质控带强度相同	强阳性

12. 危急值（适当时）

不适用。

13. 临床意义

13.1·AMA 是原发性胆汁性肝硬化（PBC）的主要血清学标志之一，但在很多疾病，如慢性活动性肝炎、药物损害、心肌病、SLE 及一些感染（如结核、乙肝、丙肝等）均可出现 AMA。AMA 有 9 种亚型，其中 M2 抗体对 PBC 有高度特异性，高效价的 M2 抗体对 PBC 的诊断灵敏度高达 98％，是 PBC 极为有效的诊断标准。

13.2·可溶性肝抗原（SLA）抗体为自身免疫性肝炎Ⅲ型的血清学标志，但对此至今仍有异议。SLA 对于自身免疫性肝炎的诊断和鉴别诊断均具有重要价值，大约 25％的自身免疫性肝炎仅该抗体阳性。区分是否为自身免疫性肝炎的显著临床意义还在于指导临床治疗，因为免疫抑制疗法对自身免疫性肝炎有较好疗效。自身免疫性肝炎还可见 ANA、AMA、抗dsDNA 抗体和 pANCA 阳性。区分自身免疫性肝炎和病毒性肝炎应同时检测适宜的病毒指标。

13.3·自身免疫性肝炎属多种病因性疾病，归类为特发性自身免疫性肝炎。循环自身抗体明显的升高是各型自身免疫性肝炎的诊断指标。可出现显著的非特异性症状，如呕吐、黄疸、上腹部疼痛、搔痒、厌食和发热。多种慢性肝炎可出现抗肝肾微粒体抗体（LKM）。靶抗原为细胞色素 P450（LKM－1）的抗肝肾微粒体抗体是Ⅱ型自身免疫性肝炎的标记抗体。

13.4·抗肝细胞胞质抗原1型抗体(LC-1)为 AIH Ⅱ 型的另一个特异性抗体,其阳性率大于30%,在 Ⅱ 型 AIH 血清中可与 LKM-1 同时存在,也可单独作为诊断指标存在。该抗体的滴度与 Ⅱ 型 AIH 的疾病活动具有相关性,为 AIH 的疾病活动标志及预后指标。

14. 注意事项

14.1·待测样本应充分离心,以保证分离出的血清中不含纤维蛋白原、其他颗粒物质,不干扰检测系统加样针吸取样本。

14.2·应注意患者样本、质控血清和温育过的检测膜条必须作为潜在的传染源处理,其他试剂如果没有特殊规定不需要单独处理。

14.3·确保血清稀释比例、组分配比正确,检测结果必须结合患者的临床症状进行解读。

参考文献

[1] 尚红,王毓三,申子瑜.全国临床检验操作规程[M].4版.北京:人民卫生出版社,2015.

[2] 中国合格评定国家认可委员会.医学实验室质量和能力认可准则:CNAS-CL02:2023[S/OL].(2023-06-01)[2023-09-26].https://www.cnas.org.cn/rkgf/sysrk/jbzz/2023/06/911424.shtml.

(关秀茹　黄　晶)

抗环瓜氨酸肽抗体检测标准操作规程

××医院检验科免疫组作业指导书	文件编号：××-JYK-××-××-××	
版次/修改：第　　版/第　　次修改	生效日期：	第　　页 共　　页
编写人：	审核人：	批准人：

1. 目的

规范检测抗环瓜氨酸肽抗体(抗 CCP 抗体)流程,确保检测结果的准确性及重复性。

2. 原理

2.1·酶联免疫吸附法(ELISA)：血清样品以 1∶100 稀释,在包被了特异性抗原的微孔板中孵育。如果患者样品中有相应抗体,就会与抗原结合。洗去没结合的部分,然后加入 HRP 标记的二抗,使其与微孔板中的抗原抗体复合物反应。洗去未结合的酶标。加入 TMB 底物,产生显色反应,颜色深浅与相应抗体浓度成正比。

2.2·××化学发光法：将化学发光系统和免疫反应相结合,用化学发光相关的物质标记抗体或抗原,与待测的抗原或抗体反应后,经过分离游离态的化学发光标记物,加入化学发光系统的其他相关物质产生化学发光,进行抗原或抗体的定量检测,发光强度与待测物浓度相关。

3. 标本采集

3.1·血清或 EDTA、肝素或柠檬酸盐抗凝的血浆。采血后应立即送检。

3.2·样品收到后立即分离血清,不能及时测定的血清应于 2~8℃保存。

4. 试剂与仪器

4.1·酶联免疫吸附法试剂与仪器：抗原包被板,磷酸盐,酶标抗体,底物液,终止液,阴性和阳性对照,标准品,洗板机,酶标仪。

4.2·化学发光法试剂与仪器：化学发光用抗 CCP 试剂盒,××化学发光免疫分析系统。

5. 性能参数

5.1·ELISA 法：灵敏度 1.0 U/mL。交叉反应：没发现与其他自身抗原有交叉反应。敏感性 68%。特异性 92%。黄疸血、高脂血、溶血对实验结果有影响。

5.2·化学发光法

5.2.1　检测范围：7~500 U/mL。最低检测限：8 U/mL。

5.2.2　干扰：检测结果不受黄疸(胆红素<25 mg/dL)、溶血(血红蛋白<0.5 g/dL)、脂血(甘油三酯<1 500 mg/dL)和生物素(<30 ng/mL)的影响。

5.2.3　重复性：重复性检测的变异系数<2.5%。

5.2.4　灵敏度和特异性：诊断灵敏度为 67.4%,特异性为 97.0%。

6. 校准

定期对加样枪、洗板机、酶标仪和化学发光仪进行保养和校准。关键部件更换或者维修后也需校准。

7. 操作步骤

7.1·酶联免疫吸附法

7.1.1　样本准备：患者血样本用样本缓冲液 1∶100 稀释。

7.1.2　在指定的孔中加入 100 μL 稀释血清，同时加入 100 μL 标准品或 cut–off 对照及阴性和阳性对照。在室温孵育 30 min。用洗涤缓冲液洗 3 次。每孔加入 100 μL 酶标。室温温育 30 min。用洗涤缓冲液洗 3 次。每孔加入 100 μL TMB 底物。避光室温下温育 30 min。每孔加入 100 μL 终止液，450 nm 读取吸光度。

7.2·××化学发光法：加载试剂；加载样本；校准申请；测试申请；点击运行。

8. 质量控制

8.1·ELISA 法：每次实验中，测定不同浓度梯度的标准品，带上阴性和弱阳性质控，采用 L–J 质控图，以 Westgard 多规则质控分析法判断在控或失控。

8.2·××化学发光法：质控品至少每 24 h 或每次更换试剂盒或定标后测试 1 次；质控品至少包含两个浓度水平的待测定物；质控结果应落在可接受的范围内，否则结果无效。

9. 被测量值的测量不确定度（相关时）

不适用。

10. 生物参考区间

10.1·实验室应建立自己的参考区间。如用文献或说明书提供的参考区间，使用前应加以验证。

10.2·ELISA 法：健康人血清或血浆中抗 CCP 抗体＜12 U/mL。

10.3·化学发光法：健康人血清或血浆中抗 CCP 抗体＜17 U/mL。

11. 检验结果的可报告区间

11.1·ELISA 法：定量分析：以抗 CCP 抗体标准品浓度为横坐标、相应吸光度值为纵坐标制作标准曲线。待测血清抗 CCP 抗体浓度可根据所测吸光度从标准曲线得出。

11.2·化学发光法：通过检测仪的定标曲线得到最后的检测结果。

12. 危急值（适当时）

不适用。

13. 临床意义

抗 CCP 抗体是类风湿关节炎（RA）的一个高特异性的指标。抗 CCP 抗体主要为 IgG 类抗体，对 RA 的特异性为 96％，在疾病的很早期阶段就可出现阳性，并且具有很高的阳性预告值：抗 CCP 抗体阳性患者比抗 CCP 抗体阴性患者更容易发展成可通过放射性方法检测到的关节损害。抗 CCP 抗体与 RF 具有相同的敏感性（抗 CCP 抗体 80％，RF 79％），但特异性更高（抗 CCP 抗体 96％，RF63％），在 79％的早期患者中可检出抗 CCP 抗体。

14. 注意事项

14.1·待测样本应充分离心，以保证分离出的血清中不含纤维蛋白原、其他颗粒物质，不干扰检测系统加样针吸取样本。

14.2·应注意患者样本、质控血清和温育过的微孔板必须作为潜在的传染源处理，试剂盒中所有试剂的处理必须遵循官方规定。

14.3·确保试剂正确储存，检测结果必须结合患者的临床症状进行解读。

参考文献

[1] 尚红,王毓三,申子瑜.全国临床检验操作规程[M].4 版.北京：人民卫生出版社,2015.

[2] 中国合格评定国家认可委员会.医学实验室质量和能力认可准则：CNAS－CL02：2023[S/OL].(2023－06－01)[2023－09－26].https://www.cnas.org.cn/rkgf/sysrk/jbzz/2023/06/911424.shtml.

（关秀茹　黄　晶）

抗角质蛋白抗体(AKA)检测标准操作规程

××医院检验科免疫组作业指导书		文件编号：××-JYK-××-××-××	
版次/修改：第　　版/第　　次修改		生效日期：	第　　页 共　　页
编写人：		审核人：	批准人：

1. 目的
规范检测抗角质蛋白抗体(AKA)的流程,确保检测结果的准确性及重复性。

2. 原理
间接免疫荧光法：将稀释的血清与生物载片(反应区内固定有包被基质的生物薄片)温育,如果样本是阳性的,特异性 IgG、IgA 和 IgM 抗体与相应的抗原结合。在第二次温育时,荧光素标记的抗人抗体与结合在生物基质上的抗体反应,形成荧光显微镜下所观察到的特异性荧光模式。

3. 标本采集
3.1·血清或 EDTA、肝素或柠檬酸盐抗凝的血浆。采血后应立即送检。

3.2·样品收到后立即分离血清,不能及时测定的血清应于 2~8℃保存。

4. 试剂与仪器
生物载片,吐温-20,磷酸盐,封片介质,酶标抗体,阴性和阳性对照,荧光显微镜。

5. 性能参数
5.1·检测范围：起始稀释度为 1∶10,可进一步 10 倍稀释,无检测上限。

5.2·批内差异：用 2 份特征性血清对同一批号产品进行检测,每份血清检测 10 次,阳性血清的结果特异性荧光强度基本一致,阴性血清结果为阴性。

5.3·批间差异：用 2 份特征性血清对不同批号的产品进行检测,阳性血清的结果特异性荧光强度基本一致,阴性血清结果为阴性。

5.4·灵敏度和特异性：灵敏度为 92%,特异性为 97%。

5.5·干扰因素：溶血、脂血和黄疸血样不影响实验。

6. 校准
定期对加样枪和荧光显微镜进行校准。关键部件更换或者维修后也需校准。

7. 操作步骤
7.1·实验准备：将 1 包磷酸盐溶于 1 L 蒸馏水,加入 2 mL 吐温-20 并充分混匀,配成磷酸盐(PBS)吐温缓冲液。

7.2·样本准备：待检血清样本用 PBS 吐温缓冲液 1∶10 稀释。例如：将 11.1 μL 血清样本加入 100 μL PBS 吐温缓冲液中并充分混匀。

7.3·加样：将加样板放在泡沫板上,将 25 μL 稀释后的血清样本加至加样板的每一反应区上,应避免产生气泡。

7.4·温育：将生物载片有生物薄片的一面朝下,盖在加样板的凹槽里,反应立即开始。应确保每一样本均与生物薄片接触且样本间互不接触。室温(18~25℃)温育 30 min。

7.5·冲洗：用盛于烧杯内的 PBS 吐温缓冲液冲洗载片，然后立即将生物载片浸入装有 PBS 吐温缓冲液的洗杯中，浸泡至少 5 min。有条件可使用旋转摇床进行振荡。

7.6·加样：将 20 μL FITC 标记的荧光二抗加至洁净加样板的反应区上，待加完所有的荧光二抗后开始温育。

7.7·第二次温育：从洗杯中取出一张生物载片，用吸水纸擦去背面和边缘的水分后，立即盖在加样板的凹槽里。室温（18～25℃）温育 30 min。

7.8·冲洗：重复 7.5。

7.9·封片：将盖玻片直接放在泡沫板的凹槽里。滴加甘油/PBS 至盖玻片：每一反应区约 10 μL。从洗杯中取出生物载片，用吸水纸擦干背面和边缘的水分，将生物载片有生物薄片的一面朝下放在已准备好的盖玻片上。

7.10·显微镜下观察荧光模式。

8. 质量控制

每批次的实验应带上阴性和弱阳性质控物，滴度结果的在控规则：阴性质控物必须阴性，阳性质控物结果在 ±1 个滴度内。

9. 被测量值的测量不确定度（相关时）

不适用。

10. 生物参考区间

健康人血清或血浆中 AKA 为阴性，滴度＜1∶10。

11. 检验结果的可报告区间

11.1·荧光模式（阳性反应）：AKA 与大鼠食管冰冻切片反应，形成围绕角质层细胞的线性荧光。荧光模式与阳性对照血清所显示的基本一致。在大鼠食管其他部位产生的荧光都判断为阴性反应。如果所有的细胞核或细胞质染色，则存在 ANA、AMA 或其他细胞抗体（表 1）。

表 1　AKA 结果判断

AKA 反应性	结　　果
1∶10 无荧光反应	阴性，血清标本中未检出 AKA
滴度 1∶10 或更高	阳性，提示 RA

11.2·可根据表 2 判断抗体滴度。

表 2　AKA 滴度判读

在以下稀释度可观察到的荧光强度				抗 体 滴 度
1∶10	1∶100	1∶1 000	1∶10 000	
弱	阴性	阴性	阴性	1∶10
中	阴性	阴性	阴性	1∶32
强	弱	阴性	阴性	1∶100
强	中	阴性	阴性	1∶320
强	强	弱	阴性	1∶1 000

（续表）

在以下稀释度可观察到的荧光强度				抗 体 滴 度
1∶10	1∶100	1∶1 000	1∶10 000	
强	强	中	阴性	1∶3 200
强	强	强	弱	1∶10 000
……	……	……	……	……

注：以出现阳性核型的最高稀释度作为检测的结果

12. 危急值（适当时）

不适用。

13. 临床意义

RA 患者中可检测到不同的循环抗体，血清学检测通常仅包括 RF。AKA 与该病的相关性已经明确。约 50％RA 患者可检测到 AKA（敏感性 36％～39％），并可在疾病早期被检测到。约 30％的 RF 阴性患者 AKA 阳性。很多研究表明 RA 早期检测到 AKA 为疾病临床进展的标志，抗体滴度与疾病活动性相关，高滴度对 RA 有确诊价值。检测 AKA 提高了 RA 可疑患者的血清学检测敏感性，在疾病早期有预后价值。AKA 偶尔也可在其他风湿性疾病中检测到，如 SLE、系统性硬化症和强直性脊柱炎患者。

14. 注意事项

14.1·待测样本应充分离心，以保证分离出的血清中不含纤维蛋白原、其他颗粒物质，不干扰检测系统加样针吸取样本。

14.2·应注意患者样本、对照血清和载片必须作为潜在的传染源处理，试剂盒中所有试剂的处理必须遵循官方规定。

14.3·确保血清稀释比例、组分配比正确，检测结果必须结合患者的临床症状进行解读。

参考文献

[1] 尚红,王毓三,申子瑜.全国临床检验操作规程[M].4 版.北京：人民卫生出版社,2015.
[2] 李永哲,胡朝军,周仁芳.自身抗体免疫荧光图谱[M].北京：人民卫生出版社,2014.

（关秀茹　黄　晶）

抗甲状腺球蛋白抗体(TGAb)检测标准操作规程

××医院检验科免疫组作业指导书	文件编号：××-JYK-××-××-××	
版次/修改：第　　版/第　　次修改	生效日期：	第　　页　共　　页
编写人：	审核人：	批准人：

1. 目的

规范检测抗甲状腺球蛋白抗体(TGAb)的流程,确保检测结果的准确性及重复性。

2. 原理

2.1·间接免疫荧光法：使用灵长类甲状腺作为检测基质,将稀释的血清与生物载片(反应区内固定有包被基质的生物薄片)温育,如果样本是阳性的,特异性 IgG、IgA 和 IgM 抗体与相应的抗原结合。在第二次温育时,荧光素标记的抗人抗体与结合在生物基质上的抗体反应,形成荧光显微镜下所观察到的特异性荧光模式。

2.2·××化学发光法：将化学发光系统和免疫反应相结合,用化学发光相关的物质标记抗体或抗原,与待测的抗原或抗体反应后,经过分离游离态的化学发光标记物,加入化学发光系统的其他相关物质产生化学发光,进行抗原或抗体的定量检测,发光强度与待测物浓度相关。

3. 标本采集

血清或 EDTA、肝素或柠檬酸盐抗凝的血浆。采血后应立即送检。样品收到后立即分离血清,不能及时测定的血清应于 2～8℃保存。

4. 仪器和试剂

4.1·间接免疫荧光法试剂与仪器：生物载片,吐温-20,磷酸盐,封片介质,酶标抗体,阴性和阳性对照,荧光显微镜。

4.2·××化学发光法试剂与仪器：化学发光试剂盒,××化学发光免疫分析系统。

5. 性能参数

5.1·间接免疫荧光法

5.1.1　检测范围：起始稀释度为 1：10,可进一步 10 倍稀释,无检测上限。

5.1.2　批内差异：用 2 份特征性血清对同一批号产品进行检测,每份血清检测 10 次,阳性血清的结果特异性荧光强度基本一致,阴性血清结果为阴性。

5.1.3　批间差异：用 2 份特征性血清对不同批号的产品进行检测,阳性血清的结果特异性荧光强度基本一致,阴性血清结果为阴性。

5.1.4　干扰因素：溶血、脂血和黄疸血样不影响实验。

5.2·化学发光法

5.2.1　检测范围：0～1 000 IU/mL。

5.2.2　干扰：检测结果不受黄疸(胆红素＜66 mg/dL)、溶血(血红蛋白＜1.69 g/dL)、脂血(甘油三酯＜2 000 mg/dL)和生物素(＜60 ng/mL)的影响。

5.2.3　精密度：变异系数小于说明书声明范围。

6. 校准

间接免疫荧光法应定期对加样枪、荧光显微镜进行保养和校准。关键部件更换或者维修后也需校准。化学发光法应根据 CNAS‐CL02：2012 条款 5.3.2.5 要求，检验项目校准及校准验证周期应遵循制造商建议；在试剂批号改变、涉及失控处理和仪器重要部件更换后性能验证时，应做项目校准。

7. 操作步骤

7.1·间接免疫荧光法

7.1.1　实验准备：将 1 包磷酸盐溶于 1 L 蒸馏水，加入 2 mL 吐温‐20 并充分混匀，配成磷酸盐（PBS）吐温缓冲液。

7.1.2　样本准备：待检血清样本用 PBS 吐温缓冲液 1∶10 稀释。例如：将 11.1 μL 血清样本加入 100 μL PBS 吐温缓冲液中并充分混匀。

7.1.3　加样：将加样板放在泡沫板上，将 25 μL 稀释后的血清样本加至加样板的每一反应区上，应避免产生气泡。

7.1.4　温育：将生物载片有生物薄片的一面朝下，盖在加样板的凹槽里，反应立即开始。应确保每一样本均与生物薄片接触且样本间互不接触。室温（18～25℃）温育 30 min。

7.1.5　冲洗：用盛于烧杯内的 PBS 吐温缓冲液冲洗载片，然后立即将生物载片浸入装有 PBS 吐温缓冲液的洗杯中，浸泡至少 5 min。有条件可使用旋转摇床进行振荡。

7.1.6　加样：将 20 μL FITC 标记的荧光二抗加至洁净加样板的反应区上，待加完所有的荧光二抗后开始温育。

7.1.7　第二次温育：从洗杯中取出一张生物载片，用吸水纸擦去背面和边缘的水分后，立即盖在加样板的凹槽里。室温（18～25℃）温育 30 min。

7.1.8　冲洗：重复 7.1.5。

7.1.9　封片：将盖玻片直接放在泡沫板的凹槽里。滴加甘油/PBS 至盖玻片：每一反应区约 10 μL。从洗杯中取出生物载片，用吸水纸擦干背面和边缘的水分，将生物载片有生物薄片的一面朝下放在已准备好的盖玻片上。

7.1.10　显微镜下观察荧光模式。

7.2·××化学发光法：加载试剂；加载样本；校准申请；测试申请；点击运行。

8. 质量控制

8.1·间接免疫荧光法：每批次的实验应带上阴性和弱阳性质控物，滴度结果的在控规则：阴性质控物必须阴性，阳性质控物结果在 ±1 个滴度内。

8.2·××化学发光法：质控品至少每 24 h 或每次更换试剂盒或定标后测试 1 次；质控品至少包含两个浓度水平的待测定物；质控结果应落在可接受的范围内，否则结果无效。

9. 被测量值的测量不确定度

具体参见相应的试剂说明书。

10. 生物参考区间

10.1·对定量实验，实验室应建立自己的参考区间。如用文献或说明书提供的参考区间，使用前应加以验证。

10.2·间接免疫荧光法：健康人血清或血浆中抗 TGAb 为阴性，滴度＜1∶10。

10.3·化学发光法：健康人血清或血浆中抗 TGAb<4.11 IU/mL。

11. 检测结果可报告区间

0.00～1 000.00 IU/mL。

12. 危急值

不适用。

13. 临床意义

13.1·自身免疫性甲状腺疾病为特殊免疫防御失调所引起的慢性炎症性的甲状腺疾病。通常出现在病毒性感染或者亚急性甲状腺炎后。在自身免疫病变过程中可形成以下三种抗体中的任何一种或几种：抗甲状腺过氧化物酶（TPO）抗体、抗 TGAb 和 TSH 受体抗体（TRAb）。抗 TRAb 的生物学效应是促进或者阻断 TSH 受体、促进甲状腺的发育、抑制 TSH 与 TSH 受体结合，即使同一患者的 TRAb 的生物学效应也会随病情发展而改变。检测 TRAb 主要在怀疑患有 Graves 病时进行。

13.2·20%～50% Graves 患者出现抗 TGAb，也可能检测到其他自身抗体。桥本甲状腺炎是人类最常见的自身免疫疾病之一，同时也是原发性甲状腺功能减退的最常见原因。桥本甲状腺炎有遗传倾向。患者中女性明显多于男性。压力、严重的病毒感染、肾上腺皮质功能障碍或碘过剩等都有可能诱发桥本甲状腺炎。从血清学的角度来看，抗 TPO 抗体的阳性率为 60%～70%，而 90%～100% 患者在患病初期出现抗甲状腺球蛋白抗体的水平升高。

14. 注意事项

14.1·待测样本应充分离心，以保证分离出的血清中不含纤维蛋白原、红细胞或其他颗粒物质，不干扰检测系统加样针吸取样本。

14.2·应注意试剂的有效期；试剂中所有人源材料，包括校准品等都应视为有潜在感染性的物质，应防止试剂的蒸发和污染，并确保试剂的完整。

参考文献

［1］尚红，王毓三，申子瑜.全国临床检验操作规程[M].4 版.北京：人民卫生出版社，2015.
［2］李永哲，胡朝军，周仁芳.自身抗体免疫荧光图谱[M].北京：人民卫生出版社，2014.

（关秀茹 黄 晶）

抗甲状腺微粒体抗体(TMAb)检测标准操作规程

××医院检验科免疫组作业指导书	文件编号：××-JYK-××-××-××	
版次/修改：第　　版/第　　次修改	生效日期：	第　　页　共　　页
编写人：	审核人：	批准人：

1. 目的

规范检测抗甲状腺微粒体抗体(TMAb)的流程,确保检测结果的准确性及重复性。

2. 原理

2.1·间接免疫荧光法：使用灵长类甲状腺作为检测基质,将稀释的血清与生物载片(反应区内固定有包被基质的生物薄片)温育,如果样本是阳性的,特异性 IgG、IgA 和 IgM 抗体与相应的抗原结合。在第二次温育时,荧光素标记的抗人抗体与结合在生物基质上的抗体反应,形成荧光显微镜下所观察到的特异性荧光模式。

2.2·××化学发光法：将化学发光系统和免疫反应相结合,用化学发光相关的物质标记抗体或抗原,与待测的抗原或抗体反应后,经过分离游离态的化学发光标记物,加入化学发光系统的其他相关物质产生化学发光,进行抗原或抗体的定量检测,发光强度与待测物浓度相关。

3. 标本采集

血清或 EDTA、肝素或柠檬酸盐抗凝的血浆。采血后应立即送检。样品收到后立即分离血清,不能及时测定的血清应于 2~8℃保存。

4. 仪器和试剂

4.1·间接免疫荧光试剂与仪器：生物载片,吐温-20,磷酸盐,封片介质,酶标抗体,阴性和阳性对照,荧光显微镜。

4.2·××化学发光法试剂与仪器：化学发光试剂盒,××化学发光免疫分析系统。

5. 性能参数

5.1·间接免疫荧光法

5.1.1　检测范围：起始稀释度为 1:10,可进一步 10 倍稀释,无检测上限。

5.1.2　批内差异：用 2 份特征性血清对同一批号产品进行检测,每份血清检测 10 次,阳性血清的结果特异性荧光强度基本一致,阴性血清结果为阴性。

5.1.3　批间差异：用 2 份特征性血清对不同批号的产品进行检测,阳性血清的结果特异性荧光强度基本一致,阴性血清结果为阴性。

5.1.4　干扰因素：溶血、脂血和黄疸血样不影响实验。

5.2·化学发光法

5.2.1　检测范围：0.00~1 000 IU/mL。

5.2.2　干扰：检测结果不受黄疸(胆红素<66 mg/dL)、溶血(血红蛋白<1.5 g/dL)、脂血(甘油三酯<2 100 mg/dL)和生物素(<10 ng/mL)的影响。

5.2.3　重复性：变异系数小于说明书声明范围。

6. 校准

间接免疫荧光法应定期对加样枪、荧光显微镜进行保养和校准。关键部件更换或者维修后也需校准。化学发光法应根据 CNAS - CL02:2012 条款 5.3.2.5 要求,检验项目校准及校准验证周期应遵循制造商建议;在试剂批号改变、涉及失控处理和仪器重要部件更换后性能验证时,应做项目校准。

7. 操作步骤

7.1 · 间接免疫荧光法

7.1.1　实验准备:将 1 包磷酸盐溶于 1 L 蒸馏水,加入 2 mL 吐温 - 20 并充分混匀,配成磷酸盐(PBS)吐温缓冲液。

7.1.2　样本准备:待检血清样本用 PBS 吐温缓冲液 1:10 稀释。例如:将 11.1 μL 血清样本加入 100 μL PBS 吐温缓冲液中并充分混匀。

7.1.3　加样:将加样板放在泡沫板上,将 25 μL 稀释后的血清样本加至加样板的每一反应区上,应避免产生气泡。

7.1.4　温育:将生物载片有生物薄片的一面朝下,盖在加样板的凹槽里,反应立即开始。应确保每一样本均与生物薄片接触且样本间互不接触。室温(18~25℃)温育 30 min。

7.1.5　冲洗:用盛于烧杯内的 PBS 吐温缓冲液冲洗载片,然后立即将生物载片浸入装有 PBS 吐温缓冲液的洗杯中,浸泡至少 5 min。有条件可使用旋转摇床进行振荡。

7.1.6　加样:将 20 μL FITC 标记的荧光二抗加至洁净加样板的反应区上,待加完所有的荧光二抗后开始温育。

7.1.7　第二次温育:从洗杯中取出一张生物载片,用吸水纸擦去背面和边缘的水分后,立即盖在加样板的凹槽里。室温(18~25℃)温育 30 min。

7.1.8　冲洗:重复 7.1.5。

7.1.9　封片:将盖玻片直接放在泡沫板的凹槽里。滴加甘油/PBS 至盖玻片:每一反应区约 10 μL。从洗杯中取出生物载片,用吸水纸擦干背面和边缘的水分,将生物载片有生物薄片的一面朝下放在已准备好的盖玻片上。

7.1.10　显微镜下观察荧光模式。

7.2 · ××化学发光法:加载试剂;加载样本;校准申请;测试申请;点击运行。

8. 质量控制

8.1 · 间接免疫荧光法:每批次的实验应带上阴性和弱阳性质控物,滴度结果的在控规则:阴性质控物必须阴性,阳性质控物结果在 ±1 个滴度内。

8.2 · ××化学发光法:质控品至少每 24 h 或每次更换试剂盒或定标后测试 1 次;质控品至少包含两个浓度水平的待测定物;质控结果应落在可接受的范围内,否则结果无效。

9. 被测量值的测量不确定度

具体参见相应的试剂说明书。

10. 生物参考区间

10.1 · 对定量实验,实验室应建立自己的参考区间。如用文献或说明书提供的参考区间,使用前应加以验证。

10.2 · 间接免疫荧光法:健康人血清或血浆中抗 TMAb 为阴性,滴度<1:10。

10.3·化学发光法：健康人血清或血浆中抗 TMAb<5.61 IU/mL。

11. 检测结果可报告区间

0.00～1 000.00 IU/mL。

12. 危急值

不适用。

13. 临床意义

自身免疫性甲状腺疾病为特殊免疫防御失调所引起的慢性炎症性的甲状腺疾病。抗 TMAb 是鉴别自身免疫性甲状腺疾病的主要依据,是慢性淋巴细胞性甲状腺炎的特异性诊断指标,常显著升高。其他甲状腺疾病及健康人群血中亦可检出,但滴度较低。抗 TMAb 阳性检出率:桥本甲状腺炎为 50%～100%;甲状腺功能减低症为 88.9%;甲状腺肿瘤为 13.1%;单纯性甲状腺肿为 8.6%;亚急性甲状腺炎为 17.2%～25%;SLE 为 15.4%～44.7%;其他风湿病为 30%。正常人也有 8.4%的阳性率。特别指出,抗 TGAb 与抗 TMAb 应同时检测,以提高自身免疫性甲腺疾病的阳性检出率。

14. 注意事项

14.1·待测样本应充分离心,以保证分离出的血清中不含纤维蛋白原、红细胞或其他颗粒物质,不干扰检测系统加样针吸取样本。

14.2·应注意试剂的有效期,试剂中所有人源材料,包括校准品等都应视为有潜在感染性的物质,应防止试剂的蒸发和污染,并确保试剂的完整。

参考文献

[1] 尚红,王毓三,申子瑜.全国临床检验操作规程[M].4 版.北京：人民卫生出版社,2015.
[2] 李永哲,胡朝军,周仁芳.自身抗体免疫荧光图谱[M].北京：人民卫生出版社,2014.

（关秀茹　黄　晶）

抗心磷脂抗体(ACA)检测标准操作规程

××医院检验科免疫组作业指导书		文件编号：××-JYK-××-××-××	
版次/修改：第　版/第　　次修改		生效日期：	第　页 共　页
编写人：	审核人：		批准人：

1. 目的

规范检测抗心磷脂抗体(ACA)的流程,确保检测结果的准确性及重复性。

2. 原理

酶联免疫吸附法：第一次温育时,稀释后的样本与微孔中包被的心磷脂反应。ACA 识别抗原需要血浆蛋白(β_2-糖蛋白 1)作为辅助因子,为此反应体系必须含有这一辅助因子。如果样本阳性,特异性 IgA、IgG、IgM 与抗原结合。为了检测结合的抗体,加入可发生颜色反应的酶标抗人 IgG 抗体进行第二次温育。然后加入酶底物,发生颜色反应,强度与血清或血浆ACA 浓度成正比。

3. 标本采集

3.1·血清或 EDTA、肝素或柠檬酸盐抗凝的血浆。采血后应立即送检。

3.2·样品收到后立即分离血清,不能及时测定的血清应于 2～8℃保存。

4. 试剂与仪器

抗原包被板(96 孔),清洗液,酶标抗体,底物液,终止液,阴性和阳性对照,样本缓冲液,标准品,洗板机,酶标仪。

5. 性能参数

5.1·干扰：血红蛋白浓度为 10 mg/mL 的溶血、甘油三酯浓度为 20 mg/mL 的脂血、胆红素浓度为 0.4 mg/mL 的黄疸对检测结果没有干扰。

5.2·线性范围为 2～120 U/mL。最低检出限 0.8 U/mL。

6. 校准

定期对加样枪、洗板机、酶标仪进行保养和校准。关键部件更换或者维修后也需校准。

7. 操作步骤

7.1·样本准备：血清或血浆样本用样本缓冲液 1∶201 稀释。

7.2·样本温育：向相应微孔分别加入 100 μL 标准品、阳性对照、阴性对照和稀释后的样本,室温(18～25℃)温育 30 min。

7.3·清洗：用稀释后的清洗缓冲液洗 3 次,拍干。

7.4·酶结合温育：每孔加入 100 μL 酶结合物,室温温育 30 min。

7.5·清洗：用稀释后的清洗缓冲液洗 3 次,拍干。

7.6·底物温育：加入 100 μL 底物,室温避光温育 15 min。

7.7·终止反应：加入 100 μL 终止液,450 nm 比色。

8. 质量控制

每批次实验,测定不同浓度梯度的标准品,带上阴性和弱阳性质控,采用 L-J 质控图,以

Westgard 多规则质控分析法判断在控或失控。

9. 被测量值的测量不确定度（相关时）

不适用。

10. 生物参考区间

10.1·对定量实验,实验室应建立自己的参考区间。如用文献或说明书提供的参考区间,使用前应加以验证。

10.2·定性检测：健康人血清或血浆中 ACA 为阴性。

10.3·定量法检测：$<12\ U/mL$。

11. 检验结果的可报告区间

11.1·定性检测：阴性：样品 S/CO 值$<$cut‐off 值。阳性：样品 S/CO 值$>$cut‐off 值。

11.2·定量检测：分别以标准 ACA 浓度和其吸光度为横、纵坐标,以点对点的方式作标准曲线,并根据标准曲线点以求出患者血清中的抗体浓度。

12. 危急值（适当时）

不适用。

13. 临床意义

与 ACA 相关的临床并发症统称为抗磷脂综合征：静脉和动脉血栓形成、血小板减少症、自发性流产、死胎和早产、中枢神经系统症状等。ACA 见于 50% 的 SLE 患者和 5%～40% 的其他系统性自身免疫异常患者(RA、硬皮病、SS、夏普综合征等)。抗心磷脂抗体有 IgA、IgG、IgM,诊断价值最高的是高浓度的 IgG 抗体。

14. 注意事项

14.1·待测样本应充分离心,以保证分离出的血清中不含纤维蛋白原、其他颗粒物质,不干扰检测系统加样针吸取样本。

14.2·应注意患者样本、质控血清和温育过的微孔板必须作为潜在的传染源处理,试剂盒中所有试剂的处理必须遵循官方规定。

14.3·确保试剂正确储存,检测结果必须结合患者的临床症状进行解读。

参考文献

[1] 尚红,王毓三,申子瑜.全国临床检验操作规程[M].4 版.北京：人民卫生出版社,2015.

[2] 中国合格评定国家认可委员会.医学实验室质量和能力认可准则：CNAS‐CL02：2023[S/OL].(2023‐06‐01)[2023‐09‐26].https://www.cnas.org.cn/rkgf/sysrk/jbzz/2023/06/911424.shtml.

（关秀茹　黄　晶）

抗精子抗体(AsAb)检测标准操作规程

××医院检验科免疫组作业指导书	文件编号：××-JYK-××-××-××
版次/修改：第　　版/第　　次修改	生效日期：　　　　第　页 共　页
编写人：	审核人：　　　　批准人：

1. 目的

规范检测抗精子抗体(AsAb)的流程,确保检测结果的准确性及重复性。

2. 原理

2.1·间接免疫荧光法:将稀释患者样本与载片反应区中生物薄片上的精子涂片反应。如果样本是阳性的,特异性 IgA、IgG 和 IgM 抗体与相应的抗原结合。在第二次温育时,结合的抗体与荧光素标记的抗人抗体反应,然后在荧光显微镜下观察特异性荧光模型。

2.2·酶联免疫吸附实验(ELISA):以特异性精子可溶性膜抗原包被反应板微孔,待测血清中如存在 AsAb 可与之结合,再加入酶标记抗人 IgG 抗体和酶底物/色原溶液,出现呈色反应。呈色强度可反映 AsAb 水平。

3. 标本采集

3.1·血清或 EDTA、肝素或柠檬酸盐抗凝的血浆。采血后应立即送检。

3.2·样品收到后立即分离血清,不能及时测定的血清应于 2～8℃保存。

4. 试剂与仪器

4.1·间接免疫荧光法试剂与仪器:生物载片,吐温-20,磷酸盐,封片介质,酶标抗体,阴性和阳性对照,荧光显微镜。

4.2·ELISA 法试剂与仪器:抗原包被板,清洗液,酶结合物,显色液 A 和 B,终止液,阴性和阳性对照,洗板机,酶标仪。

5. 性能参数

5.1·间接免疫荧光法

5.1.1　检测范围:起始稀释度为 1∶10,可进一步 10 倍稀释,无检测上限。

5.1.2　批内差异:用 2 份特征性血清对同一批号产品进行检测,每份血清检测 10 次,阳性血清的结果特异性荧光强度基本一致,阴性血清结果为阴性。

5.1.3　批间差异:用 2 份特征性血清对不同批号的产品进行检测,阳性血清的结果特异性荧光强度基本一致,阴性血清结果为阴性。

5.1.4　干扰因素:溶血、脂血和黄疸血样不影响实验。

5.2·ELISA 法

5.2.1　阴性符合率 100%,阳性符合率 100%,重复性 CV≤10%。

5.2.2　批间差重复性:取 3 个不同批号的试剂盒,用阴性和阳性血清来测试,结果分别为阴性和阳性。

6. 校准

定期对加样枪、洗板机、酶标仪进行保养和校准。关键部件更换或者维修后也需校准。

7. 操作步骤

7.1・间接免疫荧光法

7.1.1　准备：将 1 包磷酸盐溶于 1 L 蒸馏水，加入 2 mL 吐温-20 并充分混匀，配成磷酸盐(PBS)吐温缓冲液；待测血清样本用 PBS 吐温缓冲液按说明书稀释。

7.1.2　加样：将加样板放在泡沫板上，将 25 μL 稀释后的血清样本加至加样板的每一反应区上，应避免产生气泡。

7.1.3　温育：将生物载片有生物薄片的一面朝下，盖在加样板的凹槽里，室温(18～25℃)温育 30 min。

7.1.4　冲洗：用盛于烧杯内的 PBS 吐温缓冲液冲洗载片，然后立即将生物载片浸入装有 PBS 吐温缓冲液的洗杯中，浸泡至少 5 min。

7.1.5　加样：将 20 μL FITC 标记的抗人 IgG(荧光二抗)加至洁净加样板的反应区上。

7.1.6　第二次温育：从洗杯中取出生物载片，用吸水纸擦去背面和边缘的水分后，立即盖在加样板的凹槽里，室温(18～25℃)温育 30 min。

7.1.7　冲洗：重复 7.1.4。

7.1.8　封片：将盖玻片直接放在泡沫板的凹槽里。滴加封片介质至盖玻片，每一反应区约 10 μL。从洗杯中取出一张生物载片，用吸水纸擦干背面和边缘的水分。将生物载片有生物薄片的一面朝下放在已准备好的盖玻片上。

7.1.9　显微镜下观察荧光模式。

7.2・酶联免疫吸附实验

7.2.1　将试剂盒自冷藏处取出，恢复到室温。取出已包被精子抗原的微孔反应板条，用洗涤液洗 1 次。

7.2.2　将待测血清按样本稀释液(500＋25) μL 稀释，再把稀释后的样本、阴性与阳性对照加至相应孔中，每孔 100 μL。37℃ 40 min。洗 3 次，在吸水纸上拍干。

7.2.3　每孔加酶标结合物 100 μL，37℃ 30 min。洗 3 次，拍干。

7.2.4　每孔加显色液 A、B 各 50 μL，混匀后避光反应 10 min 呈色。加终止液 50 μL，用酶标仪适当波长测吸光度值。

8. 质量控制

8.1・间接免疫荧光法：每批次的实验应带上阴性和弱阳性质控物，滴度(稀释度)结果的在控规则：阴性质控物必须阴性，阳性质控物结果在 ±1 个滴度(稀释度)内。

8.2・ELISA 法：每次实验中，带上阴性和弱阳性质控，采用 L-J 质控图，以 Westgard 多规则质控分析法判断在控或失控。

9. 被测量值的测量不确定度（相关时）

不适用。

10. 生物参考区间

健康人血清或血浆中 AsAb 为阴性。

11. 检验结果的可报告区间

11.1・间接免疫荧光法：荧光模型(阳性反应)：AsAb 可与精子的各个部位结合，最常见的结合部位在精子的尾部，但在精子的头部和中间部位也可出现阳性反应。视野中所有精子都出现清晰可见的阳性反应,才能判为阳性,荧光模型与阳性对照必须基本一致。

11.2·ELISA 法:定性判断,超过 cut - off 值,判为阳性,否则为阴性。

12. 危急值(适当时)

不适用。

13. 临床意义

在免疫性不孕不育时,可在精液、宫颈液和血清中检出 AsAb。在输精管切除术后或泌尿生殖感染时,AsAb 也可出现阳性。在不孕时,男性和女性中均可出现抗精子抗体,在不孕的男性中,AsAb 的阳性率约为 10%。间接免疫荧光法检测 AsAb 采用人精子作为检测基质。当怀疑患有自身免疫性生育障碍时,检测 AsAb 有助于疾病的诊断。

14. 注意事项

14.1·待测样本应充分离心,以保证分离出的血清中不含纤维蛋白原、其他颗粒物质,不干扰检测系统加样针吸取样本。

14.2·应注意患者样本、质控血清和温育过的微孔板必须作为潜在的传染源处理,试剂盒中所有试剂的处理必须遵循官方规定。

14.3·确保试剂正确储存,检测结果必须结合患者的临床症状进行解读。

参考文献

[1] 尚红,王毓三,申子瑜.全国临床检验操作规程[M].4 版.北京:人民卫生出版社,2015.
[2] 李永哲,胡朝军,周仁芳.自身抗体免疫荧光图谱[M].北京:人民卫生出版社,2014.

(关秀茹 黄 晶)

抗卵巢抗体(AOA)检测标准操作规程

××医院检验科免疫组作业指导书	文件编号：××-JYK-××-××-××	
版次/修改：第　　版/第　　次修改	生效日期：	第　　页　共　　页
编写人：	审核人：	批准人：

1. 目的

规范检测血清或血浆中抗卵巢抗体(AOA)的流程,确保检测结果的准确性及重复性。

2. 原理

2.1·间接免疫荧光法：使用灵长类卵巢作为检测基质,其中透明带靶抗原被覆在卵细胞周围的一层嗜酸性的明胶样基质;而卵泡膜细胞靶抗原位于卵巢颗粒细胞、卵母细胞、黄体细胞和间质细胞内。将稀释的血清与生物载片(反应区内固定有包被基质的生物薄片)温育,如果样本是阳性的,特异性 IgG、IgA 和 IgM 抗体与相应的抗原结合。在第二次温育时,荧光素标记的抗人抗体与结合在生物基质上的抗体反应,形成特异性荧光模式。

2.2·酶联免疫吸附试验(ELISA)：用纯化的卵巢细胞抗原包被微孔板,待测血清中的 AOA 与之结合,并与随后加入的酶标记抗人 IgG 或葡萄球菌 A 蛋白(SPA)反应,再加入酶底物/色原溶液呈色,呈色强度与样本中的 AOA 水平成正比。

3. 标本采集

3.1·人血清或 EDTA、肝素或柠檬酸盐抗凝的血浆。采血后应立即送检。

3.2·样品收到后立即分离血清,不能及时测定的血清应于 2~8℃保存。

4. 试剂与仪器

4.1·间接免疫荧光法试剂与仪器：生物载片,吐温-20,磷酸盐,封片介质,酶标抗体,阴性和阳性对照,荧光显微镜。

4.2·ELISA 法试剂与仪器：抗原包被板,清洗液,酶标抗体,底物,终止液,阴性和阳性对照,洗板机,酶标仪。

5. 性能参数

5.1·间接免疫荧光法

5.1.1　检测范围：起始稀释度为 1∶10,可进一步 10 倍稀释,无检测上限。

5.1.2　批内差异：用 2 份特征性血清对同一批号产品进行检测,每份血清检测 10 次,阳性血清的结果特异性荧光强度基本一致,阴性血清结果为阴性。

5.1.3　批间差异：用 2 份特征性血清对不同批号的产品进行检测,阳性血清的结果特异性荧光强度基本一致,阴性血清结果为阴性。

5.1.4　干扰因素：溶血、脂血和黄疸血样不影响实验。

5.2·ELISA 法

5.2.1　阴性符合率 100%,阳性符合率 100%。

5.2.2　重复性 CV≤10%,批间差 CV≤15%。

6. 校准

定期对加样枪、荧光显微镜、洗板机、酶标仪进行保养和校准。关键部件更换或者维修后也需校准。

7. 操作步骤

7.1·间接免疫荧光法

7.1.1　实验准备：将 1 包磷酸盐溶于 1 L 蒸馏水，加入 2 mL 吐温-20 并充分混匀，配成磷酸盐(PBS)吐温缓冲液。

7.1.2　样本准备：待检血清样本用 PBS 吐温缓冲液 1∶10 稀释。例如：将 11.1 μL 血清样本加入 100 μL PBS 吐温缓冲液中并充分混匀。

7.1.3　加样：将加样板放在泡沫板上，按顺序分别滴加 30 μL 稀释后样本至加样板的每一反应区，避免产生气泡。

7.1.4　温育：将载片覆有生物薄片的一面朝下，盖在加样板的凹槽里，反应立即开始。确保每一样品均与生物薄片接触且样品间互不接触。室温(18～25℃)温育 30 min。

7.1.5　冲洗：用烧杯盛 PBS 吐温缓冲液流水冲洗载片，然后立即将其浸入装有 PBS 吐温缓冲液的洗杯中浸泡至少 5 min。有条件的情况下可用旋转摇床进行振荡。

7.1.6　加样：滴加 25 μL FITC 标记的抗人球蛋白(荧光二抗)至洁净加样板的反应区，完全加完所有的荧光二抗方可进行下一步温育。建议使用连续加样器。FITC 标记的二抗使用前需混匀。为节约时间，可在第一次温育的同时滴加二抗至另一个加样板的反应区。

7.1.7　第二次温育：从洗杯中取出生物载片，用吸水纸擦去背面和边缘的水分后，立即盖在加样板的凹槽里。室温(18～25℃)温育 30 min。

7.1.8　冲洗：重复 7.1.5。

7.1.9　封片：将盖玻片直接放在泡沫板的凹槽里。滴加甘油/PBS 至盖玻片：每一反应区约 10 μL。从洗杯中取出生物载片，用吸水纸擦干背面和边缘的水分，将生物载片有生物薄片的一面朝下放在已准备好的盖玻片上。

7.1.10　显微镜下观察荧光模式。

7.2·酶联免疫吸附实验

7.2.1　自冷藏处取出试剂盒，恢复到室温(18～25℃)，配制试剂，稀释待测血清，将所需的已包被卵巢抗原的反应板微孔用洗液洗 1 次。

7.2.2　在反应板微孔中分别加入已稀释的待测血清、不同浓度的 AOA 标准品、阳性与阴性对照，每孔 100 μL，于 37℃温育 1 h。

7.2.3　甩尽孔内液体，每孔用至少 300 μL 洗涤液洗 3 次，在吸水纸上拍干。

7.2.4　每孔加入 100 μL 工作浓度的酶标记抗人 IgG 或酶标记 SPA。箔纸封板，37℃温育 30 min，同上洗板。

7.2.5　每孔加入 100 μL 酶底物/色原溶液，室温下避光温育 5～10 min。

7.2.6　每孔加入 100 μL 的终止液(2 mol/L H_2SO_4)，空白(稀释液)调零，在 30 min 内用酶标仪于 450 nm 波长测定吸光度值。

8. 质量控制

8.1·间接免疫荧光法：每批次的实验应带上阴性和弱阳性质控物，滴度(稀释度)结果的在控规则：阴性质控物必须阴性，阳性质控物结果在±1个滴度内。

8.2·ELISA法：每次实验中，带上阴性和弱阳性质控，采用 L-J 质控图，以 Westgard 多规则质控分析法判断在控或失控。

9. 被测量值的测量不确定度（相关时）

不适用。

10. 生物参考区间

10.1·荧光法：健康人血清或血浆中 AOA 为阴性，滴度<1∶10。

10.2·ELISA法：定性判断，健康女性 AOA 为阴性。

11. 检验结果的可报告区间

11.1·间接免疫荧光法：荧光模式（阳性反应）：AOA 与包被在载片上的灵长类卵巢冰冻切片反应。阳性反应时，抗透明带抗体在成熟卵细胞透明带周围呈现特征性均质荧光；抗卵泡膜细胞抗体在卵泡膜细胞胞质出现颗粒荧光。颗粒细胞也有特异性荧光。检测该抗体必须与 AMA 有所区分。在卵巢透明带或者其他部分也可出现荧光。如果所有细胞的细胞核或细胞质出现荧光，则表明有抗核抗体或抗线粒体抗体（表1）。

表 1　AOA 定性试验结果判断

IgG 反应性	结　果　判　断
1∶10 无反应阴性	患者样本中未检出 AOA
1∶10 或更高阳性	如果出现相应的症状，提示有原发性卵巢功能不足或免疫性不孕症

11.2·酶联免疫吸附试验（定性试验）：若显色程度低于 cut-off 值为阴性，若高于 cut-off 值，则为阳性。

12. 危急值（适当时）

不适用。

13. 临床意义

AOA 阳性见于卵巢早衰、早绝经者。在不育和流产患者中，AOA 阳性率（42%～52%）显著高于健康孕妇的阳性率（3.2%），由于卵巢损伤、感染、炎症等原因造成卵巢抗原的外溢，在免疫功能存在某种紊乱的个体，诱导产生 AOA，进一步加重卵巢的损伤，并导致子宫、胎盘的功能不健全，引起不孕和流产。由于 AOA 的靶抗原本质和生理功能尚不清楚，对 AOA 阳性结果的意义应结合临床其他检查综合考虑。

14. 注意事项

14.1·待测样本应充分离心，以保证分离出的血清中不含纤维蛋白原、其他颗粒物质，不干扰检测系统加样针吸取样本。

14.2·应注意患者样本、对照血清和载片必须作为潜在的传染源处理，试剂盒中所有试剂的处理必须遵循官方规定。

14.3·确保血清稀释比例、组分配比正确，检测结果必须结合患者的临床症状进行解读。

参考文献

[1] 尚红,王毓三,申子瑜.全国临床检验操作规程[M].4 版.北京：人民卫生出版社,2015.
[2] 李永哲,胡朝军,周仁芳.自身抗体免疫荧光图谱[M].北京：人民卫生出版社,2014.

（关秀茹　黄　晶）

抗子宫内膜抗体(EMAb)检测标准操作规程

××医院检验科免疫组作业指导书	文件编号：××-JYK-××-××-××	
版次/修改：第 版/第 次修改	生效日期：	第 页 共 页
编写人：	审核人：	批准人：

1. 目的

规范检测血清或血浆或宫颈黏液中抗子宫内膜抗体(EMAb)的流程,确保检测结果的准确性及重复性。

2. 原理

2.1·间接免疫荧光法：使用灵长类子宫作为检测基质,将稀释的血清与生物载片(反应区内固定有包被基质的生物薄片)温育,如果样本是阳性的,特异性 IgG、IgA 和 IgM 抗体与相应的抗原结合。在第二次温育时,荧光素标记的抗人抗体与结合在生物基质上的抗体反应,形成荧光显微镜下所观察到的特异性荧光模式。

2.2·酶联免疫吸附试验(ELISA)：用纯化的人子宫内膜抗原包被聚苯乙烯微孔板,待测血清或宫颈黏液中的 EMAb 与之结合后再依次与酶标记抗人 IgG,酶底物/色原溶液反应,呈色强度反映 EMAb 水平。

3. 标本采集

3.1·血清或 EDTA、肝素或柠檬酸盐抗凝的血浆。采血后应立即送检。

3.2·样品收到后立即分离血清,不能及时测定的血清应于 2～8℃ 保存。

3.3·宫颈黏液：使用无菌棉拭子取宫颈黏液,加 0.5～1.0 mL 生理盐水振荡洗涤拭子,挤干拭子,洗涤液于 1 000 g 离心 10 min,即刻用于检测,不能立即检测的样本应于 −20℃ 保存。

4. 试剂与仪器

4.1·间接免疫荧光法试剂与仪器：生物载片,吐温-20,磷酸盐,封片介质,酶标抗体,阴性和阳性对照,荧光显微镜。

4.2·ELISA 法试剂与仪器：包被板,浓缩洗涤液,酶结合物,显色液 A 和 B,样本稀释液,终止液,阴性和阳性对照,洗板机,酶标仪。

5. 性能参数

5.1·间接免疫荧光法

5.1.1 检测范围：起始稀释度为 1∶10,可进一步 10 倍稀释,无检测上限。

5.1.2 批内差异：用 2 份特征性血清对同一批号产品进行检测,每份血清检测 10 次,阳性血清的结果特异性荧光强度基本一致,阴性血清结果为阴性。

5.1.3 批间差异：用 2 份特征性血清对不同批号的产品进行检测,阳性血清的结果特异性荧光强度基本一致,阴性血清结果为阴性。

5.1.4 干扰因素：溶血、脂血和黄疸血样不影响实验。

5.2·ELISA 法

5.2.1 阴性符合率 100%,阳性符合率 100%。

5.2.2　检测限：在 450 nm,检测限参考品 S/N 应≥2.1。

5.2.3　重复性 CV≤10％,批间差 CV≤15％。

6. 校准

定期对加样枪、洗板机、酶标仪进行保养和校准。关键部件更换或者维修后也需校准。

7. 操作步骤

7.1·间接免疫荧光法

7.1.1　实验准备：将 1 包磷酸盐溶于 1 L 蒸馏水,加入 2 mL 吐温 - 20 并充分混匀,配成磷酸盐(PBS)吐温缓冲液。

7.1.2　样本准备：待检血清样本用 PBS 吐温缓冲液 1∶10 稀释。例如：将 11.1 μL 血清样本加入到 100 μL PBS 吐温缓冲液中并充分混匀。

7.1.3　加样：将加样板放在泡沫板上,按顺序分别滴加 30 μL 稀释后样本至加样板的每一反应区,避免产生气泡。

7.1.4　温育：将载片覆有生物薄片的一面朝下,盖在加样板的凹槽里,反应立即开始。确保每一样品均与生物薄片接触且样品间互不接触。室温(18～25℃)温育 30 min。

7.1.5　冲洗：用烧杯盛 PBS 吐温缓冲液流水冲洗载片,然后立即将其浸入装有 PBS 吐温缓冲液的洗杯中浸泡至少 5 min。有条件的情况下可用旋转摇床进行振荡。

7.1.6　加样：滴加 25 μL FITC 标记的抗人球蛋白(荧光二抗)至洁净加样板的反应区。

7.1.7　第二次温育：从洗杯中取出一张生物载片,用吸水纸擦去背面和边缘的水分后,立即盖在加样板的凹槽里。室温(18～25℃)温育 30 min。

7.1.8　冲洗：重复 7.1.5。

7.1.9　封片：将盖玻片直接放在泡沫板的凹槽里。滴加甘油/PBS 至盖玻片：每一反应区约 10 μL。从洗杯中取出生物载片,用吸水纸擦干背面和边缘的水分,将生物载片有生物薄片的一面朝下放在已准备好的盖玻片上。

7.1.10　显微镜下观察荧光模式。

7.2·酶联免疫吸附实验

7.2.1　取浓缩洗涤液 1 瓶,用蒸馏水稀释至 200 mL。

7.2.2　每批设空白对照、阳性与阴性对照,除阴性对照和阳性对照外,每孔各加样品稀释液 2 滴和待检血清 5 μL。检验宫颈黏液时,每孔加样品稀释液 1 滴,宫颈黏液稀释液 50 μL。阴、阳性对照孔分别加阴、阳性对照液 100 μL,混匀后,用封膜覆盖反应板,于 37℃温育 40 min,用洗涤液洗 3 次,在吸水纸上拍干。

7.2.3　每孔加入酶结合物 2 滴,充分混匀后,用封膜覆盖,37℃温育 30 min,同上洗板。

7.2.4　每孔加显色液 A、B 各 1 滴,混匀后避光反应 10 min。每孔加入终止液 1 滴,以空白调零,用酶标仪于 450 nm 波长测定吸光度值。

8. 质量控制

8.1·间接免疫荧光法：每批次的试验应带上阴性和弱阳性质控物,滴度结果的在控规则：阴性质控物必须阴性,阳性质控物结果在±1 个滴度内。

8.2·ELISA 法：每次试验中,带上阴性和弱阳性质控,采用 L - J 质控图,以 Westgard 多规则质控分析法判断在控或失控。

9. 被测量值的测量不确定度（相关时）

不适用。

10. 生物参考区间

10.1·荧光法：健康人血清或血浆中抗 EMAb 为阴性，滴度＜1∶10。

10.2·ELISA 法：定性判断，健康女性为阴性。

11. 检验结果的可报告区间

11.1·间接免疫荧光法：荧光模式（阳性反应）：抗 EMAb 是一种以子宫内膜为靶抗原的自身抗体，靶抗原主要存在于子宫内膜腺上皮细胞，是一种孕激素依赖蛋白。其荧光模式表现为子宫内膜腺上皮细胞胞质呈颗粒样荧光（表 1）。

表 1　抗 EMAb 定性结果判断

IgG 反应性	结　果　判　断
1∶10 无反应阴性	患者样本中未检出抗 EMAb
1∶10 或更高阳性	如果出现相应的症状，提示有子宫内膜异位或免疫性不孕症

11.2·酶联免疫吸附试验：阳性：S/N≥2.1（S 为样本的 OD 值，N 为阴性对照的 OD 值）。阴性：S/N＜2.1。

12. 危急值（适当时）

不适用。

13. 临床意义

抗 EMAb 是子宫内膜异位症的标志抗体，主要见于子宫内膜异位症、不孕与流产患者中，阳性率可达 37%～50%；在一些原因不明的不孕患者中，抗 EMAb 检出率高达 73.9%。由于 EMAb 靶抗原的本质和生理功能仍不清楚，对抗 EMAb 临床意义的评价应结合患者临床情况和其他检查综合考虑。

14. 注意事项

14.1·待测样本应充分离心，以保证分离出的血清中不含纤维蛋白原、其他颗粒物质，不干扰检测系统加样针吸取样本。

14.2·应注意患者样本、对照血清和载片必须作为潜在的传染源处理，试剂盒中所有试剂的处理必须遵循官方规定。

14.3·确保血清稀释比例、组分配比正确，检测结果必须结合患者的临床症状进行解读。

参考文献

[1] 尚红,王毓三,申子瑜.全国临床检验操作规程[M].4 版.北京：人民卫生出版社,2015.
[2] 李永哲,胡朝军,周仁芳.自身抗体免疫荧光图谱[M].北京：人民卫生出版社,2014.
[3] 陆金春.现代男科实验室诊断[M].上海：第二军医大学出版社,2009.

（关秀茹　黄　晶）

血清甲胎蛋白(AFP)定量检测标准操作规程

××医院检验科免疫组作业指导书	文件编号：××-JYK-××-××-××
版次/修改：第　　版/第　　次修改	生效日期：　　　　　　第　　页 共　　页
编写人：	审核人：　　　　　　批准人：

1. 目的
规范操作流程,保证血清甲胎蛋白(AFP)定量检测的准确性和可靠性。

2. 原理
采用双抗体夹心法原理,整个过程在 18 min 内完成。

2.1·第 1 步孵育:10 μL 标本、生物素化的单克隆 AFP 特异抗体和钌(Ru)标记的单克隆 AFP 特异抗体混匀,形成夹心复合物。

2.2·第 2 步孵育:加入链霉亲和素包被的微粒,让上述形成的复合物通过生物素与链霉亲和素间的反应结合到微粒上。

2.3·第 3 步:反应混合液吸到测量池中,微粒通过磁铁吸附到电极表面上,未结合的物质被清洗液洗去,电极加电压后产生化学发光,通过光电倍增管进行测定。检测结果由机器自动从标准曲线上查出。此曲线由仪器通过 2 点定标校正,由从试剂条形码扫描入仪器的原版标准曲线而得。

3. 标本采集
3.1·标本只有按照下列方法收集,检测结果才能被接受。

3.1.1　血清标本采集用标准样本试管或含分离胶的试管。标本在 2~8℃ 可稳定 7 天,-20℃ 可稳定 3 个月。含沉淀的标本使用前需离心。

3.1.2　确保患者样本、定标物、质控物在测试前温度达到室温 20~25℃。为减少挥发的影响,放在分析仪上的样本、定标物、质控物应在 2 h 内测试完。

3.2·标本的准备:新鲜样本、冻后脂血样品、预处理的样本或冷冻样品变混浊,必须离心(大约 15 000 g,10 min 或 2 000~3 500 r/min,5~10 min)澄清,方可进行检测。

3.3·患者准备的一般要求:患者在采血前 24 h 内应避免运动和饮酒,不宜改变饮食习惯和睡眠习惯。一般主张在禁食 12 h 后空腹取血,门诊患者提倡静坐 15 min 后再采血。

4. 仪器和试剂
4.1·仪器:×× 全自动电化学发光免疫分析系统。

4.2·试剂使用:试剂盒中的试剂是一个整体,打开后可立即使用,不能被分开。正确操作需要的所有信息可通过相应的试剂条码读取。

4.3·试剂组成

M:链霉亲和素包被的微粒(透明瓶盖),1 瓶,6.5 mL。粒子浓度 0.72 mg/mL,生物素结合能力:470 ng 生物素/mg 粒子。含防腐剂。

R1:生物素化的抗 AFP 单克隆抗体(灰色瓶盖),1 瓶,10 mL。浓度 4.5 mg/L,磷酸缓冲液 0.1 mol/L,pH 6.0。含防腐剂。

R2：Ru(bpy)3^{2+}标记的抗 AFP 单克隆抗体（黑色瓶盖），1 瓶，10 mL。浓度 12.0 mg/L，磷酸缓冲液 0.1 mol/L，pH 6.0。含防腐剂。

4.4·其他材料：AFP 定标液（CalSet）、肿瘤标志物质控品、分析杯和 Elecsys 分析吸头（移液管吸头加样枪头）、通用稀释液、ProCell 系统缓冲液、CleanCell 检测池洗液、SysWash（附加洗液）、SysClean 系统清洗、ProCell M 系统缓冲液、ProbeWash M 清洗液、废物袋。

4.5·储存及稳定性

4.5.1　存放在 2～8℃。为了确保使用前自动混匀期间提供足够量的磁性微粒，甲胎蛋白试剂盒储存时，切莫倒置。

4.5.2　稳定性：未开封 2～8℃，可稳定至标明的保质期；开封后 2～8℃，12 周；放置在仪器上，8 周（交替贮存在冰箱内和仪器上，室温 20～25℃，开瓶使用时间累计约 20 h）。

5. 性能参数

符合行业相关标准或厂家试剂说明书中声明的性能。

6. 校准

根据 CNAS–CL02：2012 条款 5.3.2.5 要求，检验项目校准及校准验证周期应遵循制造商建议。

6.1·溯源性：本测定方法可溯源至第 1 代 IRPWHO 参考标准 72/225。每个 AFP 试剂组带有一个含有各批试剂定标具体信息的条码标签。使用 AFP 定标液 CalSet 使预定义的主曲线适用于分析仪。

6.2·定标频率：必须使用新鲜试剂对每批次试剂进行一次定标（即试剂盒上机登入后的 24 h 内）。下列情况建议重新定标：使用同一批试剂的 1 个月后（28 天）；7 天后（在分析仪上使用同一试剂盒）；根据需要，质控结果超出范围时（比如质控结果在规定的限值外）。若两水平质控均在控，则定标曲线可延至试剂及质控批号更换。

6.3·定标验证：分析仪软件自动检查曲线的有效性，注意任何偏差。

7. 操作步骤

7.1·试剂准备

7.1.1　在使用前分析仪自动使微粒处于悬浮状态。通过各试剂条形码可读取其详细实验参数。在少数情况下，分析仪无法自动读取信息时，请输入标签上的 15 位数字序列。

7.1.2　将各试剂降温至 20℃左右，放到分析仪的试剂盘（20℃）上，避免泡沫产生。分析仪将自动调节反应温度及各试剂瓶瓶盖的开关状态。

7.2·检测操作：按仪器的标准操作规程进行。

8. 质量控制

8.1·质控品：可使用第三方质控品/配套质控品。

8.2·保存条件：未开瓶的试剂于 2～8℃保存，可在有效期内保持稳定，稀释的试剂于 2～8℃可稳定 2 周。

8.3·质控频率：每天开机后标本测试前；仪器维修或保养后。

8.4·检测方法：检测方法同日常标本。

8.5·结果判断：将质控结果输入质控软件，与靶值比较，定期评估结果稳定性。如出现失控，应查明原因并及时纠正，在确认重新恢复在控状态后开始进行标本检测，并评估本次失控至上次在控间的患者标本。

8.6·新到批号的质控品需按照日常标本的检测方法连续检测 20 次,确定本实验室的靶值及质控可接受范围。

9. 被测量值的测量不确定度（相关时）

9.1·依据 CNAS－GL05：2011《测量不确定度要求的实施指南》和 CNAS－CL01－G003：2021《测量不确定度的要求》对检测实验室不确定度的评估至少应对"检验过程不精密度"和"校准品赋值的不确定度"进行评估并计算的要求,确定对测量项目采用室内质控不精密度评定的 A 类不确定度与校准品赋值的 B 类不确定度的方和根代表合成不确定度(U_c)。并将年度不同水平质控值进行评估,评估结果以表格的形式附于 SOP 文件内。计算内容包括标准不确定度、相对标准不确定度、扩展不确定度和相对扩展不确定度。

9.2·评估不确定度的方法为：

$$U_c = \sqrt{U_{cal}^2 + U_{test}^2}$$

其中,U_{cal} 为校准品赋值的不确定度,U_{test} 为室内质控品测量所得出的标准差(S)或变异系数(CV)。

标准不确定度：$U_{cal}^2 + U_{test}^2$ 分别为校准品赋值和室内质控品测量所得出的标准差(S)。

相对标准不确定度：$U_{cal}^2 + U_{test}^2$ 分别为校准品赋值和室内质控品测量所得出的变异系数(CV)。

扩展不确定度：当包含因子 k 取 2 时,为 $U = 2U_cS$。

相对扩展不确定度,当包含因子 k 取 2 时,为 $U = 2U_cCV$。

10. 生物参考区间或临床决定值

分析仪自动计算每份标本的测定浓度,单位为 U/mL 或 ng/mL。1 ng/mL AFP 相当于 1.21 U/mL；1 U/mL AFP 相当于 0.83 ng/mL。血清 AFP 生物参考区间为≤5.8 U/mL 或≤7.0 ng/mL。

11. 检验结果的可报告区间

11.1·检测范围：0.500～1 000 U/mL 或 0.605～1 210 ng/mL(由 master 定标曲线的最低检测限与最高检测限决定)。如果测定值低于最低检测限,报告为＜0.500 U/mL 或 0.605 ng/mL。如果测定值高于检测范围,报告为＞1 000 U/mL 或 1 210 ng/mL(结果达到 50 000 U/mL 或 60 500 ng/mL样本应作 50 倍稀释)。

11.2·稀释：高于检测范围的标本可用通用稀释液稀释。建议 1∶50 稀释。稀释后的标本 AFP 含量必须高于 20 U/mL(24 ng/mL)。如用手工稀释,结果应乘上稀释倍数。

12. 危急值（适当时）

不适用。

13. 临床意义

13.1·AFP 来源于卵黄囊、未分化肝细胞和胎儿胃肠道。70％～95％的原发性肝癌患者的 AFP 升高,越是晚期,AFP 含量越高。但尚未发现 AFP 含量与肿瘤大小、恶性程度等有关系。AFP 含量显著升高一般提示原发性肝细胞癌。在转移性肝癌中,AFP 一般低于 350～400 U/mL。AFP 中度升高也常见于酒精性肝硬化、急性肝炎及 HBsAg 携带者。

13.2·不推荐将 AFP 用于普通人群的癌症筛查。孕妇血清或羊水 AFP 升高提示胎儿脊柱裂、无脑症、食管闭锁或多胎,AFP 降低(结合孕妇年龄)提示未出生的婴儿有唐氏综合征的危险性。

13.3·原发性肝细胞癌血清中 AFP 明显升高,约有 75％的患者 AFP＞500 ng/mL,但也有 18％～25％患者可无 AFP 升高,值得注意。病毒性肝炎、肝硬化 AFP 有不同程度的升高,但其水平常＜500 ng/mL,个别慢性活动性肝炎患者在活动期其水平可达 800～1 000 ng/mL,应结合影像学综合分析,并定期动态监测。实际上大部分患者＜100 ng/mL。AFP 升高的原因,主要是由于受损伤的肝细胞再生而幼稚化时,肝细胞便重新具有产生 AFP 的能力,随着受损肝细胞的修复 AFP 逐渐恢复正常。生殖腺胚胎性肿瘤血清中 AFP 可见升高。

13.4·妊娠 3 个月后,血清 AFP 开始升高,7～8 个月时达到高峰,一般含量在 400 ng/mL 以下,分娩后 3 周恢复正常。孕妇血清中 AFP 异常升高,应考虑有胎儿神经管缺损畸形的可能性。

14. 注意事项

14.1·患有恶性疾病的患者 AFP 的水平可能会处于正常范围。患有肝硬化、肝炎、酪氨酸血症的患者 AFP 水平可能升高。因此,AFP 检测更适合用于疗效监控和随访,以及与组织学检查结果进行对比。AFP 血清水平必须结合临床表现和其他的诊断方法进行综合判断。任何的治疗决定都要基于病例个案而作出。

14.2·细菌污染或热灭活的样本可能影响实验结果。

14.3·干扰因素:该方法不受黄疸(胆红素＜1 128.6 μmol/L)、溶血(血红蛋白＜22 g/L)、脂血(脂质＜1 500 mg/dL)和生物素＜60 ng/mL 等干扰。不受类风湿因子干扰(1 500 U/mL)。37 种常用药物经试验对本测定无干扰。接受高剂量生物素(＞5 mg/d)治疗的患者,至少要等最后一次摄入生物素 8 h 后才能采血。不受类风湿因子干扰(1 500 U/mL)。AFP 浓度高达 1×10^6 U/mL(1.21×10^6 ng/mL)也不出现钩状效应。接受过小鼠单抗治疗或诊断的患者会出现假阳性反应。

参考文献

[1] 尚红,王毓三,申子瑜.全国临床检验操作规程[M].4 版.北京:人民卫生出版社,2015.
[2] 中国合格评定国家认可委员会.医学实验室质量和能力认可准则:CNAS－CL02:2023[S/OL].(2023－06－01)[2023－09－26].https://www.cnas.org.cn/rkgf/sysrk/jbzz/2023/06/911424.shtml.

(关秀茹　黄　晶)

异常凝血酶原定量检测标准操作规程

××医院检验科免疫组作业指导书	文件编号：××-JYK-××-××-××	
版次/修改：第 版/第 次修改	生效日期：	第 页 共 页
编写人：	审核人：	批准人：

1. 目的

规范操作流程,保证异常凝血酶原定量的准确性和可靠性。

2. 原理

2.1 · 孵育：将包被了抗 DCP 抗体的磁性粒子及碱性磷酸酶标记的抗 DCP 抗体与样本进行混合。样本中的 DCP 与抗 DCP 抗体结合形成一种抗 DCP 抗体 - DCP - 抗 DCP 抗体酶标记物的磁性粒子免疫复合物。

2.2 · 清洗去除游离的酶标记抗体后,加入化学发光底物到免疫复合物中。通过全自动化学发光免疫分析仪检测到酶反应产生的发光信号,检测到的发光强度与样本中 DCP 浓度相关,全自动化学发光免疫分析仪可计算出样本中 DCP 的浓度值。

3. 标本采集

3.1 · 标本只有按照下列方法收集,检测结果才能被接受。

3.1.1 血清标本采集用标准样本试管或含分离胶的试管。标本在 2～8℃可稳定 7 天,−20℃可稳定 3 个月。含沉淀的标本使用前需离心。

3.1.2 确保患者样本、定标物、质控物在测试前温度达到室温 20～25℃。为减少挥发的影响,放在分析仪上的样本、定标物、质控物应在 2 h 内测试完。

3.2 · 标本的准备：新鲜样本、冻后脂血样品、预处理的样本或冷冻样品变混浊,必须离心(大约 15 000 g 10 min,或 2 000～3 500 r/min 5～10 min)澄清,方可进行检测。

3.3 · 患者准备的一般要求：患者在采血前 24 h 内应避免运动和饮酒,不宜改变饮食习惯和睡眠习惯。一般主张在禁食 12 h 后空腹取血,门诊患者提倡静坐 15 min 后再采血。

4. 仪器和试剂

4.1 · 仪器：××全自动化学发光免疫分析系统。

4.2 · 试剂使用：试剂盒中的试剂是一个整体,打开后可立即使用,不能被分开。正确操作需要的所有信息可通过相应的试剂条码读取。

4.3 · 试剂组成

4.3.1 标记抗体 8 mL,AP 酶标记的抗 DCP 单克隆抗体,Tris 缓冲液,BSA。

4.3.2 包被抗体 5 mL,磁性粒子包被的抗 DCP 单克隆抗体,PBS,BSA。

4.3.3 校准品 1(CAL - 1),0.5 mL×2,冻干品：BSA,海藻糖,新生牛血清。校准品 2(CAL - 2),0.5 mL×2,冻干品：BSA,海藻糖,新生牛血清。

4.3.4 校准品稀释液,1.0 mL×2,纯化水。

4.3.5 配套质控品。

4.4 · 其他材料：标准曲线卡(条码)：内含标准曲线信息及校准品靶值信息,清洗液,底物液、一次性反应槽。

4.5·储存及稳定性

4.5.1　存放在2～8℃。为了确保使用前自动混匀期间提供足够量的磁性微粒,试剂盒储存时,切莫倒置。

4.5.2　稳定性:未开封2～8℃,可稳定至标明的保质期;开封后2～8℃,4周。

5. 性能参数

符合行业相关标准或厂家试剂说明书中声明的性能。

6. 校准

根据 CNAS－CL02:2012 条款 5.3.2.5 要求,检验项目校准及校准验证周期应遵循制造商建议。

6.1·溯源性:本测定方法可溯源至 FUJIREBIO INC.异常凝血酶原测定(化学发光法)。

6.2·定标频率:必须使用新鲜试剂对每批次试剂进行一次定标(即试剂盒上机登入后的 24 h 内)。下列情况建议重新定标:使用同一批试剂的 1 个月后(28 天);7 天后(在分析仪上使用同一试剂盒);根据需要;质控结果超出范围时,比如质控结果在规定的限值外。若两水平质控均在控,则定标曲线可延至试剂及质控批号更换。

6.3·定标验证:分析仪软件自动检查曲线的有效性,注意任何偏差。

7. 操作步骤

7.1·试剂准备

7.1.1　在使用前分析仪自动使微粒处于悬浮状态。通过各试剂条形码可读取其详细实验参数。在少数情况下,分析仪无法自动读取信息时,请输入标签上的 16 位数字序列。

7.1.2　将各试剂降温至 20℃左右,放到分析仪的试剂盘(20℃)上,避免泡沫产生。

7.2·检测操作:按仪器的标准操作规程进行。

8. 质量控制

8.1·质控品:可使用第三方质控品/配套质控品。

8.2·保存条件:未开瓶的试剂于 2～8℃保存,可在有效期内保持稳定,稀释的试剂于 2～8℃可稳定 2 周。

8.3·质控频率:每天开机后标本测试前;仪器维修或保养后。

8.4·检测方法:检测方法同日常标本。

8.5·结果判断:将质控结果输入质控软件,与靶值比较,定期评估结果稳定性。如出现失控,应查明原因并及时纠正,在确认重新恢复在控状态后开始进行标本检测,并评估本次失控至上次在控间的患者标本。

8.6·新到批号的质控品需按照日常标本的检测方法连续检测 20 次,确定本实验室的靶值及质控可接受范围。

9. 被测量值的测量不确定度(相关时)

具体参见 AFP 标准操作规程的相关内容。

10. 生物参考区间或临床决定值

对每一个标本,仪器会自动计算异常凝血酶原含量,单位是 ng/mL。血清异常凝血酶原生物参考区间为<40 ng/mL。

11. 检验结果的可报告区间

11.1·检测范围：5～20 000 ng/mL。如果测定值低于最低检测限，报告为＜5.00 ng/mL。如果测定值高于检测范围，报告为＞20 000 ng/mL。

11.2·稀释：异常凝血酶原浓度高于检测范围的标本可用通用稀释液稀释，建议 1∶10 稀释。

12. 危急值（适当时）

不适用。

13. 临床意义

13.1·凝血酶原是一类在肝脏合成的、依赖于维生素 K 的血清凝血因子。在缺乏维生素 K 的情况下，肝细胞不能合成正常的依赖维生素 K 的凝血因子（Ⅱ、Ⅶ、Ⅸ、Ⅹ），只能合成无凝血功能的异常凝血酶原。由于脱羧基凝血酶原不能通过结合钙离子与磷脂联结，因此存在功能缺陷。

13.2·肝细胞癌时，凝血原前体的合成发生异常，凝血原前体羧化不足，从而生成大量的 DCP，在肝细胞癌中出现特异性上升。为与 AFP 无关的辅助标志物，对已确诊的肝癌患者进行动态监测以辅助判断疾病进展及治疗效果，浓度高低与肿瘤大小、生长、恶性程度及分级/分期并无直接关系。对复发的辅助诊断有用性也有报道，用于配合图像诊断等的肝细胞癌的辅助诊断。肝炎，肝硬化，酒精肝也可能造成 DCP 升高。服用维生素 K 拮抗剂（如华法林）使用抗生素，该指标可能升高，在其他情况如服用维生素 K，该指标可能降低。临床诊断主要以病理学、影像学等诊断方法为准。

14. 注意事项

14.1·经维生素 K 拮抗剂给药的患者样本中，DCP 量可能有所减少。

14.2·维生素 K 拮抗剂（华法林等）和抗生素给药可能导致 DCP 升高。

14.3·样品中含有红细胞及其他有形成分、沉淀物、悬浮物时，可能会影响检测结果。

14.4·干扰因素：该方法不受黄疸（胆红素＜65 mg/dL）、溶血（血红蛋白＜22 g/L）、脂血（脂质＜1 500 mg/dL）等干扰（标准：最初值的批内回收±10%）。风湿因子干扰（1 500 U/mL），凝血酶原（150 μg/mL），抗坏血酸（0.5 mg/mL），乙酰水杨酸（0.5 mg/mL），葡萄糖（10 mg/mL），胆红素（2 000 ng/mL），血红蛋白（20 g/L）不会对试剂盒检测信息产生干扰。DCP 浓度超过 37 500 ng/mL 时会出现 HOOK 效应，但检测结果均为阳性，不影响临床诊断。试剂含有鼠单克隆抗体，接受过小鼠单抗治疗或诊断的患者会出现错误报告，测定结果应结合患者病史、临床其他检查结果综合起来进行诊断。

参考文献

[1] 尚红，王毓三，申子瑜.全国临床检验操作规程[M].4 版.北京：人民卫生出版社，2015.

[2] 中国合格评定国家认可委员会.医学实验室质量和能力认可准则：CNAS－CL02：2023[S/OL].（2023－06－01）[2023－09－26].https://www.cnas.org.cn/rkgf/sysrk/jbzz/2023/06/911424.shtml.

（关秀茹　黄　晶）

血清癌胚抗原(CEA)定量检测标准操作规程

××医院检验科免疫组作业指导书	文件编号：××-JYK-××-××-××	
版次/修改：第　版/第　次修改	生效日期：	第　页　共　页
编写人：	审核人：	批准人：

1. 目的

规范操作流程，保证血清癌胚抗原(CEA)定量的准确性和可靠性。

2. 原理

采用双抗体夹心法原理，整个过程 18 min 完成。

2.1・第 1 步孵育：10 μL 标本、生物素化的单克隆 CEA 特异抗体和钌(Ru)标记的单克隆 CEA 特异抗体混匀，形成夹心复合物。

2.2・第 2 步孵育：加入链霉亲和素包被的微粒，让上述形成的复合物通过生物素与链霉亲和素间的反应结合到微粒上。

2.3・第 3 步：反应混合液吸到测量池中，微粒通过磁铁吸附到电极表面上，未结合的物质被清洗液洗去，电极加电压后产生化学发光，通过光电倍增管进行测定。检测结果由机器自动从标准曲线上查出。此曲线由仪器通过 2 点定标校正，由从试剂条形码扫描入仪器的原版标准曲线而得。

3. 标本采集

3.1・标本只有按照下列方法收集，检测结果才能被接受。

3.1.1　血清标本采集用标准样本试管或含分离胶的试管。标本在 2～8℃可稳定 7 天，−20℃可稳定 3 个月。含沉淀的标本使用前需离心。

3.1.2　确保患者样本、定标物、质控物在测试前温度达到室温 20～25℃。为减少挥发的影响，放在分析仪上的样本、定标物、质控物应在 2 h 内测试完。

3.2・标本的准备：新鲜样本、冻后脂血样品、预处理的样本或冷冻样品变混浊，必须离心（大约 15 000 g 10 min，或 2 000～3 500 r/min 5～10 min）澄清，方可进行检测。

3.3・患者准备的一般要求：患者在采血前 24 h 内应避免运动和饮酒，不宜改变饮食习惯和睡眠习惯。一般主张在禁食 12 h 后空腹取血，门诊患者提倡静坐 15 min 后再采血。

4. 仪器和试剂

4.1・仪器：××全自动电化学发光免疫分析系统。

4.2・试剂使用：试剂盒中的试剂是一个整体，打开后可立即使用，不能被分开。正确操作需要的所有信息可通过相应的试剂条码读取。

4.3・试剂组成

4.3.1　M：链霉亲和素包被的微粒(透明瓶盖)，1 瓶，6.5 mL。粒子浓度 0.72 mg/mL，生物素结合能力：470 ng 生物素/mg 粒子。含防腐剂。

4.3.2　R1：生物素化的抗 CEA 单克隆抗体(灰色瓶盖)，1 瓶，8 mL。浓度 7.5 mg/L，磷酸缓冲液 100 mmol/L，pH6.0。含防腐剂。

4.3.3　R2：Ru（bpy）3²⁺ 标记的抗 CEA 单克隆抗体（黑色瓶盖），1 瓶，8 mL。浓度 4.0 mg/L，磷酸缓冲液 100 mmol/L，pH6.5。含防腐剂。

4.3.4　CEA 定标液（CalSet），4×1 mL。

4.3.5　肿瘤标志物质控品。

4.4·其他材料：分析杯和 Elecsys 分析吸头（移液管吸头加样枪头）、通用稀释液、ProCell 系统缓冲液、CleanCell 检测池洗液、SysWash（附加洗液）、SysClean 系统清洗、ProCell M 系统缓冲液、ProbeWash M 清洗液、废物袋。

4.5·储存及稳定性

4.5.1　存放在 2～8℃。为了确保使用前自动混匀期间提供足够量的磁性微粒，试剂盒储存时，切莫倒置。

4.5.2　稳定性：未开封 2～8℃，可稳定至标明的保质期；开封后 2～8℃，12 周；放置在仪器上，8 周（交替贮存在冰箱内和仪器上，室温 20～25℃，开瓶使用时间累计约 20 h）。

5. 性能参数

符合行业相关标准或厂家试剂说明书中声明的性能。

6. 校准

根据 CNAS‐CL02：2012 条款 5.3.2.5 要求，检验项目校准及校准验证周期应遵循制造商建议。

6.1·溯源性：本测定方法可溯源至第 1 代 IRP WHO 参考标准 73/601。每个 ElecsysCEA 试剂组带有一个含有各批试剂定标具体信息的条码标签。预先确定的主曲线适用于用 CEACalSet 试剂盒进行测定的分析仪。

6.2·定标频率：必须使用新鲜试剂对每批次试剂进行一次定标（即试剂盒上机登入后的 24 h 内）。下列情况建议重新定标：使用同一批试剂的 1 个月后（28 天）；7 天后（在分析仪上使用同一试剂盒）；根据需要，质控结果超出范围时，比如质控结果在规定的限值外。若两水平质控均在控，则定标曲线可延至试剂及质控批号更换。

6.3·定标验证：分析仪软件自动检查曲线的有效性，注意任何偏差。

7. 操作步骤

7.1·试剂准备

7.1.1　在使用前分析仪自动使微粒处于悬浮状态。通过各试剂条形码可读取其详细实验参数。在少数情况下，分析仪无法自动读取信息时，请输入标签上的 15 位数字序列。

7.1.2　将各试剂降温至 20℃左右，放到分析仪的试剂盘（20℃）上，避免泡沫产生。分析仪将自动调节反应温度及各试剂瓶瓶盖的开关状态。

7.2·检测操作：按仪器的标准操作规程进行。

8. 质量控制

8.1·质控品：可使用第三方质控品/配套质控品。

8.2·保存条件：未开瓶的试剂于 2～8℃保存，可在有效期内保持稳定，稀释的试剂于 2～8℃可稳定 2 周。

8.3·质控频率：每天开机后标本测试前，或仪器维修或保养后。

8.4·检测方法：检测方法同日常标本。

8.5・结果判断：将质控结果输入质控软件，与靶值比较，定期评估结果稳定性。如出现失控，应查明原因并及时纠正，在确认重新恢复在控状态后开始进行标本检测，并评估本次失控至上次在控间的患者标本。

8.6・新到批号的质控品需按照日常标本的检测方法连续检测 20 次，确定本实验室的靶值及质控可接受范围。

9. 被测量值的测量不确定度（相关时）

具体参见 AFP 标准操作规程的相关内容。

10. 生物参考区间或临床决定值

对每一个标本，仪器会自动计算 CEA 含量，单位是 ng/mL。1 ng/mL CEA 相当于 16.9 mU/mL。本实验室血清 CEA 生物参考区间为<5 ng/mL。

11. 检验结果的可报告区间

11.1・检测范围：0.200～1 000 ng/mL（由 master 定标曲线的最低检测限与最高检测限决定）。如果测定值低于最低检测限，报告为<0.200 ng/mL。如果测定值高于检测范围，报告为>1 000 ng/mL（结果达到 50 000 ng/mL 样本应作 50 倍稀释）。

11.2・稀释：CEA 浓度高于检测范围的标本可用通用稀释液稀释。建议 1：50 稀释（既可以自动稀释也可以手工稀释）。稀释后的标本 CEA 含量必须高于 20 ng/mL。如用手工稀释，结果应乘上稀释倍数。如果是机器自动稀释，软件会自动计算结果。

12. 危急值（适当时）

不适用。

13. 临床意义

13.1・CEA 主要来源于胎儿的胃、肠道和血液。在正常成人的肠道、胰腺和肝组织中也有少量存在。出生后，CEA 的形成被抑制，因此，在正常成人的血液中 CEA 很难测出。

13.2・患有结肠腺癌的患者，CEA 含量通常很高。而在20%～50%的消化系统良性疾病及胰腺、肝脏及肺部疾病中（肝硬化、慢性肝炎、胰腺炎、Crohn 病、溃疡性大肠炎、肺气肿），CEA 含量通常不超过 10 ng/mL。吸烟者也常见 CEA 升高。CEA 测定主要用于指导结肠癌治疗及追踪。CEA 测定不适用于普通人群的癌症筛查，因为 CEA 正常不能排除恶性疾病的存在。

14. 注意事项

14.1・恶性肿瘤患者 CEA 水平可能也在参考范围内。在某些良性疾病如肝硬化、病毒性肝炎、胰腺或胃肠功能失调中也可能发现 CEA 水平升高。吸烟及酒精也可以导致 CEA 浓度升高。

14.2・细菌污染或热灭活的样本可能影响实验结果。

14.3・样本中加入了 HAMA 中和试剂，只有极高浓度的 HAMA（人抗鼠抗体）会机会性地影响检测结果。

14.4・干扰因素：黄疸（胆红素<1 129 μmol/L 或<66 mg/dL）、溶血（Hb<1.4 mmol/L 或<22 g/L）、脂血（脂肪乳剂<1 500 mg/dL）和生物素<491 nmol/L 或<120 ng/mL 时检测结果不受干扰。接受高剂量生物素（>5 mg/d）治疗的患者，至少要等最后一次摄入生物素 8 h 后才能采血。不受类风湿因子干扰（1 500 U/mL）。CEA 浓度高达 200 000 ng/mL 也不出现钩状效应。试剂含有鼠单克隆抗体,接受过小鼠单抗治疗或诊断的患者会出现错误报告。与 AFP 和 α_1 酸性糖蛋白没有交叉反应。

参考文献

[1] 尚红,王毓三,申子瑜.全国临床检验操作规程[M].4 版.北京:人民卫生出版社,2015.

[2] 中国合格评定国家认可委员会.医学实验室质量和能力认可准则:CNAS - CL02:2023[S/OL].(2023 - 06 - 01)[2023 - 09 - 26].https://www.cnas.org.cn/rkgf/sysrk/jbzz/2023/06/911424.shtml.

(关秀茹 黄 晶)

血清糖链抗原125(CA125)定量检测标准操作规程

××医院检验科免疫组作业指导书		文件编号：××-JYK-××-××-××	
版次/修改：第　　版/第　　次修改		生效日期：	第　　页共　　页
编写人：	审核人：		批准人：

1. 目的

规范操作流程,保证血清糖链抗原125(CA125)定量检测的准确性和可靠性。

2. 原理

采用双抗体夹心法原理,整个过程18 min完成。

2.1·第1步孵育:20 μL标本、生物素化的单克隆CA125特异抗体和钌(Ru)标记的单克隆CA125特异抗体混匀,形成夹心复合物。

2.2·第2步孵育:加入链霉亲和素包被的微粒,让上述形成的复合物通过生物素与链霉亲和素间的反应结合到微粒上。

2.3·第3步:反应混合液吸到测量池中,微粒通过磁铁吸附到电极表面上,未结合的物质被清洗液洗去,电极加电压后产生化学发光,通过光电倍增管进行测定。检测结果由机器自动从标准曲线上查出。此曲线由仪器通过2点定标校正,由从试剂条形码扫描入仪器的原版标准曲线而得。

3. 标本采集

3.1·标本只有按照下列方法收集,检测结果才能被接受。

3.1.1　血清标本采用用标准样本试管或含分离胶的试管。标本在2～8℃可稳定7天,−20℃可稳定3个月。含沉淀的标本使用前需离心。

3.1.2　确保患者样本、定标物、质控物在测试前温度达到室温20～25℃。为减少挥发的影响,放在分析仪上的样本、定标物、质控物应在2 h内测试完。

3.2·标本的准备:新鲜样本、冻后脂血样品、预处理的样本或冷冻样品变混浊,必须离心(大约15 000 g 10 min,或2 000～3 500 r/min 5～10 min)澄清,方可进行检测。

3.3·患者准备的一般要求:患者在采血前24 h内应避免运动和饮酒,不宜改变饮食习惯和睡眠习惯。一般主张在禁食12 h后空腹取血,门诊患者提倡静坐15 min后再采血。

4. 仪器和试剂

4.1·仪器:××全自动电化学发光免疫分析系统。

4.2·试剂使用:试剂盒中的试剂是一个整体,打开后可立即使用,不能被分开。正确操作需要的所有信息可通过相应的试剂条码读取。

4.3·试剂组成

4.3.1　M:链霉亲和素包被的微粒(透明瓶盖),1瓶,6.5 mL。粒子浓度0.72 mg/mL,生物素结合能力:470 ng生物素/mg粒子。含防腐剂。

4.3.2　R1:生物素化的抗CA125单克隆抗体(灰色瓶盖),1瓶,9 mL。浓度1 mg/L,磷酸缓冲液100 mmol/L,pH7.4。含防腐剂。

4.3.3　R2：Ru(bpy)3^{2+} 标记的抗 CA125 单克隆抗体(黑色瓶盖)，1 瓶，9 mL，浓度 1.0 mg/L，磷酸缓冲液 100 mmol/L，pH7.4。含防腐剂。

4.4 · 其他材料：CA125 定标液、肿瘤标志物质控品、分析杯和 Elecsys 分析吸头(移液管吸头加样枪头)、通用稀释液、ProCell 系统缓冲液、CleanCell 检测池洗液、SysWash(附加洗液)、SysClean 系统清洗、ProCell M 系统缓冲液、ProbeWash M 清洗液、废物袋。

4.5 · 储存及稳定性

4.5.1　存放在 2~8℃。为了确保使用前自动混匀期间提供足够量的磁性微粒，试剂盒储存时，切莫倒置。

4.5.2　稳定性：未开封 2~8℃，可稳定至标明的保质期；开封后 2~8℃，12 周；放置在仪器上，8 周(交替贮存在冰箱内和仪器上，室温 20~25℃，开瓶使用时间累计约 20 h)。

5. 性能参数

符合行业相关标准或厂家试剂说明书中声明的性能。

6. 校准

根据 CNAS - CL02：2012 条款 5.3.2.5 要求，检验项目校准及校准验证周期应遵循制造商建议。

6.1 · 溯源性：该检测方法可溯源至酶免 CA125 Ⅱ 方法。并依次溯源至 Fujirebio Diagnostics 的 CA125 Ⅱ RIA。每批 Elecsys 试剂套装都有条形码标签，条形码含有特定批次试剂对应的特定定标信息。预先确定的一级定标曲线适用于采用相关定标液试剂盒进行测定的分析仪。

6.2 · 定标频率：必须使用新鲜试剂对每批次试剂进行一次定标(即试剂盒上机登入后的 24 h 内)。下列情况建议重新定标：使用同一批试剂的 1 个月后(28 天)；7 天后(在分析仪上使用同一试剂盒)；根据需要，质控结果超出范围时，比如质控结果在规定的限值外。若两水平质控均在控，则定标曲线可延至试剂及质控批号更换。

6.3 · 定标验证：分析仪的软件会自动检查定标曲线的有效性及任何偏离。

7. 操作步骤

7.1 · 试剂准备

7.1.1　在使用前分析仪自动使微粒处于悬浮状态。通过各试剂条形码可读取其详细实验参数。在少数情况下，分析仪无法自动读取信息时，请输入标签上的 15 位数字序列。

7.1.2　将各试剂降温至 20℃左右，放到分析仪的试剂盘(20℃)上，避免泡沫产生。分析仪将自动调节反应温度及各试剂瓶瓶盖的开关状态。

7.2 · 检测操作：按仪器的标准操作规程进行。

8. 质量控制

8.1 · 质控品：可使用第三方质控品/配套质控品。

8.2 · 保存条件：未开瓶的试剂于 2~8℃保存，可在有效期内保持稳定，稀释的试剂于 2~8℃可稳定 2 周。

8.3 · 质控频率：每天开机后标本测试前，或仪器维修或保养后。

8.4 · 检测方法：检测方法同日常标本。

8.5 · 结果判断：将质控结果输入质控软件，与靶值比较，定期评估结果稳定性。如出现失控,应查明原因并及时纠正,在确认重新恢复在控状态后开始进行标本检测,并评估本次失控至上次在控间的患者标本。

8.6·新到批号的质控品需按照日常标本的检测方法连续检测 20 次,确定本实验室的靶值及质控可接受范围。

9. 被测量值的测量不确定度(相关时)

具体参见 AFP 标准操作规程的相关内容。

10. 生物参考区间或临床决定值

对每一个标本,分析仪会自动计算 CA125 含量,单位是 U/mL 或 U/L 或 kU/L。本实验室血清 CA125 生物参考区间为≤35 U/mL,或男性≤24 U/mL,女性(18~49 岁)≤47 U/mL,女性(≥50 岁)≤25 U/mL。

11. 检验结果的可报告区间

11.1·检测范围:0.600~5 000 U/mL(由 master 定标曲线的最低检测限与最高检测限决定)。

11.2·如果测定值低于最低检测限,报告为<0.600 U/mL,如果测定值高于检测范围,报告为>5 000 U/mL(结果达到 25 000 U/mL 样本应作 50 倍稀释)。

12. 危急值(适当时)

不适用。

13. 临床意义

13.1·CA125 被发现存在于羊膜和体腔上皮中,这些组织是存在于胎儿的器官。成人器官组织中,CA125 存在于输卵管上皮、子宫内膜、子宫颈内。

13.2·检测值升高有时可见于多种良性妇科疾病(如卵巢囊肿、卵巢变性、内膜炎、子宫肌瘤、宫颈炎)。轻度升高可发生于妊娠早期和多种良性疾病(如急性和慢性胰腺炎、胃肠道疾病、肾功能衰竭、自身免疫病等)。明显升高也可见于肝硬化、肝炎。各种恶性肿瘤引起的腹水也可见 CA125 升高。CA125 升高可见于卵巢癌患者外,还可见于子宫内膜癌、乳腺癌、胃肠道癌和其他恶性肿瘤。尽管 CA125 是非特异的指标,却是迄今为止用于监测卵巢癌患者治疗效果、观察疾病发展最重要的指标。在最初诊断中,CA125 的敏感性依赖于 FIGO 分期。高肿瘤分期与高 CA125 水平相关。

13.3·CA125 检测的敏感性和特异性通过比较诊断为卵巢癌(FIGO 分期Ⅰ~Ⅳ)的患者和良性妇科肿瘤的患者进行评估。cut-off 值为 65 U/mL,CA125 Ⅱ的敏感性是 79%,特异性是 82%。如果要求的特异性高则 cut-off 值应升高。理想的临床值为 150 U/mL(敏感性是 69%,特异性 93%)。如果 cut-off 值设定特异性为 95%,则敏感性为 63%。

14. 注意事项

14.1·恶性肿瘤患者检测结果可能低于临界值。高值结果能在良性疾病的患者中发现。妊娠期间,CA125 的浓度值可能超过临界值。

14.2·细菌污染或热灭活的样本可能影响实验结果。

14.3·样本中加入了 HAMA 中和试剂,只有极高浓度的 HAMA(人抗鼠抗体)会机会性地影响检测结果。

14.4·干扰因素:在黄疸(胆红素<1 129 μmol/L 或<66 mg/dL)、溶血(Hb<2.0 mmol/L

或<32 g/L)、脂血(脂肪乳剂<2 000 mg/dL)及生物素<143 nmol/L 或<35 ng/mL 时,测定不受干扰。对于接受高剂量生物素治疗的患者(即>5 mg/d),必须在末次生物素治疗后至少 8 h 采集样本。类风湿因子低于 1 200 U/mL 时,检测结果不受影响。CA125 浓度低于50 000 U/mL 时无高剂量钩状效应。体外对 27 种常用药物进行试验,未发现有药物影响检测结果。少数病例中针对分析物特异性抗体、链霉亲和素或钌抗体的极高滴度抗体会影响检测结果,通过适当的实验设计可将影响因素降到最低。

参考文献

[1] 尚红,王毓三,申子瑜.全国临床检验操作规程[M].4 版.北京:人民卫生出版社,2015.

[2] 中国合格评定国家认可委员会.医学实验室质量和能力认可准则:CNAS - CL02:2023[S/OL].(2023 - 06 - 01)[2023 - 09 - 26].https://www.cnas.org.cn/rkgf/sysrk/jbzz/2023/06/911424.shtml.

(关秀茹 黄 晶)

人附睾蛋白 4(HE4)定量检测标准操作规程

××医院检验科免疫组作业指导书		文件编号：××–JYK–××–××–××	
版次/修改：第　　版/第　　次修改		生效日期：	第　　页 共　　页
编写人：	审核人：		批准人：

1. 目的

规范操作流程,保证血清人附睾蛋白(HE4)定量检测的准确性和可靠性。

2. 原理

采用双抗体夹心法原理,整个过程 18 min 完成。

2.1·第 1 次孵育:10 μL 标本、生物素化的 HE4 特异性单克隆抗体和钌复合体标记的 HE4 特异性单克隆抗体一起孵育,形成抗原抗体夹心复合物。

2.2·第 2 次孵育:加入链霉亲和素包被的磁珠微粒后,该复合体通过生物素与链霉亲和素的相互作用与固相结合。

2.3·将反应液吸入测量池中,通过电磁作用将磁珠吸附在电极表面。未与磁珠结合的物质通 ProCell/ProCell M 除去。给电极加以一定的电压,使复合体化学发光,并通过光电倍增器测量发光强度。

3. 标本采集

3.1·标本只有按照下列方法收集,检测结果才能被接受。

3.1.1　血清标本采集用标准样本试管或含分离胶的试管。标本在 2～8℃可稳定 7 天,−20℃可稳定 3 个月。含沉淀的标本使用前需离心。

3.1.2　确保患者样本、定标物、质控物在测试前温度达到室温 20～25℃。为减少挥发的影响,放在分析仪上的样本、定标物、质控物应在 2 h 内测试完。

3.2·标本的准备:新鲜样本、冻后脂血样品、预处理的样本或冷冻样品变混浊,必须离心(大约 15 000 g 10 min,或 2 000～3 500 r/min 5～10 min)澄清,方可进行检测。

3.3·患者准备的一般要求:患者在采血前 24 h 内应避免运动和饮酒,不宜改变饮食习惯和睡眠习惯。一般主张在禁食 12 h 后空腹取血,门诊患者提倡静坐 15 min 后再采血。

4. 仪器和试剂

4.1·仪器:××全自动电化学发光免疫分析系统。

4.2·试剂使用:试剂盒中的试剂是一个整体,打开后可立即使用,不能被分开。正确操作需要的所有信息可通过相应的试剂条码读取。

4.3·试剂组成

4.3.1　M:M 链霉亲和素包被的磁珠微粒(透明瓶盖),1 瓶,6.5 mL:包被链霉亲和素的磁珠微粒,0.72 mg/mL;防腐剂。

4.3.2　生物素化的抗 HE4 抗体(灰盖),1 瓶,10 mL:生物素化的抗 HE4 单克隆抗体(小鼠),浓度 0.75 mg/L;磷酸缓冲液 100 mmol/L,pH6.5;防腐剂。

4.3.3　R2:抗 HE4 抗体–Ru(bpy)3^{2+}（黑盖),1 瓶,10 mL:钌复合体标记单克隆抗 HE4

抗体(小鼠)1.5 mg/L;磷酸盐缓冲液 100 mmol/L,pH7.4;防腐剂。

4.4·其他材料:HE4 定标液、肿瘤标志物质控品、分析杯和 Elecsys 分析吸头(移液管吸头加样枪头)、通用稀释液、ProCell 系统缓冲液、CleanCell 检测池洗液、SysWash(附加洗液)、SysClean 系统清洗、ProCell M 系统缓冲液、ProbeWash M 清洗液、废物袋。

4.5·储存及稳定性

4.5.1　存放在 2～8℃。为了确保使用前自动混匀期间提供足够量的磁性微粒,试剂盒储存时,切莫倒置。

4.5.2　稳定性:未开封 2～8℃,可稳定至标明的保质期;开封后 2～8℃,12 周;放置在仪器上,8 周(交替贮存在冰箱内和仪器上,室温 20～25℃,开瓶使用时间累计约 20 h)。

5. 性能参数

符合行业相关标准或厂家试剂说明书中声明的性能。

6. 校准

根据 CNAS - CL02:2012 条款 5.3.2.5 要求,检验项目校准及校准验证周期应遵循制造商建议。

6.1·溯源性:该检测方法可溯源至酶免 HE4 方法。并依次溯源至 Fujirebio Diagnostics 的 HE4 RIA。每批 Elecsys 试剂套装都有条形码标签,条形码含有特定批次试剂对应的特定定标信息。预先确定的一级定标曲线适用于采用相关定标液试剂盒进行测定的分析仪。

6.2·定标频率:必须使用新鲜试剂对每批次试剂进行一次定标(即试剂盒上机登入后的 24 h 内)。下列情况建议重新定标:使用同一批试剂的 1 个月后(28 天);7 天后(在分析仪上使用同一试剂盒);根据需要,质控结果超出范围时,比如质控结果在规定的限值外。若两水平质控均在控,则定标曲线可延至试剂及质控批号更换。

6.3·定标验证:分析仪的软件会自动检查定标曲线的有效性及任何偏离。

7. 操作步骤

7.1·试剂准备

7.1.1　在使用前分析仪自动使微粒处于悬浮状态。通过各试剂条形码可读取其详细实验参数。在少数情况下,分析仪无法自动读取信息时,请输入标签上的 15 位数字序列。

7.1.2　将各试剂降温至 20℃左右,放到分析仪的试剂盘(20℃)上,避免产生泡沫。分析仪将自动调节反应温度及各试剂瓶瓶盖的开关状态。

7.2·检测操作:按仪器的标准操作规程进行。

8. 质量控制

8.1·质控品:可使用第三方质控品/配套质控品。

8.2·保存条件:未开瓶的试剂于 2～8℃保存,可在有效期内保持稳定,稀释的试剂于 2～8℃可稳定 2 周。

8.3·质控频率:每天开机后标本测试前,或仪器维修或保养后。

8.4·检测方法:检测方法同日常标本。

8.5·结果判断:将质控结果输入质控软件,与靶值比较,定期评估结果稳定性。如出现失控,应查明原因并及时纠正,在确认重新恢复在控状态后开始进行标本检测,并评估本次失控至上次在控间的患者标本。

8.6·新到批号的质控品需按照日常标本的检测方法连续检测 20 次,确定本实验室的靶值及质控可接受范围。

9. 被测量值的测量不确定度（相关时）

具体参见 AFP 标准操作规程的相关内容。

10. 生物参考区间或临床决定值

对每一个标本,分析仪会自动计算 HE4 含量,单位是 pmol/L。0～39 岁,0～60.5 pmol/L;40～49 岁,0～76.2 pmol/L;50～59 岁,0～74.3 pmol/L;60～69 岁,0～82.9 pmol/L;≥70 岁,0～104 pmol/L。

11. 检验结果的可报告区间

11.1·检测范围：15.0～150 pmol/L(由 master 定标曲线的最低检测限与最高检测限决定)。

11.2·若标本中 HE4 浓度超过测定范围,则可使用 Diluent MultiAssay 稀释标本。推荐稀释比是 1∶20(自动稀释或者手工稀释)。稀释的标本 SHBG 浓度必须＞78 pmol/L。用手工稀释后,结果应乘稀释因子。稀释后计算样本浓度时,软件可自动将稀释考虑在内。

12. 危急值（适当时）

不适用。

13. 临床意义

13.1·人附睾蛋白 4(HE4,也称为 WFDC2)属于乳清酸性蛋白家族,疑似带有酪氨酸抑制剂特性。

13.2·HE4 最初是在远端附睾上皮细胞中检定。它在包括卵巢在内的呼吸和生殖系统组织上皮中呈低水平表达,但在卵巢癌细胞中高水平表达。高分泌水平还见于卵巢癌患者的血清中。预计 HE4 还有助于上皮卵巢癌的风险评估。

13.3·作为肿瘤标志物,HE4 对于卵巢癌的检测具有较高的灵敏度,尤其是对于Ⅰ期疾病(无症状性早期)。联合 CA125,HE4 在 95％特异性上具有 76.4％的灵敏度。另外,在子宫内膜癌早期,HE4 要比 CA125 更敏感。CA125 正常情况下,HE4 的升高可能意味着存在卵巢癌或其他类型的癌症,如子宫内膜癌。结合其他标志物,如 CA125,HE4 可帮助确定绝经期前和绝经期后妇女的盆腔肿瘤是良性或是恶性。CA125 和 HE4 双重标志物联合是比其中任何一种单用更为精确的癌性疾病预测因素。另外,HE4 可能也是卵巢癌复发的一种重要的早期指标。

14. 注意事项

14.1·样本采集、运输和保存环节影响：不能一针见血、穿刺时间过长、混匀时产生气泡、运输过程中剧烈振荡、不能立即送检放置时间过长等,均可造成检验结果的偏差。

14.2·采血姿势和止血带使用的影响：采血姿势不对、止血带绑的位置不对、止血带扎的过紧、溶血等可造成实验误差。

14.3·样本中的浑浊和颗粒可能对测定有干扰。

14.4·人血清中的异嗜抗体可与免试剂中的抗体发生反应,从而干扰实验室中的免疫测定结果。经常与动物或动物血清产品接触的患者易于受到上述影响,其检测结果可能会出现异常值。

14.5·仪器故障或试剂不稳定。

14.6·干扰因素：黄疸（胆红素<1 130 μmol/L 或<66 mg/dL），溶血（血红蛋白<0.621 mmol/L 或<10 g/L），脂血（脂肪乳剂<2 000 mg/dL）和生物素<205 nmol/L 或<50 ng/mL。检测结果不受类风湿因子影响（RF 不超过 1 500 IU/mL）。HE4 浓度低于 40 000 pmol/mL 时无高剂量钩状效应。体外对 18 种常用药物进行试验未发现会影响检测结果。采用文中给出的浓度监测特殊癌症药物，未发现有药物影响检测结果。少数病例中极高浓度的分析物特异性抗体、链霉亲和素或钌抗体会影响检测结果，通过适宜性的实验设计可将影响因素降到最低。作为诊断指标，必须结合患者病史、临床检查和其他临床资料来综合评估检测结果。

参考文献

［1］尚红，王毓三，申子瑜.全国临床检验操作规程［M］.4 版.北京：人民卫生出版社，2015.

［2］中国合格评定国家认可委员会.医学实验室质量和能力认可准则：CNAS－CL02：2023［S/OL］.（2023－06－01）［2023－09－26］.https://www.cnas.org.cn/rkgf/sysrk/jbzz/2023/06/911424.shtml.

（关秀茹　黄　晶）

血清糖链抗原19-9(CA19-9)定量检测标准操作规程

××医院检验科免疫组作业指导书		文件编号：××-JYK-××-××-××	
版次/修改：第　　版/第　　次修改		生效日期：	第　　页 共　　页
编写人：	审核人：		批准人：

1. 目的

规范操作流程,保证血清糖链抗原19-9(CA19-9)定量的准确性和可靠性。

2. 原理

采用双抗体夹心法原理,整个过程18 min完成。

2.1·第1步孵育：10 μL标本、生物素化的单克隆CA19-9特异抗体和钌(Ru)标记的单克隆CA19-9特异抗体混匀,形成夹心复合物。

2.2·第2步孵育：加入链霉亲和素包被的微粒,让上述形成的复合物通过生物素与链霉亲和素间的反应结合到微粒上。

2.3·第3步：反应混合液吸到测量池中,微粒通过磁铁吸附到电极表面上,未结合的物质被清洗液洗去,电极加电压后产生化学发光,通过光电倍增管进行测定。检测结果由机器自动从标准曲线上查出。此曲线由仪器通过2点定标校正,由从试剂条形码扫描入仪器的原版标准曲线而得。

3. 标本采集

3.1·标本只有按照下列方法收集,检测结果才能被接受。

3.1.1　血清标本采集用标准样本试管或含分离胶的试管。标本在2~8℃可稳定7天,-20℃可稳定3个月。含沉淀的标本使用前需离心。

3.1.2　确保患者样本、定标物、质控物在测试前温度达到室温20~25℃。为减少挥发的影响,放在分析仪上的样本、定标物、质控物应在2 h内测试完。

3.2·标本的准备：新鲜样本、冻后脂血样品、预处理的样本或冷冻样品变混浊,必须离心(大约15 000 g 10 min,或2 000~3 500 r/min 5~10 min)澄清,方可进行检测。

3.3·患者准备的一般要求：患者在采血前24 h内应避免运动和饮酒,不宜改变饮食习惯和睡眠习惯。一般主张在禁食12 h后空腹取血,门诊患者提倡静坐15 min后再采血。

4. 仪器和试剂

4.1·仪器：××全自动电化学发光免疫分析系统。

4.2·试剂使用：试剂盒中的试剂是一个整体,打开后可立即使用,不能被分开。正确操作需要的所有信息可通过相应的试剂条码读取。

4.3·试剂组成

4.3.1　M：链霉亲和素包被的微粒(透明瓶盖),1瓶,6.5 mL。粒子浓度0.72 mg/mL,生物素结合能力：470 ng生物素/mg粒子。含防腐剂。

4.3.2　R1：生物素化的抗CA19-9单克隆抗体(灰色瓶盖),1瓶,10 mL。浓度3 mg/L,磷酸缓冲液100 mmol/L,pH6.5。含防腐剂。

4.3.3　R2：Ru(bpy)3^{2+}标记的抗 CA19 - 9 单克隆抗体（黑色瓶盖），1 瓶，10 mL，浓度 4 mg/L，磷酸缓冲液 100 mmol/L，pH6.5。含防腐剂。

4.4·其他材料：CA19 - 9 定标液、肿瘤标志物质控品、分析杯和 Elecsys 分析吸头（移液管吸头加样枪头）、通用稀释液、ProCell 系统缓冲液、CleanCell 检测池洗液、SysWash（附加洗液）、SysClean 系统清洗、ProCell M 系统缓冲液、ProbeWash M 清洗液、废物袋。

4.5·储存及稳定性

4.5.1　存放在 2～8℃。为了确保使用前自动混匀期间提供足够量的磁性微粒，试剂盒储存时，切莫倒置。

4.5.2　稳定性：未开封 2～8℃，可稳定至标明的保质期；开封后 2～8℃，12 周；放置在仪器上，8 周（交替贮存在冰箱内和仪器上，室温 20～25℃，开瓶使用时间累计约 20 h）。

5. 性能参数

符合行业相关标准或厂家试剂说明书中声明的性能。

6. 校准

根据 CNAS - CL02：2012 条款 5.3.2.5 要求，检验项目校准及校准验证周期应遵循制造商建议。

6.1·溯源性：该检测方法可溯源至酶检测 CA 19 - 9 方法。每个 Elecsys CA 19 - 9 试剂都有一个条形码，包含了各批号试剂定标的具体信息。预先确定的主曲线适用于用 Elecsys CA19 - 9CalSet 试剂盒进行测定的分析仪。

6.2·定标频率：必须使用新鲜试剂对每批次试剂进行一次定标（即试剂盒上机登入后的 24 h 内）。下列情况建议重新定标：使用同一批试剂的 1 个月后（28 天）；7 天后（在分析仪上使用同一试剂盒）；根据需要，质控结果超出范围时，比如质控结果在规定的限值外。若两水平质控均在控，则定标曲线可延至试剂及质控批号更换。

6.3·定标验证：分析仪软件自动检查曲线的有效性，注意任何偏差。

7. 操作步骤

7.1·试剂准备

7.1.1　在使用前分析仪自动使微粒处于悬浮状态。通过各试剂条形码可读取其详细实验参数。在少数情况下，分析仪无法自动读取信息时，请输入标签上的 15 位数字序列。

7.1.2　将各试剂降温至 20℃左右，放到分析仪的试剂盘（20℃）上，避免泡沫产生。分析仪将自动调节反应温度及各试剂瓶瓶盖的开关状态。

7.2·检测操作：按仪器的标准操作规程进行。

8. 质量控制

8.1·质控品：可使用第三方质控品/配套质控品。

8.2·保存条件：未开瓶的试剂于 2～8℃保存，可在有效期内保持稳定，稀释的试剂于 2～8℃可稳定 2 周。

8.3·质控频率：每天开机后标本测试前，或仪器维修或保养后。

8.4·检测方法：检测方法同日常标本。

8.5·结果判断：将质控结果输入质控软件，与靶值比较，定期评估结果稳定性。如出现失控，应查明原因并及时纠正，在确认重新恢复在控状态后开始进行标本检测，并评估本次失控至上次在控间的患者标本。

8.6·新到批号的质控品需按照日常标本的检测方法连续检测 20 次,确定本实验室的靶值及质控可接受范围。

9. 被测量值的测量不确定度

具体参见 AFP 标准操作规程的相关内容。

10. 生物参考区间或临床决定值

结果计算:对每一个标本,仪器会自动计算 CA19-9 含量,单位是 U/mL 或 kU/L。本实验室血清 CA19-9 生物参考区间为≤27 U/mL 或 30 U/mL。

11. 检测结果的可报告区间

11.1·检测范围:0.600~1 000 U/mL(由 master 定标曲线的最低检测限与最高检测限决定)。如果测定值低于最低检测限,报告为<0.600 U/mL。如果测定值高于检测范围,报告为>1 000 U/mL(结果达到 10 000 U/mL 样本应作 50 倍稀释)。

11.2·稀释:CA19-9 高于检测范围的标本可用通用稀释液稀释。建议 1∶10 稀释(既可以自动稀释也可以手工稀释)。稀释后的标本 CA19-9 含量必须高于 50 U/mL。如用手工稀释,结果应乘上稀释倍数。如果是机器自动稀释,软件会自动计算结果。

12. 危急值(适当时)

不适用。

13. 临床意义

13.1·CA19-9 测定有助于胰腺癌(敏感性 70%~87%)的鉴别诊断和病情监测。测定值高低与肿瘤大小无关,但是血清 CA19-9 水平高于 10 000 U/mL 时,几乎均存在外周转移。CA19-9 测定不能用于胰腺癌的早期发现。

13.2·对于肝胆管癌,CA19-9 测定值提供 50%~75% 诊断敏感性。对于胃癌,建议做 CA724 和 CEA 联合检测。对于结直肠癌,做 CEA 检测已足够,少数 CEA 阴性病例,CA19-9 检测能起作用。由于黏蛋白主要从肝脏清除,某些患者轻微的胆汁郁积便可导致血清 CA19-9 水平明显升高。CA19-9 升高也见于胃肠道和肝脏的多种良性和炎症病变,以及囊肿性纤维化。

14. 注意事项

14.1·肿瘤患者检测结果可能低于临界值。在胆囊纤维样变性及严重的良性肝功能失调患者中,CA 19-9 水平也升高。因而,CA19-9 测定值只能与临床症状及其他诊断方法结合解释。任何治疗方案必须具体个案具体分析。

14.2·细菌污染或热灭活的样本可能影响实验结果。

14.3·干扰因素:检测结果不受黄疸(胆红素<1 129 $\mu mol/L$ 或<66 mg/dL)、溶血(血红蛋白<1.4 mmol/L 或<22 g/L)、脂血(脂肪乳剂<1 500 mg/dL)和生物素(<100 ng/mL 或<409 nmol/L)的影响。对于接受高剂量生物素治疗的患者(>5 mg/d),必须在末次生物素治疗 8 h 后采集样本。检测结果不受类风湿因子影响(RF 不超过 1 500 U/mL)。CA 19-9 浓度最高达到 500 000 U/mL 时无高剂量钩状效应。针对 27 种常用药物进行了体外检测,未发现有药物影响检测结果。少数病例中极高浓度的分析物特异性抗体、链霉亲和素或钌抗体会影响检测结果,通过适宜性的实验设计可将影响因素降到最低。

参考文献

[1] 尚红,王毓三,申子瑜.全国临床检验操作规程[M].4版.北京:人民卫生出版社,2015.

[2] 中国合格评定国家认可委员会.医学实验室质量和能力认可准则:CNAS-CL02:2023[S/OL].(2023-06-01)[2023-09-26].https://www.cnas.org.cn/rkgf/sysrk/jbzz/2023/06/911424.shtml.

（关秀茹　黄　晶）

血清糖链抗原 15 - 3(CA15 - 3)定量检测标准操作规程

××医院检验科免疫组作业指导书	文件编号：××-JYK-××-××-××	
版次/修改：第　　版/第　　次修改	生效日期：	第　　页　共　　页
编写人：	审核人：	批准人：

1. 目的

规范操作流程,保证血清糖链抗原 15 - 3(CA15 - 3)定量检测的准确性和可靠性。

2. 原理

采用双抗体夹心法原理,整个过程 18 min 完成。

2.1·第 1 步孵育：20 μL 标本、生物素化的单克隆 CA15 - 3 特异抗体和钌(Ru)标记的单克隆 CA15 - 3 特异抗体混匀,形成夹心复合物。

2.2·第 2 步孵育：加入链霉亲和素包被的微粒,让上述形成的复合物通过生物素与链霉亲和素间的反应结合到微粒上。

2.3·第 3 步：反应混合液吸到测量池中,微粒通过磁铁吸附到电极表面上,未结合的物质被清洗液洗去,电极加电压后产生化学发光,通过光电倍增管进行测定。检测结果由机器自动从标准曲线上查出。此曲线由仪器通过 2 点定标校正,由从试剂条形码扫描入仪器的原版标准曲线而得。

3. 标本要采集

3.1·标本只有按照下列方法收集,检测结果才能被接受。

3.1.1　血清标本采集用标准样本试管或含分离胶的试管。标本在 2～8℃ 可稳定 7 天,－20℃ 可稳定 3 个月。含沉淀的标本使用前需离心。

3.1.2　确保患者样本、定标物、质控物在测试前温度达到室温 20～25℃。为减少挥发的影响,放在分析仪上的样本、定标物、质控物应在 2 h 内测试完。

3.2·标本的准备：新鲜样本、冻后脂血样品、预处理的样本或冷冻样品变混浊,必须离心(大约 15 000 g 10 min,或 2 000～3 500 r/min 5～10 min)澄清,方可进行检测。

3.3·患者准备的一般要求：患者在采血前 24 h 内应避免运动和饮酒,不宜改变饮食习惯和睡眠习惯。一般主张在禁食 12 h 后空腹取血,门诊患者提倡静坐 15 min 后再采血。

4. 仪器和试剂

4.1·仪器：××全自动电化学发光免疫分析系统。

4.2·试剂使用：试剂盒中的试剂是一个整体,打开后可立即使用,不能被分开。正确操作需要的所有信息可通过相应的试剂条码读取。

4.3·试剂组成

4.3.1　M：链霉亲和素包被的微粒(透明瓶盖),1 瓶,6.5 mL。粒子浓度 0.72 mg/mL,生物素结合能力：470 ng 生物素/mg 粒子。含防腐剂。

4.3.2　R1：生物素化的抗 CA15 - 3 单克隆抗体(灰色瓶盖),1 瓶,10 mL。浓度 1.75 mg/L,磷酸缓冲液 20 mmol/L,pH6.0。含防腐剂。

4.3.3　R2：Ru(bpy)3^{2+} 标记的抗 CA15 - 3 单克隆抗体（黑色瓶盖），1 瓶，10 mL，浓度 10 mg/L，磷酸缓冲液 100 mmol/L，pH7.0。含防腐剂。

4.3.4　CA15 - 3 定标液和 CA15 - 3 质控品。

4.4·其他材料：分析杯和 Elecsys 分析吸头（移液管吸头加样枪头）、通用稀释液、ProCell 系统缓冲液、CleanCell 检测池洗液、SysWash（附加洗液）、SysClean 系统清洗、ProCell M 系统缓冲液、ProbeWash M 清洗液、废物袋。

4.5·储存及稳定性

4.5.1　储存：存放在 2～8℃。为了确保使用前自动混匀期间提供足够量的磁性微粒，试剂盒储存时，切莫倒置。

4.5.2　稳定性：未开封 2～8℃，可稳定至标明的保质期；开封后 2～8℃，12 周；放置在××仪器上，8 周（交替贮存在冰箱内和仪器上，室温 20～25℃，开瓶使用时间累计约 20 h）。

5. 性能参数

符合行业相关标准或厂家试剂说明书中声明的性能。

6. 校准

根据 CNAS - CL02：2012 条款 5.3.2.5 要求，检验项目校准及校准验证周期应遵循制造商建议。

6.1·溯源性：Elecsys CA15 - 3Ⅱ 检测已溯源至 Elecsys CA15 - 3 检测。而 Elecsys CA15 - 3 检测又可溯源至酶免 CA15 - 3 检测法和 Fujirebio Diagnostics 的 CA15 - 3RIA。每批 CA15 - 3Ⅱ 试剂有一条形码标签，含有该批试剂定标所需的特殊信息。应用 CA15 - 3ⅡCalSet 定标液定标校正母定标曲线。

6.2·定标频率：须使用新鲜试剂对每批次试剂进行一次定标（即试剂盒上机登入后的 24 h 内）。下列情况建议重新定标：使用同一批试剂的 1 个月后（28 天）；7 天后（在分析仪上使用同一试剂盒）；根据需要，质控结果超出范围时，比如质控结果在规定的限值外。若两水平质控均在控，则定标曲线可延至试剂及质控批号更换。

6.3·定标验证：分析仪的软件会自动检查定标曲线的有效性及任何偏离。

7. 操作步骤

7.1·试剂准备

7.1.1　在使用前分析仪自动使微粒处于悬浮状态。通过各试剂条形码可读取其详细实验参数。在少数情况下，分析仪无法自动读取信息时，请输入标签上的 15 位数字序列。

7.1.2　将各试剂降温至 20℃左右，放到分析仪的试剂盘（20℃）上，避免泡沫产生。分析仪将自动调节反应温度及各试剂瓶瓶盖的开关状态。

7.2·检测操作：按仪器的标准操作规程进行。

8. 质量控制

8.1·质控品：可使用第三方质控品/配套质控品。

8.2·保存条件：未开瓶的试剂于 2～8℃保存，可在有效期内保持稳定，稀释的试剂于 2～8℃可稳定 2 周。

8.3·质控频率：每天开机后标本测试前，或仪器维修或保养后。

8.4·检测方法：检测方法同日常标本。

8.5·结果判断：将质控结果输入质控软件，与靶值比较，定期评估结果稳定性。如出现失控，应查明原因并及时纠正，在确认重新恢复在控状态后开始进行标本检测，并评估本次失控至上次在控间的患者标本。

8.6·新到批号的质控品需按照日常标本的检测方法连续检测 20 次，确定本实验室的靶值及质控的可接受范围。

9. 被测量值的测量不确定度

具体参见 AFP 标准操作规程的相关内容。

10. 生物参考区间或临床决定值

对每一个标本，免疫分析仪会自动计算 CA15 - 3 含量，单位是 U/mL 或 kU/L。

本实验室血清 CA15 - 3 生物参考区间≤25 U/mL 或 24 U/mL。

11. 检验结果的可报告区间

11.1·检测范围：1.00～300 U/mL（由 master 定标曲线的最低检测限与最高检测限决定）。如果测定值低于最低检测限，报告为＜1.00 U/mL。如果测定值高于检测范围，报告为＞300 U/mL（结果达到 3 000 U/mL 样本应作 10 倍稀释）。

11.2·稀释：利用 Elecsys 通用稀释液对样本自动预稀释。如果 CA15 - 3Ⅱ高于检测范围的标本可用通用稀释液手工进行 1∶10 稀释。稀释后的标本 CA15 - 3Ⅱ含量必须高于30 U/mL。如用手工稀释结果应乘上稀释倍数。如果是机器自动稀释，机器会自动计算结果。

12. 危急值（适当时）

不适用。

13. 临床意义

体外免疫学方法定量检测人类血清和血浆中 CA15 - 3，以帮助治疗乳腺癌患者。结合其他临床和诊断过程，采用该方法的序列检测有助于早期检测先前曾治疗过的Ⅱ期和Ⅲ期乳腺癌患者的复发及监测转移性乳腺癌患者对治疗的响应性。

14. 注意事项

14.1·恶性肿瘤患者的 CA15 - 3 测定值可能也在正常范围内。乳腺、卵巢或者肝脏的良性功能紊乱患者，以及卵巢癌、子宫内膜癌患者的 CA15 - 3 水平也升高。

14.2·细菌污染或热灭活的样本可能影响实验结果。

14.3·样本中加入了 HAMA 中和试剂，只有极高浓度的 HAMA（人抗鼠抗体）会机会性的影响检测结果。

14.4·干扰因素：检测结果不受黄疸（胆红素＜1 112 μmol/L 或＜65 mg/dL）、溶血（血红蛋白＜1.9 mmol/L 或＜30 g/L）、脂血（脂肪乳剂＜1 500 mg/dL）和生物素（＜409 nmol/L或＜100 ng/mL）的影响。对于接受高剂量生物素治疗的患者（＞5 mg/d），必须在末次生物素治疗 8 h 后采集样本。检测结果不受类风湿因子影响（RF 不超过 1 500 IU/mL）。通常，当CA15 - 3 浓度低于 20 000 U/mL 时不会出现高剂量钩状效应。然而，由于 CA15 - 3 的异源性质，因此低于该值的高剂量钩状效应并能完全避免。如果出现不合理的过低结果，就应当以1∶10 稀释样本后重新检测。针对 28 种常用药物进行了体外检测，未发现有药物影响检测结果。少数病例中极高浓度的分析物特异性抗体、链霉亲和素或钌抗体会影响检测结果，通过适宜性的实验设计可将影响因素降到最低。

参考文献

［1］尚红,王毓三,申子瑜.全国临床检验操作规程[M].4 版.北京:人民卫生出版社,2015.

［2］中国合格评定国家认可委员会.医学实验室质量和能力认可准则:CNAS‐CL02:2023[S/OL].(2023‐06‐01)[2023‐09‐26].https:∥www.cnas.org.cn/rkgf/sysrk/jbzz/2023/06/911424.shtml.

（关秀茹　黄　晶）

血清总前列腺特异性抗原(tPSA)定量检测标准操作规程

××医院检验科免疫组作业指导书		文件编号：××-JYK-××-××-××	
版次/修改：第　　版/第　　次修改		生效日期：	第　　页共　　页
编写人：		审核人：	批准人：

1. 目的

规范操作流程,保证血清总前列腺特异性抗原(tPSA)定量的准确性和可靠性。

2. 原理

采用双抗体夹心法原理,整个过程 18 min 完成。

2.1 · 第 1 步孵育：20 μL 标本、生物素化的单克隆 tPSA 特异抗体和钌(Ru)标记的单克隆 tPSA 特异抗体混匀,形成夹心复合物。

2.2 · 第 2 步孵育：加入链霉亲和素包被的微粒,让上述形成的复合物通过生物素与链霉亲和素间的反应结合到微粒上。

2.3 · 第 3 步：反应混合液吸到测量池中,微粒通过磁铁吸附到电极表面上,未结合的物质被清洗液洗去,电极加电压后产生化学发光,通过光电倍增管进行测定。检测结果由机器自动从标准曲线上查出。此曲线由仪器通过 2 点定标校正,由从试剂条形码扫描入仪器的原版标准曲线而得。

3. 标本采集

3.1 · 标本只有按照下列方法收集,检测结果才能被接受。

3.1.1　血清标本采用标准样本试管或含分离胶的试管。标本在 2～8℃ 可稳定 7 天,−20℃ 可稳定 3 个月。含沉淀的标本使用前需离心。

3.1.2　确保患者样本、定标物、质控物在测试前温度达到室温 20～25℃。为减少挥发的影响,放在分析仪上的样本、定标物、质控物应在 2 h 内测试完。

3.2 · 标本的准备：新鲜样本、冻后脂血样品、预处理的样本或冷冻样品变混浊,必须离心(大约 15 000 g 10 min,或 2 000～3 500 r/min 5～10 min)澄清,方可进行检测。

3.3 · 患者准备的一般要求：患者在采血前24 h 内应避免运动和饮酒,不宜改变饮食习惯和睡眠习惯。一般主张在禁食 12 h 后空腹取血,门诊患者提倡静坐 15 min 后再采血。

4. 仪器和试剂

4.1 · 仪器：××全自动电化学发光免疫分析系统。

4.2 · 试剂使用：试剂盒中的试剂是一个整体,打开后可立即使用,不能被分开。正确操作需要的所有信息可通过相应的试剂条码读取。

4.3 · 试剂组成

4.3.1　M：链霉亲和素包被的微粒(透明瓶盖),1瓶,6.5 mL。粒子浓度 0.72 mg/mL,生物素结合能力：470 ng 生物素/mg 粒子。含防腐剂。

4.3.2　R1：生物素化的抗 PSA 单克隆抗体(灰色瓶盖),1瓶,10 mL。生物素化的抗 PSA 单克隆抗体(鼠)：浓度 1.5 mg/L,磷酸缓冲液 100 mmol/L,pH6.0,含防腐剂。

4.3.3　R2：Ru(bpy)3^{2+}标记的抗 PSA 单克隆抗体(黑色瓶盖)，1 瓶，10 mL。Ru(bpy)3^{2+}标记的抗 PSA 单克隆抗体(鼠)：浓度 1.0 mg/L，磷酸缓冲液 100 mmol/L，pH6.0，含防腐剂。

4.4·其他材料：总 PSA 定标液(tPSACalSet)、肿瘤标志物质控品、分析杯和 Elecsys 分析吸头(移液管吸头加样枪头)、通用稀释液、ProCell 系统缓冲液、CleanCell 检测池洗液、SysWash(附加洗液)、SysClean 系统清洗、ProCell M 系统缓冲液、ProbeWash M 清洗液、废物袋。

4.5·储存及稳定性

4.5.1　储存：存放在 2～8℃。为了确保使用前自动混匀期间提供足够量的磁性微粒，试剂盒储存时，切莫倒置。

4.5.2　稳定性：未开封 2～8℃，可稳定至标明的保质期；开封后 2～8℃，12 周；放置在仪器上，8 周(交替贮存在冰箱内和仪器上，室温 20～25℃，开瓶使用时间累计约 20 h)。

5. 性能参数

符合行业相关标准或厂家试剂说明书中声明的性能。

6. 校准

根据 CNAS－CL02：2012 条款 5.3.2.5 要求，检验项目校准及校准验证周期应遵循制造商建议。

6.1·溯源性：这种方法可溯源至 Stanford 参考标准/WHO 96/670(90％PSAACT＋10％游离 PSA)。每批 Elecsys 试剂套装都有条形码标签，条形码含有特定批次试剂对应的特定定标信息。预先确定的一级定标曲线适用于采用相关定标液试剂盒进行测定的分析仪。

6.2·定标频率：必须使用新鲜试剂对每批次试剂进行一次定标(即试剂盒上机登入后的 24 h 内)。下列情况建议重新定标：使用同一批试剂的 1 个月后(28 天)；7 天后(在分析仪上使用同一试剂盒)；根据需要，质控结果超出范围时，比如质控结果在规定的限值外。若两水平质控均在控，则定标曲线可延至试剂及质控批号更换。

6.3·定标验证：分析仪的软件会自动检查定标曲线的有效性及任何偏离。

7. 操作步骤

7.1·按仪器操作说明进行操作。检查试剂与消耗品是否充足。使用前自动混匀微粒。仪器通过扫描试剂盒条形码自动输入测试所需的特异性参数，不需手工输入。如果特殊情况下仪器无法阅读条形码，可以手工输入 15 位数字。将冷藏试剂预温到 20℃后放置于仪器的试剂盘上，避免产生泡沫。仪器自动控制试剂温度和开/关试剂瓶盖。

7.2·检测程序：从主菜单进入测试申请屏幕。对每个样品，设置一个样品架上的位置，输入样品信息和需检测的测试名称。将样品管(杯)放入样品架中已设定的位置。按下运行键(Run)开始检测。仪器会提醒操作者运行所需的定标。系统会自动计算检测结果。

8. 质量控制

8.1·质控品：可使用第三方质控品/配套质控品。

8.2·保存条件：未开瓶的试剂于 2～8℃保存，可在有效期内保持稳定，稀释的试剂于 2～8℃可稳定 2 周。

8.3·质控频率：每天开机后标本测试前，或仪器维修或保养后。

8.4·检测方法：检测方法同日常标本。

8.5·结果判断：将质控结果输入质控软件，与靶值比较，定期评估结果稳定性。如出现失控，应查明原因并及时纠正，在确认重新恢复在控状态后开始进行标本检测，并评估本次失控至上次在控间的患者标本。

8.6·备注：新到批号的质控品需按照日常标本的检测方法连续检测 20 次，确定本实验室的靶值及质控可接受范围。

9. 被测量值的测量不确定度

具体参见 AFP 标准操作规程的相关内容。

10. 生物参考区间或临床决定值

10.1·结果计算：对每一个标本，××分析仪会自动计算 tPSA 含量，单位是 ng/mL 或 μg/L。

10.2·本实验室男性血清 tPSA 生物参考区间如下：40 岁以下≤1.4 ng/mL；40～50 岁≤2.0 ng/mL；50～60 岁≤3.1 ng/mL；60～70 岁≤4.1 ng/mL；70 岁以上≤4.4 ng/mL。

10.3·各实验室应对各自地区人群的 tPSA 正常值波动范围进行调查，如有必要应自己测定一个参考值范围。

11. 检验结果的可报告区间

11.1·检测范围：0.003～100 ng/mL（由 master 定标曲线的最低检测限与最高检测限决定的）。如果测定值低于最低检测限，报告为＜0.003 ng/mL。如果测定值高于检测范围，报告为＞100 ng/mL（结果达到 5 000 ng/mL 样本应作 50 倍稀释）。

11.2·稀释：高于检测范围的标本可用通用稀释液稀释。建议 1∶50 稀释（既可以自动稀释也可以手工稀释）。稀释后的标本 tPSA 含量必须高于 2 ng/mL。如用手工稀释，结果应乘上稀释倍数。如果是机器自动稀释，软件会自动计算结果。

12. 危急值（适当时）

不适用。

13. 临床意义

血清 tPSA 升高一般提示前列腺存在病变（前列腺炎、良性增生或癌症）。由于 PSA 也存在于尿道旁和肛门旁腺体，以及乳腺组织或乳腺癌，因此，女性血清中也可测出低水平的 PSA。前列腺切除后仍可测出 PSA。PSA 测定主要用于监测前列腺癌患者或接受激素治疗患者的病情及疗效。放疗、激素治疗或外科手术切除前列腺后，PSA 快速下降到可测水平以下，提示疗效好。前列腺炎或前列腺创伤（如尿潴留、直肠检查后、膀胱镜、结肠镜、经尿路活检、激光处理等）可导致 PSA 不同程度、持续时间不等的升高。

14. 注意事项

14.1·恶性前列腺肿瘤患者 PSA 的数值可能在正常范围内。其他恶性肿瘤中也能发现低水平的 PSA。良性的前列腺（前列腺增生或前列腺炎）患者中也能发现 PSA 浓度升高。据报道在体检或前列腺跟踪检查（DRE）之后 PSA 水平逐渐升高。基于安全因素，PSA 检测标本应仅在检测前收集或检查后 1～2 周后收集。

14.2·细菌污染或热灭活的样本可能影响实验结果。

14.3·样本中加入了 HAMA 中和试剂，只有极高浓度的 HAMA（人抗鼠抗体）会机会性地影响检测结果。

14.4·PSA 有 6 个主要的表位区域可能在表达蛋白的时候产生变异。在良性前列腺增生(BPH)患者中可观察到抗 PSA 的自身抗体。这些因素可机会性干扰检出结合 PSA,并且影响 f/T 比例。

14.5·干扰因素：检测结果不受黄疸(胆红素<1 112 μmol/L 或<65 mg/dL)、溶血(血红蛋白<1.4 mmol/L 或<22 g/L)、脂血(脂肪乳剂<1 500 mg/dL)及生物素(<246 nmol/L 或<60 ng/mL)的影响。对于接受高剂量生物素治疗的患者(即>5 mg/d),必须在末次生物素治疗后至少 8 h 采集样本。类风湿因子浓度≤1 500 U/mL 时无明显干扰。tPSA 浓度≤17 000 ng/mL 时无高剂量钩状效应。体外对 28 种常用药物进行检测,未发现有药物影响检测结果。少数病例中针对分析物特异性抗体、链霉亲和素或钌抗体的极高滴度抗体会影响检测结果,通过适当的实验设计可将影响因素降到最低。

参考文献

[1] 尚红,王毓三,申子瑜.全国临床检验操作规程[M].4 版.北京：人民卫生出版社,2015.

[2] 中国合格评定国家认可委员会.医学实验室质量和能力认可准则：CNAS‐CL02：2023[S/OL].(2023‐06‐01)[2023‐09‐26].https：//www.cnas.org.cn/rkgf/sysrk/jbzz/2023/06/911424.shtml.

（关秀茹 黄 晶）

血清游离前列腺特异性抗原(fPSA)定量检测标准操作规程

××医院检验科免疫组作业指导书	文件编号：××-JYK-××-××-××	
版次/修改：第　　版/第　　次修改	生效日期：	第　　页　共　　页
编写人：	审核人：	批准人：

1. 目的

规范操作流程,保证血清游离前列腺特异性抗原(fPSA)定量的准确性和可靠性。

2. 原理

采用双抗体夹心法原理,整个过程 18 min 完成。

2.1·第 1 步孵育：20 μL 标本、生物素化的单克隆 fPSA 特异抗体和钌(Ru)标记的单克隆 fPSA 特异抗体混匀,形成夹心复合物。

2.2·第 2 步孵育：加入链霉亲和素包被的微粒,让上述形成的复合物通过生物素与链霉亲和素间的反应结合到微粒上。

2.3·第 3 步：反应混合液吸到测量池中,微粒通过磁铁吸附到电极表面上,未结合的物质被清洗液洗去,电极加电压后产生化学发光,通过光电倍增管进行测定。检测结果由机器自动从标准曲线上查出。此曲线由仪器通过 2 点定标校正,由从试剂条形码扫描入仪器的原版标准曲线而得。

3. 标本采集

3.1·标本只有按照下列方法收集,检测结果才能被接受。

3.1.1　血清标本采集用标准样本试管或含分离胶的试管。标本在 2～8℃ 可稳定 7 天,−20℃ 可稳定 3 个月。含沉淀的标本使用前需离心。

3.1.2　确保患者样本、定标物、质控物在测试前温度达到室温 20～25℃。为减少挥发的影响,放在分析仪上的样本、定标物、质控物应在 2 h 内测试完。

3.2·标本的准备：新鲜样本、冻后脂血样品、预处理的样本或冷冻样品变混浊,必须离心(大约 15 000 g 10 min,或 2 000～3 500 r/min 5～10 min)澄清,方可进行检测。

3.3·患者准备的一般要求：患者在采血前 24 h 内应避免运动和饮酒,不宜改变饮食习惯和睡眠习惯。一般主张在禁食 12 h 后空腹取血,门诊患者提倡静坐 15 min 后再采血。

4. 仪器和试剂

4.1·仪器：××全自动电化学发光免疫分析系统。

4.2·试剂使用：试剂盒中的试剂是一个整体,打开后可立即使用,不能被分开。正确操作需要的所有信息可通过相应的试剂条码读取。

4.3·试剂组成

4.3.1　M：链霉亲和素包被的微粒(透明瓶盖),1 瓶,6.5 mL。粒子浓度 0.72 mg/mL,生物素结合能力：470 ng 生物素/mg 粒子。含防腐剂。

4.3.2　R1：生物素化的抗 fPSA 单克隆抗体(灰色瓶盖),1 瓶,10 mL。生物素化的抗 PSA 单克隆抗体(鼠)：浓度 1.5 mg/L,磷酸缓冲液 100 mmol/L,pH6.0,含防腐剂。

4.3.3　R2：Ru(bpy)3^{2+}标记的抗fPSA单克隆抗体(黑色瓶盖)，1瓶，10 mL。Ru(bpy)3^{2+}标记的抗PSA单克隆抗体(鼠)：浓度1.0 mg/L，磷酸缓冲液100 mmol/L，pH6.0，含防腐剂。

4.4·其他试剂：游离PSA定标液、肿瘤标志物质控品、分析杯和Elecsys分析吸头(移液管吸头加样枪头)、通用稀释液、ProCell系统缓冲液、CleanCell检测池洗液、SysWash(附加洗液)、SysClean系统清洗、ProCell M系统缓冲液、ProbeWash M清洗液、废物袋。

4.5·储存及稳定性

4.5.1　储存：存放在2~8℃。为了确保使用前自动混匀期间提供足够量的磁性微粒，试剂盒储存时，切莫倒置。

4.5.2　稳定性：未开封2~8℃，可稳定至标明的保质期；开封后2~8℃，12周；放置在仪器上，8周(交替贮存在冰箱内和仪器上，室温20~25℃，开瓶使用时间累计约20 h)。

5. 性能参数

符合行业相关标准或厂家试剂说明书中声明的性能。

6. 校准

根据CNAS‑CL02：2012条款5.3.2.5要求，检验项目校准及校准验证周期应遵循制造商建议。

6.1·溯源性：这种方法可溯源至WHO 96/668(100％游离PSA)。每批Elecsys试剂套装都有条形码标签，条形码含有特定批次试剂对应的特定定标信息。预先确定的一级定标曲线适用于采用相关定标液试剂盒进行测定的分析仪。

6.2·定标频率：必须使用新鲜试剂对每批次试剂进行一次定标(即试剂盒上机登入后的24 h内)。下列情况建议重新定标：使用同一批试剂的1个月后(28天)；7天后(在分析仪上使用同一试剂盒)；根据需要，质控结果超出范围时，比如质控结果在规定的限值外。若两水平质控均在控，则定标曲线可延至试剂及质控批号更换。

6.3·定标验证：分析仪的软件会自动检查定标曲线的有效性及任何偏离。

7. 操作步骤

7.1·按仪器操作说明进行操作。检查试剂与消耗品是否充足。使用前自动混匀微粒。仪器通过扫描试剂盒条形码自动输入测试所需的特异性参数，不需手工输入。如果特殊情况下仪器无法阅读条形码，可以手工输入15位数字。

7.2·检测程序：从主菜单进入测试要求屏幕。对每个样品，设置一个样品架上的位置，输入样品信息和需检测的测试名称。将样品管(杯)放入样品架中已设定的位置。按下运行键(Run)开始检测。仪器会提醒操作者运行所需的定标。系统会自动计算检测结果。

8. 质量控制

8.1·质控品：可使用第三方质控品/配套质控品。

8.2·保存条件：未开瓶的试剂于2~8℃保存，可在有效期内保持稳定，稀释的试剂于2~8℃可稳定2周。

8.3·质控频率：每天开机后标本测试前，或仪器维修或保养后。

8.4·检测方法：检测方法同日常标本。

8.5·结果判断：将质控结果输入质控软件，与靶值比较，定期评估结果稳定性。如出现失控,应查明原因并及时纠正,在确认重新恢复在控状态后开始进行标本检测,并评估本次失控至上次在控间的患者标本。

8.6·新到批号的质控品需按照日常标本的检测方法连续检测 20 次,确定本实验室的靶值及质控可接受范围。

9. 被测量值的测量不确定度

具体参见 AFP 标准操作规程的相关内容。

10. 生物参考区间或临床决定值

对每一个标本,分析仪自动计算 fPSA 含量,单位是 ng/mL 或 $\mu g/L$。本实验室男性血清 fPSA 生物参考区间为 $0\sim0.934$ ng/mL。

11. 检验结果的可报告区间

11.1·检测范围:$0.010\sim50.00$ ng/mL。低于检测下限时报告为 <0.010 ng/mL。高于测量范围的数值报告为 >50.00 ng/mL。

11.2·稀释:按照性能验证报告验证的稀释倍数进行稀释。

12. 危急值(适当时)

不适用。

13. 临床意义

13.1·fPSA 是血液中小部分以游离形式存在的未与 α_1 糜蛋白结合的 PSA 片段。正常人约 80% 的 tPSA 以结合形式存在,fPSA 约占 20%。

13.2·当 tPSA 的浓度在 $2\sim20$ ng/mL 时,总 PSA 水平升高对于恶性前列腺肿瘤和良性前列腺疾病的鉴别能力并不是很好,所以同时检测游离 PSA 的水平,对于两种疾病的鉴别非常重要。

13.3·患者样本 fPSA 测定值的高低因采用的检测方法而异。因此实验室的检测报告应注明所采用的检测方法。患者样本 fPSA 的测定值主要取决于采用不同的检测方法,因此两种方法测出的含量不能相互直接比较,以免引起错误的医学解释。

14. 注意事项

14.1·血清中游离 PSA 与总 PSA 比值的判定,只用于治疗开始前的诊断和筛查目的。目前,还没有有效的临床结果可以借鉴和进一步的报道。治疗的干扰可严重影响游离 PSA 与总 PSA 的比例。因此,上述的 cut-off 值不再适用。

14.2·细菌污染或热灭活的样本可能影响实验结果。

14.3·样本中加入了 HAMA 中和试剂,只有极高浓度的 HAMA(人抗鼠抗体)会机会性地影响检测结果。

14.4·PSA 有六个主要的表位区域可能在表达蛋白的时候产生变异。在良性前列腺增生(BPH)患者中可观察到抗 PSA 的自身抗体。这些因素可机会性干扰检出结合 PSA,并且影响 f/T 比例。

14.5·前列腺治疗(如直肠指诊)可能导致 f/T PSA 比例的变化,单独的 f/T PSA 比例结果不能作为判断恶性肿瘤的证据,必须与临床症状及其他诊断程序相结合判定。任何治疗方案必须具体个案具体分析。

14.6·干扰因素:检测结果不受黄疸(胆红素 $<1\,112\ \mu mol/L$ 或 <65 mg/dL)、溶血(血红

蛋白<0.621 mmol/L 或<1.0 g/dL）、脂血（脂肪乳剂<1 500 mg/dL）和生物素（<123 nmol/L 或<30 ng/mL）的影响。对于接受高剂量生物素治疗的患者（即>5 mg/d），必须在末次生物素治疗后至少 8 h 采集样本。类风湿因子浓度≤1 500 U/mL 时无明显干扰。fPSA 浓度≤15 000 ng/mL时无高剂量钩状效应。体外对 28 种常用药物进行检测，只有氟他胺在每日药物剂量时会导致 fPSA 值轻微下降。少数病例中针对分析物特异性抗体、链霉亲和素或钌抗体的极高滴度抗体会影响检测结果，通过适当的实验设计可将影响因素降到最低。

参考文献

[1] 尚红,王毓三,申子瑜.全国临床检验操作规程[M].4 版.北京：人民卫生出版社,2015.

[2] 中国合格评定国家认可委员会.医学实验室质量和能力认可准则：CNAS‐CL02：2023[S/OL].(2023‐06‐01)[2023‐09‐26].https://www.cnas.org.cn/rkgf/sysrk/jbzz/2023/06/911424.shtml.

（关秀茹 黄 晶）

血清人绒毛膜促性腺激素 β(β - HCG)定量检测标准操作规程

××医院检验科免疫组作业指导书	文件编号：××-JYK-××-××-××
版次/修改：第　　版/第　　次修改	生效日期：　　　　　第　页 共　页
编写人：	审核人：　　　　　　批准人：

1. 目的

规范操作流程,保证血清人绒毛膜促性腺激素 β(β - HCG)定量检测结果的准确性和可靠性。

2. 原理

采用双抗体夹心法原理,整个过程 18 min 完成。

2.1·第 1 步孵育：30 μL 标本、生物素化的单克隆 β - HCG 特异抗体和钌(Ru)标记的单克隆 β - HCG 特异抗体混匀,形成夹心复合物。

2.2·第 2 步孵育：加入链霉亲和素包被的微粒,让上述形成的复合物通过生物素与链霉亲和素间的反应结合到微粒上。

2.3·第 3 步：反应混合液吸到测量池中,微粒通过磁铁吸附到电极表面上,未结合的物质被清洗液洗去,电极加电压后产生化学发光,通过光电倍增管进行测定。检测结果由机器自动从标准曲线上查出。此曲线由仪器通过 2 点定标校正,由从试剂条形码扫描入仪器的原版标准曲线而得。

3. 标本采集

3.1·标本只有按照下列方法收集,检测结果才能被接受。

3.1.1　血清标本采用标准样本试管或含分离胶的试管。标本在 2～8℃可稳定 7 天,－20℃可稳定 3 个月。含沉淀的标本使用前需离心。

3.1.2　确保患者样本、定标物、质控物在测试前温度达到室温 20～25℃。为减少挥发的影响,放在分析仪上的样本、定标物、质控物应在 2 h 内测试完。

3.2·标本的准备：新鲜样本、冻后脂血样品、预处理的样本或冷冻样品变混浊,必须离心(大约 15 000 g 10 min,或 2 000～3 500 r/min 5～10 min)澄清,方可进行检测。

3.3·患者准备的一般要求：患者在采血前 24 h 内应避免运动和饮酒,不宜改变饮食习惯和睡眠习惯。一般主张在禁食 12 h 后空腹取血,门诊患者提倡静坐 15 min 后再采血。

4. 仪器和试剂

4.1·仪器：××全自动电化学发光免疫分析系统。

4.2·试剂使用：试剂盒中的试剂是一个整体,打开后可立即使用,不能被分开。正确操作需要的所有信息可通过相应的试剂条码读取。

4.3·试剂组成

4.3.1　M：链霉亲和素包被的微粒(透明瓶盖),粒子浓度 0.72 mg/mL,生物素结合能力：470 ng 生物素/mg 粒子。含防腐剂。

4.3.2　R1：生物素化的抗 HCG 单克隆抗体(灰色瓶盖),浓度 6.3 mg/L,磷酸缓冲液

0.04 mol/L,pH7.5。含防腐剂。

4.3.3 R2：Ru(bpy)3^{2+} 标记的抗 HCG 单克隆抗体(黑色瓶盖),1 瓶,10 mL。浓度 4.6 mg/L 磷酸缓冲液 0.04 mol/L,pH6.5。含防腐剂。

4.4·其他试剂：β-HCG 定标液(β-HCGCalSet)、肿瘤标志物质控品、分析杯和 Elecsys 分析吸头(移液管吸头加样枪头)、通用稀释液、ProCell 系统缓冲液、CleanCell 检测池洗液、SysWash(附加洗液)、SysClean 系统清洗、ProCell M 系统缓冲液、ProbeWash M 清洗液、废物袋。

4.5·储存及稳定性

4.5.1 存放在 2~8℃。为了确保使用前自动混匀期间提供足够量的磁性微粒,试剂盒储存时,切莫倒置。

4.5.2 稳定性：未开封 2~8℃,可稳定至标明的保质期;开封后 2~8℃,12 周;放置在仪器上,8 周(交替贮存在冰箱内和仪器上,室温 20~25℃,开瓶使用时间累计约 20 h)。

5. 性能参数

符合行业相关标准或厂家试剂说明书中声明的性能。

6. 校准

根据 CNAS-CL02：2012 条款 5.3.2.5 要求,检验项目校准及校准验证周期应遵循制造商建议。

6.1·溯源性：该检测方法可溯源至国家生物标准品及质控品研究所(NIBSC)第 4 个绒毛膜促性腺激素国际标准品,编码 75/589。每批 Elecsys β-HCG 试剂的试剂盒上都有条形码记录各批号试剂特异的定标信息。使用 β-HCG CalSet 使预定义的主曲线适用于分析仪。

6.2·定标频率：必须使用新鲜试剂对每批次试剂进行一次定标(即试剂盒上机登入后的 24 h 内)。下列情况建议重新定标：使用同一批试剂的 1 个月后(28 天);7 天后(在分析仪上使用同一试剂盒);根据需要,质控结果超出范围时,比如质控结果在规定的限值外。若两水平质控均在控,则定标曲线可延至试剂及质控批号更换。

6.3·定标验证：分析仪的软件会自动检查定标曲线的有效性及任何偏离。

7. 操作步骤

7.1·检查试剂与消耗品是否充足,使用前自动混匀微粒。仪器通过扫描试剂盒条形码自动输入测试所需的特异性参数,不需手工输入。如果特殊情况下仪器无法阅读条形码,可以手工输入 15 位数字。将冷藏试剂预温到 20℃后放置于仪器的试剂盘上,避免产生泡沫。仪器自动控制试剂温度和开/关试剂瓶盖。

7.2·检测程序：从主菜单进入测试要求屏幕。对每个样品,设置一个样品架上的位置,输入样品信息和需要检测的测试名称。将样品管(杯)放入样品架中已设定的位置。按下运行键(Run)开始检测。仪器会提醒操作者运行所需的定标。系统会自动计算检测结果。

8. 质量控制

8.1·质控品：可使用第三方质控品/配套质控品。

8.2·保存条件：未开瓶的试剂于 2~8℃保存,可在有效期内保持稳定,稀释的试剂于 2~8℃可稳定 2 周。

8.3·质控频率：每天开机后标本测试前,或仪器维修或保养后。

8.4・检测方法：检测方法同日常标本。

8.5・结果判断：将质控结果输入质控软件，与靶值比较，定期评估结果稳定性。如出现失控，应查明原因并及时纠正，在确认重新恢复在控状态后开始进行标本检测，并评估本次失控至上次在控间的患者标本。

8.6・新到批号的质控品需按照日常标本的检测方法连续检测 20 次，确定本实验室的靶值及质控可接受范围。

9. 被测量值的测量不确定度

具体参见 AFP 标准操作规程的相关内容。

10. 生物参考区间或临床决定值

对每一个标本，分析仪会自动计算 β-HCG 含量，单位是 mIU/mL。非怀孕妇女≤2 mIU/mL；绝经后女性≤6 mIU/mL；男性≤2 mIU/mL。

11. 检验结果的可报告区间

11.1・检测范围：0.100～10 000 mIU/mL。

11.2・稀释：高于检测范围的标本可用通用稀释液稀释。建议 1：20 稀释。稀释后的标本 β-HCG 含量必须高于 100 mIU/mL。如用手工稀释，结果应乘上稀释倍数。如果是机器自动稀释，机器会自动计算结果。

12. 危急值（适当时）

不适用。

13. 临床意义

13.1・与 FSH、TSH 和 LH 一样，HCG 也是糖蛋白，由 2 种亚单位（α 和 β）组成。这 4 种激素中，α 链是完全相同的，而 β 链具特异性，负责特定激素功能。

13.2・怀孕时 HCG 由卵巢产生。HCG 由许多的亚激素组成，它们具有相同的生理活性，分子量不同。人类绒毛膜促性腺激素的生理功能是维持妊娠黄体及影响类固醇产生。怀孕妇女中的 HCG 主要是完整的 HCG。检测 HCG 浓度可在受孕一周后诊断怀孕，在妊娠前 3 个月测定 HCG 特别重要，此期间 HCG 升高提示绒毛膜癌、葡萄胎、多胎妊娠。HCG 升高还可见于生殖细胞、卵巢、膀胱、胰腺、胃、肺和肝脏肿瘤患者。含量降低提示流产、宫外孕、妊毒症、死胎。本试剂所用的特异性单克隆抗体可识别完整的 HCG、HCG 的槽型结构、β 核的片段和 β 亚单位。钌标记的抗体和生物素化的抗体针对 HCG 分子的不同的抗原决定簇。

14. 注意事项

14.1・血清或者血浆样本中的异嗜性抗体[如抗鼠抗体（HAMA）]、非特异性蛋白结合物和类 HCG 等物质的存在，会引起测量结果假性升高。

14.2・仪器故障或试剂不稳定。

14.3・干扰因素：当黄疸（胆红素＜410 μmol/L 或＜24 mg/dL）、溶血（血红蛋白＜0.621 mmol/L 或＜1.0 g/dL）、脂血（脂肪乳剂＜1 400 mg/dL）以及生物素（＜327 nmol/L 或＜80 ng/mL）时，测定不受干扰。对于接受高剂量生物素治疗的患者（＞5 mg/d），必须在末次生物素治疗 8 h 后采集样本。类风湿因子浓度最高达到 3 400 U/mL 及使用透析患者的样本时未发现干扰。浓度＜750 000 mU/mL 的 HCG 不产生高剂量钩状效应的影响。针对 15 种常用药物进行了体外检测，未发现有药物影响检测结果。少数病例中极高浓度的分析物特异性抗体、链霉亲和素或钌抗体会影响检测结果,通过适宜性的实验设计可将影响因素降到最低。

参考文献

[1] 尚红,王毓三,申子瑜.全国临床检验操作规程[M].4版.北京:人民卫生出版社,2015.

[2] 中国合格评定国家认可委员会.医学实验室质量和能力认可准则:CNAS-CL02:2023[S/OL].(2023-06-01)[2023-09-26].https://www.cnas.org.cn/rkgf/sysrk/jbzz/2023/06/911424.shtml.

（关秀茹　黄　晶）

血清鳞状上皮细胞癌相关抗原(SCC)定量检测标准操作规程

××医院检验科免疫组作业指导书	文件编号：××-JYK-××-××-××	
版次/修改：第　　版/第　　次修改	生效日期：	第　　页 共　　页
编写人：	审核人：	批准人：

1. 目的

规范操作流程,保证鳞状上皮细胞癌抗原(SCC)定量的准确性和可靠性。

2. 原理

SCC 测试通过两步检测法,对人血清中的 SCC 抗原进行定量检测。

2.1·第 1 步：混合样品和抗 SCC 抗体包被顺磁微粒。样品中的 SCC 抗原与 SCC 抗体包被的微粒子结合。冲洗后加入抗 SCC 抗体吖啶酯标记物结合物。

2.2·第 2 步：再次冲洗后,向反应混合物中添加预激发液和激发液,测量化学发光反应,以相对发光单位(RLU)表示。样品中的 SCC 抗原含量与微粒子化学发光系统探测到的 RLU 成正比。由此计算出样品中 SCC 的含量。

3. 标本采集

3.1·样本要求

3.1.1　血液采样量：3～5 mL。采集应避免溶血。不能使用严重溶血的样本。

3.1.2　处理患者样本时必须小心,避免发生交叉感染。建议使用一次性移液针或者吸头。

3.1.3　为获得最佳效果,检查所有样本有无气泡。分析之前用棉签去除泡沫。同一个棉签只能用于一个样本,以免交叉感染。

3.1.4　为得到最佳测试效果,血清样本应该不含纤维、红细胞或其他微粒物质。

3.1.5　离心前,必须确保血清样品已经彻底凝集。部分样本,特别是从接受了抗凝血剂或溶血栓剂治疗的患者身上获得的样本,可能需要较长的凝集时间。如果样本在完全凝集前进行离心,则其中存在的纤维会导致错误的结果。

3.1.6　如果检测时间超过 24 h,则将血清从凝集物、血清分离器或红细胞中取出。检测前,样品在 2～8℃最长可以储存 7 天。如果检测被推迟 7 天以后,需要把样本冷冻储存在 −20℃或更低温度中。

3.1.7　应避免反复冻融样本。样本融化后需要通过离心,充分混合。含有红细胞、颗粒物质或外观混浊、絮状的样本融化后必须进行离心处理,确保结果的一致性。

3.1.8　不要使用受到明显微生物污染的样本。

3.1.9　应保持检测样本类型一致,以保证检测结果的可比性。

3.2·样本运输

3.2.1　运输前,建议把血清从凝块、红细胞或血清分离管中分离出来。

3.2.2　运输样本时,必须按照相应临床样本与传染物质的运输规定包装并添加标签。样本必须储存于干冰中运输。

3.3·标本的准备：新鲜样本、冻后脂血样品、预处理的样本或冷冻样品变混浊，必须离心（大约 15 000 g 10 min，或 2 000～3 500 r/min 5～10 min）澄清，方可进行检测。

3.4·患者准备的一般要求：患者在采血前 24 h 内应避免运动和饮酒，不宜改变饮食习惯和睡眠习惯。一般主张在禁食 12 h 后空腹取血，门诊患者提倡静坐 15 min 后再采血。

4. 仪器和试剂

4.1·仪器：××微粒子化学发光检测系统。

4.2·试剂使用：试剂盒中的试剂是一个整体，打开后可立即使用，不能被分开。需要的确切操作信息，分别通过试剂的条码读取。

4.3·试剂组成

4.3.1 微粒子：1 瓶(6.6 mL)抗 SCC(小鼠，单克隆)包被微粒，储存于 TRIS 缓冲液中(含牛蛋白稳定剂)。最低浓度：0.04％固体。防腐剂：ProClin 300。

4.3.2 结合物：1 瓶(5.9 mL)吖啶酯标记抗 SCC(小鼠，单克隆)结合物，储存于 MES 缓冲液中(含牛蛋白稳定剂)。最低浓度：106 ng/mL。防腐剂：ProClin 300。

4.3.3 项目稀释液：1 瓶（2.9 mL）SCC 项目稀释液，含有 TRIS 缓冲液。防腐剂：ProClin 300。

4.3.4 多项目手工稀释液：1 瓶(100 mL)ARCHITECTi 多项目手工稀释液，含有磷酸盐缓冲的盐溶液。防腐剂：抗菌剂。

4.4·其他试剂：预激发液、激发液、浓缩清洗缓冲液。

4.5·储存及稳定性：2～8℃以下为 12 个月。

4.5.1 SCC 试剂盒必须储存于 2～8℃，从 2～8℃取出后可立即使用。

4.5.2 如按照指导储存和处理试剂盒，试剂盒在保质期内可保持稳定。

4.5.3 SCC 试剂盒在 ARCHITECTi 系统上最长可储存 30 天。30 天后，必须丢弃试剂盒。

4.5.4 试剂可以在系统上储存，也可脱离系统储存。如果从系统上取下试剂，则需将其垂直储存于 2～8℃(盖有软盖和替换盖)。建议将不在系统上储存的试剂放于原始的试剂盘和试剂盒中保存，以保持试剂瓶垂直站立。如果微粒瓶在脱离系统储存时没有垂直放置(装有软盖)，则必须把该试剂盒丢弃不用。

4.5.5 试剂从系统上取出后，必须进行扫描以更新系统上的稳定性定时器。

4.6·需要的仪器及其他材料：ARCHITECTi 系统、ARCHITECT SCC 项目文件、SCC 校准品、SCC 质控品、样本稀释液、预激发液、激发液、浓缩清洗缓冲液、反应杯、样品杯、软盖、替换盖和移液管。

5. 性能参数

符合行业相关标准或厂家试剂说明书中声明的性能。

6. 校准

根据 CNAS‐CL02：2012 条款 5.3.2.5 要求，检验项目校准及校准验证周期应遵循制造商建议。

6.1·进行 SCC 校准时，需要对校准品 A、B、C、D、E 和 F 进行重复检测。必须通过检测 SCC 质控品所有水平的单一样本评估测试校准情况。确保检测质控值都在质控品包装说明书所规定的范围之内。校准品优先进样。

6.2·校准范围：0.1～70 ng/mL。

6.3·系统接受并保存 SCC 的校准后，无须进一步校准即可检测随后的样本，除非使用新批号的试剂盒或质控品数值超过范围。若质控在控，则定标曲线可延长至试剂及质控品批号改变。

7. 操作步骤

7.1·第一次将 SCC 测定试剂盒装机前，需要翻转试剂瓶，使运输过程中沉淀的微粒子重新悬浮。第一次将微粒子试剂瓶装机后，无须再对其进行混匀。翻转微粒子试剂瓶 30 次。观察试剂瓶，检查微粒子是否重新悬浮。如果微粒子仍附着在瓶子上，则继续翻转瓶子直到微粒子完全悬浮为止。如果微粒子没有重新悬浮，则不能使用。请与当地厂家代表处联系。微粒子重新悬浮后，给试剂瓶加盖软盖。

7.2·把 SCC 测定试剂盒装载到 ARCHITECTi 系统上，确保该检测所需试剂齐全，所有试剂瓶都有软盖，必要时申请校准。

7.3·申请检测项目：有关设定患者样本、质控品及常规操作说明的信息，参见××系统操作规程。

7.4·系统会计算出样品杯的最小样本量，并打印在申请报告中。每个样品杯可重复取样的次数不得超过 10 次。为了最大程度降低蒸发的影响，运行检测前，要加上足够的样本量。

8. 质量控制

8.1·质控品：可使用第三方质控品/配套质控品。

8.2·保存条件：未开瓶的试剂于 2～8℃保存，可在有效期内保持稳定，稀释的试剂于 2～8℃可稳定 2 周。

8.3·质控频率：每天开机后标本测试前，或仪器维修或保养后。

8.4·检测方法：检测方法同日常标本。

8.5·结果判断：将质控结果输入质控软件，与靶值比较，定期评估结果稳定性。如出现失控，应查明原因并及时纠正，在确认重新恢复在控状态后开始进行标本检测，并评估本次失控至上次在控间的患者标本。

8.6·新到批号的质控品需按照日常标本的检测方法连续检测 20 次，确定本实验室的靶值及质控可接受范围。

9. 被测量值的测量不确定度

具体参见 AFP 标准操作规程的相关内容。

10. 生物参考区间或临床决定值

SCC 测定是通过 4 参数 logistic 曲线拟合（4PLC，Y 加权）数据约简法生成一条校准曲线来计算浓度。本实验室血清 SCC 生物参考区间为≤1.5 ng/mL。

11. 检验结果的可报告区间

11.1·检测范围：0.1～70 ng/mL。

11.2·稀释：系统检测出 SCC 值超过 70 ng/mL 的样本会被标记">70 ng/mL"，可对其进行手工稀释。SCC 建议的稀释比例为 1∶10。进行 1∶10 稀释时，向 180 μL SCC 校准品 A

中添加 20 μL 患者样品。为避免污染校准品 A,吸液前应将数滴校准品 A 滴入清洁的试管中。操作人员必须在患者或质控品申请屏幕中输入稀释系数。稀释前,系统通过该稀释系数自动计算样品浓度并报告结果。结果应该大于 70 ng/mL。

12. 危急值（适当时）

不适用。

13. 临床意义

13.1·SCC 是协助诊断鳞状上皮细胞癌的一种参考指标,不能作为癌症筛查试验使用。

13.2·采自同一个体的血清和血浆样本得到的检测结果可能不同,血清样本结果可能低于血浆样本,应当在结果报告中说明样本类型。使用连续鳞状上皮细胞癌抗原样本监控治疗反应或检测疾病进展状况时,必须使用相同类型的样本。

13.3·已经观察到肾功能不全患者会出现血清 SCC 升高的情况。肾功能不全患者的血清 SCC 水平与血清肌酐浓度之间存在着明显的关系。如果病例中的高水平血清 SCC 与患者诊断结果和临床表现不一致,那么应当考虑对血清肌酐水平进行评估。

13.4·接受过小鼠单克隆抗体制剂诊断或治疗的患者,其样本中可能含有人抗小鼠抗体(HAMA)。使用通过小鼠单克隆抗体制备的试剂盒(如 ARCHITECT 鳞状上皮细胞癌抗原)检测含有 HAMA 的样本时,可能产生异常值。

13.5·人血清中的异嗜性抗体会与试剂免疫球蛋白反应,干扰体外免疫的测定。经常接触动物或动物血清制品的患者容易受到干扰,使检测结果出现异常值。需要其他信息才能明确诊断。

13.6·SCC 水平(无论高低)不应作为判断是否患有恶性疾病的绝对证据。诊断和治疗怀疑患有或已有癌症的患者时,必须考虑进行其他测试。

13.7·使用不同生产商生产的测试项目以测定给定样本中的 SCC 浓度时,会由于测试方法、校准和试剂特异性上的差异而得到不同的结果。

14. 注意事项

14.1·某个特定样本采用不同制造商测定鳞状上皮细胞癌抗原(SCCA),其检测值可能会由于测定方法的差异和试剂特性而发生变化。不同分析方法测得的样本值不可交换使用。在更改分析方法前,实验室必须确定连续监测患者的基值。因此,实验室检查结果必须包含对鳞状细胞癌(SCC)测定方法的说明。SCC 反应性决定簇能从皮肤微粒、唾液和其他体液中自然脱落,极易通过打喷嚏等行为,分布到灰尘或气溶胶中。被 SCCA 污染的样本、一次性用具或装有 SCCA 的仪器污染可导致 SCC 检测值的假性升高。开始检测 SCC 前,必须保证采用的一次性移液器枪头和仪器的反应杯是刚开封的。应通过操作者手册的清洁流程,避免仪器和环境的污染。建议结合患者的临床病史解读阳性结果,并通过重复检测新鲜样本材料明确结果。处理试剂、样本等材料时,必须全程佩戴手套。建议使用面罩。

14.2·样本采集、运输和保存环节影响:不能一针见血、穿刺时间过长、混匀时产生气泡、运输过程中剧烈振荡、不能立即送检放置时间过长等,均可造成检验结果的偏差。

14.3·采血姿势和止血带使用的影响:采血姿势不对、止血带绑的位置不对、止血带扎的过紧、溶血等可造成实验误差。

14.4·样本中的浑浊和颗粒可能测定有干扰。

14.5·人血清中的异嗜性抗体可与免试剂中的抗体发生反应,从而干扰实验室中的免疫测定结果。经常与动物或动物血清产品接触的患者易于受到上述影响,其检测结果可能会出现异常值。

14.6·仪器故障或试剂不稳定。

14.7·干扰因素:20 mg/dL 胆红素、500 mg/dL 血红蛋白、12 g/dL 总蛋白和 3 000 mg/dL 甘油三酯对检验结果无显著影响。

参考文献

[1] 尚红,王毓三,申子瑜.全国临床检验操作规程[M].4 版.北京:人民卫生出版社,2015.

[2] 中国合格评定国家认可委员会.医学实验室质量和能力认可准则:CNAS - CL02:2023[S/OL].(2023 - 06 - 01)[2023 - 09 - 26].https://www.cnas.org.cn/rkgf/sysrk/jbzz/2023/06/911424.shtml.

(关秀茹 黄 晶)

血清神经元特异性烯醇化酶(NSE)定量检测标准操作规程

××医院检验科免疫组作业指导书		文件编号：××-JYK-××-××-××	
版次/修改：第　　版/第　　次修改		生效日期：	第　　页　共　　页
编写人：		审核人：	批准人：

1. 目的

规范操作流程,保证血清神经元特异性烯醇化酶(NSE)定量检测的准确性和可靠性。

2. 原理

采用电化学发光法原理。

2.1·第1步：20 μL标本、生物素化的抗NSE单克隆抗体和钌(Ru)标记的抗NSE单克隆抗体混匀,形成夹心复合物。

2.2·第2步：加入链霉亲和素包被的微粒,让上述形成的复合物通过生物素与链霉亲和素间的反应结合到微粒上。

2.3·第3步：反应混合液吸到测量池中,微粒通过磁铁吸附到电极上,未结合的物质被清洗液洗去,电极加电压后产生化学发光,通过光电倍增管进行测定。检测结果由机器自动从标准曲线上查出。此曲线由仪器通过2点定标校正,由从试剂条形码扫描入仪器的原版标准曲线而得。

3. 标本采集

3.1·标本只有按照下列方法收集,检测结果才能被接受。

3.1.1　血清标本采集用标准样本试管或含分离胶的试管。标本在2～8℃可稳定7天,－20℃可稳定3个月。含沉淀的标本使用前需离心。

3.1.2　确保患者样本、定标物、质控物在测试前温度达到室温20～25℃。为减少挥发的影响,放在分析仪上的样本、定标物、质控物应在2 h内测试完。

3.2·标本的准备：新鲜样本、冻后脂血样品、预处理的样本或冷冻样品变混浊,必须离心(大约15 000 g 10 min,或2 000～3 500 r/min 5～10 min)澄清,方可进行检测。

3.3·患者准备的一般要求：患者在采血前24 h内应避免运动和饮酒,不宜改变饮食习惯和睡眠习惯。一般主张在禁食12 h后空腹取血,门诊患者提倡静坐15 min后再采血。

4. 仪器和试剂

4.1·仪器：××电化学发光免疫分析仪。

4.2·试剂使用：试剂盒中的试剂是一个整体,打开后可立即使用,不能被分开。正确操作需要的所有信息可通过相应的试剂条码读取。

4.3·试剂组成

4.3.1　M：链霉亲和素包被的微粒(透明瓶盖),1瓶,6.5 mL。粒子浓度0.72 mg/mL,生物素结合能力：470 ng生物素/mg粒子。含防腐剂。

4.3.2　R1：生物素化的抗NSE单克隆抗体(灰色瓶盖),1瓶,10 mL。浓度1.0 mg/L,磷酸缓冲液0.05 mol/L,pH7.2。含防腐剂。

4.3.3　R2：Ru（bpy）3^{2+}标记的抗 NSE 单克隆抗体（黑色瓶盖），1 瓶，10 mL，浓度 1.0 mg/L，磷酸缓冲液 0.05 mol/L，pH7.2。含防腐剂。

4.3.4　Elecsys NSE 定标液（CalSet）和肿瘤标志物质控品。

4.4·其他材料：分析杯和 Elecsys 分吸吸头（移液管吸头加样枪头）、通用稀释液、ProCell 系统缓冲液、CleanCell 检测池洗液、SysWash（附加洗液）、SysClean 系统清洗、ProCell M 系统缓冲液、ProbeWash M 清洗液、废物袋。

4.5·储存及稳定性

4.5.1　储存：存放在 2～8℃。为了确保使用前自动混匀期间提供足够量的磁性微粒，试剂盒储存时，切莫倒置。

4.5.2　稳定性：未开封 2～8℃，可稳定至标明的保质期；开封后 2～8℃，12 周；放置在仪器上，8 周（交替贮存在冰箱内和仪器上，室温 20～25℃，开瓶使用时间累计约 20 h）。

5. 性能参数

符合行业相关标准或厂家试剂说明书中声明的性能。

6. 校准

根据 CNAS‐CL02：2012 条款 5.3.2.5 要求，检验项目校准及校准验证周期应遵循制造商建议。

6.1·溯源性：该检测方法可溯源至 NSE 的酶学检测方法。每批 Elecsys 试剂套装都有条形码标签，条形码含有特定批次试剂对应的特定定标信息。预先确定的一级定标曲线适用于采用相关定标液试剂盒进行测定的分析仪。

6.2·定标频率：必须使用新鲜试剂对每批次试剂进行一次定标（即试剂盒上机登入后的 24 h 内）。下列情况建议重新定标：使用同一批试剂的 1 个月后（28 天）；7 天后（在分析仪上使用同一试剂盒）；根据需要，质控结果超出范围时，比如质控结果在规定的限值外。若两水平质控均在控，则定标曲线可延至试剂及质控批号更换。

6.3·定标验证：分析仪的软件会自动检查定标曲线的有效性及任何偏离。

7. 操作步骤

7.1·试剂准备

7.1.1　在使用前分析仪自动使微粒处于悬浮状态。通过各试剂条形码可读取其详细实验参数。在少数情况下，分析仪无法自动读取信息时，请输入标签上的 15 位数字序列。

7.1.2　将各试剂平衡至 20℃左右，放到分析仪的试剂盘（20℃）上，避免泡沫产生。分析仪将自动调节反应温度及各试剂瓶瓶盖的开关状态。

7.2·检测操作：按仪器的标准操作规程进行。分析仪自动计算得出每份标本的测定浓度（单位可为 μg/L 或 ng/mL）。

8. 质量控制

8.1·质控品：可使用第三方质控品/配套质控品。

8.2·保存条件：未开瓶的试剂于 2～8℃保存，可在有效期内保持稳定，稀释的试剂于 2～8℃可稳定 2 周。

8.3·质控频率：每天开机后标本测试前，或仪器维修或保养后。

8.4·检测方法：检测方法同日常标本。

8.5·结果判断：将质控结果输入质控软件，与靶值比较，定期评估结果稳定性。如出现失控，应查明原因并及时纠正，在确认重新恢复在控状态后开始进行标本检测，并评估本次失控至上次在控间的患者标本。

8.6·新到批号的质控品需按照日常标本的检测方法连续检测 20 次，确定本实验室的靶值及质控可接受范围。

9. 被测量值的测量不确定度

具体参见 AFP 标准操作规程的相关内容。

10. 生物参考区间或临床决定值

本实验室血清 NSE 生物参考区间为≤16.3 ng/mL。

11. 检验结果的可报告区间

11.1·线性范围：0.050～370 ng/mL。

11.2·稀释

11.2.1　高于检测范围的标本可用 NSE 稀释液稀释。建议 1∶2 稀释。稀释后的标本 NSE 含量必须高于 50 ng/mL。

11.2.2　人工稀释：如用手工稀释，结果应乘上稀释倍数。如果是机器自动稀释，机器会自动计算结果。

12. 危急值（适当时）

不适用。

13. 临床意义

13.1·神经母细胞瘤：62％患病的儿童血清 NSE 水平高于 30 ng/mL。病理性 NSE 升高水平与疾病的临床分期有显著的相关性。反之，NSE 升高不明显，则预后好。

13.2·胺前体摄取脱羧细胞瘤：有 34％的患者血清 NSE 升高（＞12.5 ng/mL）。精原细胞瘤：有 68％～73％的患者血清 NSE 水平明显升高。含量与病程有关系。

13.3·其他肿瘤：22％的非肺源性恶性疾病患者 NSE 高于 25 ng/mL。脑肿瘤，如神经胶质瘤、脑膜瘤、神经纤维瘤和神经鞘瘤等，偶尔可伴有 NSE 升高。原发性脑瘤或脑转移性瘤、恶性黑素瘤和褐色素细胞瘤，CNS 中 NSE 升高。有报道 14％的原位性和 46％的转移性肾肿瘤患者中，NSE 升高，并与病变程度有关系。

13.4·良性病变：血清 NSE 升高（＜12 ng/mL）见于良性肺病和中枢系统疾病。主要在 CSF 中升高者可见于脑血管脑膜炎、弥散性脑炎、脊髓小脑退化、脑缺血、脑梗死、脑内血肿、蛛网膜下出血、头部损伤、炎症性脑疾病、器质性癫痫、精神分裂症和克罗伊茨费尔特-雅各布综合征等。

14. 注意事项

14.1·NSE 血清水平只能与临床症状及其他诊断方法结合解释。任何的治疗决定必须根据具体情况单独分析。

14.2·细菌污染或热灭活的样本可能影响实验结果。

14.3·样本中加入了 HAMA 中和试剂，只有极高浓度的 HAMA（人抗鼠抗体）会机会性地影响检测结果。

14.4·干扰因素：检测结果不受黄疸（胆红素＜1 231 μmol/L 或＜72 mg/dL）、脂血（脂肪乳剂<22.8 mmol/L 或<2 000 mg/dL)和生物素(<409 nmol/L 或<100 ng/mL)的影响。因红细胞中有 NSE,故溶血会影响测定结果。对于接受高剂量生物素治疗的患者(即>5 mg/d),必须在末次生物素治疗后至少8 h 采集样本。类风湿因子浓度低于1 500 U/mL 时无明显干扰。NSE 浓度低于 100 000 ng/mL 时无高剂量钩状效应。体外对 21 种常用药物进行检测,未发现有药物影响检测结果。少数病例中针对分析物特异性抗体、链霉亲和素或钌抗体的极高滴度抗体会影响检测结果,通过适当的实验设计可将影响因素降到最低。

参考文献

[1] 尚红,王毓三,申子瑜.全国临床检验操作规程[M].4 版.北京:人民卫生出版社,2015.

[2] 中国合格评定国家认可委员会.医学实验室质量和能力认可准则:CNAS - CL02:2023[S/OL].(2023 - 06 - 01)[2023 - 09 - 26].https://www.cnas.org.cn/rkgf/sysrk/jbzz/2023/06/911424.shtml.

（关秀茹　黄　晶）

血清细胞角蛋白 19 片段(CYFRA21-1)定量检测标准操作规程

××医院检验科免疫组作业指导书		文件编号：××-JYK-××-××-××	
版次/修改：第　　版/第　　次修改		生效日期：	第　　页　共　　页
编写人：		审核人：	批准人：

1. 目的

规范操作流程,保证血清细胞角蛋白 19 片段(CYFRA21-1)定量检测结果的准确性和可靠性。

2. 原理

采用双抗体夹心法原理,整个过程 18 min 完成。

2.1·第 1 步孵育：20 μL 标本、生物素化的抗细胞角蛋白 19 单克隆抗体和钌(Ru)标记的抗细胞角蛋白 19 单克隆抗体混匀,形成夹心复合物。

2.2·第 2 步孵育：加入链霉亲和素包被的微粒,让上述形成的复合物通过生物素与链霉亲和素间的反应结合到微粒上。

2.3·第 3 步：反应混合液吸到测量池中,微粒通过磁铁吸附到电极上,未结合的物质被清洗液洗去,电极加电压后产生化学发光,通过光电倍增管进行测定。检测结果由机器自动从标准曲线上查出。此曲线由仪器通过 2 点定标校正,由从试剂条形码扫描入仪器的原版标准曲线而得。

3. 标本采集

3.1·标本只有按照下列方法收集,检测结果才能被接受。

3.1.1　血清标本采集用标准样本试管或含分离胶的试管。标本在 2～8℃可稳定 7 天,-20℃可稳定 3 个月。含沉淀的标本使用前需离心。

3.1.2　确保患者样本、定标物、质控物在测试前温度达到室温 20～25℃。为防止挥发的影响,放在分析仪上的样本、定标物、质控物应在 2 h 内测试完。

3.2·标本的准备：新鲜样本、冻后脂血样品、预处理的样本或冷冻样品变混浊,必须离心(大约 15 000 g 10 min,或 2 000～3 500 r/min 5～10 min)澄清,方可进行检测。

3.3·患者准备的一般要求：患者在采血前 24 h 内应避免运动和饮酒,不宜改变饮食习惯和睡眠习惯。一般主张在禁食 12 h 后空腹取血,门诊患者提倡静坐 15 min 后再采血。

4. 仪器和试剂

4.1·仪器：××全自动电化学发光分析仪。

4.2·试剂使用：试剂盒中的试剂是一个整体,打开后可立即使用,不能被分开。正确操作需要的所有信息可通过相应的试剂条码读取。

4.3·试剂组成

4.3.1　M：链霉亲和素包被的微粒(透明瓶盖),1 瓶,6.5 mL。粒子浓度 0.72 mg/mL,生物素结合能力：470 ng 生物素/mg 粒子。含防腐剂。

4.3.2　R1：生物素化的抗细胞角蛋白 19 单克隆抗体(灰色瓶盖),1 瓶,10 mL。浓度

1.5 mg/L,磷酸缓冲液 100 mmol/L,pH7.2。含防腐剂。

4.3.3 R2：Ru(bpy)3^{2+} 标记的抗细胞角蛋白 19 单克隆抗体(黑色瓶盖),1 瓶,10 mL。浓度 2 mg/L,磷酸缓冲液 100 mmol/L,pH7.2。含防腐剂。

4.4·储存及稳定性

4.4.1 储存：存放在 2～8℃。为了确保使用前自动混匀期间提供足够量的磁性微粒,试剂盒储存时,切莫倒置。

4.4.2 稳定性：未开封 2～8℃,可稳定至标明的保质期;开封后 2～8℃,12 周;放置在仪器上,8 周(交替贮存在冰箱内和仪器上,室温 20～25℃,开瓶使用时间累计约 20 h)。

5. 性能参数

符合行业相关标准或厂家试剂说明书中声明的性能。

6. 校准

根据 CNAS‐CL02：2012 条款 5.3.2.5 要求,检验项目校准及校准验证周期应遵循制造商建议。

6.1·溯源性：该检测方法可溯源至酶检测 CYFRA 21‐1 的方法。每批 Elecsys 试剂套装都有条形码标记,条形码含有特定批次试剂对应的特定定标信息。预先确定的主曲线适用于采用相关 CalSet 试剂盒进行测定的分析仪。

6.2·定标频率：使用同一批试剂的 1 个月后(28 天);7 天后(在分析仪上使用同一试剂盒);根据需要,质控结果超出范围时,比如质控结果在规定的限值外。若两水平质控均在控,则定标曲线可延至试剂及质控批号更换。

6.3·定标验证：分析仪的软件会自动检查定标曲线的有效性及任何偏离。

7. 操作步骤

7.1·检查试剂与消耗品是否充足。使用前自动混匀微粒。仪器通过扫描试剂盒条形码自动输入测试所需的特异性参数,不需手工输入。如果特殊情况下仪器无法阅读条形码,可以手工输入 15 位数字序列。

7.2·检测步骤：从主菜单进入测试要求屏幕。对每个样品,设置一个样品架上的位置,输入样品信息和需检测的测试名称。将样品管(杯)放入样品架中已设定的位置。按下运行键(Run)开始检测。仪器会提醒操作者运行所需的定标。系统会自动计算检测结果。

8. 质量控制

8.1·质控品：可使用第三方质控品/配套质控品。

8.2·保存条件：未开瓶的试剂于 2～8℃保存,可在有效期内保持稳定,稀释的试剂于 2～8℃可稳定 2 周。

8.3·质控频率：每天开机后标本测试前,或仪器维修或保养后。

8.4·检测方法：检测方法同日常标本。

8.5·结果判断：将质控结果输入质控软件,与靶值比较,定期评估结果稳定性。如出现失控,应查明原因并及时纠正,在确认重新恢复在控状态后开始进行标本检测,并评估本次失控至上次在控间的患者标本。

8.6·新到批号的质控品需按照日常标本的检测方法连续检测 20 次,确定本实验室的靶值及质控可接受范围。

9. 被测量值的测量不确定度

具体参见 AFP 标准操作规程的相关内容。

10. 生物参考区间或临床决定值

本实验室血清 CYFRA21-1 生物参考区间<3.3 ng/mL。

11. 检验结果的可报告区间

11.1·检验结果可报告区间：0.100～500 ng/mL。

11.2·稀释：高于检测范围的标本可用通用稀释液稀释。建议 1∶2 稀释。稀释后的标本 CYFRA21-1 含量必须高于 250 ng/mL。如用手工稀释，结果应乘上稀释倍数。如果是机器自动稀释，软件会自动计算结果。

12. 危急值（适当时）

不适用。

13. 临床意义

13.1·CYFRA21-1 主要用于监测非小细胞肺癌（NSCLC）的病程。CYFRA21-1 也可用于监测横纹肌浸润性膀胱癌的病程。

13.2·CYFRA21-1 用于与良性肺部疾病（肺炎、结核、慢性支气管炎、支气管哮喘、肺气肿）的鉴别，特异性比较好。

13.3·在良性肝病和肾功能衰竭患者中偶见 CYFRA21-1 轻微升高（约 10 ng/mL）。CYFRA21-1 的含量与性别、年龄、吸烟没有任何相关性。怀孕对 CYFRA21-1 也没有任何影响。

13.4·肺癌的最初诊断要以临床症状、影像学检查、内镜检查、外科手术结果为基础。肺部有不明的阴影，CYFRA21-1>30 ng/mL 提示存在原发性支气管癌的可能性。血中 CYFRA21-1 水平显著升高提示肿瘤已晚期或预后差。但 CYFRA21-1 正常或轻微升高，不能排除肿瘤的存在。治疗效果好，CYFRA21-1 的水平会很快下降或恢复到正常水平，如果 CYFRA21-1 值不变或轻度减低提示肿瘤没有完全去除或有多发性肿块存在。在疾病的发展过程中，CYFRA21-1 的变化常常早于临床症状和影像检查。

14. 注意事项

14.1·患者样本测得的 CYFRA21-1 值可能根据所用的测试程序而有所不同。因此，必须始终在实验室结果中对所用的 CYFRA21-1 测定方法加以说明。

14.2·不同测试程序所得的患者样本的 CYFRA21-1 值不可直接做比较，可能导致错误的医疗解释。若在监测治疗时 CYFRA21-1 测定程序有所变更，采用新程序所得到的 CYFRA21-1 值必须通过新旧两种程序的同时测定加以核实。

14.3·干扰因素：测定结果不受黄疸（胆红素<1 112 μmol/L 或者<65 mg/dL）、溶血（Hb<0.93 mmol/L 或者<5 g/L）、脂血（脂肪乳剂<1 500 mg/dL）和生物素（<205 nmol/mL 或<50 ng/mL）的影响。判断标准：回收率在初始值±10%之内。对于接受高剂量生物素治疗的患者（>5 mg/d），必须在末次生物素治疗 8 h 后采集样本。检测结果不受类风湿因子影响（RF 不超过 1 500 U/mL）。CYFRA 21-1 浓度最高达到 2 000 ng/mL 时无高剂量钩状效应。针对 28 种常用药物进行了体外检测，未发现有药物影响检测结果。少数病例中极高浓度的分析物特异性抗体、链霉亲和素或钌抗体会影响检测结果,通过适宜性的实验设计可将影响因素降到最低。

参考文献

[1] 尚红,王毓三,申子瑜.全国临床检验操作规程[M].4版.北京:人民卫生出版社,2015.

[2] 中国合格评定国家认可委员会.医学实验室质量和能力认可准则:CNAS-CL02:2023[S/OL].(2023-06-01)[2023-09-26].https://www.cnas.org.cn/rkgf/sysrk/jbzz/2023/06/911424.shtml.

（关秀茹 黄 晶）

血清胃泌素释放肽前体(ProGRP)定量检测标准操作规程

××医院检验科免疫组作业指导书	文件编号：××-JYK-××-××-××
版次/修改：第　　版/第　　次修改	生效日期：　　　第　页 共　页
编写人：	审核人：　　　　批准人：

1. 目的

规范操作流程,保证血清胃泌素释放肽前体(ProGRP)检测的准确性和可靠性。

2. 原理

胃泌素释放肽前体是一种两步免疫检测,运用化学发光微粒子免疫检测(CMIA)技术、通过灵活的 Chemiflex 检测法,对人血清中的 ProGRP 片段(31-98)进行定量检测。

2.1·第1步：混合样品、项目稀释液和抗 ProGRP 抗体包被的顺磁微粒。样品中的 ProGRP 与抗 ProGRP 抗体包被的微粒相结合。

2.2·第2步：冲洗后,在第2步添加吖啶酯标记的抗 ProGRP 结合物,形成反应混合液。再次冲洗后,向反应混合液中添加预激发液和激发液。通过相对发光单位(RLU)对产生的化学发光反应进行测量。样品中的 ProGRP 量和 ARCHITECi 光学系统检测到的 RLU 呈比例关系。由此测定 ProGRP 的含量。

3. 标本采集

3.1·样本要求：在凝血过程中产生的内源性蛋白酶可能降解血清中的 ProGRP,处理血清样本时要特别小心。

3.2·样本类型：人血清(包括在血清分离管中采集的血清),但不能使用含有基于凝血酶促凝剂的血清采集管,因为该制剂会造成 ProGRP 降解。

3.3·样本处理

3.3.1　按照生产商的指导说明使用血清采集管。重力分离法不能满足样本制备的需要。

3.3.2　样本复融后要颠倒混匀10次或用低速旋涡振荡器充分混匀。用肉眼观察样本,如果发现分层,则继续混合样本直至达到均质状态。

3.3.3　为了保证检测结果的一致性,含有纤维蛋白、红细胞或其他颗粒物质的样本,需要复检的样本或者冻融的样本必须在检测前转移至离心管,在≥10 000RCF(相对离心力)的条件下离心10 min,将澄清样本转移至样品杯以备检测。

3.3.4　如果离心后的样本上覆盖着脂质层,那么必须分离血清至样品杯。要注意的是,只吸取血清,而不要吸取脂质层。

3.4·样本运输

3.4.1　运输前,建议把血清从凝块、红细胞或血清分离管中分离出来。

3.4.2　样本必须储存于干冰中运输。

3.5·样本储存

3.5.1　血清样本凝固后应立即处理或移至 2～8℃下储存。

3.5.2　为了避免 ProGRP 的降解,2～8℃及室温储存血清标本时间不能超过3 h,如果会超过 3 h,应将血清从凝块、红细胞或分离胶中分离并冷冻储存于-15℃以下。冷冻的样本应当在 7 天内检测。如果样本需要长期储存,应将其置于-70℃下。经检测,样本在-70℃下储存 12 个月后,浓度没有变化。血清标本的在机时间不能超过 1 h。血清标本只能冻融一次。

3.6·标本的准备:新鲜样本、冻后脂血样品、预处理的样本或冷冻样品变混浊,必须离心(大约 15 000 g 10 min,或 2 000~3 500 r/min 5~10 min)澄清,方可进行检测。

3.7·患者准备的一般要求:患者在采血前 24 h 内应避免运动和饮酒,不宜改变饮食习惯和睡眠习惯。一般主张在禁食 12 h 后空腹取血,门诊患者提倡静坐 15 min 后再采血。

4. 仪器和试剂

4.1·仪器:××微粒子化学发光分析仪。

4.2·试剂使用:试剂盒中的试剂是一个整体,打开后可立即使用,不能被分开。需要的确切操作信息,分别通过试剂的条码读取。

4.3·试剂组成

4.3.1 ProGRP 测定试剂盒

4.3.1.1 微粒子:1 瓶(6.6 mL)抗 ProGRP(小鼠,单克隆)包被微粒,储存于 TRIS 缓冲液中(含牛蛋白稳定剂)。最低浓度:0.04%固体。防腐剂:ProClin 300。

4.3.1.2 结合物:1 瓶(5.9 mL)吖啶酯标记抗 ProGRP(小鼠,单克隆)结合物,储存于 MES 缓冲液中(含牛蛋白稳定剂)。最低浓度:106 ng/mL。防腐剂:ProClin 300。

4.3.1.3 项目稀释液:1 瓶(2.9 mL)ProGRP 项目稀释液,含有 TRIS 缓冲液。防腐剂:ProClin 300。

4.3.2 样本稀释液:1 瓶(100 mL)样本稀释液,含有磷酸盐缓冲的盐溶液。防腐剂:抗菌剂。

4.3.3 其他试剂:预激发液、激发液、浓缩清洗缓冲液。

4.4·储存及稳定性

4.4.1 ProGRP 测定试剂盒必须直立储存于 2~8℃,取出后可以立即使用。

4.4.2 按照指导储存和操作时,试剂盒在效期内可保持稳定。

4.4.3 ProGRP 测定试剂盒在系统上最长可以储存 30 天。30 天后,必须丢弃该试剂盒。

4.4.4 试剂可以在 ARCHITECTi 系统上储存,也可离机储存。从机上卸载试剂后,需立即将其竖直储存于 2~8℃(盖有软盖和替换盖)。从系统上取出试剂后,建议将其放回原始托架和包装盒中以保证直立储存。如果微粒子试剂盒在离机储存时没有直立放置(盖有软盖),必须丢弃该试剂盒。

4.5·其他材料:ARCHITECTi 系统、ARCHITECT ProGRP 项目文件、ProGRP 校准品、ProGRP 质控品、样本稀释液、预激发液、激发液、浓缩清洗缓冲液、反应杯、样品杯、软盖、替换盖和移液管。

5. 性能参数

符合行业相关标准或厂家试剂说明书中声明的性能。

6. 校准

根据 CNAS-CL02:2012 条款 5.3.2.5 要求,检验项目校准及校准验证周期应遵循制造商建议。

6.1·运行 ProGRP 项目的校准时,需要对校准品 A、B、C、D、E、F 重复检测 2 次。评估校准情况时,必须对所有水平的 ProGRP 质控品进行一次检测。确保质控值在质控说明书所规定的范围内。校准品优先进样。

6.2·校准范围:0～5 000 pg/mL。

6.3·系统接受并保存 ProGRP 的校准后,无须进一步校准即可检测随后的样本,除非使用新批号的试剂盒或质控品数值超过范围。若质控在控,则定标曲线可延长至试剂及质控品批号改变。

7. 操作步骤

7.1·第一次将 ProGRP 测定试剂盒装机前,需要翻转试剂瓶,使运输过程中沉淀的微子重新悬浮。第一次将微粒子试剂瓶装机后,无须再对其进行混匀。翻转微粒子试剂瓶 30 次。观察试剂瓶,检查微粒子是否重新悬浮。如果微粒子仍附着在瓶子上,则继续翻转瓶子直到微粒子完全悬浮为止。如果微粒子没有重新悬浮,则不能使用。请与当地该仪器代理商联系。微粒子重新悬浮后,给试剂瓶加盖软盖。

7.2·把 ProGRP 测定试剂盒装载到 ARCHITECTi 系统上,确保该检测所需试剂齐全,所有试剂瓶都有软盖,必要时进行校准。

7.3·申请检测项目:有关设定患者样本、质控品以及常规操作说明的信息,参见××系统操作规程。

7.4·系统会计算出样品杯的最小样本量,并打印在申请报告中。每个样品杯可重复取样的次数不得超过 10 次。为了最大程度降低蒸发的影响,运行检测前,要加上足够的样本量。

8. 质量控制

8.1·质控品:可使用第三方质控品/配套质控品。

8.2·保存条件:未开瓶的试剂于 2～8℃保存,可在有效期内保持稳定,稀释的试剂于 2～8℃可稳定 2 周。

8.3·质控频率:每天开机后标本测试前;仪器维修或保养后。

8.4·检测方法:检测方法同日常标本。

8.5·结果判断:将质控结果输入质控软件,与靶值比较,定期评估结果稳定性。如出现失控,应查明原因并及时纠正,在确认重新恢复在控状态后开始进行标本检测,并评估本次失控至上次在控间的患者标本。

8.6·新到批号的质控品需按照日常标本的检测方法连续检测 20 次,确定本实验室的靶值及质控可接受范围。

具体参见 AFP 标准操作规程的相关内容。

9. 生物参考区间或临床决定值

ProGRP 测定是通过 4 参数 logistic 曲线拟合(4PLC,Y 加权)数据约简法生成一条校准曲线来计算浓度。本实验室血清 ProGRP 生物参考区间为≤63 pg/mL。

10. 检验结果的可报告区间

10.1·检测范围:3～5 000 pg/mL。患者样本中的胃泌素释放肽前体浓度超过 5 000 pg/mL 时,见以下稀释程序。

10.2・稀释：样本中的 ProGRP 浓度＞5 000 pg/mL 时将被添加"＞5 000 pg/mL"的标识。可通过自动稀释模式或手工稀释程序进行稀释。如果选择了自动稀释程序，系统会按照 1：10 的比例稀释样本，自动计算出稀释前样本的浓度并且报告结果。如果选择手工稀释程序，建议稀释比例不要超过 1：10。执行 1：10 倍稀释时，添加 50 μL 患者样本至 450 μL ARCHITECTi 多项目手工稀释液中。操作人员必须在患者样本或质控品申请屏幕中输入稀释系数。系统会根据该稀释因子自动计算出稀释前的样本浓度并报告结果。在应用稀释系数前，结果应大于 50 pg/mL。

11. 危急值（适当时）

不适用。

12. 临床意义

胃泌素释放肽前体是近年新发现的一种肺癌肿瘤标志物，它可以用于肺癌的早期诊断，还有助于判断治疗效果，即早期发现肿瘤复发。该项目与其他临床方法联合可以辅助肺癌的鉴别诊断，用于小细胞肺癌患者的治疗疗效观察。

13. 注意事项

13.1・样本采集、运输和保存环节影响：不能一针见血、穿刺时间过长、混匀时产生气泡、运输过程中剧烈振荡、不能立即送检放置时间过长等，均可造成检验结果的偏差。

13.2・采血姿势和止血带使用的影响：采血姿势不对、止血带绑的位置不对、止血带扎的过紧、溶血等可造成实验误差。

13.3・样本中的混浊和颗粒可能测定有干扰。

13.4・人血清中的异嗜性抗体可与免试剂中的抗体发生反应，从而干扰实验室中的免疫测定结果。经常与动物或动物血清产品接触的患者易于受到上述影响，其检测结果可能会出现异常值。

13.5・仪器故障或试剂不稳定。

13.6・干扰因素：血红蛋白（500 mg/dL）、胆红素（20 mg/dL）、甘油三酯（3 000 mg/dL）、红细胞（0.4％）或总蛋白（120 g/L）引起的潜在干扰率≤10％。HAMA 和类风湿因子（RF）引起的潜在干扰率≤10％。

参考文献

[1] 尚红，王毓三，申子瑜.全国临床检验操作规程[M].4 版.北京：人民卫生出版社，2015.
[2] 中国合格评定国家认可委员会.医学实验室质量和能力认可准则：CNAS-CL02：2023[S/OL].(2023-06-01)[2023-09-26].https://www.cnas.org.cn/rkgf/sysrk/jbzz/2023/06/911424.shtml.

（关秀茹　黄　晶）

HLA－B27 检测标准操作规程

××医院检验科免疫组作业指导书	文件编号：××-JYK-××-××-××
版次/修改：第　　版/第　　次修改	生效日期：	第　　页　共　　页
编写人：	审核人：　　　　批准人：

1. 目的

规范 HLA－B27 检测的操作程序，保证检测数据和结果具有良好的溯源性、准确性和可靠性。

2. 原理

HLA－B27 属于人类 Ⅰ 型主要组织相容性复合物（MHC），表达于所有有核细胞表面，在淋巴细胞表面表达最为丰富。基于流式细胞术检测 HLA－B27 已被广泛应用。在流式细胞仪中，细胞在鞘液的包围和约束下形成单细胞悬液，高速通过流动室喷嘴后，受激发光照射后产生前向散射光（FSC）、侧向散射光（SSC）和荧光信号。前向角散射光与被测细胞直径的平方密切相关，反映细胞体积的大小。侧向角散射光对细胞膜、胞质及核膜的折射率更为敏感，可提供有关细胞内精细结构和颗粒性质的信息。通过对荧光信号的检测和定量分析，可得到细胞表面 HLA－B27 的表达情况，从而判断全血样本 HLA－B27 的阴阳性。常见的检测试剂大体可归类为以下两种方案：HLA－B27/CD3 组合方案和 HLA－B27/HLA－B7 组合方案。

2.1 · HLA－B27/CD3 组合方案：因 HLA－B27 常高表达在 $CD3^+$ T 淋巴细胞上，所以利用荧光素标记的 CD3 抗体圈门区分出 $CD3^+$ T 淋巴细胞，然后分析 $CD3^+$ T 淋巴细胞上 HLA－B27 的表达情况。有些品牌的 HLA－B27/CD3 检测试剂中同时还包括设置微球，用以设定 cut－off 值，并据此判断 HLA－B27 的阴阳性。

2.2 · HLA－B27/HLA－B7 组合方案：由于 HLA－B27 抗体可与 HLA－B7 抗原存在交叉反应，而 HLA－B7 抗体只与 HLA－B7 抗原发生结合，所以该方案中加入 HLA－B7 抗体以区分假阳性结果。

3. 标本采集

3.1 · 抗凝剂：EDTA（紫盖管）或肝素（绿盖管）。采集量：静脉采血 2 mL。

3.2 · 患者准备：无须特殊准备，检查对象生活饮食处于日常状态，空腹为宜。

4. 仪器和试剂

4.1 · 品牌 A：仪器（该品牌配套流式细胞仪），试剂为 HLA－B27 Kit（HLA－B27 FITC/CD3 PE）。

4.2 · 品牌 B：仪器（该品牌配套流式细胞仪），试剂为 HLA－B27－FITC/HLA－B7－PE。

5. 性能参数

符合行业相关标准或厂家试剂说明书中声明的性能。

6. 校准

根据 CNAS－CL02：2022 条款 6.5.3 要求，检验项目校准及校准验证周期应遵循制造商建议；在试剂批号改变、涉及失控处理和仪器重要部件更换后性能验证时，应做项目校准。常用方式为使用试剂/仪器对应的质控微球溶液对仪器系统校准和电压标定。

7. 操作步骤

7.1·样本处理：流式细胞术检测 HLA-B27 的样本处理采用"染色—裂红—洗涤"的样本处理方案，具体步骤可参看各厂家试剂说明书。

7.2·上机检测：虽然上述两种试剂组合最终目的都是检测 HLA-B27 的表达情况，但由于成分不同，其上机检测过程也不尽相同。各厂家配套仪器都有相应的检测模板可供使用，具体操作步骤可详见各仪器操作手册。下面仅对两者的不同之处进行简单梳理。

7.2.1　品牌 A：HLA-B27 Kit 中提供一瓶 HLA-B27 Calibration beads，用于 FITC 通道电压的设定和 cut-off 值的确定。所以进行样本检测前必须先运行"HLA-B27 setup"以保证检测结果的可靠性。不同批号的试剂，其微球和检测试剂的"suffix"值会不同，该部分信息必须重新录入。鉴于此，品牌 A 的检测模板无法兼容其他品牌 HLA-B27 检测试剂。品牌 A 的检测试剂，利用 CD3 PE 圈选出 T 淋巴细胞，进而计算 T 淋巴细胞 HLA-B27 的表达强度。

7.2.2　品牌 B：HLA-B27-FITC/HLA-B7-PE 检测试剂中提供 IgG2a-FITC 和 IgG1-PE 两种同型对照试剂，用于电压调节和设门。品牌 B 的检测试剂，则利用 FSC 和 SSC 圈选出全部淋巴细胞，进而判断总淋巴细胞 HLA-B27 的表达率与表达强度。

7.3　结果判断

7.3.1　样本上机检测后，品牌 A 的分析软件会显示出 cut-off 值并自动计算出样本中 T 淋巴细胞 HLA-B27 的荧光强度值，若 T 淋巴细胞 HLA-B27 的荧光强度值大于 cut-off 值，则提示待测样本 HLA-B27 阳性；若 T 淋巴细胞 HLA-B27 的荧光强度值小于 cut-off 值，则为 HLA-B27 阴性。值得注意的是，由于该试剂内未提供 HLA-B7 抗体，无法区分与 HLA-B7 抗原的交叉反应，为该检测试剂的局限性。关于 HLA-B27 与 HLA-B7 交叉反应的研究显示，由 HLA-B7 所致的交叉反应中，HLA-B27 的荧光强度的中位数在 cut-off 值的 ±10 范围内，所以当 HLA-B27 的荧光强度＞cut-off 值+10 时，HLA-B27 真阳性的概率更大，当 HLA-B27 的荧光强度大于 cut-off 值但小于 cut-off 值+10 时，需要注意可能存在由交叉反应造成假阳性的可能性，最好能进行其他方法学检测，以证实 HLA-B27 的表达情况。

7.3.2　样本上机检测后，品牌 B 的分析软件得到"淋巴细胞 HLA-B27 总表达率""HLA-B27+/HLA-B7- 淋巴细胞百分数""HLA-B27+/HLA-B7+ 淋巴细胞百分数""淋巴细胞 HLA-B27 表达总平均值""HLA-B27+/HLA-B7- 淋巴细胞 HLA-B27 表达平均值""HLA-B27+/HLA-B7+ 淋巴细胞 HLA-B27 表达平均值"6 个检测值，结果判断过程较复杂，可参考表 1。

表 1　HLA-B27 表达情况结果解读

报　告　内　容	情况 1	情况 2	情况 3	情况 4
淋巴细胞 HLA-B27 总表达率	正常	↑	↑	↑
HLA-B27+/HLA-B7- 淋巴细胞百分数	正常	↑	↑	正常
HLA-B27+/HLA-B7+ 淋巴细胞百分数	正常	正常	↑	↑

（续表）

报 告 内 容	情况 1	情况 2	情况 3	情况 4
淋巴细胞 HLA – B27 表达总平均值	正常	↑		
HLA – B27⁺/HLA – B7⁻ 淋巴细胞 HLA – B27 表达平均值	正常	↑		
HLA – B27⁺/HLA – B7⁺ 淋巴细胞 HLA – B27 表达平均值	正常	正常		
HLA – B27 结果解读	阴性	真阳性	真阳性 假阳性	假阳性

8. 质量控制

8.1 · 检测前使用与各厂家仪器相配套的质控/校准微球对仪器进行校准及设置。室内质控采用第三方质控品。如出现失控,应查明原因并及时纠正,在确认重新恢复在控状态后开始进行标本检测,并评估本次失控至上次在控之间的患者标本。

8.2 · 参加室间质评,若没有室间质评采取其他替代方案。

9. 被测量值的测量不确定度

依据 CNAS – GL05：2011《测量不确定度要求的实施指南》和 CNAS – CL01 – G003：2021《测量不确定度的要求》对检测实验室应用不确定度的相关规定,计算本实验室检测项目的不确定度,并将年度不同水平质控值进行评估,评估结果以表格的形式附于 SOP 文件内。计算内容包括标准不确定度、相对标准不确定度、B 类标准不确定度、合成标准不确定度、相对合成标准不确定度、扩展不确定度和相对扩展不确定度。如果检测结果不是用数值表示或不是建立在数值基础上(如合格/不合格、阴性/阳性,或基于视觉和触觉等的定性检测),则实验室宜采用其他方法评估测量不确定度,如假阳性或假阴性的概率。

10. 生物参考区间或临床决定值

10.1 · 品牌 A：HLA – B27 阴性。

10.2 · 品牌 B：淋巴细胞 HLA – B27 总表达率 0～60%,HLA – B27⁺/HLA – B7⁻ 淋巴细胞百分数 0～44.22%,淋巴细胞 HLA – B27 表达总平均值 0～5,HLA – B27⁺/HLA – B7⁻ 淋巴细胞 HLA – B27 表达平均值 0～2.92。

10.3 · HLA – B27 主要用于强直性脊柱炎(AS)的辅助诊断与鉴别诊断,AS 患者 HLA – B27 的阳性率在 90%～95%,此外,HLA – B27 阳性也可见于除 AS 外的其他疾病,因此 HLA – B27 的检测结果必须在有经验的医生结合其他临床资料的基础上进行综合判断与解读。

11. 检验结果的可报告区间

11.1 · 最低检出限(LOD) = 20/获取的目标细胞总数×100%。

11.2 · 最低定量限(LOQ) = 50/获取的目标细胞总数×100%。

12. 危急值

不适用。

13. 临床意义

强直性脊柱炎(ankylosing spondylitis,AS)是一种慢性、进行性炎性疾病,虽然发病机制尚不完全清楚,但 HLA – B27 被认为是其发病机制的关键,研究证实 AS 患者外周血淋巴细胞表面存在 HLA‐B27 的高表达。HLA‐B27 的检测可用于：① AS 的辅助诊断与鉴别诊断；② AS 高危人群的筛查。此外在其他疾病中，如赖特尔病（Reiter 综合征）、关节炎性牛皮癣和葡萄膜炎等疾病的诊断中，HLA‐B27 的检测也是非常有价值的指标。

14. 注意事项

14.1·待测标本应无溶血、无凝血，标本采集后应尽快处理，冷冻的标本不能使用。室温保存的抗凝全血，可稳定 48 h。

14.2·反应过程应避光，防止荧光物质的猝灭。

14.3·溶血过程反应时间不应超过 15 min，过长会破坏白细胞膜表面的抗原结构。

14.4·试剂须避光保存，使用时试剂应尽可能短地暴露于光线下，建议将试剂恢复至室温（20～25℃）。注意试剂盒上标注的失效日期，过期后请勿再使用。

14.5·处理后的样本若不能立即检测，需使用 1％多聚甲醛固定样本，于 2～8℃ 避光保存，固定后的样本最好于 24 h 内检测。

14.6·HLA‐B27 抗体可与多种 HLA‐B 类抗原发生交叉反应（最常见的是 HLA‐B7 抗原），可能导致假阳性的结果，结果必须和其他检查及临床信息结合起来综合判断。

参考文献

[1] 尚红，王毓三，申子瑜.全国临床检验操作规程[M].4 版.北京：人民卫生出版社，2015.

[2] 吴丽娟.流式细胞术临床应用[M].北京：人民卫生出版社，2020.

[3] 刘艳荣.实用流式细胞术—血液病篇[M].2 版.北京：北京大学医学出版社，2023.

[4] Khan MA，Yong SB，Wei JC. Ankylosing spondylitis：History，epidemiology，and HLA‐B27[J]. Int J Rheum Dis，2023，26(3)：413‐414.

[5] Ziade N. Human leucocyte antigen‐B27 testing in clinical practice：a global perspective[J]. Curr Opin Rheumatol，2023，35(4)：235‐242.

[6] Baráth S，Mezei ZA，Száraz‐Széles M，et al. Combined use of different antibody clones improves the efficiency of human leukocyte antigen B27 detection by flow cytometry[J]. Cytometry B Clin Cytom，2022，102(3)：239‐245.

[7] Diaconu AD，Ceasovschih A，Sorodoc V，et al. Practical Significance of Biomarkers in Axial Spondyloarthritis：Updates on Diagnosis，Disease Activity，and Prognosis[J]. Int J Mol Sci，2022，23(19)：11561.

[8] Garrido Mesa J，Brown MA. T cell Repertoire Profiling and the Mechanism by which HLA‐B27 Causes Ankylosing Spondylitis[J]. Curr Rheumatol Rep，2022，24(12)：398‐410.

（关秀茹 黄 晶）

淋巴细胞亚群检测标准操作规程

××医院检验科免疫组作业指导书	文件编号：××-JYK-××-××-××	
版次/修改：第　版/第　次修改	生效日期：	第　页 共　页
编写人：	审核人：	批准人：

1. 目的

规范淋巴细胞亚群检测的操作程序,保证检测数据和结果具有良好的溯源性、准确性和可靠性。

2. 原理

2.1·淋巴细胞是机体重要的免疫细胞,淋巴细胞包括多种亚群,目前淋巴细胞亚群检测包括多种不同项目,如 T 淋巴细胞亚群检测、TBNK 淋巴细胞亚群检测及精细化淋巴细胞亚群检测等。本操作规程仅以开展最为普遍的 TBNK 淋巴细胞亚群检测为例进行介绍。流式细胞术检测淋巴细胞亚群利用侧向散射光(SSC)和不同荧光素标记的各种单克隆抗体的荧光信号对不同细胞亚群进行区分。利用 CD45 和 SSC 区分出总淋巴细胞,利用 CD3 区分出总 T 淋巴细胞,利用 CD3 和 CD4 区分辅助性 T 淋巴细胞,利用 CD3 和 CD8 区分细胞毒性 T 淋巴细胞,利用 CD3 和 CD19 区分 B 淋巴细胞,利用 CD3 和 CD16/56 区分 NK 细胞。利用流式软件计算出各淋巴细胞亚群的百分数。

2.2·如果需要进行淋巴细胞亚群绝对计数检测,可选择单平台方案或双平台方案。双平台方案利用流式细胞仪得到各淋巴细胞亚群的百分数,再根据血球仪测得的淋巴细胞总数乘以各亚群的百分比即可得到各亚群的绝对计数值。单平台方案则只用流式细胞仪测得各亚群的百分数和绝对计数,包括微球法和体积法两种方法。

2.2.1　微球法计算公式：

$$细胞浓度 = \frac{实际获取的细胞数}{实际获取的微球数} \times \frac{总微球数}{样本加样体积}$$

2.2.2　体积法计算公式：

$$细胞浓度 = \frac{实际获取的细胞数}{实际进样体积} \times \frac{总液体体积}{样本加样体积}$$

3. 标本采集

3.1·抗凝剂：EDTA(紫盖管)或肝素(绿盖管)。采集量：静脉采血 2 mL。

3.2·患者准备：无须特殊准备,检查对象生活饮食处于日常状态,空腹为宜。

4. 仪器和试剂

4.1·仪器：目前各品牌流式细胞仪最低配置基本能到达双激光四色,均可满足淋巴细胞亚群的检测。理论上各型号流式细胞仪均可使用微球法进行淋巴细胞亚群的绝对计数的单平台检测,而基于压力泵的流式细胞仪因无法精准控制进样体积无法使用体积法进行淋巴细胞亚群的绝对计数的单平台检测。

4.2·试剂

4.2.1 为适应不同配置的流式细胞仪,TBNK 淋巴细胞亚群检测试剂可分为 4 色方案(2 管)与 6 色方案(1 管)两种。不同抗体偶联的荧光素各试剂厂家基本一致。

4.2.2 4 色方案试剂:管 1:CD3 - FITC/CD8 - PE/CD45 - PerCP/CD4 - APC。管 2:CD3 - FITC/CD16/56 - PE/CD45 - PerCP/CD19 - APC。

4.2.3 6 色方案试剂:CD3 - FITC、CD16/56 - PE、CD45 - PerCP - Cy5.5、CD4 - PE - Cy7、CD19 - APC、CD8 - APC - Cy7。

5. 性能参数

符合行业标准或厂家试剂说明书中声明的性能。

6. 校准

根据 CNAS - CL02:2022 条款 6.5.3 要求,检验项目校准及校准验证周期应遵循制造商建议;在试剂批号改变、涉及失控处理和仪器重要部件更换后性能验证时,应做项目校准。常用方式为使用与仪器对应的质控微球溶液对仪器系统校准和电压标定。

7. 操作步骤

7.1·淋巴细胞亚群检测,无论是进行相对计数检测还是进行绝对计数检测,均推荐使用免洗方案(lyse no wash,LNW),即染色—溶血(固定)—上机检测。具体操作步骤如下。

7.1.1 微球法(6 色):为每个待测样本准备一个绝对计数管并做好相应标记。确认微球处于管底部。加入适当体积的检测试剂。反向移液法加入适当体积的待测样本。涡旋混匀,室温(20～25℃)环境下避光孵育 15 min。加入适当体积的 1×溶血素。涡旋混匀,室温(20～25℃)环境下避光孵育 10 min。上机检测。

7.1.2 体积法(6 色):为每个待测样本准备一个流式管并做好相应标记。反向移液法加入适当体积的检测试剂和待测样本。涡旋混匀,室温(20～25℃)环境下避光孵育 15 min。反向移液法加入适当体积的 1×溶血素。涡旋混匀,室温(20～25℃)环境下避光孵育 10 min。上机检测。

注意:微球法和体积法进行细胞计数的原理不同,从上述的计算公式可以看出,体积法对加样量要求更严格,每一步加样操作均需使用反向移液法。

7.2·上机操作:可详见各仪器操作说明书。如使用不含固定成分的溶血素,样本处理完建议尽快完成上机检测,含固定成分的溶血素,处理后的样本稳定性更好。

7.3·结果分析:根据 SSC 和淋巴细胞膜上 CD 分子表达的不同,多数流式软件可自动对不同亚群进行圈门并计算出淋巴细胞亚群的百分比和绝对计数值。但对于某些样本,软件自动圈门可能存在不够准确的情况,这时需要进行手动圈门。手动圈门逻辑如下。

7.3.1 在 CD45 vs SSC 散点图中,圈出 CD45 强表达、SSC 弱表达的"总淋巴细胞"。

7.3.2 在 CD3 vs SSC 散点图中,圈出 CD3$^+$、SSC 弱表达的"总 T 淋巴细胞"。

7.3.3 在 CD4 vs CD8 散点图中显示总 T 淋巴细胞,利用十字门分别圈出 CD3$^+$CD4$^+$CD8$^-$ 的辅助性 T 淋巴细胞(Th)和 CD3$^+$CD8$^+$CD4$^-$ 的细胞毒性 T 淋巴细胞(Tc)。

7.3.4 在 CD19 vs CD16/56 散点图中显示 CD3$^-$ 淋巴细胞,利用十字门分别圈出 CD3$^-$CD19$^+$CD16/56$^-$ 的 B 淋巴细胞和 CD3$^-$CD CD16/56$^+$CD19$^-$ 的 NK 细胞。

7.4·绝大多数商业化流式细胞仪都配备了淋巴细胞亚群自动分析模板。但对于某些异常样本,需利用 Time 参数及 FSC－A 和 FSC－H 参数,鉴别是否存在液流不稳定或细胞粘连的情况。如自动分析模板不包含上述参数,需手动建立分析模板以调用或获取上述参数进行分析。

8. 质量控制

8.1·质控品:可使用第三方质控品/试剂自带质控品。

8.2·保存条件:未开瓶的试剂于 2～8℃保存,可在有效期内保持稳定,稀释的试剂于 2～8℃可稳定 2 周。

8.3·质控频率:每天开机后标本测试前;仪器维修或保养后。

8.4·检测方法:检测方法同日常标本。

8.5·结果判断:将质控结果输入质控软件。与靶值比较,定期评估结果稳定性。如出现失控,应查明原因并及时纠正,在确认重新恢复在控状态后开始进行标本检测,并评估本次失控至上次在控间的患者标本。

8.6·备注:新到批号的质控品需按照日常标本的检测方法连续检测 20 次,确定本实验室的靶值及质控可接受范围。每次使用与样本同样抗体组合,平行染色,查对可允许范围,确定是否可以接受,并检查染色模式和细胞分群情况。

9. 被测量值的测量不确定度

依据 CNAS－GL05:2011《测量不确定度要求的实施指南》和 CNAS－CL01－G003:2021《测量不确定度的要求》对检测实验室应用不确定度的相关规定,计算本实验室检测项目的不确定度,并将年度不同水平质控值进行评估,评估结果以表格的形式附于 SOP 文件内。计算内容包括标准不确定度、相对标准不确定度、B 类标准不确定度、合成标准不确定度、相对合成标准不确定度、扩展不确定度和相对扩展不确定度。

10. 生物参考区间或临床决定值

目前国内尚无统一的参考区间,各实验室应建立自己的参考区间。如用文献或说明书提供的参考区间,使用前应加以验证。一般建议的参考区间见表 1。

表 1　淋巴细胞亚群参考区间

淋巴细胞亚群	参考范围	单　位
CD3⁺ T 淋巴细胞	56～86	%
	723～2 737	Cells/μL
CD3⁺ CD4⁺ Th 细胞	33～58	%
	404～1 612	Cells/μL
CD3⁺ CD8⁺ Tc 细胞	13～39	%
	220～1 129	Cells/μL
CD3～CD19⁺ B 淋巴细胞	5～18	%
	90～560	Cells/μL
CD3～CD16/56⁺ NK 细胞	7～40	%
	150～1 100	Cells/μl

11. 检验结果的可报告区间

11.1·最低检出限(LOD)＝20/获取的目标细胞总数×100%。

11.2·最低定量限(LOQ)=50/获取的目标细胞总数×100%。

12. 危急值

不适用。

13. 临床意义

13.1·淋巴细胞亚群是检测机体细胞免疫和体液免疫功能的重要指标,它可以辅助诊断某些疾病,如自身免疫病、免疫缺陷病、恶性肿瘤、血液病、变态反应性疾病等,分析发病机制,对观察疗效及监测预后有重要意义。

13.2·T 淋巴细胞在免疫应答过程中起抗原识别、细胞免疫和免疫调节的作用,其缺陷或功能不良会引起细胞免疫功能异常,而且也会影响其调节 B 细胞的功能,导致抗体缺陷,患者经常表现一系列临床症状,如容易反复感染、自身免疫病或恶性肿瘤的发病率增加等。它包括 CD4 和 CD8 两个亚群,两个亚群之间有着相互制约和相互辅助的关系,任何一方的增多和减少都会造成机体免疫功能的紊乱。

13.2.1　CD4 淋巴细胞(辅助/诱导性 T 细胞)在恶性肿瘤、遗传性免疫缺陷病、AIDS、应用免疫抑制剂(如环孢素 A)等患者皆可降低。自身免疫病时可增高。

13.2.2　CD8 淋巴细胞(抑制/细胞毒性 T 细胞)增高可见于各种病毒感染;降低见于自身免疫病,如 SLE 活动期、慢性活动性肝炎及各种严重的免疫缺陷病。

13.2.3　CD4/CD8 值在 AIDS 时显著降低,此外还可用 CD4/CD8 值来监测器官移植的排斥反应,若移植后 CD4/CD8 值较移植前明显增高,则预后可能发生排斥反应;比值倒置一般认为是病毒感染的重要指征。

13.3·B 淋巴细胞参与抗原识别和体液免疫。其降低见于体液免疫功能抑制者,如联合免疫缺陷病、无丙种球蛋白血症或使用化疗或免疫抑制剂等;增高见于慢性淋巴细胞性白血病、急性淋巴细胞性白血病(B 细胞型)、毛细胞性白血病。

13.4·NK 细胞(自然杀伤细胞)主要功能是细胞毒性、免疫调节,是机体抗肿瘤和抗病毒感染的重要指征。其增高见于机体抗肿瘤、寄生虫、病毒感染及 II 型变态反应等。

14. 注意事项

14.1·吸取血样之前应充分混匀血样,否则会导致错误的百分比计数结果。

14.2·漩涡振荡器混匀一定要充分。

14.3·反应过程应避光,防止荧光物质的猝灭。

14.4·溶血过程反应时间不应超过 15 min,过长会破坏白细胞膜表面的抗原结构。

14.5·上机检测前一定要充分混匀样本。

14.6·如果试剂外观发生变化,不得继续使用。试剂的沉淀和变色意味着试剂不稳定或者变性。请勿使用过期的试剂;试剂请勿冻存;试剂须避光保存,使用时试剂应尽可能短的暴露于光线下,使用前将试剂恢复至室温。

参考文献

[1] 尚红,王毓三,申子瑜.全国临床检验操作规程[M].4 版.北京:人民卫生出版社,2015.

[2] 吴丽娟.流式细胞术临床应用[M].北京:人民卫生出版社,2020.

[3] 刘艳荣.实用流式细胞术—血液病篇[M].2 版.北京:北京大学医学出版社,2023.

［4］王晓川.流式细胞术分析外周血淋巴细胞亚群在儿科的临床应用专家共识（2019 版）［J］.中华儿科杂志,2019,57（6）：424－428.

［5］郭清,曾强.TNBK 淋巴细胞检测在健康管理中的应用专家共识［J］.中华健康管理学杂志,2023,17（2）：85－95.

［6］中华人民共和国卫生部.WS/T 360－2011 流式细胞术检测外周血淋巴细胞亚群指南［S］.北京：中国标准出版社,2011.

［7］Gratama JW，Jaco Kraan，Mike Keeney，et al. Enumeration Of Immunologically Defined Cell Populations By Flow Cytometry；Approved Guideline［M］. Second Edition. Pennsylvania：Clinical and Laboratory Standards Institute （CLSI），2007.

［8］张诗诗,王薇,何法霖,等.全国流式细胞术淋巴细胞亚群项目健康成人参考区间现状分析［J］.中华检验医学杂志,2016,39（5）：356－360.

（关秀茹　黄　晶）

CD34$^+$细胞绝对计数标准操作规程

××医院检验科免疫组作业指导书		文件编号：××-JYK-××-××-××	
版次/修改：第　版/第　次修改		生效日期：	第　页共　页
编写人：	审核人：		批准人：

1. 目的

规范流式细胞检测操作程序，保证全血、骨髓或单采造血干细胞悬液造血干细胞的测定项目的正常开展，使得测量数据和检测结果具有良好的溯源性、准确性和可靠性。

2. 原理

在样本中加入适量的试剂后，试剂中荧光标记的 CD34 单克隆抗体与细胞表面的 CD34 抗原特异性结合，以鉴别出 CD34 阳性细胞；死细胞细胞膜通透性改变，核酸染料（如 7-AAD）可通过死细胞细胞膜标记所有有核细胞的 DNA，用于判断细胞死活。同淋巴细胞亚群检测一样，CD34$^+$细胞绝对计数也有单平台和双平台两种方案，单平台方案由于可减少多台仪器间的系统误差，而成为首选方案。单平台方案需加入已知数目的荧光微球，用于 CD34$^+$细胞绝对数的计算。

3. 标本采集

3.1·抗凝剂：EDTA（紫盖管）或肝素（绿盖管）。采集量：2 mL。

3.2·标本主要为单采的干细胞，样本采集后立刻送检。

4. 仪器和试剂

4.1·仪器：各品牌型号流式细胞仪均可，推荐使用试剂品牌配套流式细胞仪。

4.2·试剂：CD34$^+$细胞绝对计数的试剂不同厂商间存在一定的差异，本程序仅以使用最为普遍的含 7-AAD 的三色试剂方案为例进行介绍。该方案一般包括以下试剂：单克隆抗体（CD34 和 CD45。CD34 目前普遍偶联 PE 作为荧光染料，CD45 一般偶联 FITC 或 PerCP）、核酸染料（7-AAD）、氯化铵溶血素（10×）、绝对计数管或已知浓度的荧光微球。

5. 性能参数

符合行业标准或厂家试剂说明书中声明的性能。

6. 校准

根据 CNAS-CL02：2022 条款 6.5.3 要求，检验项目校准及校准验证周期应遵循制造商建议；在试剂批号改变、涉及失控处理和仪器重要部件更换后性能验证时，应做项目校准。常用方式为使用试剂/仪器对应的质控微球溶液对仪器系统校准和电压标定。

7. 操作步骤

7.1·CD34$^+$细胞绝对计数检测推荐使用免洗方案（LNW），即染色—溶血（固定）—上机检测。具体操作步骤如下。

7.1.1　样本处理：为每个待测样本准备一个绝对计数管并做好相应标记。确认微球处于管底部。对样本进行细胞计数，并调整细胞浓度至 $2×10^7$/mL。加入适当体积的单抗检测试剂。加入适当体积的 7-AAD 检测试剂。反向移液法加入适当体积的待测样本。涡旋混匀,室温(20~25℃)环境下避光孵育 15~20 min。加入适当体积的 1×溶血素。涡旋混匀,室温(20~25℃)环境下避光孵育 10 min。上机检测。

　　7.1.2　上机操作:可详见各仪器操作手册。

　　7.2·数据分析:各厂家的 CD34⁺ 细胞绝对计数设门分析策略普遍采用基于 ISHAGE 方案的一套序贯设门分析方法。ISHAGE 设门策略图例详细说明(图 1)。

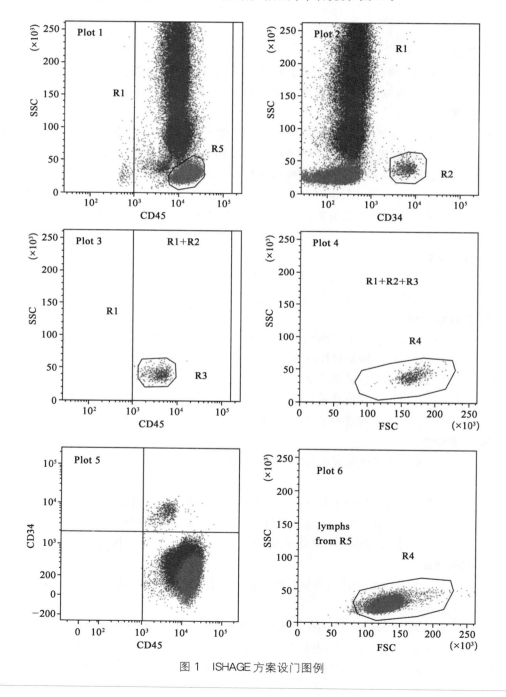

图 1　ISHAGE 方案设门图例

7.2.1 CD45 vs SSC 散点图：含红细胞、碎片在内的所有细胞。R1 包括所有表达 CD45 的细胞，包括 CD45dim 细胞。R5 为淋巴细胞。

7.2.2 CD34 vs SSC 散点图：显示 R1 门内细胞。R2 包括所有 CD34$^+$ 细胞，从低 SSC 到中等强度 SSC。

7.2.3 CD45 vs SSC 散点图：显示 R1 + R2 门内细胞。R3 确认 CD34 阳性细胞位于弱 CD45 与低 SSC 区域，为真正 CD34$^+$ 细胞。

7.2.4 FSC vs SSC 散点图：显示 R1 + R2 + R3 门内细胞。R4 用于去除细胞碎片、聚集血小板的影响，R4 来自 R3。

7.2.5 CD45 vs CD34 散点图：用于确认所有的 CD45 阳性细胞，确定 R1 的左边界 CD45 下限。

7.2.6 FSC vs SSC 散点图：显示 R5 门内细胞。R6 包括了淋巴细胞，用于确定 R4 的 FSC 下限。

7.3·结果计算：根据获取的绝对计数微球数及 CD34$^+$ 造血干细胞，代入公式：CD34$^+$ cells/μL = (CD34$^+$ cells/beads) × (BPT/V)，计算 CD34$^+$ 细胞绝对值。其中，BPT 是指每个 Trucount 管中微球总数，V 是指加入血样的体积，单位 μL。如果处理样本时对样本进行了稀释，需将计算结果再乘以稀释倍数。

8. 质量控制

8.1·检测前使用与各厂家仪器相配套的质控/校准微球对仪器进行校准及设置。CD34$^+$ 细胞计数有商品化的质控品，检测当天使用 CD34$^+$ 细胞质控品进行检测，如出现失控，应查明原因并及时纠正，在确认重新恢复在控状态后开始进行标本检测，并评估本次失控至上次在控间的患者标本。

8.2·国内临床检验中心已经开展相关室间质评。实验室如果有多台流式细胞仪都进行 CD34$^+$ 细胞计数时，要求每半年进行一次仪器间性能比对。

9. 被测量值的测量不确定度

依据 CNAS-GL05：2011《测量不确定度要求的实施指南》和 CNAS-CL01-G003：2021《测量不确定度的要求》对检测实验室应用不确定度的相关规定，计算本实验室检测项目的不确定度，并将年度不同水平质控值进行评估，评估结果以表格的形式附于 SOP 文件内。计算内容包括标准不确定度、相对标准不确定度、B 类标准不确定度、合成标准不确定度、相对合成标准不确定度、扩展不确定度和相对扩展不确定度。

10. 生物参考区间或临床决定值

目前国内尚无统一的参考区间，各实验室应建立自己的参考区间。如用文献或说明书提供的参考区间，使用前应加以验证。CD34$^+$ 细胞在正常骨髓中占 1％～4％，正常人外周血中＜0.01％。

11. 检验结果的可报告区间

11.1·最低检出限（LOD）= 20/获取的目标细胞总数×100％。

11.2·最低定量限（LOQ）= 50/获取的目标细胞总数×100％。

12. 危急值

不适用。

13. 临床意义

CD34 是 20 世纪 80 年代中期发现的一种细胞表面黏附分子,表达在骨髓和外周血的造血干/祖细胞及具有造血潜能的各种集落形成细胞上,包括多能及定向造血祖细胞。动物体内及人类临床实践均证明输入一定数量的 CD34$^+$ 细胞可在体内长期重建造血。

14. 注意事项

14.1·干细胞样本送检后立即检测。

14.2·样本要充分混匀后加样;最后计算前加微球时一定要混匀,取样及微球的均匀程度将直接影响检测结果;建议做复管取均值。

14.3·对于任何包含绝对计数的实验,采集细胞数的多少会影响结果。至少采集 75 000 个细胞、1 000 个微球和 100 个 CD34$^+$ 细胞。

14.4·成分白细胞样本必须在采集 6 h 内染色,并在染色后 24 h 内上机分析。外周血和动员后的血标本要在采集后 24 h 内染色,并在染色后 24 h 内上机分析。其他类型的样本要在采集后 6 h 内染色,并在染色后 6 h 内上机分析。

参考文献

[1] 尚红,王毓三,申子瑜.全国临床检验操作规程[M].4 版.北京:人民卫生出版社,2015.

[2] 吴丽娟.流式细胞术临床应用[M].北京:人民卫生出版社,2020.

[3] 刘艳荣.实用流式细胞术—血液病篇[M].2 版.北京:北京大学医学出版社,2023.

[4] 中国免疫学会血液免疫分会临床流式细胞学组.CD34 阳性细胞绝对计数的流式细胞术测定指南[J].中华血液学杂志,2015,36(7):539 - 546.

[5] 王宇,李臣宾,陆红,等.临床实验室 CD34$^+$ 细胞计数检测现状与改进措施分析[J].中华医学杂志,2021,101(37):2999 - 3005.

[6] Gratama J W, Kraan J, Keeney M, et al. Validation of the single - platform ISHAGE method for CD34 (+) hematopoietic stem and progenitor cell enumeration in an international multicenter study[J]. Cytotherapy, 2003, 5(1): 55 - 65.

[7] Maffini E, Labopin M, Blaise D, et al. CD34$^+$ cell dose effects on clinical outcomes after T - cell replete haploidentical allogeneic hematopoietic stem cell transplantation for acute myeloid leukemia using peripheral blood stem cells. A study from the acute leukemia working Party of the European Society for blood and marrow transplantation (EBMT)[J]. Am J Hematol, 2020, 95(8): 892 - 899.

(关秀茹 黄 晶)

阵发性睡眠性血红蛋白尿(PNH)克隆筛查标准操作规程

××医院检验科免疫组作业指导书	文件编号：××-JYK-××-××-××
版次/修改：第　版/第　次修改	生效日期：　　　　　第　页　共　页
编写人：	审核人：　　　　　批准人：

1. 目的

规范阵发性睡眠性血红蛋白尿(PNH)克隆筛查操作程序,保证检测数据和结果具有良好的溯源性、准确性和可靠性。

2. 原理

PNH 是一种获得性造血干细胞基因突变的克隆性疾病,导致部分或完全的糖化磷脂酰肌醇(GPI)锚合成和表达障碍,造成正常情况下通过与 GPI 锚结合的锚连蛋白无法与之结合,而表现为细胞表面锚连蛋白的缺失。目前用流式细胞术检测 GPI 锚连蛋白是诊断 PNH 最直接、最敏感和最特异的方法。用抗 GPI 锚连蛋白(如 CD55 和 CD59 等)的单克隆抗体作为探针,与血细胞共同孵育后用流式细胞仪进行检测。如果 CD55 和 CD59 均呈现为阳性则代表正常,如呈现 CD55 和(或)CD59 阴性,则为 PNH 阳性。

近年来国内外亦有应用 FLAER 技术辅助 PNH 诊断,FLAER 是无活性气单胞菌溶素前体的变异体,可特异的结合于 GPI 锚,但不引起细胞的溶血和死亡,可用于 PNH 的诊断。与 CD55 和 CD59 检测相比,由于 FLAER 作用于 GPI 锚,不会因不同细胞表达 GPI 锚连蛋白种类和多少的不同造成误差。

3. 标本采集

3.1·抗凝剂：EDTA(紫盖管)。采集量：静脉采血 2 mL。

3.2·患者准备：无须特殊准备,检查对象生活饮食处于日常状态,空腹为宜。

4. 仪器和试剂

4.1·仪器：各品牌型号流式细胞仪均可。

4.2·试剂

4.2.1　CD55 和 CD59 法：CD55 和 CD59 单克隆抗体一般为 CD55 - PE 和 CD59 - FITC。同型对照为 IgG2 - FITC 和 IgG1 - PE。溶血素,PBS 缓冲液。

4.2.2　FLAER 法：FLAER - Alexa - 488 或 FLAER - iFluor488 等；根据分析目的细胞的不同还可选择不同的单克隆抗体(CD24、CD14、CD15、CD64 或 CD33、CD45 等。如分析粒细胞可选择 FLAER、CD24、CD15、CD45 四色抗体方案；如分析单核细胞可选择 FLAER、CD14、CD64、CD45 四色抗体方案)；溶血素,PBS 缓冲液。

5. 性能参数

符合行业标准或厂家试剂说明书中声明的性能。

6. 校准

根据 CNAS - CL02：2022 条款 6.5.3 要求,检验项目校准及校准验证周期应遵循制造商建议；在试剂批号改变、涉及失控处理和仪器重要部件更换后性能验证时,应做项目校准。常用方式为使用试剂/仪器对应的质控微球溶液对仪器系统校准和电压标定。

7. 操作步骤

7.1 · 样本处理(CD55 和 CD59 法)

7.1.1 成熟红细胞检测

7.1.1.1 为每个待测样本准备 2 个流式管并做好相应标记(对照管和检测管)。用 PBS 对 EDTA 抗凝血进行 1∶100 稀释,取 100 μL 稀释后外周全血,分别加入到 2 个流式管中。其中一管中加入同型对照,另一管中加入 CD59 单抗(红细胞上 CD55 表达低,已不建议检测 CD55)。

7.1.1.2 室温避光孵育 20 min。加入 2 mL 的 PBS 缓冲液,300～500 g 离心 5 min。

7.1.1.3 重复上述步骤。PBS 重悬样本。上机检测,至少获取 10 万个红细胞。

7.1.2 粒细胞检测

7.1.2.1 为每个待测样本准备 2 个流式管并做好相应标记(对照管和检测管)。取 100 μL 外周全血,分别加入到 2 个流式管中。其中一管中加入同型对照,另一管中加入 CD55 和 CD59 单抗。室温避光孵育 20 min。

7.1.2.2 加入 2 mL 溶血素,室温避光孵育 10 min。300～500 g 离心 5 min。加入 2 mL 的 PBS 缓冲液,300～500 g 离心 5 min。PBS 重悬样本。上机检测,获取 5 万～10 万个中性粒细胞。

7.2 · 样本处理(FALER 法)

7.2.1 为每个待测样本准备 2 个流式管并做好相应标记(对照管和检测管)。取 100 μL 外周全血,分别加入到 2 个流式管中。其中一管中加入同型对照,另一管中加入 FLAER 及其他设门单抗。室温避光孵育 20 min。

7.2.2 加入 2 mL 溶血素,室温避光孵育 10 min。300～500 g 离心 5 min。加入 2 mL 的 PBS 缓冲液,300～500 g 离心 5 min。PBS 重悬样本。上机检测,获取 5 万～10 万个中性粒细胞。

7.3 · 上机操作:详见各仪器操作手册。

7.4 · 结果分析

7.4.1 用 FSC vs SSC 散点图圈选出待分析的目标细胞群,或者结合其他设门抗体圈选出待分析的目标细胞群。分析红细胞时 FSC 和 SSC 使用对数模式;分析粒细胞时 FSC 和 SSC 使用线性模式,FSC 和 SSC 均较大的为粒细胞群,但只利用 FSC 和 SSC 两种参数的圈门方法会导致一定的误差存在。而使用合适的设门抗体进行圈门,圈选出的目的细胞群会更加精准。

7.4.2 通过同型对照管和正常人样本设定门的位置。

7.4.3 分析目标细胞 CD55 和 CD59 的表达情况。按照 CD55 或 CD59 的表达情况,细胞可分为 3 种类型:Ⅰ型细胞(正常表达)、Ⅱ型细胞(表达部分缺失)、Ⅲ型细胞(表达完全缺失)。

8. 质量控制

可使用与各仪器相应的校准微球校准仪器,对于 PNH 流式检测目前缺乏商品化的室内质控物,可保存阳性标本进行室内质控检测;国内临床检验中心也尚未开展相关室间质评,可开展室间比对。

9. 被测量值的测量不确定度

依据 CNAS-GL05：2011《测量不确定度要求的实施指南》和 CNAS-CL01-G003：2021《测量不确定度的要求》对检测实验室应用不确定度的相关规定，计算本实验室检测项目的不确定度，并将年度不同水平质控值进行评估，评估结果以表格的形式附于 SOP 文件内。计算内容包括标准不确定度、相对标准不确定度、B 类标准不确定度、合成标准不确定度、相对合成标准不确定度、扩展不确定度和相对扩展不确定度。如果检测结果不是用数值表示或不是建立在数值基础上（如合格/不合格、阴性/阳性，或基于视觉和触觉等的定性检测），则实验室宜采用其他方法评估测量不确定度，如假阳性或假阴性的概率。

10. 生物参考区间或临床决定值

10.1·PNH 细胞＞1％时称 PNH 克隆。

10.2·PNH 细胞为 0.1％～1％时称低量 PNH 克隆。

10.3·PNH 细胞＜0.1％时称存在少量 GPI 缺陷细胞，或存在少量 PNH 表型细胞。

11. 检验结果的可报告区间

11.1·最低检出限（LOD）= 20/获取的目标细胞总数×100％。

11.2·最低定量限（LOQ）= 50/获取的目标细胞总数×100％。

12. 危急值

不适用。

13. 临床意义

13.1·用于 PNH 的诊断与鉴别诊断。PNH 是一种获得性造血干细胞基因突变的克隆性疾病，导致锚连蛋白（GPI）的缺失，使细胞抵抗补体进攻的能力减弱，从而导致细胞容易被破坏，发生血管内溶血。疾病可累及多个细胞系别。

13.2·用于再生障碍性贫血（AA）和骨髓增生异常综合征（MDS）患者 PNH 克隆的诊断。

14. 注意事项

14.1·严重脂质血及凝血样本原则上不应进行检测。

14.2·反应过程应避光，防止荧光物质的猝灭，FLAER 试剂对光异常敏感，必须严格避光。

14.3·溶血过程反应时间不应超过 15 min。

14.4·同型对照管和阳性对照管对于检测结果判定非常重要，每天每批次检测都应平行测定。

14.5·外周血做 PNH 检测时，要求提供患者近期输血记录。如果患者在检测前有多次输血或重度溶血，可能影响 PNH 检测结果。

14.6·加样时避免接触管壁。

14.7·红细胞检测不需要溶血，但要防止红细胞聚集，样本处理过程不应使用含牛血清白蛋白的缓冲液。

参考文献

[1] 尚红,王毓三,申子瑜.全国临床检验操作规程[M].4 版.北京：人民卫生出版社,2015.

［2］ 吴丽娟.流式细胞术临床应用［M］.北京：人民卫生出版社，2020.

［3］ 刘艳荣.实用流式细胞术—血液病篇［M］.2 版.北京：北京大学医学出版社，2023.

［4］ 刘艳荣，邵宗鸿.阵发性睡眠性血红蛋白尿症流式细胞术检测中国专家共识（2021 年版）［J］.中华血液学杂志，2021，42（4）：281 - 287.

［5］ 袁晓英，王亚哲，石韦华，等.流式检测 PNH 克隆的方法学探讨及临床筛检和意义［J］.中国生物工程杂志，2019，39（9）：33 - 40.

［6］ DezernAE，BorowitzMJ. ICCS/ESCCA consensus guidelines to detect GPI-deficient cells in paroxysmal nocturnal hemoglobinuria（PNH）and related disorders part 1-clinical utility［J］. Cytometry B Clin Cytom，2018，94（1）：16 - 22.

［7］ IllingworthA，MarinovI，SutherlandDR，et al. ICCS/ESCCA consensus guidelines to detect GPI-deficient cells in paroxysmal nocturnal hemoglobinuria（PNH）and related disorders part 3-data analysis，reporting and case studies［J］. Cytometry B Clin Cytom，2018，94（1）：49 - 66.

［8］ OldakerT，WhitbyL，SaberM，et al. ICCS/ESCCA consensus guidelines to detect GPI-deficient cells in paroxysmal nocturnal hemoglobinuria（PNH）andrelated disorders part 4-assay validation and quality assurance［J］. Cytometry B Clin Cytom，2018，94（1）：67 - 81.

［9］ MoradoM，Freire SandesA，ColadoE，et al. PNH working group of the Iberian Society of Cytometry（SIC）. Diagnostic screening of paroxysmal nocturnal hemoglobinuria：Prospective multicentric evaluation of the current medical indications［J］. Cytometry B Clin Cytom，2017，92（5）：361 - 370.

（关秀茹　黄　晶）

免疫球蛋白 A(IgA)检测标准操作规程

××医院检验科免疫组作业指导书		文件编号：××-JYK-××-××-××	
版次/修改：第　　版/第　　次修改		生效日期：	第　　页 共　　页
编写人：	审核人：		批准人：

1. 目的

建立检测血清 IgA 含量的标准操作规程，保证检验结果的准确性及可靠性。

2. 原理

免疫比浊法是目前临床检测 IgA 的最常用的方法。该法是利用免疫沉淀反应的原理，即可溶性抗原、抗体能在特殊的缓冲液中特异性结合，并可在抗体稍过量以及增浊剂作用的情况下，形成免疫复合物，使溶液浊度发生变化，在一定范围内，其混浊程度与待测抗原含量呈正相关。与已知的标准品对比可计算出检测样本 IgA 的含量。

3. 标本采集

3.1·患者要求：建议空腹采血，非空腹亦可。静脉采血 3 mL，无需抗凝。

3.2·标本处理：以 2 500～3 000 r/min 离心 6～10 min，分离血清上机测定。

3.3·标本保存：使用新鲜或冰冻的血清样本或脑脊液，2～8℃保存不超过 8 天，－20℃条件下保存不超过 3 个月，长期保存可在－70℃。

3.4·注意事项：避免标本溶血，患者可不空腹，但脂血需重新采样。标本不宜反复冻融，血脂过高会造成假阳性。

4. 仪器和试剂

4.1·仪器：特定蛋白分析仪。

4.2·试剂：购买与仪器配套的商品化试剂盒，主要包括抗血清人免疫球蛋白 A 试剂、配套校准物和质控品（高、中、低）。

5. 性能参数

符合行业标准或厂家试剂说明书中声明的性能。

5.1·正确度：参加国家临床检验中心室间质评项目，用回报结果的平均偏倚，评价和验证实验室检测结果的正确度。判定标准＜1/2TEa，即＜12.5％。

5.2·精密度：分别要验证批内和日间精密度，批内精密度以国家临床检验中心室间质评的允许偏倚的 1/4 为依据。判定标准：批内精密度＜6.25％，批间＜8.33％。

5.3·可报告范围：0.25～8.0 g/L。

5.4·线性范围：0.25～7.96 g/L。

5.5·携带污染率：＜3SD。

5.6·仪器间比对试验：选择 5 份不同浓度（含高、中、低）的标本采用常规方法检测，比对结果的相对偏差结果小于 1/2TEa，即 12.5％。≥80％比对结果的相对偏差结果小于 1/2TEa。

6. 校准

根据 CNAS－CL02：2022 条款 6.5.3 要求，检验项目校准及校准验证周期应遵循制造商建议;在试剂批号改变、涉及失控处理和仪器重要部件更换后性能验证时,应做项目校准。

7. 操作步骤

具体参照仪器标准操作规程。

8. 质量控制

8.1·质控品的准备:质控品如为液体,可分样后使用。在分样前,轻轻旋动混合内容物,为避免泄漏到盖子中,应直立放置,不可倒转混合,为了最大程度地保持稳定性,将质控瓶从规定的储存温度取出后应立即按要求分样。质控品不可反复冻融。

8.2·质控品的水平和分析批长度:每天至少进行 2 个水平的质控品检测,质控频次和分析批长度根据实验室具体情况而定,但每天至少进行 1 次质控,通常在样本测定之前检测;重新定标、更换试剂、仪器保养后应重新做质控。这些质控项目将被视为患者的样本加以检测和评估。

8.3·质控操作程序:与样本操作相同。

8.4·失控处理:如出现失控,应查明原因并及时纠正,在确认重新恢复在控状态后开始进行标本检测,并评估本次失控至上次在控间的患者标本。

9. 被测量值的测量不确定度

依据 CNAS－GL05:2011《测量不确定度要求的实施指南》和 CNAS－CL01－G003:2021《测量不确定度的要求》对检测实验室应用不确定度的相关规定,计算本实验室检测项目的不确定度,并将年度不同水平质控值进行评估,评估结果以表格的形式附于 SOP 文件内。计算内容包括标准不确定度、相对标准不确定度、B 类标准不确定度、合成标准不确定度、相对合成标准不确定度、扩展不确定度和相对扩展不确定度。

10. 生物参考区间或临床决定值

中国人(≥18 岁)血清 IgA 参考区间为 1.0～4.2 g/L(男/女)。

11. 检验结果的可报告区间

0.25～8.0 g/L。

12. 危急值

不适用。

13. 临床意义

13.1·生理变化:儿童的 IgA 水平比成人低,且随着年龄的增加而增加,到 16 岁前达到成人水平。

13.2·病理变化

13.2.1　IgA 增高:在慢性肝炎、慢性感染及自身免疫性疾病时,会出现多克隆的 IgA 水平升高,而骨髓瘤时会出现单克隆 IgA 水平升高。

13.2.2　IgA 降低:见于反复呼吸道感染、非 IgA 型 MM、重链病、轻链病、原发性和继发性免疫缺陷病、自身免疫性疾病和代谢性疾病(如甲状腺功能亢进、肌营养不良)等。

14. 注意事项

14.1·患者准备:可不空腹,但脂血需要廓清后重新采样。

14.2·干扰和交叉反应:轻度溶血、脂血、黄疸的标本不影响本法的测定。标本中的浑浊或颗粒可能干扰测定结果。抗原过量导致的钩状效应可引起 IgA 检测结果偏低,具有抗原过量检测功能的仪器可避免钩状效应。

14.3·当定量结果超过测量区间的处理：超过测定线性范围的结果，可选择新的稀释度重新测定。

参考文献

[1] 李金明,刘辉.临床免疫学检验技术[M].北京：人民卫生出版社,2018.

[2] 万学红,卢雪峰.诊断学[M].9 版.北京：人民卫生出版社,2018.

[3] 尚红,王毓三,申子瑜.全国临床检验操作规程[M].4 版.北京：人民卫生出版社,2015.

（关秀茹　黄　晶）

免疫球蛋白 M(IgM)检测标准操作规程

××医院检验科免疫组作业指导书	文件编号：××-JYK-××-××-××	
版次/修改：第　　版/第　　次修改	生效日期：	第　　页　共　　页
编写人：	审核人：	批准人：

1. 目的

建立检测血清 IgM 含量的标准操作规程,保证检验结果的准确性及可靠性。

2. 原理

免疫比浊法是目前临床检测 IgM 的最常用的方法。该法是利用免疫沉淀反应的原理,即可溶性抗原、抗体能在特殊的缓冲液中特异性结合,并可在抗体稍过量及增浊剂作用的情况下,形成免疫复合物,使溶液浊度发生变化,在一定范围内,其混浊程度与待测抗原含量呈正相关。与已知的标准品对比可计算出检测样本 IgM 的含量。

3. 标本采集

3.1·患者要求：建议空腹采血,非空腹亦可。静脉采血 3 mL,无需抗凝。

3.2·标本处理：以 2 500～3 000 r/min 离心 6～10 min,分离血清上机测定。

3.3·标本保存：使用新鲜或冰冻的血清样本或脑脊液,2～8℃保存不超过 8 天、−20℃条件下保存不超过 3 个月,长期保存可在 −70℃。

3.4·注意事项：避免标本溶血,患者可不空腹,但脂血需重新采样。标本不宜反复冻融,血脂过高会造成假阳性。

4. 仪器和试剂

4.1·仪器：特定蛋白分析仪。

4.2·试剂购买与仪器配套的商品化试剂盒,主要包括抗血清人免疫球蛋白 M 试剂、配套校准物和质控品(高、中、低)。

5. 性能参数

符合行业标准或厂家试剂说明书中声明的性能。

5.1·正确度：参加国家临床检验中心室间质评项目,用回报结果的平均偏倚,评价和验证实验室检测结果的正确度。判定标准<1/2TEa,即<12.5%。

5.2·精密度：分别要验证批内和日间精密度,批内精密度以国家临床检验中心室间质评的允许偏倚的 1/4 为依据。判定标准：批内精密度<6.25%,批间<8.33%。

5.3·可报告范围：0.2～6.4 g/L。

5.4·线性范围：0.15～3.64 g/L。

5.5·携带污染率：<3SD。

5.6·仪器间比对试验：选择 5 份不同浓度(含高、中、低)的标本采用常规方法检测,比对结果的相对偏差结果小于 1/2TEa,即 12.5%。≥80%比对结果的相对偏差结果<1/2TEa。

6. 校准

根据 CNAS-CL02：2022 条款 6.5.3 要求,检验项目校准及校准验证周期应遵循制造商建议;在试剂批号改变、涉及失控处理和仪器重要部件更换后性能验证时,应做项目校准。

7. 操作步骤

具体参照仪器标准操作规程。

8. 质量控制

8.1·质控品的准备:质控品如为液体,可分样后使用。在分样前,轻轻旋动混合内容物,为避免泄漏到盖子中,应直立放置,不可倒转混合,为了最大程度地保持稳定性,将质控瓶从规定的储存温度取出后应立即按要求分样。质控品不可反复冻融。

8.2·质控品的水平和分析批长度:每天至少运行 2 个水平的质控品,质控频次和分析批长度需要根据实验室的具体情况而定,但每天至少运行 1 次质控,通常在样本测定之前检测;重新定标、更换试剂、仪器保养后应重新做质控。这些质控项目将被视为患者的样本加以检测和评估。

8.3·质控操作程序:与样本操作相同。

8.4·失控处理:如出现失控,应查明原因并及时纠正,在确认重新恢复在控状态后开始进行标本检测,并评估本次失控至上次在控间的患者标本。

9. 被测量值的测量不确定度

依据 CNAS-GL05:2011《测量不确定度要求的实施指南》和 CNAS-CL01-G003:2021《测量不确定度的要求》对检测实验室应用不确定度的相关规定,计算本实验室检测项目的不确定度,并将年度不同水平质控值进行评估,评估结果以表格的形式附于 SOP 文件内。计算内容包括标准不确定度、相对标准不确定度、B 类标准不确定度、合成标准不确定度、相对合成标准不确定度、扩展不确定度和相对扩展不确定度。

10. 生物参考区间或临床决定值

中国人(≥18 岁)血清 IgM 参考区间为男性为 0.3～2.2 g/L,女性为 0.5～2.8 g/L。

11. 检验结果的可报告区间

0.2～6.4 g/L。

12. 危急值

不适用。

13. 临床意义

13.1·生理性变化:从孕 20 周起,胎儿自身可合成大量 IgM,胎儿和新生儿 IgM 浓度是成人水平的 10%,随年龄的增加而增高,8～16 岁前达到成人水平。

13.2·病理变化

13.2.1 IgM 增高:见于初期病毒性肝炎、肝硬化、类风湿关节炎、SLE 等。由于 IgM 是初次免疫应答中的免疫球蛋白,因此单纯 IgM 增加常提示为病原体引起的原发性感染。宫内感染可能引起 IgM 浓度急剧升高,若脐血中 IgM>0.2 g/L 时,提示有宫内感染。此外,在原发性巨球蛋白血症时,IgM 呈单克隆明显增高。

13.2.2 IgM 降低:见于 IgG 型重链病、IgA 型 MM、先天性免疫缺陷症、免疫抑制疗法后、淋巴系统肿瘤、肾病综合征及代谢性疾病(如甲状腺功能亢进、肌营养不良)等。

14. 注意事项

14.1·患者准备:可不空腹,但脂血需要廓清后重新采样。

14.2·干扰和交叉反应：轻度溶血、脂血、黄疸的标本不影响本法的测定。标本中的浑浊或颗粒可能干扰测定结果。抗原过量导致的钩状效应可引起 IgM 检测结果偏低,具有抗原过量检测功能的仪器可避免钩状效应。

14.3·当定量结果超过测量区间的处理：超过测定线性范围的结果,可选择新的稀释度重新测定。

参考文献

[1] 李金明,刘辉.临床免疫学检验技术[M].北京：人民卫生出版社,2018.

[2] 万学红,卢雪峰.诊断学[M].9 版.北京：人民卫生出版社,2018.

[3] 尚红,王毓三,申子瑜.全国临床检验操作规程[M].4 版.北京：人民卫生出版社,2015.

（关秀茹　黄　晶）

免疫球蛋白 G(IgG)检测标准操作规程

××医院检验科免疫组作业指导书	文件编号：××-JYK-××-××-××	
版次/修改：第　　版/第　　次修改	生效日期：	第　　页 共　　页
编写人：	审核人：	批准人：

1. 目的

建立检测血清 IgG 含量的标准操作规程,保证检验结果的准确性及可靠性。

2. 原理

免疫比浊法是目前临床检测 IgG 最常用的方法。该法是利用免疫沉淀反应的原理,即可溶性抗原、抗体能在特殊的缓冲液中特异性结合,并可在抗体稍过量以及增浊剂作用的情况下,形成免疫复合物,使溶液浊度发生变化,在一定范围内,其混浊程度与待测抗原含量呈正相关。与已知的标准品对比可计算出检测样本 IgG 的含量。

3. 标本采集

3.1·患者要求：建议空腹采血,非空腹亦可。静脉采血 3 mL,无需抗凝。

3.2·标本处理：以 2 500～3 000 r/min 离心 6～10 min,分离血清上机测定。

3.3·标本保存：使用新鲜或冰冻的血清样本或脑脊液,2～8℃保存不超过 8 天,－20℃条件下保存不超过 3 个月,长期保存可在－70℃。

3.4·注意事项：避免标本溶血,患者可不空腹,但脂血需廓清后重新采样。标本不宜反复冻融,血脂过高会造成假阳性。

4. 仪器和试剂

4.1·仪器：特定蛋白分析仪。

4.2·试剂购买与仪器配套的商品化试剂盒,主要包括抗血清人免疫球蛋白 G 试剂、配套校准物和质控品(高、中、低)。

5. 性能参数

符合行业标准或厂家试剂说明书中声明的性能。

5.1·正确度：本组参加国家临床检验中心室间质评项目,用回报结果的平均偏倚,评价和验证实验室检测结果的正确度。判定标准<1/2TEa,即<12.5%。

5.2·精密度：分别要验证批内和日间精密度,批内精密度以国家临床检验中心室间质评的允许偏倚的 1/4 为依据。判定标准：批内精密度<6.25%,批间<8.33%。

5.3·可报告范围：1.40～46 g/L。

5.4·线性范围：1.40～44.75 g/L。

5.5·携带污染率：<3SD。

5.6·仪器间比对试验：选择 5 份不同浓度(含高、中、低)的标本采用常规方法检测,比对结果的相对偏差结果<1/2TEa,即 12.5%。≥80% 比对结果的相对偏差结果<1/2TEa。

6. 校准

根据 CNAS－CL02：2022 条款 6.5.3 要求,检验项目校准及校准验证周期应遵循制造商建议;在试剂批号改变、涉及失控处理和仪器重要部件更换后性能验证时,应做项目校准。

7. 操作步骤

具体参照仪器标准操作规程。

8. 质量控制

8.1·质控品的准备:质控品如为液体,可分样后使用。在分样前,轻轻旋动混合内容物,为避免泄漏到盖子中,应直立放置,不可倒转混合,为了最大程度地保持稳定性,将质控瓶子从规定的储存温度取出后应立即按要求分样。质控品不可反复冻融。

8.2·质控品的水平和分析批长度:每天至少运行 2 个水平的质控品,质控频次和分析批长度根据实验室的具体情况而定,但每天至少运行 1 次质控,通常在样本测定之前检测;重新定标、更换试剂、仪器保养后应重新做质控。这些质控项目将被视为患者的样本加以检测和评估。

8.3·质控操作程序:与样本操作相同。

8.4·失控处理:如出现失控,应查明原因并及时纠正,在确认重新恢复在控状态后开始进行标本检测,并评估本次失控至上次在控间的患者标本。

9. 被测量值的测量不确定度

依据 CNAS - GL05:2011《测量不确定度要求的实施指南》和 CNAS - CL01 - G003:2021《测量不确定度的要求》对检测实验室应用不确定度的相关规定,计算本实验室检测项目的不确定度,并将年度不同水平质控值进行评估,评估结果以表格的形式附于 SOP 文件内。计算内容包括标准不确定度、相对标准不确定度、B 类标准不确定度、合成标准不确定度、相对合成标准不确定度、扩展不确定度和相对扩展不确定度。

10. 生物参考区间或临床决定值

中国人(≥18 岁)血清 IgG 参考区间为 8.6～17.4 g/L。

11. 检验结果的可报告区间

1.4～46 g/L。

12. 危急值

不适用。

13. 临床意义

13.1·生理性变化:胎儿出生前可从母体获得 IgG,在孕期 22～28 周间,胎儿血 IgG 浓度与母体血 IgG 浓度相等,出生后母体 IgG 逐渐减少,到第 3～4 个月婴儿血 IgG 浓度降至最低,随后体内逐渐开始合成 IgG,血清 IgG 逐渐增加,到 16 岁前达到成人水平。

13.2·病理性变化

13.2.1 IgG 增高:是再次免疫应答的标志。常见于各种慢性感染、慢性肝病、胶原血管病、淋巴瘤,以及自身免疫性疾病如系统性红斑狼疮、类风湿关节炎等;单纯性 IgG 增高主要见于免疫增殖性疾病,如 IgG 型分泌型多发性骨髓瘤等。

13.2.2 IgG 降低:见于各种先天性和获得性体液免疫缺陷病、联合免疫缺陷病、重链病、轻链病、肾病综合征、病毒感染及服用免疫抑制剂的患者。还可见于代谢性疾病,如甲状腺功能亢进和肌营养不良等。

14. 注意事项

14.1·患者准备:可不空腹,但脂血需要廓清后重新采样。

14.2·干扰和交叉反应：轻度溶血、脂血、黄疸的标本不影响本法的测定。标本中的浑浊或颗粒可能干扰测定结果。抗原过量导致的钩状效应可引起 IgG 检测结果偏低，具有抗原过量检测功能的仪器可避免钩状效应。

14.3·当定量结果超过测量区间的处理：超过测定线性范围的结果，可选择新的稀释度重新测定。

参考文献

[1] 李金明,刘辉.临床免疫学检验技术[M].北京：人民卫生出版社,2018.

[2] 万学红,卢雪峰.诊断学[M].9 版.北京：人民卫生出版社,2018.

[3] 尚红,王毓三,申子瑜.全国临床检验操作规程[M].4 版.北京：人民卫生出版社,2015.

（关秀茹 黄 晶）

补体 C3 检测标准操作规程

××医院检验科免疫组作业指导书	文件编号：××-JYK-××-××-××	
版次/修改：第　　版/第　　次修改	生效日期：	第　　页共　　页
编写人：	审核人：	批准人：

1. 目的

建立检测血清补体 C3 含量的标准操作规程，保证检验结果的准确性及可靠性。

2. 原理

采用免疫散射比浊法检测，检测原理为标本中补体 C3 与抗血清试剂中的 C3 抗体形成抗原抗体免疫复合物。这些复合物会使穿过样本的光束发生散射。散射光的强度与样本中 C3 的浓度成比例。与已知的标准品对比可计算出检测样本补体 C3 的含量。

3. 标本采集

3.1·患者要求：空腹不抗凝静脉血、肝素或 EDTA 抗凝血 2~3 mL。

3.2·标本处理：以 2 500~3 000 r/min 离心 6~10 min，分离血清上机测定。

3.3·标本保存：室温保存，及时送检。2~8℃储存不超过 1 周，－20℃ 条件下保存不超过 3 个月，长期保存可在 －70℃。

3.4·注意事项：推荐选用新鲜血清。血清或肝素化血浆或 EDTA 血浆标本的 C3 浓度增幅可能高达 17％。

4. 仪器和试剂

4.1·仪器：特定蛋白分析仪。

4.2·试剂组成：抗血清人 C3 试剂、配套校准物、蛋白标准品。

5. 性能参数

符合行业标准或厂家试剂说明书中声明的性能。

5.1·正确度：参加国家临床检验中心室间质评项目，用回报结果的平均偏倚，评价和验证实验室检测结果的正确度。判定标准<1/2TEa，即<12.5％。

5.2·精密度：分别要验证批内和日间精密度，批内精密度以国家临床检验中心室间质评的允许偏倚的 1/4 为依据。判定标准：批内精密度<6.25％，批间<8.33％。

5.3·可报告范围：0.12~4.10 g/L。

5.4·线性范围：0.16~5.08 g/L。

5.5·携带污染率：<3SD。

5.6·仪器间比对试验：选择 5 份不同浓度（含高、中、低）的标本采用常规方法检测，比对结果的相对偏差结果<1/2TEa，即 12.5％。≥80％比对结果的相对偏差结果<1/2TEa。

6. 校准

根据 CNAS-CL02：2022 条款 6.5.3 要求，检验项目校准及校准验证周期应遵循制造商建议；在试剂批号改变、涉及失控处理和仪器重要部件更换后性能验证时，应做项目校准。

7. 操作步骤

具体参照仪器标准操作规程。

8. 质量控制

8.1·质控品的准备：质控品如为液体，可分样后使用。在分样前，轻轻旋动混合内容物，为避免泄漏到盖子中，应直立放置，不可倒转混合，为了最大程度地保持稳定性，将质控瓶从规定的储存温度取出后应立即按要求分样。质控品不可反复冻融。

8.2·质控品的水平和分析批长度：每天至少运行2个水平的质控品，质控频次和分析批长度需要根据实验室的情况而定，但每天至少运行1次质控，通常在样本测定之前检测；重新定标、更换试剂、仪器保养后应重新做质控。这些质控项目将被视为患者的样本加以检测和评估。

8.3·质控操作程序：与样本操作相同。

8.4·失控处理：如出现失控，应查明原因并及时纠正，在确认重新恢复在控状态后开始进行标本检测，并评估本次失控至上次在控间的患者标本。

9. 被测量值的测量不确定度

依据 CNAS-GL05：2011《测量不确定度要求的实施指南》和 CNAS-CL01-G003：2021《测量不确定度的要求》对检测实验室应用不确定度的相关规定，计算本实验室检测项目的不确定度，并将年度不同水平质控值进行评估，评估结果以表格的形式附于 SOP 文件内。计算内容包括标准不确定度、相对标准不确定度、B类标准不确定度、合成标准不确定度、相对合成标准不确定度、扩展不确定度和相对扩展不确定度。

10. 生物参考区间或临床决定值

中国人（≥18岁）血清补体 C3 参考区间为 0.7～1.4 g/L。

11. 检验结果的可报告区间

0.12～4.10 g/L。

12. 危急值

不适用。

13. 临床意义

13.1·人体可以通过经典及旁路途径激活补体系统。两条途径具有相同的末端部分。而补体 C3 是两条途径共需的因子，补体 C3 的浓度可以作为评估补体系统活动性的参数。较低的补体 C3 浓度代表了补体系统的激活状态，另外，鉴别是何种途径时，可以依据补体 C4 的浓度。如果 C4 浓度正常，则可能激活的是旁路途径。补体 C3 浓度也可以指导不同的炎症性的功能紊乱的诊断及治疗，如肾小球肾炎、类风湿关节炎及细菌性感染等。

13.2·C3升高：见于急性炎症、感染、组织损伤（如风湿热的急性期、结节性动脉周围炎、皮肌炎、伤寒、Reiter 综合征和各种类型的多发性关节炎等）、癌肿、骨髓瘤等。作为急性期蛋白，在炎症过程中，C3 浓度会增加。另外，在系统性感染、非感染性慢性炎症及一些生理情况（如怀孕）时也会造成 C3 浓度的增高，但是增高的幅度很少会达到正常值的2倍，并且在常规消耗的情况下会掩饰浓度的升高。

13.3·C3下降：多见于急性肾小球肾炎、膜增殖性肾小球肾炎、全身性红斑狼疮活动期、类风湿关节炎、亚急性细菌性心内膜炎、急性乙肝、慢性肝病和遗传性血管神经性水肿、寄生虫感染及脓毒症等。C3 浓度的重度降低可见于脂肪代谢障碍及膜增生性肾小球肾炎等疾病的患者。

14. 注意事项

14.1·干扰和交叉反应：轻度溶血、脂血、黄疸的标本不影响本法的测定。标本浑浊可能干扰测定结果，需离心（15 000 g，10 min）后再检测。

14.2·补体易失活、降解。待测血清在室温（20～25℃）放置不得超过 6 h。2～8℃放置不得超过 24 h，故抽血后应及时分离血清并尽快测定。否则于 −20℃ 保存标本，但应避免反复冻融标本。

14.3·结果超过测量区间的处理：超过测定线性范围的结果，可选择新的稀释度重新测定。

参考文献

［1］李金明,刘辉.临床免疫学检验技术[M].北京：人民卫生出版社,2018.
［2］万学红,卢雪峰.诊断学[M].9 版.北京：人民卫生出版社,2018.
［3］尚红,王毓三,申子瑜.全国临床检验操作规程[M].4 版.北京：人民卫生出版社,2015.

（关秀茹　黄　晶）

补体 C4 检测标准操作规程

××医院检验科免疫组作业指导书	文件编号：××-JYK-××-××-××	
版次/修改：第　版/第　　次修改	生效日期：	第　页 共　页
编写人：	审核人：	批准人：

1. 目的

建立检测血清补体 C4 含量的标准操作规程，保证检验结果的准确性及可靠性。

2. 原理

采用免疫散射比浊法检测，检测原理为标本中补体 C4 与抗血清试剂中的 C4 抗体形成抗原抗体免疫复合物。这些复合物会使穿过样本的光束发生散射。散射光的强度与样本中相关蛋白的浓度成比例。与已知的标准浓度对比就可得出结果。

3. 标本采集

3.1·患者要求：空腹不抗凝静脉血 2～3 mL。

3.2·标本处理：以 2 500～3 000 r/min 离心 6～10 min，分离血清上机测定。

3.3·标本保存：室温保存，及时送检。2～8℃储存不超过 1 周，−20℃ 条件下保存不超过 3 个月，长期保存可在 −70℃。

3.4·注意事项：推荐选用新鲜血清。采集标本后尽快检测，避免置于室温中时间过久，样本对热敏感，C4 会随标本储存时间的延长而增加。

4. 试剂与仪器

4.1·仪器：特定蛋白分析仪

4.2·试剂组成：抗血清人 C4 试剂、配套校准物、蛋白标准品。

5. 性能参数

符合行业标准或厂家试剂说明书中声明的性能。

5.1·正确度：参加国家临床检验中心室间质评项目，用回报结果的平均偏倚，评价和验证实验室检测结果的正确度。判定标准<1/2TEa，即<12.5%。

5.2·精密度：分别要验证批内和日间精密度，批内精密度以国家临床检验中心室间质评的允许偏倚的 1/4 为依据。判定标准批内精密度<6.25%，批间<8.33%。

5.3·可报告范围：0.16～1.90 g/L。

5.4·线性范围：0.06～1.90 g/L。

5.5·携带污染率：<3SD。

5.6·仪器间比对试验：选择 5 份不同浓度（含高、中、低）的标本采用常规方法检测，比对结果的相对偏差结果<1/2TEa，即 12.5%。≥80%比对结果的相对偏差结果<1/2TEa。

6. 校准

根据 CNAS-CL02：2022 条款 6.5.3 要求，检验项目校准及校准验证周期应遵循制造商建议；在试剂批号改变、涉及失控处理和仪器重要部件更换后性能验证时，应做项目校准。

7. 操作步骤

具体参照仪器标准操作规程。

8. 质量控制

8.1·质控品的准备：质控品如为液体，可分样后使用。在分样前，轻轻旋动混合内容物，为避免泄漏到盖子中，应直立放置，不可倒转混合，为了最大程度地保持稳定性，将质控瓶从规定的储存温度取出后应立即按要求分样。质控品不可反复冻融。

8.2·质控品的水平和分析批长度：每天至少运行 2 个水平的质控品；质控频次和分析批长度需要根据实验室的具体情况而定，但每天至少运行 1 次质控，通常在样本测定之前检测；重新定标、更换试剂、仪器保养后应重新做质控。这些质控项目将被视为患者的样本加以检测和评估。

8.3·质控操作程序：与样本操作相同。

8.4·失控处理：如出现失控，应查明原因并及时纠正，在确认重新恢复在控状态后开始进行标本检测，并评估本次失控至上次在控间的患者标本。

9. 被测量值的测量不确定度

依据 CNAS‐GL05：2011《测量不确定度要求的实施指南》和 CNAS‐CL01‐G003：2021《测量不确定度的要求》对检测实验室应用不确定度的相关规定，计算本实验室检测项目的不确定度，并将年度不同水平质控值进行评估，评估结果以表格的形式附于 SOP 文件内。计算内容包括标准不确定度、相对标准不确定度、B 类标准不确定度、合成标准不确定度、相对合成标准不确定度、扩展不确定度和相对扩展不确定度。

10. 生物参考区间或临床决定值

中国人（≥18 岁）血清补体 C4 参考区间为 0.1～0.4 g/L。

11. 检验结果的可报告区间

0.16～1.90 g/L。

12. 危急值

不适用。

13. 临床意义

13.1·人体可以通过经典及旁路途径激活补体系统。两条途径具有相同的末端部分。补体 C4 参与的是经典途径。鉴别激活的是何种途径时，可以依据补体 C3 浓度。如果 C4 浓度正常，而 C3 浓度降低，则可能激活的是旁路途径。测定补体 C4 的浓度主要用于评估补体激活的过程。

13.2·C4 含量升高：常见于风湿热的急性期、结节性动脉周围炎、皮肌炎、心肌梗死、Reiter 综合征和各种类型的多发性关节炎等。作为急性期反应蛋白，在炎症过程中 C4 水平也会升高。在系统性感染、非感染性慢性炎症及一些其他的生理情况（如怀孕），也会升高。但是很少会超出正常值的 2 倍，并且也可能会遮盖当前消耗造成的水平的降低。

13.3·C4 含量降低：补体 C4 浓度的降低较为普遍，而完全缺失则较为少见。常见于自身免疫性疾病，如慢性活动性肝炎、SLE、多发性硬化症、类风湿关节炎、IgA 肾病、亚急性硬化性全脑炎等。在 SLE，C4 的降低常早于其他补体成分，但是这种降低的程度较为温和，但缓解时较其他成分回升迟。狼疮性肾炎较非狼疮性肾炎 C4 显著低下。另外，一些细菌或病毒性感染可以造成 C4 水平的降低。

14. 注意事项

14.1 · 干扰和交叉反应：轻度溶血、脂血、黄疸的标本不影响本法的测定。标本浑浊可能干扰测定结果，需离心（15 000 g，10 min）后再检测。

14.2 · 补体易失活、降解。待测血清在室温（20～25℃）放置不得超过 6 h。2～8℃ 放置不得超过 24 h，故抽血后应及时分离血清并尽快测定。否则于 −20℃ 保存标本，但应避免反复冻融标本。

14.3 · 结果超过测量区间的处理：超过测定线性范围的结果，可选择新的稀释度重新测定。

参考文献

[1] 李金明,刘辉.临床免疫学检验技术[M].北京：人民卫生出版社,2018.

[2] 万学红,卢雪峰.诊断学[M].9 版.北京：人民卫生出版社,2018.

[3] 尚红,王毓三,申子瑜.全国临床检验操作规程[M].4 版.北京：人民卫生出版社,2015.

（关秀茹 黄 晶）

细胞因子检测标准操作规程

××医院检验科免疫组作业指导书	文件编号：××-JYK-××-××-××	
版次/修改：第　　版/第　　次修改	生效日期：	第　　页 共　　页
编写人：	审核人：	批准人：

1. 目的

建立检测细胞因子含量的标准操作规程,保证检验结果的准确性及可靠性。

2. 原理

细胞因子是由免疫细胞及组织表达并分泌,在细胞间发挥互相调控作用的一类小分子蛋白质或多肽,可以应用化学发光酶免疫试验(chemiluminescence enzyme immunoassay, CLEIA)方法进行检测。其原理是固相包被抗体、酶标记抗体(碱性磷酸酶或辣根过氧化物酶标记)与待测标本中的细胞因子发生反应后,形成固相包被抗体-细胞因子-酶标及抗体复合物,离心去除未结合的酶标及抗体,加入发光底物,产生的信号与结合的酶量成比例。

3. 标本采集

3.1·患者要求：生活饮食处于日常状态,安静,空腹,静脉采血。分离胶采血管或EDTA、肝素抗凝采血管。

3.2·标本处理：以 2 500～3 000 r/min 离心 6～10 min,分离血清/血浆上机测定。

3.3·标本保存：采血后尽快分离血清/血浆,如不能立即检测 4℃冷藏保存,－70℃长期保存。

3.4·注意事项

3.4.1　只能冻融一次。标本测定前应与室温平衡,使其充分混匀。

3.4.2　样品中含有红细胞及其他有形成分、沉淀物、悬浮物时,可能会影响检测结果,为获得正确的结果,请离心或先去除上述物质后使用。

3.4.3　避免使用灭活后样本。

3.4.4　小心处理样本,以免发生样品间的污染。

3.4.5　样本应于放置到全自动免疫分析仪××仪器后 1 h 内进行测试。

3.4.6　上机样本不能有气泡,如有气泡需去除。

4. 仪器和试剂

4.1·仪器：全自动免疫分析仪。

4.2·试剂组成：白介素 1β 测定试剂盒、白介素 2 测定试剂盒、白介素 2R 测定试剂盒、白介素 4 测定试剂盒、白介素 5 测定试剂盒、白介素 6 测定试剂盒、白介素 8 测定试剂盒、白介素 10 测定试剂盒、白介素 17A 测定试剂盒、TNF－α 测定试剂盒和 γ 干扰素测定试剂盒。

5. 性能参数

符合厂家试剂说明书中声明的性能。

6. 校准

根据 CNAS－CL02：2022 条款 6.5.3 要求,检验项目校准及校准验证周期应遵循制造商建议;在试剂批号改变、涉及失控处理和仪器重要部件更换后性能验证时,应做项目校准。

7. 操作步骤

具体参照仪器标准操作规程。

8. 质量控制

8.1·质控品的准备:质控品如为液体,可分样后使用。在分样前,轻轻旋动混合内容物,为避免泄漏到盖子中,应直立放置,不可倒转混合,为了最大程度地保持稳定性,将质控瓶从规定的储存温度取出后应立即按要求分样。质控品不可反复冻融。

8.2·质控品的水平和分析批长度:每天至少运行 2 个水平的质控品,质控频次和分析批长度根据实验室的具体情况而定,但每天至少运行 1 次质控,通常在样本测定之前检测;重新定标、更换试剂、仪器保养后应重新做质控。这些质控项目将被视为患者的样本加以检测和评估。

8.3·质控操作程序:与样本操作相同。

8.4·失控处理:如出现失控,应查明原因并及时纠正,在确认重新恢复在控状态后开始进行标本检测,并评估本次失控至上次在控间的患者标本。

9. 被测量值的测量不确定度

依据 CNAS‐GL05:2011《测量不确定度要求的实施指南》和 CNAS‐CL01‐G003:2021《测量不确定度的要求》对检测实验室应用不确定度的相关规定,计算本实验室检测项目的不确定度,并将年度不同水平质控值进行评估,评估结果以表格的形式附于 SOP 文件内。计算内容包括标准不确定度、相对标准不确定度、B 类标准不确定度、合成标准不确定度、相对合成标准不确定度、扩展不确定度和相对扩展不确定度。

10. 生物参考区间或临床决定值

目前国内尚无统一的参考区间,各实验室应建立自己的参考区间。如用文献或说明书提供的参考区间,使用前应加以验证。

11. 检验结果的可报告区间

具体参见试剂说明书。

12. 危急值

不适用。

13. 临床意义

13.1·白介素 1β(IL‐1β)是一种促炎细胞因子,与 TNF‐α 具有协同效应,诱导炎症细胞的聚集和外渗,增加血管通透性,导致严重的炎症反应。两者协同作用可促进破骨细胞前体细胞分化、成熟及活化,促进成骨细胞产生胶原酶,引起骨基质降解,导致骨质疾病的发生。在类风湿关节炎的整个病程中,炎症局部均可检测到大量的 IL‐1β。一些感染性疾病患者血清中 IL‐1β 水平明显升高,如某些呼吸道感染疾病、急性肺损伤、脓毒症等。因此,对于 IL‐1β 可用于监测和诊断炎性疾病和多种免疫性疾病。

13.2·IL‐2 是一种功能广泛的多效性细胞因子,临床上主要用于监测机体的免疫状态、炎症反应。IL‐2 水平显著升高见于下列失调性疾病,如自身免疫性疾病、器官移植排斥反应和不同的感染性疾病。因此,IL‐2 可作为免疫反应紊乱的指示标志物。

13.3·研究发现,IL‐2R 可作为免疫性疾病的重要生物学标志物,用于监测机体的免疫状态、炎症反应。自身免疫性疾病患者的血液中 IL-2R 明显增高,如风湿性关节炎、类风湿关节炎、系统性红斑狼疮、多发性硬化等。在白血病及淋巴系统恶性疾病中血液 IL-2R 明显升高,病情缓解时 IL-2R 水平下降。血液中 IL-2R 水平可动态反应患者对移植物的排斥情况,如植入的器官被排斥时,血液中 IL-2R 常显著增高,如移植器官情况稳定,则血液中 IL-2R 不增高。

13.4·IL-4 可以促进嗜酸性粒细胞、肥大细胞及其前体细胞增殖及分化。IL-4 可通过诱导释放促炎症因子和促嗜酸粒细胞聚集的细胞因子协调局部组织炎症,在炎症和自身免疫性疾病,特别在哮喘过敏性气道炎症中发挥重要作用。

13.5·IL-5 的体内水平对于诊断免疫系统的功能判断具有重要意义,IL-5 体内水平增高常见于过敏、炎症、哮喘、类风湿关节炎、肝炎、烧伤及器官移植排斥反应等。

13.6·IL-6 是一种功能广泛的多效性细胞因子,炎症发生后,IL-6 先生成,产生后诱导产生 CRP 和 PCT。IL-6 参与多种疾病的发生和发展,其血液水平与炎症、病毒感染、自身感染、自身免疫疾病密切相关,其变化比 CRP 更早。

13.7·IL-8 可以使中性粒细胞表达表面黏附分子,释放贮存酶,引起呼吸爆发,生成活性氧代谢物以致引起组织浸润等一系列反应。在许多感染类和炎症类疾病的诊断中有重要意义,如大多数脓毒症患者血液中 IL-8 的浓度显著升高,且与一些重要的临床、生化和炎症指征相关联。IL-8 的水平升高见于类风湿关节炎、银屑病及脓毒症等。

13.8·IL-10 是一种功能广泛的多效性细胞因子,炎症发生后,IL-10 先生成,产生后诱导产生 CRP 和 PCT。IL-10 参与多种疾病的发生和发展,其水平与炎症、病毒感染、自身感染、自身免疫疾病密切相关,其变化比 CRP 更早。

13.9·IL-17A 临床上主要用于监测机体的免疫状态、炎症反应等。

13.10·TNF-α 有炎症介质作用,能阻止内毒素休克、DIC 的发生;有抗感染效应,抑制病毒复制和杀伤病毒感染细胞,有抗肿瘤作用,杀伤和破坏肿瘤细胞。血中 TNF 水平增高特别对某些感染性疾病(如脑膜炎球菌感染)的病情观察有价值。TNF-α 在许多病理状态下显著增多,包括败血症、肝衰竭、心脏衰竭、感染性休克、多种自身免疫性疾病及一些慢性炎性疾病。

13.11·干扰素-γ(IFN-γ)能辅助急性感染的早期诊断;动态观察 IFN-γ 水平也有助于了解感染性疾病的进展和对治疗的反应;可用来评价感染严重程度和判断预后;预测多发创伤患者是否仍有未被发现的创伤或发生手术并发症等。

14. 注意事项

14.1·患者准备:检查对象生活饮食处于日常状态,安静,空腹。

14.2·环境和安全控制:要求环境温度 15～30℃,湿度 20％～80％。

14.3·干扰和交叉反应:血红蛋白的检测浓度不大于 500 mg/dL、胆红素的检测浓度不大于 20 mg/dL、甘油三酯的检测浓度不大于 1 500 mg/dL 的情况下,检测结果无明显干扰。

14.4·结果超出测量区间时的处理说明:临床要求具体数值时,对高于检测线的样本的标本进行 1∶10 稀释,然后进行检测。

参考文献

［1］ 李金明,刘辉.临床免疫学检验技术［M］.北京：人民卫生出版社,2018.

［2］ 万学红,卢雪峰.诊断学［M］.9 版.北京：人民卫生出版社,2018.

［3］ 尚红,王毓三,申子瑜.全国临床检验操作规程［M］.4 版.北京：人民卫生出版社,2015.

（关秀茹　黄　晶）

过敏原检测推荐程序

××医院检验科免疫组作业指导书		文件编号：××-JYK-××-××-××	
版次/修改：第　　版/第　　次修改		生效日期：	第　页 共　页
编写人：	审核人：		批准人：

1. 目的
建立规范化过敏性疾病检验申请程序，协助临床诊断或排除诊断是否有过敏反应。

2. 范围
适用于免疫组过敏原检测工作人员和检验科相关咨询服务人员。

3. 职责
3.1·免疫组组长负责过敏性疾病检验申请的主动咨询服务，定期培训临床医护人员相关知识。

3.2·检验科咨询服务人员负责临床医护人员和患者提出的过敏性疾病诊断相关问题的解答，做好相关被动咨询服务。

4. 程序
4.1·定义：变态反应又称超敏反应，是机体受同一抗原再次刺激后所发生的一种表现为组织损伤和（或）生理功能紊乱的病理性免疫反应。

4.2·变态反应分类：引起变态反应的抗原物质称为变应原（allergen）。变态反应发生的原因和表现十分复杂，对其分类曾有不同的观点。但目前大多按变态反应发生的速度、发病机制及临床特点，将变态反应分为4类：Ⅰ型（速发型）、Ⅱ型（细胞毒型）、Ⅲ型（免疫复合物型）、Ⅳ型（迟发型）。

4.3·变态反应可进行的试验

4.3.1　变态反应的体内试验：皮肤试验（包括皮内试验、点刺试验、被动转移试验、斑贴试验）及激发试验（包括鼻黏膜激发试验、支气管激发试验、食物和药物激发试验、现场激发试验）。

4.3.2　变态反应性疾病的体外检测：包括总 IgE 测定、sIgE 测定（specific IgE）、吸入性过敏原过筛试验（Phadiatop 筛选）、嗜酸性粒细胞阳离子蛋白（eosinophil cationic protein，ECP）。

4.4·我室推荐的变应原检查程序：变应原检测应该是体内与体外试验的互补。具体程序见图1，具体解释为：① 严重过敏者可能出现强烈过敏反应甚至过敏性休克，为保患者安全，不宜做皮试，直接做 sIgE 检测；② 不宜皮试患者，如体质差、皮肤严重受损、严重皮肤划痕症、正在服抗组胺药物或激素、婴幼儿等，可先做过筛或直接做 sIgE 检测；③ 脱敏治疗的患者若以前未做过 sIgE 检测，可通过检测 sIgE 浓度来修正原来的脱敏治疗方案；④ 绝大多数患者，采集病史后应做常规的吸入物皮试 CIST 或食物皮试 CFST。若皮试结果阳性，即可选几种可疑的变应原做 sIgE 检测。若病史、皮试、sIgE 三者相符可明确变应原；⑤ 若皮试结果均阴性或不明显，可依病情做总 IgE、Phadiatop 筛选、Fx5E 等检测，如结果均阴性，可初步排除IgE 介导性疾病。

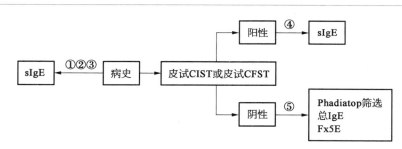

图 1　变应原检测程序

4.5·过敏原检测适应人群：皮肤、呼吸系统、消化系统有过敏反应或有过敏性疾病家族史，以及排除诊断或鉴别诊断过敏性疾病。过敏性疾病的诊断是基于患者病史、临床表现、体内和体外试验综合判定的。WHO 提出的最佳治疗方案是正确诊断及避免接触过敏原、采用标准化特异性免疫治疗、良好的患者教育、对症治疗。因此，检测过敏原特异性 IgE 对明确引起变态反应的物质及选择合适的免疫治疗具有重要的价值。

参考文献

［1］王兰兰,许化溪.临床免疫学检验[M].5 版.北京：人民卫生出版社,2012.
［2］刘光辉,陈安民,徐永健.过敏性疾病诊疗指南[M].北京：科学出版社,2013.

（关秀茹　黄　晶）

血清总 IgE 检测标准操作规程

××医院检验科免疫组作业指导书		文件编号：××-JYK-××-××-××	
版次/修改：第　版/第　次修改		生效日期：	第　页共　页
编写人：		审核人：	批准人：

1. 目的

建立检测血清总 IgE 含量的标准操作规程，保证实验结果的精确性及准确性。

2. 原理

2.1·荧光免疫法。

2.2·通过共价结合方式包被于 ImmunoCAP 上的抗 IgE 抗体，可与患者标本中的总 IgE 发生反应，在清洗后加入酶标二抗，形成复合物，经孵育后，洗去未结合的酶标二抗，上述复合物继续与底物液进行孵育，终止反应后测定洗脱液中的荧光强度，荧光强度越高，表明患者血清中总 IgE 浓度越高，与标准品对比计算出总 IgE 含量。

3. 标本采集

3.1·患者准备：无需特殊准备，空腹为宜，不抗凝静脉血 2～3 mL。

3.2·标本处理：3 000 r/min 离心 10 min，分离血清上机测定。

3.3·标本保存：室温保存，及时送检。2～8℃储存不超过 1 周，－20℃ 条件下保存不超过 3 个月，长期保存可在－70℃。

4. 仪器和试剂

4.1·仪器：全自动体外免疫诊断仪。

4.2·试剂组成：ImmunoCAP、酶标二抗（β半乳糖苷酶标记的鼠抗人 IgE 单克隆抗体）、底物（4 甲基伞桂-β-半乳糖苷）、洗液、终止液、标准品、质控品。

5. 性能参数

符合厂家试剂说明书中声明的性能。

6. 校准

根据 CNAS－CL02：2022 条款 6.5.3 要求，检验项目校准及校准验证周期应遵循制造商建议；在试剂批号改变、涉及失控处理和仪器重要部件更换后性能验证时，应做项目校准。

7. 操作步骤

具体参照仪器标准操作规程。

8. 质量控制

8.1·质控品的准备：质控品如为液体，可分样后使用。在分样前，轻轻旋动混合内容物，为避免泄漏到盖子中，应直立放置，不可倒转混合，为了最大程度地保持稳定性，将质控瓶从规定的储存温度取出后应立即按要求分样。注意质控品不可反复冻融。

8.2·质控品的水平和分析批长度：每天至少运行 2 个水平的质控品，质控频次和分析批长度根据实验室的具体情况而定，但每天至少运行 1 次质控，通常在样本测定之前检测；重新定标、更换试剂、仪器保养后应重新做质控。这些质控项目将被视为患者的样本加以检测和评估。

8.3·质控操作程序：与样本操作相同。

8.4·失控处理：如出现失控，应查明原因并及时纠正，在确认重新恢复在控状态后开始进行标本检测，并评估本次失控至上次在控间的患者标本。

9. 被测量值的测量不确定度

依据 CNAS－GL05：2011《测量不确定度要求的实施指南》和 CNAS－CL01－G003：2021《测量不确定度的要求》对检测实验室应用不确定度的相关规定，计算本实验室检测项目的不确定度，并将年度不同水平质控值进行评估，评估结果以表格的形式附于 SOP 文件内。计算内容包括标准不确定度、相对标准不确定度、B 类标准不确定度、合成标准不确定度、相对合成标准不确定度、扩展不确定度和相对扩展不确定度。

10. 生物参考区间或临床决定值

0.1～100 U/mL。

11. 检验结果的可报告区间

具体参见试剂说明书。

12. 危急值

不适用。

13. 临床意义

13.1·IgE 是Ⅰ型变态反应产生的主要抗体，血清总 IgE 升高，提示有罹患变态反应性疾病的可能。

13.2·有很多影响总 IgE 水平的因素，如有过敏性因素和非过敏性因素，具体如下。

13.2.1 年龄：IgE 不能通过胎盘。新生儿血清中 IgE 水平很低，接近于零，学龄前儿童接近成人水平，青春期的 IgE 水平最高，30 岁后下降。老年人总 IgE 较低，可能是 Th 细胞功能低下，Ts 细胞功能较高所致。

13.2.2 性别：男性高于女性，可能与吸烟有关。

13.2.3 种族：不同种族区别很大，可能受遗传因素影响。混血人群比白种人高 3～4 倍，黑种人更高，黄种人也较高。

13.2.4 寄生虫感染：寄生虫感染后总 IgE 升高明显，且常伴有嗜酸性粒细胞升高。

13.3·IgE 是机体异常情况下才出现的抗体，IgE 水平在正常人群中呈偏态分布。正常情况下血清 IgE 水平应为零或只能检出低水平 IgE。

13.4·总 IgE 测定不能说明对何种变应原过敏，但在鉴别过敏性与非过敏性疾病时有一定价值。

13.5·总 IgE 升高不一定是过敏性疾病；总 IgE 水平正常也不能排除过敏性疾病。

14. 注意事项

14.1·患者准备：患者无需特殊准备，生活饮食处于日常状态。

14.2·环境和安全控制：要求环境温度 18～32℃，湿度 10％～85％。

14.3·干扰和交叉反应：血红蛋白、甘油三酯、胆红素、类风湿因子和抗核抗体对检测结果无明显干扰。

14.4·结果超出测量区间时的处理说明：当浓度超过检测范围上限时，可用仪器自动稀释后重新测定。

参考文献

［1］尚红,王毓三,申子瑜.全国临床检验操作规程[M].4版.北京：人民卫生出版社,2015.

［2］李金明,刘辉.临床免疫学检验技术[M].北京：人民卫生出版社,2018.

（关秀茹　黄　晶）

血清特异性 IgE 检测标准操作规程

××医院检验科免疫组作业指导书		文件编号：××-JYK-××-××-××	
版次/修改：第 版/第 次修改		生效日期：	第 页 共 页
编写人：		审核人：	批准人：

1. 目的

建立检测血清特异性 IgE 含量的标准操作规程，保证实验结果的准确性及可靠性。

2. 原理

2.1·荧光免疫法。

2.2·通过共价结合方式包被于 ImmunoCAP 上的过敏原可与患者标本中的特异性 IgE 发生反应，在洗去非特异性 IgE 后加入酶标二抗，形成过敏原-特异性 IgE-酶标二抗复合物，经孵育后，洗去未结合的酶标二抗，上述复合物继续与底物液进行孵育，终止反应后测定洗脱液中的荧光强度，荧光强度越高，表明患者血清中特异性 IgE 浓度越高，与标准品对比计算出特异性 IgE 含量。

3. 标本采集

3.1·患者准备：无需特殊准备，空腹为宜，不抗凝静脉血 2～3 mL。

3.2·标本处理：3 000 r/min 离心 10 min，分离血清上机测定。

3.3·标本保存：室温保存，及时送检。2～8℃储存不超过 1 周，−20℃条件下保存不超过 3 个月，长期保存可在 −70℃。

4. 仪器和试剂

4.1·仪器：全自动体外免疫诊断仪。

4.2·试剂组成：ImmunoCAP、酶标二抗（β 半乳糖苷酶标记的鼠抗人 IgE 单克隆抗体）、底物（4 甲基伞桂-β-半乳糖苷）、洗液、终止液、标准品、质控品。

5. 性能参数

符合厂家试剂说明书中声明的性能。

6. 校准

根据 CNAS-CL02：2022 条款 6.5.3 要求，检验项目校准及校准验证周期应遵循制造商建议；在试剂批号改变、涉及失控处理和仪器重要部件更换后性能验证时，应做项目校准。

7. 操作步骤

具体参照仪器标准操作规程。

8. 质量控制

8.1·质控品的准备：质控品如为液体，可分样后使用。在分样前，轻轻旋动混合内容物，为避免泄漏到盖子中，应直立放置，不可倒转混合，为了最大程度地保持稳定性，将质控瓶从规定的储存温度取出后应立即按要求分样。注意质控品不可反复冻融。

8.2·质控品的水平和分析批长度：每天至少运行 2 个水平的质控品，质控频次和分析批长度根据实验室的具体情况而定，但每天至少运行一次质控，通常在样本测定之前检测；重新定标、更换试剂、仪器保养后应重新做质控。这些质控项目将被视为患者的样本加以检测和评估。

8.3·质控操作程序：与样本操作相同。

8.4·失控处理：如出现失控，应查明原因并及时纠正，在确认重新恢复在控状态后开始进行标本检测，并评估本次失控至上次在控间的患者标本。

9. 被测量值的测量不确定度

依据 CNAS-GL05：2011《测量不确定度要求的实施指南》和 CNAS-CL01-G003：2021《测量不确定度的要求》对检测实验室应用不确定度的规定，计算本实验室检测项目的不确定度，并将年度不同水平质控值进行评估，评估结果以表格的形式附于 SOP 文件内。计算内容包括标准不确定度、相对标准不确定度、B 类标准不确定度、合成标准不确定度、相对合成标准不确定度、扩展不确定度和相对扩展不确定度。

10. 生物参考区间或临床决定值

0～30 U/mL。

11. 检验结果的可报告区间

具体参见试剂说明书。

12. 危急值

不适用。

13. 临床意义

13.1·测定血清中不同过敏原的特异性 IgE 抗体在临床诊断某些症状是否是过敏引起的起到了辅助作用。

13.2·不同过敏原诱发的过敏反应症状不同，其临床症状与患者的年龄、遗传因素及过敏原暴露情况相关，因此特异性 IgE 的定量检测非常重要，它可以监测特异性 IgE 抗体的浓度水平，监测过敏性疾病的发展进程，可判断随着时间的推移患者是否产生耐受。

13.3·特异性 IgE 阳性结果可以帮助鉴别出特定的过敏原，采取进一步的避免措施，并对过敏原临床反应的风险给出提示，阴性结果的临床价值在于可以排除过敏的症状和病因。

13.4·变应原虽有 90％～100％特异性，但有明显地域性，需注意生产国变应原与我国的实际情况不完全相符。如国外常见变应原为豚草，我国常见变应原为葎草；还有同属不同种问题，如我国皮试用产黄青霉，但 sIgE 测定为特异青霉，临床有可能出现皮试与 sIgE 不一致的情形。

14. 注意事项

14.1·患者准备：患者无需特殊准备，生活饮食处于日常状态。

14.2·环境和安全控制：要求环境温度 18～32℃，湿度 10％～85％。

14.3·干扰和交叉反应：血红蛋白、甘油三酯、胆红素、类风湿因子和抗核抗体对检测结果无明显干扰。

14.4·结果超出测量区间时的处理说明：当浓度超过检测范围上限时，可用仪器自动稀释后重新测定。

参考文献

[1] 尚红,王毓三,申子瑜.全国临床检验操作规程[M].4版.北京：人民卫生出版社,2015.

[2] 李金明,刘辉.临床免疫学检验技术[M].北京：人民卫生出版社,2018.

（关秀茹　黄　晶）

嗜酸性粒细胞阳离子蛋白(ECP)检测标准操作规程

××医院检验科免疫组作业指导书	文件编号：××-JYK-××-××-××
版次/修改：第　　版/第　　次修改	生效日期：　　　　　第　页　共　页
编写人：	审核人：　　　　批准人：

1. 目的

建立检测血清嗜酸性粒细胞阳离子蛋白(ECP)含量的标准操作规程,保证实验结果的准确性及可靠性。

2. 原理

荧光酶标法：固相载体包被抗 ECP 抗体,与标本中 ECP 特异结合,再加酶标记抗 ECP 抗体形成免疫复合物,再加入荧光底物 4-甲基伞型酮磷酸盐(MUP),底物被酶水解形成荧光原 4-甲基伞型酮(MU),并在激发光照射下产生荧光。荧光强度与标本 ECP 含量成比例,根据校准曲线而测定。

3. 标本采集

3.1·患者准备：无需特殊准备,空腹为宜,不抗凝静脉血 2～3 mL。

3.2·标本处理：3 000 r/min 离心 10 min,分离血清上机测定。

3.3·标本保存：室温保存,及时送检。2～8℃储存不超过 1 周,-20℃ 条件下保存不超过 3 个月,长期保存可在 -70℃。

4. 仪器和试剂

4.1·仪器：全自动体外免疫诊断仪。

4.2·试剂组成：ImmunoCAP、酶标二抗(β半乳糖苷酶标记的鼠抗人 IgG 单克隆抗体)、底物(4-甲基伞桂-β-半乳糖苷)、洗液、终止液、标准品、质控品。

5. 性能参数

符合厂家试剂说明书中声明的性能。

6. 校准

根据 CNAS-CL02：2022 条款 6.5.3 要求,检验项目校准及校准验证周期应遵循制造商建议;在试剂批号改变、涉及失控处理和仪器重要部件更换后性能验证时,应做项目校准。

7. 操作步骤

具体参照仪器标准操作规程。

8. 质量控制

8.1·质控品的准备：质控品如为液体,可分样后使用。在分样前,轻轻旋动混合内容物,为避免泄漏到盖子中,应直立放置,不可倒转混合,为了最大程度地保持稳定性,将质控瓶从规定的储存温度取出后应立即按要求分样。注意质控品不可反复冻融。

8.2·质控品的水平和分析批长度：每天至少 2 个水平的质控品,质控频次和分析批长度根据实验室的具体情况而定,但每天至少运行 1 次质控,通常在样本测定之前检测;重新定标、更换试剂、仪器保养后应重新做质控。这些质控项目将被视为患者的样本加以检测和评估。

8.3·质控操作程序：与样本操作相同。

8.4·失控处理：如出现失控，应查明原因并及时纠正，在确认重新恢复在控状态后开始进行标本检测，并评估本次失控至上次在控间的患者标本。

9. 被测量值的测量不确定度

依据 CNAS - GL05：2011《测量不确定度要求的实施指南》和 CNAS - CL01 - G003：2021《测量不确定度的要求》对检测实验室应用不确定度的相关规定，计算本实验室检测项目的不确定度，并将年度不同水平质控值进行评估，评估结果以表格的形式附于 SOP 文件内。计算内容包括标准不确定度、相对标准不确定度、B 类标准不确定度、合成标准不确定度、相对合成标准不确定度、扩展不确定度和相对扩展不确定度。

10. 生物参考区间或临床决定值

目前国内尚无统一的参考区间，各实验室应建立自己的参考区间。如使用文献或说明书提供的参考区间，使用前应加以验证。

11. 检验结果的可报告区间

具体参见试剂说明书。

12. 危急值

不适用。

13. 临床意义

13.1·过去人们一直认为嗜酸性粒细胞主要功能是保护机体免遭寄生虫等侵犯，近年发现，嗜酸性粒细胞颗粒内含有两种主要蛋白：主要碱性蛋白（major basic protein，MBP）和阳离子蛋白（eosinophil cationic protein，ECP）。MBP 为蠕虫毒性蛋白，对正常组织亦有损伤。ECP 可造成气道上皮损伤脱落，继之可引起气道高反应性，它反映了嗜酸细胞激活程度及其分泌毒性蛋白的能力，是反映气道炎症的重要指标。ECP 含量与激活的嗜酸性粒细胞数目呈正相关，并非末梢血中嗜酸性粒细胞全部。故嗜酸性粒细胞直接计数是不能替代 ECP 检测的，而通气功能只反映气道阻塞的程度。

13.2·哮喘患者嗜酸细胞性炎症导致血清和其他体液（如支气管肺泡液和痰液）的 ECP 水平升高。血清 ECP 水平客观反映了哮喘患者的嗜酸细胞炎症程度，高水平提示哮喘患者的炎症状态。哮喘治疗包括抑制慢性持续性的气道炎症，因此分析哮喘患者疾病的严重程度和决定治疗的有效性是极其重要的。测定血清中 ECP 是评估气道炎症严重程度和随访病程发展的直接客观的方法。故血清 ECP 测定可用于：① 监测哮喘炎症；② 指导哮喘的激素治疗；③ 发现对治疗不依从的患者。

14. 注意事项

14.1·患者准备：患者无需特殊准备，生活饮食处于日常状态。

14.2·环境和安全控制：要求环境温度 18～32℃，湿度 10％～85％。

14.3·干扰和交叉反应：血红蛋白、甘油三酯、胆红素、类风湿因子和抗核抗体对检测结果无明显干扰。

14.4·结果超出测量区间时的处理说明：当浓度超过检测范围上限时，可用仪器自动稀释后重新测定。

参考文献

［1］尚红,王毓三,申子瑜.全国临床检验操作规程［M］.4 版.北京：人民卫生出版社,2015.

［2］李金明,刘辉.临床免疫学检验技术［M］.北京：人民卫生出版社,2018.

（关秀茹　黄　晶）

Fx5E 检测标准操作规程

××医院检验科免疫组作业指导书	文件编号：××-JYK-××-××-××	
版次/修改：第　　版/第　　次修改	生效日期：	第　　页 共　　页
编写人：	审核人：	批准人：

1. 目的

建立检测食物混合 Fx5E 过敏原特异性 IgE 抗体含量的标准操作规程,保证实验结果的重复性及准确性。

2. 原理

2.1·荧光免疫法。

2.2·通过共价结合方式包被于 ImmunoCAP 上的过敏原可与患者标本中的特异性 IgE 发生反应,在洗去非特异性 IgE 后加入酶标二抗,形成过敏原-特异性 IgE-酶标二抗复合物,经孵育后,洗去未结合的酶标二抗,上述复合物继续与底物液进行孵育,终止反应后测定洗脱液中的荧光强度,荧光强度越高,表明患者血清中特异性 IgE 浓度越高,与标准品对比计算出 Fx5E 浓度。

3. 标本采集

3.1·患者准备：无须特殊准备,空腹为宜,不抗凝静脉血 2～3 mL。

3.2·标本处理：3 000 r/min 离心 10 min,分离血清上机测定。

3.3·标本保存：室温保存,及时送检。2～8℃储存不超过 1 周, -20℃ 条件下保存不超过 3 个月,长期保存可在 -70℃。

4. 仪器和试剂

4.1·试剂组成：ImmunoCAP、酶标二抗(β 半乳糖苷酶标记的鼠抗人 IgG 单克隆抗体)、底物(4-甲基伞桂-β-半乳糖苷)、洗液、终止液、标准品、质控品。

4.2·仪器：全自动体外免疫诊断仪。

5. 性能参数

符合厂家试剂说明书中声明的性能。

6. 校准

根据 CNAS-CL02：2022 条款 6.5.3 要求,检验项目校准及校准验证周期应遵循制造商建议;在试剂批号改变、涉及失控处理和仪器重要部件更换后性能验证时,应做项目校准。

7. 操作步骤

具体参照仪器说明书。

8. 质量控制

8.1·质控品的准备：质控品如为液体,可分样后使用。在分样前,轻轻旋动混合内容物,为避免泄漏到盖子中,应直立放置,不可倒转混合,为了最大程度地保持稳定性,将质控瓶从规定的储存温度取出后应立即按要求分样。注意质控品不可反复冻融。

8.2·质控品的水平和分析批长度：每天至少运行 2 个水平的质量品,质控频次和分析批长度需要根据实验室的情况而定,但每天至少运行 1 次质控,通常在样本测定之前检测;重新定标、更换试剂、仪器保养后应重新做质控。这些质控项目将被视为患者的样本加以检测和评估。

8.3·质控操作程序：与样本操作相同。

8.4·失控处理：如出现失控,应查明原因并及时纠正,在确认重新恢复在控状态后开始进行标本检测,并评估本次失控至上次在控间的患者标本。

9. 被测量值的测量不确定度

依据 CNAS-GL05：2011《测量不确定度要求的实施指南》和 CNAS-CL01-G003：2021《测量不确定度的要求》对检测实验室应用不确定度的规定,计算本实验室检测项目的不确定度,并将年度不同水平质控值进行评估,评估结果以表格的形式附于 SOP 文件内。计算内容包括标准不确定度、相对标准不确定度、B 类标准不确定度、合成标准不确定度、相对合成标准不确定度、扩展不确定度和相对扩展不确定度。

10. 生物参考区间或临床决定值

目前国内尚无统一的参考区间,各实验室应建立自己的参考区间。如使用文献或说明书提供的参考区间,使用前应加以验证。

11. 检验结果的可报告区间

具体参见试剂说明书。

12. 危急值

不适用。

13. 临床意义

13.1·食物过敏可以在各个年龄段发生,但通常始于童年,大多数为 IgE 介导的。在此早期阶段出现的 IgE 抗体常与以后发生变态反应性疾病相关。

13.2·测定血清中不同过敏原的特异性 IgE 抗体在临床诊断某些症状是否是过敏引起的起到了辅助作用。

13.3·不同过敏原诱发的过敏反应症状不同,其临床症状与患者的年龄、遗传因素及过敏原暴露情况相关,因此特异性 IgE 的定量检测非常重要,它可以监测特异性 IgE 抗体的浓度水平,监测过敏性疾病的发展进程,可判断随着时间的推移患者是否产生耐受。

13.4·特异性 IgE 阳性结果可以帮助鉴别出特定的过敏原,采取进一步的避免措施,并对过敏原临床反应的风险给出提示,阴性结果的临床价值在于可以排除过敏的症状和病因。

14. 注意事项

14.1·患者准备：患者无需特殊准备,生活饮食处于日常状态。

14.2·环境和安全控制：要求环境温度 18～32℃,湿度 10％～85％。

14.3·干扰和交叉反应：血红蛋白、甘油三酯、胆红素、类风湿因子和抗核抗体对检测结果无明显干扰。

14.4·结果超出测量区间时的处理说明：当浓度超过检测范围上限时,可用仪器自动稀释后重新测定。

参考文献

［1］尚红，王毓三，申子瑜.全国临床检验操作规程［M］.4 版.北京：人民卫生出版社，2015.

［2］李金明，刘辉.临床免疫学检验技术［M］.北京：人民卫生出版社，2018.

（关秀茹　黄　晶）

多种呼吸道过敏原筛选检测标准操作规程

××医院检验科免疫组作业指导书	文件编号：××-JYK-××-××-××
版次/修改：第　　版/第　　次修改	生效日期：	第　　页 共　　页
编写人：	审核人：	批准人：

1. 目的

建立检测血清多种呼吸道过敏原特异性 IgE 筛选的标准操作规程,保证实验结果的重复性及准确性。

2. 原理

2.1·荧光免疫法。

2.2·通过共价结合方式包被于 ImmunoCAP 上的过敏原可与患者标本中的特异性 IgE 发生反应,在洗去非特异性 IgE 后加入酶标二抗,形成过敏原-特异性 IgE-酶标二抗复合物,经孵育后,洗去未结合的酶标二抗,上述复合物继续与底物液进行孵育,终止反应后测定洗脱液中的荧光强度,荧光强度越高,表明患者血清中特异性 IgE 浓度越高,与标准品对比计算出多种呼吸道过敏原筛选浓度。

3. 标本采集

3.1·患者准备：无须特殊准备,空腹为宜,不抗凝静脉血 2～3 mL。

3.2·标本处理：3 000 r/min 离心 10 min,分离血清上机测定。

3.3·标本保存：室温保存,及时送检。2～8℃储存不超过 1 周,-20℃ 条件下保存不超过 3 个月,长期保存可在-70℃。

4. 仪器和试剂

4.1·仪器：全自动体外免疫诊断仪。

4.2·试剂组成：ImmunoCAP、酶标二抗(β半乳糖苷酶标记的鼠抗人 IgG 单克隆抗体)、底物(4-甲基伞桂-β-半乳糖苷)、洗液、终止液、标准品、质控品。

5. 性能参数

符合厂家试剂说明书中声明的性能。

6. 校准

根据 CNAS-CL02：2022 条款 6.5.3 要求,检验项目校准及校准验证周期应遵循制造商建议；在试剂批号改变、涉及失控处理和仪器重要部件更换后性能验证时,应做项目校准。

7. 操作步骤

具体参照仪器标准操作规程。

8. 质量控制

8.1·质控品的准备：质控品如为液体,最好分样后使用。在分样前,轻轻旋动混合内容物,为避免泄漏到盖子中,应直立放置,不可倒转混合,为了最大程度地保持稳定性,将质控瓶从规定的储存温度取出后应立即按要求分样。注意质控品不可反复冻融。

8.2·质控品的水平和分析批长度：每天至少运行 2 个水平的质量品,质控频次和分析批长度需要根据实验室的情况而定,但每天至少运行 1 次质控,通常在样本测定之前检测;重新定标、更换试剂、仪器保养后应重新做质控。这些质控项目将被视为患者的样本加以检测和评估。

8.3·质控操作程序:与样本操作相同。

8.4·失控处理:如出现失控,应查明原因并及时纠正,在确认重新恢复在控状态后开始进行标本检测,并评估本次失控至上次在控间的患者标本。

9. 被测量值的测量不确定度

依据 CNAS‐GL05:2011《测量不确定度要求的实施指南》和 CNAS‐CL01‐G003:2021《测量不确定度的要求》对检测实验室应用不确定度的相关规定,计算本实验室检测项目的不确定度,并将年度不同水平质控值进行评估,评估结果以表格的形式附于 SOP 文件内。计算内容包括标准不确定度、相对标准不确定度、B 类标准不确定度、合成标准不确定度、相对合成标准不确定度、扩展不确定度和相对扩展不确定度。

10. 生物参考区间或临床决定值

目前国内尚无统一的参考区间,各实验室应建立自己的参考区间。如使用文献或说明书提供的参考区间,使用前应加以验证。

11. 检验结果的可报告区间

具体参见试剂说明书。

12. 危急值

不适用。

13. 临床意义

13.1·呼吸道变态反应性疾病在临床上占有一定的比重。有些疾病很难从临床上区别是否过敏,如过敏性鼻炎和血管运动性鼻炎的临床表现相似,外源性哮喘和内源性哮喘也有共同之处。在临床工作中首先要解决是否属于过敏范畴。血清总 IgE 作为变态反应性疾病过筛试验有一定的参考价值,然而,正如前面所述,总 IgE 高不一定是过敏;正常的总 IgE 也不能排除特异性过敏。过敏与否主要取决于 sIgE 的存在。在儿童、青少年和成人检测能准确判断该患者是否存在变态反应。

13.2·筛选检测阳性只说明有过敏,提示机体存在特应性过敏反应,但对何种变应原过敏,仍需再进一步做特异性检测来确定。

13.3·筛选检测阴性的结果提示该症状不是由常见环境变应原引起,需要探寻其他原因。

13.4·年龄在 0～3 岁的年幼儿童,变态反应大多数与食物变应原相关,如鸡蛋、牛奶、黄豆和花生,而非吸入性变应原。然而,对吸入性变应原的特异性抗体(如尘螨和宠物)也可在幼年出现。结合检测结果,只需很少量的血样即可对小儿的变态反应作出高度准确的诊断。

13.5·筛选检测的结果可视为多种 sIgE 的总和,但未包括葎草花粉和蚕丝,这两种在我国是常见的变应原,如患者只对葎草花粉和蚕丝过敏,检测可能为阴性,但如果同时还合并对其他变应原过敏,检测结果仍可阳性。

14. 注意事项

14.1·患者准备:患者无需特殊准备,生活饮食处于日常状态。

14.2·环境和安全控制：要求环境温度 18～32℃，湿度 10%～85%。

14.3·干扰和交叉反应：血红蛋白、甘油三酯、胆红素、类风湿因子和抗核抗体对检测结果无明显干扰。

14.4·结果超出测量区间时的处理说明：当浓度超过检测范围上限时，可用仪器自动稀释后重新测定。

参考文献

[1] 尚红，王毓三，申子瑜.全国临床检验操作规程[M].4 版.北京：人民卫生出版社，2015.
[2] 李金明，刘辉.临床免疫学检验技术[M].北京：人民卫生出版社，2018.

（关秀茹 黄 晶）

食物过敏原特异性 IgE 10 项检测标准操作规程

×××医院检验科免疫组作业指导书		文件编号：××-JYK-××-××-××	
版次/修改：第　　版/第　　次修改		生效日期：	第　　页　共　　页
编写人：		审核人：	批准人：

1. 目的

建立检测血清食物过敏原特异性 IgE 含量的标准操作规程,保证实验结果的重复性及准确性。

2. 原理

2.1・免疫印迹法。

2.2・标本中过敏原特异性 IgE 抗体与吸附在硝酸纤维素膜上的过敏原发生抗原抗体特异性反应,形成抗原抗体复合物,标记了生物素的抗人 IgE 抗体与抗原抗体复合物反应,结合有碱性磷酸酶标记的链霉亲和素,链霉亲和素与生物素结合。碱性磷酸酶与底物 BCIP/NBT 发生特定的酶显色反应。颜色深浅与血清中 sIgE 抗体含量成正比。

3. 标本采集

3.1・患者准备：无须特殊准备,空腹为宜,不抗凝静脉血 2～3 mL。

3.2・标本处理：3 000 r/min 离心 10 min,分离血清上机测定。

3.3・标本保存：室温保存,及时送检。2～8℃储存不超过 1 周, -20℃ 条件下保存不超过 3 个月,长期保存可在 -70℃。

4. 仪器和试剂

4.1・仪器：全自动免疫印迹仪。

4.2・试剂组成：标记有过敏原的硝酸纤维素膜检测板;浓缩洗脱液;标记有生物素的抗人 IgE 抗体,多抗;酶结合物及底物。

5. 性能参数

符合厂家试剂说明书中声明的性能。

6. 校准

根据 CNAS-CL02：2022 条款 6.5.3 要求,检验项目校准及校准验证周期应遵循制造商建议;在试剂批号改变、涉及失控处理和仪器重要部件更换后性能验证时,应做项目校准。

7. 操作步骤

具体参照仪器标准操作规程。

8. 质量控制

8.1・质控品的准备：质控品如为液体,最好分样后使用。在分样前,轻轻旋动混合内容物,为避免泄漏到盖子中,应直立放置,不可倒转混合,为了最大程度地保持稳定性,将质控瓶从规定的储存温度取出后应立即按要求分样。注意质控品不可反复冻融。

8.2・质控品的水平和分析批长度：每天至少 2 个水平的质量控制血清(含阴性、弱阳性或阳性),通常在样本测定之前检测;重新定标、更换试剂、仪器保养后应重新做质控。这些质控项目将被视为患者的样本加以检测和评估。

8.3·质控操作程序：与样本操作相同。

8.4·失控处理：如出现失控,应查明原因并及时纠正,在确认重新恢复在控状态后开始进行标本检测,并评估本次失控至上次在控间的患者标本。

9. 被测量值的测量不确定度

依据 CNAS‐GL05：2011《测量不确定度要求的实施指南》和 CNAS‐CL01‐G003：2021《测量不确定度的要求》对检测实验室应用不确定度的相关规定,因检测结果不是用数值表示实验室应评估假阳性或假阴性的概率。

10. 生物参考区间或临床决定值

阴性。

11. 检验结果的可报告区间

不适用。

12. 危急值

不适用。

13. 临床意义

13.1·过敏反应是一种对异物的超敏反应。这些异物通常无害,但在过敏反应患者中,则产生强烈的反应。除了遗传易感性,其他非遗传因素(如过敏原接触、营养状况、慢性疾病或病毒急性感染)也在过敏反应中起到一定的作用。特应性过敏反应是一种遗传性疾病。最常见的过敏反应为Ⅰ型过敏反应,其特征是形成特异性 IgE 抗体,一旦跟过敏原接触很快就会产生发红、水肿及瘙痒等症状。

13.2·除了空气传播的过敏原(如花粉、灰尘和真菌)可引起过敏反应外,食物也可引起过敏反应。最常见的食物过敏原有花生、大豆、小麦、贝类、鱼、牛奶、蛋类和坚果。食物过敏反应是 IgE 介导的过敏反应。在摄入食物后的几个小时内可出现相应的症状。可能的症状为唇、舌、喉部灼痛或瘙痒,恶心,腹部痉挛,腹泻和红斑,甚至可出现哮喘、气短、心动加速、恐慌和精神错乱。有时坚果、贝类、鱼和花生甚至能引起全身性过敏反应或者致死性过敏反应。另外,植物性过敏原引发的 IgE 抗体可以和相关植物制作的食物或者非食物性过敏原发生交叉反应,如对白桦树花粉过敏的患者可能对苹果、胡萝卜、芹菜、榛果、马铃薯或者猕猴桃过敏。

13.3·许多过敏原是含有低聚糖侧链的糖蛋白类,称交叉反应性糖类决定簇(CCD),普遍存在于大量植物或动物类过敏原中。患者体内会产生针对这种糖类结构的抗体。由于其中变应原某些结构的相似性,CCD 可引起很强的交叉反应。尽管目前对抗 CCD 类 IgE 抗体的重要性还不是十分清楚,但大多数情况下,认为它们与诊断无关,但同时又对体外诊断阳性结果的解释造成影响。因此引入抗 CCD 类的特异性 IgE 检测可能会提高过敏性疾病诊断的特异性,尤其是当 IgE 结果与临床表现不符时,会为结果的解释提供帮助。

14. 注意事项

14.1·患者准备：患者无需特殊准备,生活饮食处于日常状态。

14.2·环境和安全控制：要求环境温度 15～30℃,相对湿度 30％～70％,避免放置在阳光直射的环境中。

14.3·干扰和交叉反应：经加热灭活、脂血、溶血、黄疸及脂浊的血标本会导致结果的不正确。

参考文献

[1] 尚红,王毓三,申子瑜.全国临床检验操作规程[M].4 版.北京：人民卫生出版社,2015.
[2] 李金明,刘辉.临床免疫学检验技术[M].北京：人民卫生出版社,2018.

（关秀茹　黄　晶）

呼吸道过敏原特异性 IgE 12 项检测标准操作规程

××医院检验科免疫组作业指导书	文件编号：××-JYK-××-××-××
版次/修改：第　　版/第　　次修改	生效日期：　　　　　第　页　共　　页
编写人：	审核人：　　　　批准人：

1. 目的

建立检测血清吸入过敏原特异性 IgE 含量的标准操作规程,保证实验结果的精确性及准确性。

2. 原理

2.1・免疫印迹法。

2.2・标本中过敏原特异性 IgE 抗体与吸附在硝酸纤维素膜上的过敏原发生抗原抗体特异性反应,形成抗原抗体复合物,标记了生物素的抗人 IgE 抗体与抗原抗体复合物反应,结合有碱性磷酸酶标记的链霉亲和素,链霉亲和素生物素结合。碱性磷酸酶与底物 BCIP/NBT 发生特定的酶显色反应。颜色深浅与血清中 sIgE 抗体含量成正比。

3. 标本采集

3.1・患者准备：无须特殊准备,空腹为宜,不抗凝静脉血 2～3 mL。

3.2・标本处理：3 000 r/min 离心 10 min,分离血清上机测定。

3.3・标本保存：室温保存,及时送检。2～8℃储存不超过 1 周，−20℃ 条件下保存不超过 3 个月,长期保存可在 −70℃。

4. 仪器和试剂

4.1・仪器：全自动免疫印迹仪。

4.2・试剂组成：标记有过敏原的硝酸纤维素膜检测板;浓缩洗脱液;标记有生物素的抗人 IgE 抗体,多抗;酶结合物及底物。

5. 性能参数

符合厂家试剂说明书中声明的性能。

6. 校准

根据 CNAS−CL02：2022 条款 6.5.3 要求,检验项目校准及校准验证周期应遵循制造商建议;在试剂批号改变、涉及失控处理和仪器重要部件更换后性能验证时,应做项目校准。

7. 操作步骤

具体参照仪器标准操作规程。

8. 质量控制

8.1・质控品的准备：质控品如为液体,最好分样后使用。在分样前,轻轻旋动混合内容物,为避免泄漏到盖子中,应直立放置,不可倒转混合,为了最大程度地保持稳定性,将质控瓶从规定的储存温度取出后应立即按要求分样。注意质控品不可反复冻融。

8.2・质控品的水平和分析批长度：每天至少 2 个水平的质量控制血清(含阴性、弱阳性或阳性),在样本测定之前检测;重新定标、更换试剂、仪器保养后应重新做质控。这些质控项目将被视为患者的样本加以检测和评估。

8.3·质控操作程序：与样本操作相同。

8.4·失控处理：如出现失控，应查明原因并及时纠正，在确认重新恢复在控状态后开始进行标本检测，并评估本次失控至上次在控间的患者标本。

9. 被测量值的测量不确定度

依据 CNAS-GL05：2011《测量不确定度要求的实施指南》和 CNAS-CL01-G003：2021《测量不确定度的要求》对检测实验室应用不确定度的相关规定，因检测结果不是用数值表示，实验室应评估假阳性或假阴性的概率。

10. 生物参考区间或临床决定值

阴性。

11. 检验结果的可报告区间

不适用。

12. 危急值

不适用。

13. 临床意义

13.1·过敏原筛查检测适应人群：过敏原因不明的患者，湿疹、荨麻疹、过敏性鼻炎、哮喘、银屑病等患者都应做过敏原检测，对预防和治疗疾病都有很大的帮助。

13.2·过敏性疾病的诊断不能仅仅根据实验室检测结果，而应基于患者病史、临床表现、体内和体外试验进行综合判定。

13.3·测试结果的分级可以用于判断患者对某一过敏原的过敏程度。测定血清特异性抗体与体内检测（如皮试）同样重要。需要强调的是，体外检测是唯一可频繁使用的确定Ⅰ型变态反应敏感度的方法。

13.4·本系统以特定的过敏原条带显色，指示患者血清中有相关的 IgE 抗体，但这并不说明所有患者都会伴有临床症状，因为他们可能只处于致敏状态，而尚未有相关临床表现。

14. 注意事项

14.1·患者准备：患者无需特殊准备，生活饮食处于日常状态。

14.2·环境和安全控制：要求环境温度 15～30℃，相对湿度 30%～70%，避免放置在阳光直射的环境中。

14.3·干扰和交叉反应：经加热灭活、脂血、溶血、黄疸及脂浊的血标本会导致结果的不正确。

参考文献

[1] 尚红,王毓三,申子瑜.全国临床检验操作规程[M].4 版.北京：人民卫生出版社,2015.
[2] 李金明,刘辉.临床免疫学检验技术[M].北京：人民卫生出版社,2018.

（关秀茹 黄 晶）

过敏原特异性 IgE 中国组合 20 项检测标准操作规程

××医院检验科免疫组作业指导书		文件编号：××-JYK-××-××-××	
版次/修改：第　　版/第　　次修改		生效日期：	第　页共　页
编写人：	审核人：		批准人：

1. 目的

建立检测血清过敏原特异性 IgE 含量的标准操作规程，保证实验结果的精确性及准确性。

2. 原理

标本中过敏原特异性 IgE 抗体与吸附在硝酸纤维素膜上的过敏原发生抗原抗体特异性反应，形成抗原抗体复合物，标记了生物素的抗人 IgE 抗体与抗原抗体复合物反应，结合有碱性磷酸酶标记的链霉亲和素，链霉亲和素与生物素结合。碱性磷酸酶与底物 BCIP/NBT 发生特定的酶显色反应。颜色深浅与血清中 sIgE 抗体含量成正比。

3. 标本采集

3.1·患者准备：无须特殊准备，空腹为宜，不抗凝静脉血 2～3 mL。

3.2·标本处理：3 000 r/min 离心 10 min，分离血清上机测定。

3.3·标本保存：室温保存，及时送检。2～8℃储存不超过 1 周，－20℃ 条件下保存不超过 3 个月，长期保存可在 －70℃ 。

4. 仪器和试剂

4.1·仪器：全自动免疫印迹仪。

4.2·试剂组成：标记有过敏原的硝酸纤维素膜检测板；浓缩洗脱液；标记有生物素的抗人 IgE 抗体，多抗；酶结合物及底物。

5. 性能参数

符合厂家试剂说明书中声明的性能。

6. 校准

根据 CNAS－CL02：2022 条款 6.5.3 要求，检验项目校准及校准验证周期应遵循制造商建议；在试剂批号改变、涉及失控处理和仪器重要部件更换后性能验证时，应做项目校准。

7. 操作步骤

具体参照仪器标准操作规程。

8. 质量控制

8.1·质控品的准备：质控品如为液体，最好分样后使用。在分样前，轻轻旋动混合内容物，为避免泄漏到盖子中，应直立放置，不可倒转混合，为了最大程度地保持稳定性，将质控瓶从规定的储存温度取出后应立即按要求分样。注意质控品不可反复冻融。

8.2·质控品的水平和分析批长度：每天至少 2 个水平的质量控制血清（含阴性、弱阳性或阳性），在样本测定之前检测；重新定标、更换试剂、仪器保养后应重新做质控。这些质控项目将被视为患者的样本加以检测和评估。

8.3·质控操作程序：与样本操作相同。

8.4·失控处理：如出现失控，应查明原因并及时纠正，在确认重新恢复在控状态后开始进行标本检测，并评估本次失控至上次在控间的患者标本。

9. 被测量值的测量不确定度

依据 CNAS-GL05：2011《测量不确定度要求的实施指南》和 CNAS-CL01-G003：2021《测量不确定度的要求》对检测实验室应用不确定度的相关规定，因检测结果不是用数值表示，实验室应评估假阳性或假阴性的概率。

10. 生物参考区间或临床决定值

阴性。

11. 检验结果的可报告区间

不适用。

12. 危急值

不适用。

13. 临床意义

13.1·过敏反应是一种对异物的超敏反应。这些异物通常无害，但在过敏反应患者中，则产生强烈的反应。除了遗传易感性，其他非遗传因素（如过敏原接触、营养状况、慢性疾病或病毒急性感染）也在过敏反应中起到一定的作用。特应性过敏反应是一种遗传性疾病。最常见的过敏反应为Ⅰ型过敏反应，其特征是形成特异性 IgE 抗体，一旦跟过敏原接触很快就会产生发红、水肿及瘙痒等症状。

13.2·典型的过敏反应有鼻炎、结膜炎和哮喘等。接触过敏原的次数越多，过敏反应就会越严重。如果发生系统性过敏反应，可能会出现全身性过敏反应或者致死性过敏反应。吸入性过敏反应可由季节性过敏原（树、草或种子的花粉）引起，也可由常年性过敏原（尘螨、霉菌孢子、宠物的唾液和皮屑）引起。

13.3·除了空气传播的过敏原（如花粉、灰尘和霉菌）可引起过敏反应外，食物也可引起过敏反应。最常见的食物过敏原有花生、大豆、小麦、贝类、鱼、牛奶、蛋类和坚果。

13.4·食物过敏反应是 IgE 介导的过敏反应。在摄入食物后的几个小时内可出现相应的症状。可能的症状为唇、舌、喉部灼痛或瘙痒，恶心，腹部痉挛，腹泻和红斑，甚至可出现哮喘、气短、心动加速、恐慌和精神错乱。有时坚果、贝类、鱼和花生甚至能引起全身性过敏反应或者致死性过敏反应。另外，植物性过敏原引发的 IgE 抗体可以和相关植物制作的食物或者非食物性过敏原发生交叉反应，如对白桦树花粉过敏的患者可能对苹果、胡萝卜、芹菜、榛果、马铃薯或者猕猴桃过敏。

13.5·许多过敏原是含有低聚糖侧链的糖蛋白类，称交叉反应性糖类决定簇（CCD），普遍存在于大量植物或动物类过敏原中。患者体内会产生针对这种糖类结构的抗体。由于其中变应原某些结构的相似性，CCD 可引起很强的交叉反应。尽管目前对抗 CCD 类 IgE 抗体的重要性还不是十分清楚，但大多数情况下，认为它们与诊断无关，但同时又对体外诊断阳性结果的解释造成影响。因此引入抗 CCD 类的特异性 IgE 检测可能会提高过敏性疾病诊断的特异性，尤其是当 IgE 结果与临床表现不符时，会为结果的解释提供帮助。

14. 注意事项

14.1·患者准备：患者无需特殊准备，生活饮食处于日常状态。

14.2·环境和安全控制：要求环境温度 15～30℃，相对湿度 30％～70％，避免放置在阳光直射的环境中。

14.3·干扰和交叉反应：经加热灭活、脂血、溶血、黄疸及脂浊的血标本会导致结果的不正确。

参考文献

[1] 尚红,王毓三,申子瑜.全国临床检验操作规程[M].4 版.北京：人民卫生出版社,2015.
[2] 李金明,刘辉.临床免疫学检验技术[M].北京：人民卫生出版社,2018.

（关秀茹　黄　晶）

酶联免疫法 HIV 抗体检测标准操作规程

××医院检验科免疫组作业指导书		文件编号：××-JYK-××-××-××	
版次/修改：第　版/第　　次修改		生效日期：	第　页 共　页
编写人：	审核人：		批准人：

1. 目的

用于献血人员筛查及临床人类免疫缺陷病毒（HIV）感染的辅助诊断。

2. 原理

采用纯化基因工程人类免疫缺陷病毒 1 型和 2 型（HIV1/HIV2）抗原包被的微孔板，加上患者血清和酶标记的 HIV1/HIV2 抗原，应用双抗原夹心法检测人血清或血浆中的 HIV1/HIV2 抗体，通过酶标物显色的深浅反映 HIV 抗体存在与否或者量的多少。

3. 标本采集

3.1·样本类型：人血清或血浆样本。

3.2·样本处理：3 000 r/min 离心 15 min 将血清/血浆和血细胞分离后待用。

3.3·样本保存：2~8℃ 保存，如果样本在 7 天内不测定，置 -20℃ 保存，避免反复冻融。

4. 仪器和试剂

4.1·仪器：酶标仪，洗板机等。

4.2·试剂：商品化试剂盒包含 HIV 抗原包被板、HIV 酶标记物、阴性对照、阳性对照、洗涤液、底物缓冲液、底物液、终止液。

5. 性能参数

符合厂家试剂说明书中声明的性能。通常以中国食品药品检定研究院检验报告为标准：① 灵敏度：阳性符合率 20/20（100%）；② 特异性：阴性符合率 ≥18/20（≥90%）；③ 最低检出限 0.5NCU/mL；④ 精密性 CV≤15%。

6. 校准

不适用。

7. 操作步骤

具体包括：试剂平衡室温及配制准备，加待测样本和阴、阳性对照、空白对照及质控品于相应的孔中，温育、洗涤，加酶，再温育和洗涤，加显色剂和终止液，上机检测及结果判读。具体参照试剂盒说明书。

8. 质量控制

8.1·开展室内质控。每批实验都有阴性对照和阳性对照，阴性质控和弱阳性质控进行检测。

8.2·参加由专业管理机构组织的室间质量评价活动。

8.3·失控处理：如出现失控，应查明原因并及时纠正，在确认重新恢复在控状态后，评估是否进行标本复测。

9. 被测量值的测量不确定度

依据 CNAS-GL05：2011《测量不确定度要求的实施指南》和 CNAS-CL01-G003：2021

《测量不确定度的要求》对检测实验室应用不确定度的相关规定,因检测结果不是用数值表示,实验室应评估假阳性或假阴性的概率。

10. 生物参考区间或临床决定值

阴性。

11. 检测结果的可报告区间

不适用。

12. 危急值

不适用。

13. 临床意义

HIV抗体初筛阳性的标本需要采用WB或免疫印迹的方法进行确认,不确定的标本可以采用核酸方法进行确认。抗HIV确认阳性表明受检者感染了HIV,并可作为传染源将HIV传播他人。

14. 注意事项

14.1·要求空腹8～12 h静脉采血,尤以早晨空腹为佳。采血前避免剧烈运动,禁食高脂、高糖、咖啡、浓茶、大量饮酒。

14.2·环境要求:温度15～30℃,湿度20%～80%。

14.3·血清或者血浆样本如有溶血、微生物感染、样本贮存时间过长、样本凝固不全、血脂过多及黄疸等情况,可能会对试验产生影响。

14.4·在日常的临床血清(浆)样本中,如果不同程度地含有下列干扰物质,如类风湿因子、补体、高浓度的非特异免疫球蛋白、异嗜性抗体、某些自身抗体、交叉反应物质等,可能影响最终检测结果。

14.5·操作过程严格遵守实验室生物安全要求。

参考文献

[1] 尚红,王毓三,申子瑜.全国临床检验操作规程[M].4版.北京:人民卫生出版社,2015.

[2] 中国疾病预防控制中心.全国艾滋病检测技术规范(2020版).2020.

(关秀茹 黄 晶)

化学发光法 HIV 抗体检测标准操作规程

××医院检验科免疫组作业指导书		文件编号：××-JYK-××-××-××	
版次/修改：第　版/第　次修改		生效日期：	第　页　共　页
编写人：	审核人：		批准人：

1. 目 的

主要用于血清或血浆人类免疫缺陷病毒抗原及抗体的联合检测，包括定性检测 HIVp24 抗原及 1 型和(或)2 型抗体，有助于 HIV1/HIV2 病毒感染及血液和血浆供体筛查。

2. 原 理

采用两步免疫检测法，运用 Chemiflex 技术，即将化学发光微粒子免疫检测法(CMIA)与灵活的检测模式相结合，以定性检测人血清中的 HIVp24 抗原及 1 型和(或)2 型抗体。第一步，将样本与清洗缓冲液、稀释液和和顺磁微粒子混合。样本中的 HIVp24 抗原及 1 型和(或)2 型抗体结合至包被 HIVp24 单克隆抗体及 1 型和(或)2 型抗原的微粒子上，然后洗涤反应混合物。第二步加入抗人吖啶酯标记结合物。再次洗涤后，在反应混合物中加入预激发液和激发液。测定产生的化学发光反应的相对发光单位(RLU)。样本中的 HIVp24 抗原及 1 型和(或)2 型抗体量与检测的 RLU 值成正比。

3. 标本采集

3.1·患者准备：要求空腹 8～12 h 静脉采血，尤以早晨空腹为佳。采血前避免剧烈运动，禁食高脂、高糖、咖啡、浓茶、大量饮酒。

3.1.1　血清：采血后，室温待血液凝固后，再于 3 000 r/min 离心 15 min，分离血清待用。

3.1.2　血浆：采血后，样本和抗凝剂轻轻颠倒混匀 6～8 次，充分离心，将血浆和血细胞分离后，吸出血浆待用。

3.2·样本保存：2～8℃保存，如果样本在 7 天内不测定，需将血清/血浆和血细胞分离后，置 −20℃ 保存，避免反复冻融。

4. 仪器和试剂

4.1·仪器：化学发光免疫分析仪。

4.2·试剂：必须是经国家药品监督管理局注册、在有效期内的试剂。推荐使用临床质量评估敏感性和特异性高的试剂。

5. 性能参数

符合厂家试剂说明书中声明的性能。通常精密度≤15%；灵敏度≥99.0%；特异性≥99.0%。

6. 校 准

根据 CNAS‐CL02：2022 条款 6.5.3 要求，检验项目校准及校准验证周期应遵循制造商建议；在试剂批号改变、涉及失控处理和仪器重要部件更换后性能验证时，应做项目校准。

7. 操作步骤

具体参考仪器使用说明书。

8. 质量控制

8.1·质控品的准备：质控品如为液体，最好分样后使用。在分样前，轻轻旋动混合内容物，为避免泄漏到盖子中，应直立放置，不可倒转混合，为了最大程度地保持稳定性，将质控瓶从规定的储存温度取出后应立即按要求分样。注意质控品不可反复冻融。

8.2·质控品的水平和分析批长度：每天至少 2 个水平的质量控制血清（含正常和异常），在样本测定之前检测；重新定标、更换试剂、仪器保养后应重新做质控。这些质控项目将被视为患者的样本加以检测和评估。

8.3·质控操作程序：与样本操作相同。

8.4·失控处理：如出现失控，应查明原因并及时纠正，在确认重新恢复在控状态后开始进行标本检测，并评估本次失控至上次在控间的患者标本。

9. 被测量值的测量不确定度

依据 CNAS - GL05：2011《测量不确定度要求的实施指南》和 CNAS - CL01 - G003：2021《测量不确定度的要求》对检测实验室应用不确定度的相关规定，计算本实验室检测项目的不确定度，并将年度不同水平质控值进行评估，评估结果以表格的形式附于 SOP 文件内。计算内容包括标准不确定度、相对标准不确定度、B 类标准不确定度、合成标准不确定度、相对合成标准不确定度、扩展不确定度和相对扩展不确定度。因检测结果不是用数值表示，实验室应评估假阳性或假阴性的概率。

10. 生物参考区间或临床决定值

样本 S/CO 值＜1.00 视为非反应性（阴性反应）。样本 S/CO 值≥1.00 视为反应性（阳性反应）。

11. 检验结果的可报告区间

不适用。

12. 危急值

不适用。

13. 临床意义

HIV 抗体阳性的标本需要采用免疫印迹的方法进行确认，不确定的标本可以采用核酸方法进行确认。抗 HIV 确认阳性表明受检者感染了 HIV。p24 抗原在急性感染期就可以出现，抗 HIV 抗体一般在 3～8 周才能检测出来。HIV 抗原与抗体联合检测有助于缩短 HIV1/HIV2 病毒感染的窗口期，及早发现 HIV 感染者。

14. 注意事项

14.1·要求空腹 8～12 h 静脉采血，尤以早晨空腹为佳。采血前避免剧烈运动，禁食高脂、高糖、咖啡、浓茶、大量饮酒。

14.2·环境要求：温度 15～30℃，湿度 20％～80％。

14.3·血清或者血浆样本如有溶血、微生物感染、样本贮存时间过长、样本凝固不全、血脂过多及黄疸等情况，可能会产生假阳性。

14.4·类风湿因子、补体、高浓度的非特异免疫球蛋白、异嗜性抗体、某些自身抗体、交叉反应物质等可能影响检测结果。

14.5·操作过程严格遵守实验室生物安全要求。

参考文献

［1］李金明,刘辉.临床免疫学检验技术［M］.北京：人民卫生出版社,2018.

［2］尚红,王毓三,申子瑜.全国临床检验操作规程［M］.4版.北京：人民卫生出版社,2015.

［3］中国疾病预防控制中心.全国艾滋病检测技术规范（2020年修订版）［S/OL］.（2020－03）［2023－09－26］.https://ncaids.chinacdc.cn/zxzx/zxdteff/202005/W020200522484711502629.pdf.

（关秀茹　黄　晶）

胶体金试剂 HIV 抗体检测标准操作规程

××医院检验科免疫组作业指导书	文件编号：××-JYK-××-××-××
版次/修改：第　　版/第　　次修改	生效日期：　　　　　第　　页 共　　页
编写人：	审核人：　　　　　批准人：

1. 目的

用于定性全血、血清、血浆中的 HIV(1+2)抗体筛查。

2. 原理

利用胶体金免疫层析技术，采用双抗原夹心法检测 HIV(1+2)抗体。当待测样本中含有 HIV(1+2)抗体且抗体浓度等于或高于最低检出限时，HIV(1+2)抗体先和金标抗原(Ag-Au)形成反应复合物 Ab-Ag-Au，由于层析作用反应复合物沿着硝酸纤维膜向前移动，当遇到检测区(T)包被 HIV(1+2)抗体重组抗原时，形成 Ag-Ab-Ag-Au 复合物，在检测区上最终形成一条红色反应线，此时结果为阳性。相反，当样本不含 HIV(1+2)抗体或者抗体浓度低于最低检出限时，则检测区无红色反应线出现，此时结果为阴性。质控区(C)包被抗鼠 IgG 多克隆抗体，与胶体金标记的鼠 IgG 反应形成红色反应线。

3. 标本采集

3.1·患者准备：要求空腹 8～12 h 静脉采血，尤以早晨空腹为佳。采血前避免剧烈运动，禁食高脂、高糖、咖啡、浓茶、大量饮酒。

3.1.1 血清：采血后，室温待血液凝固后，再于 3 000 r/min 离心 15 min，分离血清待用。

3.1.2 血浆：采血后，样本和抗凝剂轻轻颠倒混匀 6～8 次，充分离心，将血浆和血细胞分离后，吸出血浆待用。

3.2·样本保存：2～8℃保存，如果样本在 7 天内不测定，需将血清/血浆和血细胞分离后，置 -20℃保存，避免反复冻融。

4. 仪器和试剂

人类免疫缺陷病毒抗体[HIV(1+2)]检测试剂(胶体金法)，无需仪器。

5. 性能参数

符合厂家试剂说明书中声明的性能。

6. 校准

不适用。

7. 操作步骤

7.1·测试应在室温下进行。沿铝箔袋切口部位撕开，取出测试卡平放于台面上，并做好标记。

7.2·用吸管吸取血清/血浆样本，然后垂直加入 3～4 滴(约 80 μL)于加样孔中，若样本黏稠不易滴出，可滴加 1 滴稀释液；若为全血样本，则用吸管吸取全血，垂直加入 2 滴(约 50 μL)于加样孔中，同时滴加 1～2 滴稀释液。

7.3·10～15 min 观察显示结果，30 min 后显示的结果无临床意义。

8. 质量控制

8.1·开展室内质控。每批实验都有阴性对照和阳性对照,阴性质控和弱阳性质控进行检测。

8.2·失控处理:如出现失控,应查明原因并及时纠正。

9. 被测量值的测量不确定度

依据 CNAS-GL05:2011《测量不确定度要求的实施指南》和 CNAS-CL01-G003:2021《测量不确定度的要求》对检测实验室应用不确定度的规定,因检测结果不是用数值表示,实验室应评估假阳性或假阴性的概率。

10. 生物参考区间或临床决定值

阴性。

11. 检验结果的可报告区间

不适用。

12. 危急值

不适用。

13. 临床意义

胶体金测试卡仅对样本中的 HIV 抗体提供定性检测。需要检测某一指标的具体含量应借助相关的专业仪器。HIV 抗体阳性的标本需要采用免疫印迹的方法进行确认,不确定的标本可以采用核酸方法进行确认。阳性结果仅表示样本中 HIV(1+2)抗体的存在,而不能作为机体感染 HIV(1+2)的唯一标准,检测结果必须结合其他临床症状进行诊断。如果检测结果呈阴性但有临床症状存在,应使用其他临床方法进行测试。阴性结果并不能完全排除感染 HIV(1+2)的可能。

14. 注意事项

14.1·要求空腹 8~12 h 静脉采血,尤以早晨空腹为佳。采血前避免剧烈运动,禁食高脂、高糖、咖啡、浓茶、大量饮酒。

14.2·环境要求:温度 15~30℃,湿度 20%~80%。

14.3·血清或者血浆样本如有溶血、微生物感染、样本贮存时间过长、样本凝固不全、血脂过多及黄疸等情况,可能会对结果产生影响。

14.4·类风湿因子、补体、高浓度的非特异免疫球蛋白、异嗜性抗体、某些自身抗体、交叉反应物质等可能影响检测结果。

14.5·操作过程严格遵守实验室生物安全要求。

参考文献

[1] 李金明,刘辉.临床免疫学检验技术[M].北京:人民卫生出版社,2018.
[2] 尚红,王毓三,申子瑜.全国临床检验操作规程[M].4版.北京:人民卫生出版社,2015.
[3] 中国疾病预防控制中心.全国艾滋病检测技术规范(2020年修订版)[S/OL].(2020-03)[2023-09-26].https://ncaids.chinacdc.cn/zxzx/zxdteff/202005/W020200522484711502629.pdf.

(关秀茹 黄 晶)

梅毒螺旋体非特异性抗体检测 TRUST 标准操作规程

××医院检验科免疫组作业指导书	文件编号：××-JYK-××-××-××
版次/修改：第　　版/第　　次修改	生效日期：　　　　　第　　页　共　　页
编写人：	审核人：　　　　　批准人：

1. 目的
用于梅毒患者的诊断和疗效监测的参考。

2. 原理
本实验采用 VDRL 抗原重悬于含有特制的甲苯胺红溶液中,当抗原与样品中的抗体发生凝集反应,肉眼可以观察到红色的凝集颗粒,以检测血清或血浆中反应素。

3. 标本采集
3.1·样本类型：人血清或血浆样本。

3.2·样本处理：3 000 r/min 离心 15 min,将血清/血浆和血细胞分离后待用。

3.3·样本保存：2~8℃保存,如果样本在 7 天内不测定,置 -20℃ 保存,避免反复冻融。

4. 仪器和试剂
4.1·仪器：摇床或混匀仪。

4.2·试剂：商品化试剂盒包含抗原、阴阳性反应对照、滴针、反应板和说明书。

5. 性能参数
符合厂家试剂说明书中声明的性能。

6. 校准
不适用。

7. 操作步骤
7.1·定性试验

7.1.1　分别吸取 50 μL 阳性对照和阴性对照,2 个质控品均匀铺加在纸卡的 4 个圆圈内。

7.1.2　吸取待检 50 uL 血清或血浆加于纸卡的另一圆圈中,并均匀地涂布在整个圈内(每张纸卡有 10 个或 12 个反应圈)。

7.1.3　将抗原轻轻摇匀,用专用滴管及针头垂直分别滴加 TRUST 试剂 1 滴于上述血清中。

7.1.4　将卡片置水平旋转器旋转 8 min,100 r/min±5 r/min,肉眼观察结果。

7.1.5　结果判断

＋＋＋~＋＋＋＋：大或中等大小的絮状物,液体清亮。

＋＋：小到中等大小的絮状物,液体较清亮。

＋：小的絮状物,均匀分布,液体混浊。

－：仅见抗原颗粒集于中央一点或均匀分散。

结果报告：出现 ＋~＋＋＋＋ 强度的凝集反应报告阳性,未产生凝集反应报告阴性。

7.2·半定量试验：将待检血清用生理盐水做倍比稀释,然后按上述定性方法进行试验,以呈现明显凝集反应得最高稀释度作为该血清的凝集效价。

8. 质量控制

每批实验都有阴性对照和阳性对照,阴性质控和弱阳性质控进行检测。定性试验的检测结果与预期值一致,为合格。半定量试验的检测结果≤±1滴度预期值的范围,为合格。

9. 被测量值的测量不确定度

依据CNAS-GL05：2011《测量不确定度要求的实施指南》和CNAS-CL01-G003：2021《测量不确定度的要求》对检测实验室应用不确定度的相关规定,因检测结果不是用数值表示,实验室采评估假阳性或假阴性的概率。

10. 生物参考区间或临床决定值

阴性。

11. 检测结果的可报告区间

不适用。

12. 危急值

不适用。

13. 临床意义

梅毒患者的辅助诊断和疗效监测。

14. 注意事项

14.1·要求空腹8～12 h静脉采血,尤以早晨空腹为佳。采血前避免剧烈运动,禁食高脂、高糖、咖啡、浓茶、大量饮酒。

14.2 环境要求：温度15～30℃,湿度20%～80%。

14.3·血清或者血浆样本如有溶血、微生物感染、样本贮存时间过长、样本凝固不全、血脂过多及黄疸等情况,可能会对结果产生影响。

14.4·类风湿因子、补体、高浓度的非特异免疫球蛋白、异嗜性抗体、某些自身抗体、交叉反应物质等可能影响检测结果。

参考文献

[1] 尚红,王毓三,申子瑜.全国临床检验操作规程[M].4版.北京：人民卫生出版社,2015.
[2] 李金明,刘辉.临床免疫学检验技术[M].北京：人民卫生出版社,2018.

（关秀茹 黄 晶）

酶免法梅毒螺旋体抗体检测标准操作规程

××医院检验科免疫组作业指导书	文件编号：××-JYK-××-××-××
版次/修改：第　　版/第　　次修改	生效日期：	第　页 共　页
编写人：	审核人：	批准人：

1. 目的

用于献血人员筛查及临床梅毒螺旋体(TP)感染的辅助诊断。

2. 原理

用经纯化及超声裂解处理的梅毒螺旋体，或经纯化的梅毒螺旋体重组蛋白作为抗原包被固相板条，加上患者血清和辣根过氧化酶标记的抗人 IgG 抗体，应用双抗原夹心法检测人血清或血浆中的梅毒螺旋体抗体。

3. 标本采集

3.1 · 样本类型：人血清或血浆样本。

3.2 · 样本处理：3 000 r/min 离心 15 min，将血清/血浆和血细胞分离后待用。

3.3 · 样本保存：2～8℃保存，如果样本在 7 天内不测定，置 −20℃ 保存，避免反复冻融。

4. 仪器和试剂

4.1 · 仪器：酶标仪，洗板机等。

4.2 · 试剂：商品化试剂盒包含 TP 抗原包被板、TP 酶标记物、阴性对照、阳性对照、洗涤液、底物缓冲液、底物液、终止液。

5. 性能参数

符合厂家试剂说明书中声明的性能。一般以中国食品药品检定研究院检验报告为标准：① 灵敏度：阳性符合率 10/10（100％）；② 特异性：阴性符合率 20/20（100％）；③ 最低检出限：6 mU/mL；④ 精密性：CV≤15％。

6. 校准

不适用。

7. 操作步骤

具体包括：试剂平衡室温及配制准备，加待测样本和阴、阳性对照、空白对照及质控品于相应的孔中，温育、洗涤，加酶，再温育和洗涤，加显色剂和终止液，上机检测及结果判读。具体参照试剂说明书。

8. 质量控制

8.1 · 开展室内质控。每批实验都有阴性对照和阳性对照，阴性质控和弱阳性质控进行检测。

8.2 · 参加由专业管理机构组织的室间质量评价活动。

8.3 · 失控处理：如出现失控，应查明原因并及时纠正，在确认重新恢复在控状态后进行标本复测。

9. 被测量值的测量不确定度

依据 CNAS－GL05：2011《测量不确定度要求的实施指南》和 CNAS－CL01－G003：2021

《测量不确定度的要求》对检测实验室应用不确定度的规定,因检测结果不是用数值表示,实验室应评估假阳性或假阴性的概率。

10. 生物参考区间或临床决定值

阴性。

11. 检测结果的可报告区间

不适用。

12. 危急值

不适用。

13. 临床意义

抗 TP 阳性反应有助于梅毒感染的判断,只能说明正在感染或既往感染,不能作为梅毒疾病活动与否的判定,也不能作为治疗监测的手段。

14. 注意事项

14.1·要求空腹 $8\sim12$ h 静脉采血,尤以早晨空腹为佳。采血前避免剧烈运动,禁食高脂、高糖、咖啡、浓茶、大量饮酒。

14.2·环境要求:温度 $15\sim30$℃,湿度 $20\%\sim80\%$。

14.3·血清或血浆样本如有溶血、微生物感染、样本贮存时间过长、样本凝固不全、血脂过多及黄疸等情况,可能会对结果产生影响。

14.4·类风湿因子、补体、高浓度的非特异免疫球蛋白、异嗜性抗体、某些自身抗体、交叉反应物质等可能影响检测结果。

14.5·操作过程严格遵守实验室生物安全要求。

参考文献

[1] 尚红,王毓三,申子瑜.全国临床检验操作规程[M].4 版.北京:人民卫生出版社,2015.

[2] 王兰兰,许化溪.临床免疫学检验[M].5 版.北京:人民卫生出版社,2012.

[3] 李金明,刘辉.临床免疫学检验技术[M].北京:人民卫生出版社,2018.

（关秀茹　黄　晶）

化学发光法梅毒螺旋体抗体检测标准操作规程

××医院检验科免疫组作业指导书	文件编号：××-JYK-××-××-××
版次/修改：第　　版/第　　次修改	生效日期：　　　　　第　　页 共　　页
编写人：	审核人：　　　　批准人：

1. 目的

主要用于血清梅毒螺旋体抗体(TP)的检测，用作献血人员筛查及梅毒感染的辅助诊断。

2. 原理

应用两步法检测人血清中的抗 TP 抗体。第一步，将样本、重组 TP 抗原包被的微粒子与项目稀释液混合。样本中存在的抗 TP 抗体与 TP 包被的微粒子结合，然后洗涤反应混合物。第二步，加入抗人吖啶酯标记结合物。再次洗涤后，在反应混合物中加入预激发液和激发液。然后，测定产生的化学发光反应的相对发光单位(RLU)。样本中的抗 TP 抗体量与检测系统光学组件检测的 RLU 值成正比。通过比较反应产生的化学发光信号和在有效 TP 抗体校准曲线上测定的 cut-off 信号以确定样本中是否存在抗 TP 抗体。如果样本中化学发光信号大于或等于 cut-off 信号，样本可视为对抗 TP 抗体呈反应性。

3. 标本采集

3.1·患者准备：要求空腹 8～12 h 静脉采血，尤以早晨空腹为佳。采血前避免剧烈运动，禁食高脂、高糖、咖啡、浓茶、大量饮酒。

3.1.1　血清：采血后，室温待血液凝固后，再于 3 000 r/min 离心 15 min，分离血清待用。

3.1.2　血浆：采血后，样本和抗凝剂轻轻颠倒混匀 6～8 次，充分离心，将血浆和血细胞分离后，吸出血浆待用。

3.2·样本保存：2～8℃保存，如果样本在 7 天内不测定，需将血清/血浆和血细胞分离后，置 -20℃ 保存，避免反复冻融。

4. 试剂与仪器

4.1·仪器：化学发光免疫分析仪。

4.2·试剂：必须是经国家药品监督管理局注册、在有效期内的试剂。推荐使用临床质量评估敏感性和特异性高的试剂。

5. 性能参数

符合厂家试剂说明书中声明的性能。一般精密度≤15％；灵敏度≥99.0％；特异性≥99.0％。

6. 校准

根据 CNAS-CL02：2022 条款 6.5.3 要求，检验项目校准及校准验证周期应遵循制造商建议；在试剂批号改变、涉及失控处理和仪器重要部件更换后性能验证时，应做项目校准。

7. 操作步骤

具体参考仪器使用说明书。

8. 质量控制

8.1·质控品的准备：质控品如为液体，最好分样后使用。在分样前，轻轻旋动混合内容物,为避免泄漏到盖子中,应直立放置,不可倒转混合,为了最大程度地保持稳定性,将质控瓶从规定的储存温度取出后应立即按要求分样。注意质控品不可反复冻融。

8.2·质控品的水平和分析批长度:每天至少 2 个水平的质量控制血清(含正常和异常),在样本测定之前检测;重新定标、更换试剂、仪器保养后应重新做质控。这些质控项目将被视为患者的样本加以检测和评估。

8.3·质控操作程序:与样本操作相同。

8.4·失控处理:如出现失控,应查明原因并及时纠正,在确认重新恢复在控状态后开始进行标本检测,并评估本次失控至上次在控间的患者标本。

9. 被测量值的测量不确定度

依据 CNAS - GL05:2011《测量不确定度要求的实施指南》和 CNAS - CL01 - G003:2021《测量不确定度的要求》对检测实验室应用不确定度的几项规定,计算本实验室检测项目的不确定度。因检测结果不是用数值表示,实验室应评估假阳性或假阴性的概率。

10. 生物参考区间或临床决定值

样本 S/CO 值<1.00 视为非反应性(阴性反应)。样本 S/CO 值≥1.00 视为反应性(阳性反应)。

11. 检验结果的可报告区间

不适用。

12. 危急值

不适用。

13. 临床意义

抗 TP 阳性反应有助于梅毒感染的判断,只能说明正在感染或既往感染,不能作为梅毒疾病活动与否的判定,也不能作为治疗监测的手段。

14. 注意事项

14.1·要求空腹 8～12 h 静脉采血,尤以早晨空腹为佳。采血前避免剧烈运动,禁食高脂、高糖、咖啡、浓茶、大量饮酒。

14.2·环境要求:温度 15～30℃,湿度 20％～80％。

14.3·血清或血浆样本如有溶血、微生物感染、样本贮存时间过长、样本凝固不全、血脂过多及黄疸等情况,可能会对结果产生影响。

14.4·类风湿因子、补体、高浓度的非特异免疫球蛋白、异嗜性抗体、某些自身抗体、交叉反应物质等可能影响检测结果。

14.5·操作过程严格遵守实验室生物安全要求。

参考文献

[1] 尚红,王毓三,申子瑜.全国临床检验操作规程[M].4 版.北京:人民卫生出版社,2015.
[2] 王兰兰,许化溪.临床免疫学检验[M].5 版.北京:人民卫生出版社,2012.
[3] 李金明,刘辉.临床免疫学检验技术[M].北京:人民卫生出版社,2018.

（关秀茹　黄　晶）

梅毒螺旋体特异性抗体检测 TPPA 标准操作规程

××医院检验科免疫组作业指导书	文件编号：××-JYK-××-××-××
版次/修改：第　　版/第　　次修改	生效日期：　　　　　　第　　页 共　　页
编写人：	审核人：　　　　批准人：

1. 目的

用于检测血清和血浆中的梅毒螺旋体特异性抗体及测定其抗体效价。

2. 原理

TPPA 试验用梅毒螺旋体提取物致敏明胶颗粒，此致敏颗粒与人血清中的抗梅毒螺旋体抗体结合，产生可见的凝集反应。明胶颗粒为玫瑰红色，便于肉眼观察结果。

3. 标本采集

3.1·样本类型：人血清或血浆样本。

3.2·样本处理：3 000 r/min 离心 15 min 将血清/血浆和血细胞分离后待用。

3.3·样本保存：2～8℃保存，如果样本在 7 天内不测定，置 -20℃ 保存，避免反复冻融。

4. 仪器和试剂

4.1·仪器：U 型微量反应板、移液器、保湿盒、微量板振荡器。

4.2·试剂：商品化试剂盒包含溶解液、样本稀释液、致敏粒子、未致敏粒子、阳性对照血清和说明书。

5. 性能参数

符合厂家实际说明书中声明的性能。

5.1·重复性试验：对同一样本重复进行 5 次测定，各抗体效价最大频数在 ±1 管以内。

5.2·灵敏度试验：试剂盒中带有的阳性对照血清按规定进行试验时，抗体效价相对于标准值在 ±1 管以内。

6. 校准

不适用。

7. 操作步骤

7.1·使用前，请将试剂盒所有组分置 37℃平衡 30 min。

7.2·样本稀释液加至微量反应板孔内，第 1 孔 100 μL，第 2 孔 25 μL，第 3、4 孔各 25 μL 液；取血清 25 μL 加至第 1 孔，混匀后取 25 μL 至第 2 孔，混匀后取 25 μL 至第 3 孔，混匀后取 25 μL 至第 4 孔，混匀后弃去 25 μL；第 3 孔加未致敏粒子 25 μL，第 4 孔加致敏粒子 25 μL；将反应板置振荡器振荡 30 s；置湿盒内加盖，室温静置 2 h 后，观察结果。

7.3·结果判断（观察各孔的凝集情况）

"－"/不凝集：颗粒集中在孔中央呈纽扣状，边缘光滑。

"±"/可疑：颗粒浓集呈边缘光滑的圆环。

"＋"/凝集：颗粒形成多形性粗糙环状。

"＋＋"/强凝集：颗粒覆盖于整个孔底，呈多形性膜状，边缘粗糙。

7.3.1 阳性报告：定性试验,血清在 1∶80 以上稀释度与致敏颗粒发生凝集反应(＋或更强),与未致敏颗粒(第 3 孔)不发生凝集反应。

7.3.2 阴性报告：血清与致敏颗粒和未致敏颗粒均不发生凝集反应。

8. 质量控制

每批实验都有阴性对照和阳性对照,阴性质控和弱阳性质控进行检测。定性试验的检测结果与预期值一致,为合格。半定量试验的检测结果≤±1 滴度预期值的范围,为合格。

9. 被测量值的测量不确定度

依据 CNAS‑GL05：2011《测量不确定度要求的实施指南》和 CNAS‑CL01‑G003：2021《测量不确定度的要求》对检测实验室应用不确定度的规定,因检测结果不是用数值表示,实验室应评估假阳性或假阴性的概率。

10. 生物参考区间或临床决定值

阴性。

11. 检测结果的可报告区间

不适用。

12. 危急值

不适用。

13. 临床意义

抗 TP 阳性反应有助于梅毒感染的判断,只能说明正在感染或既往感染,不能作为梅毒疾病活动与否的判定,也不能作为治疗监测的手段。

14. 注意事项

14.1·要求空腹 8～12 h 静脉采血,尤以早晨空腹为佳。采血前避免剧烈运动,禁食高脂、高糖、咖啡、浓茶、大量饮酒。

14.2·环境和安全控制：要求环境温度 15～30℃,湿度 20％～80％。

14.3·乳糜血、溶血、胆红素血对检测结果可能有干扰。

14.4·微量反应板要清洁干净,孔内无异物。

14.5·加入血清后,使用微量板振荡器振荡反应板,而不可使用水平旋转仪。

14.6·试剂盒不可置于 0℃以下,防止冻结,不同批号试剂不可混合使用。

14.7·如未致敏颗粒出现凝集反应,应将血清进行吸收处理后再进行试验,或改用其他试验方法。

参考文献

[1] 尚红,王毓三,申子瑜.全国临床检验操作规程[M].4 版.北京：人民卫生出版社,2015.

[2] 王兰兰,许化溪.临床免疫学检验[M].5 版.北京：人民卫生出版社,2012.

[3] 李金明,刘辉.临床免疫学检验技术[M].北京：人民卫生出版社,2018.

（关秀茹 黄 晶）

附　　录

一、实验室记录表格示例

1. 咨 询 记 录 表

编号：

咨询人姓名		日　期	
咨询人类型	□ 医生　□ 护士　□ 患者　□ 其他人员_____		

咨询内容：

记录者：　　年　月　日

答复内容：

答复人：　　年　月　日

2. 免疫室月度质量指标分析报告

编号：表×-×-×

序号	项　目	计　算　公　式	控制目标	完成情况
1	标本类型错误率	类型错误的标本数/标本总数×100%		
2	标本容器错误率	采集容器错误的标本数/标本总数×100%		
3	标本采集量错误率	量不足或过多(抗凝标本)的标本数/标本总数×100%		
4	抗凝标本凝集率	凝集的标本数/需抗凝的标本总数×100%		
5	标本运输丢失率	运输途中丢失的标本数/标本总数×100%		
6	检验前周转时间	标本采集到实验室标本接收时间中位数(min)和第90位百分数(min)		
7	急诊检验前周转时间中位数(自动化免疫)	急诊标本采集到实验室标本接收时间中位数(min)		
8	常规(住院)检验前周转时间中位数(自动化免疫)	常规(住院)标本采集到实验室标本接收时间中位数(min)		
9	急诊实验室内周转时间中位数(自动化免疫)	急诊标本实验室标本接收到发出报告时间中位数(min)		
10	常规(住院)实验室内周转时间中位数(自动化免疫)	常规(住院)标本实验室标本接收到发出报告时间中位数(min)		
11	内部质量控制失控纠错率	已采取纠正措施的失控项目数/失控项目总数×100%		
12	室内质控项目变异系数不合格率	室内质控项目变异系数高于要求的检验项目数/同期对室内质控项目变异系数有要求的检验项目总数×100%		
13	危急值通报率	已通报危急值数/需要通报危急值总数×100%		
14	危急值通报及时率	危急值通报时间(从结果确认到与临床医生交流的时间)满足规定时间的检验项目数/需要危急值通报的检验项目总数×100%		
分析评价				
后续措施				

分析人：　　　　　分析日期：　　　　　审批人：　　　　　审批日期：

3. 任 命 书

年

职　务	人　员	备注
免疫室组长		
免疫室监督员		

××医院检验科主任：

年　　月　　日

4. 人员上岗资格登记表

年

序号	姓名	性别	身份证号	资格证名称	资格证编号	发证日期	发证机构	备注

5. 岗 位 授 权 书

年

	岗 位	人 员	备 注
免疫室	组 长		
	监督员		
	检验员		
	设备管理员		
	试剂管理员		
	安全员		
	生物安全员		
	文档管理员		

×××医院检验科主任：	年 月 日
×××医院检验科免疫室组长：	年 月 日

6. 年 度 继 续 教 育 记 录

年度：

序号	学习培训或活动内容	时间地点	参加人员	主办单位	备注

7. 年 度 人 员 培 训 计 划 表

年度：_____

序号	培训日期	培训内容	培训对象	培训单位、主讲人	预期目标	备注
编制人：					年　　月　　日	
审批人（主任）：					年　　月　　日	

8. 人 员 能 力 评 估 记 录 表

姓　名		所在部门		岗　位	

职业道德和表现：

遵守国家有关法律、法规	得分（　　）
遵循体系文件工作情况	得分（　　）
检验活动公正性、保密工作执行情况	得分（　　）
工作态度	得分（　　）
劳动纪律、责任心	得分（　　）

专业技术水平：

参加培训或继续教育情况：	得分（　　）
工作计划能力和执行能力：	得分（　　）
对部门工作指导、指挥能力和 LIS 熟悉程度：	得分（　　）
各类相关记录填写和生物安全制度执行情况：	得分（　　）

主要工作业绩：

履行职责工作任务完成情况	得分（　　）

评估结论（每条 10 分，80 分以上为考核通过）

评估人会签	年　　月　　日

授权意见：

授权人：	年　　月　　日

9. 培 训 记 录

编号：＿＿＿＿＿

日　　期		地　　点	
培训学习项目			
讲授人			
参加培训学习人员签名			

主要内容：

记录人：

考核形式：□书面　　　　□操作　　　　□其他：

考核情况：

考核人：　　　　　　　　　　　　　　　　　　　　年　　月　　日

培训效果评价：

评价人：　　　　　　　　　　　　　　　　　　　　年　　月　　日

10. 人员表现评估记录表

被评估人：_____   评估年度：_____ 年   评估日期：_____

1. 出勤情况		
年假天数（应休/已休）：	/	病假（天）：
特殊假（天）：		事假（天）：
医院工作日（天）：		出勤数（天）：
加班数（天）：		
出勤率：	_____ %	
出勤评价：	□满意 □不满意	
评价人（考勤员）：_____		

2. 完成工作情况	
工作量：	_____ 人次
科室平均值：	_____ 人次
工作量评价：	□满意 □不满意
评价人（技术负责人）：_____	

3. 遵循体系情况		
记录填写：	□良好（自觉填写） □一般（基本填写） □差（经常忽略）	
工作执行：	□良好（主动作为） □一般（按时完成） □差（常需督促）	
总体评价：	□满意 □不满意	
评价人（监督员）：_____		

4. 医德医风情况		
工作态度：	□良好 □一般 □差	
责任心：	□强 □中 □差	
违法违规：	□无 □有	
有无投诉：	□无 □有	
总体评价：	□满意 □不满意	
评价人（医德医风监督员）：_____		

5. 评估结论
专业组长/主任签字：_____

11. 设施和环境条件要求一览表

免疫室：_____ 　　　　　　　　　　　　　　　　　　　　　　　　_____年

序号	实验室地点	要求来源于 （方法/设备/试剂/标本）	环境条件要求	监测、控制设施		备注
				名称	数量	

12. 设施与环境监测失控登记表

免疫室：_____ 　　　　　　　　　　　　　　　　　_____年

日期	失控项	原因	处　理	处理结果	签名	备注

13. 温湿度记录表

免疫室：_____   年 _____ 月 _____

| 日 期 | 1 | 2 | 3 | 4 | 5 | 6 | 7 | 8 | 9 | 10 | 11 | 12 | 13 | 14 | 15 | 16 | 17 | 18 | 19 | 20 | 21 | 22 | 23 | 24 | 25 | 26 | 27 | 28 | 29 | 30 | 31 |

温度（℃）：16　20　24　28　32

湿度（%）：10　20　30　40　50　60　70

超温是否采取措施

超湿是否采取措施

签 名

专业组长签字：_____

说明：1. 温度或湿度在本表范围内，用"•"标记在对应的刻度线上，如超出范围，则用"×"标记在最近的刻度线上。2. 将标记连接画线。

14. 已检标本暂存登记表

免疫室：_____   _____年___月

日期	标本分组及编号	单位	数量	工作人员签名	经手人签名	存储位置
1						
2						
3						
4						
5						
……						

15. 职业暴露记录

部门：_____   表格编号：_____

一、基本情况						
人员编号		性别		年龄		岗位	
工作单位							
发生时间			发生地点				
暴露时从事何种防治活动							
是否接受过安全操作培训							

二、暴露方式

（一）接触暴露		
1. 皮肤　　□无破损　　□有破损		2. 黏膜　　□
3. 接触部位		4. 接触面积　　　cm²
5. 暴露量和时间	□暴露量小、时间短	□暴露量大、时间长
6. 污染物来源	□血液　　□何种体液	□其他：

（二）针刺或锐器刺伤		
1. 何种器械	□空心针　　□实心针	□其他器械：
2. 损伤程度、危险度	□低危：表皮擦伤、针刺	□高危：伤口较深、器皿上可见血液
3. 污染物来源	□血液　　□含血体液	□其他

（续表）

（三）其他方式					
致伤方式	□抓伤	□咬伤	□其他	破损、出血	□有　　□无

三、暴露源危害严重程度

（一）实验室标本	1. 血液：□		3. 其他：□
	2. 何种体液		4. 病毒含量：□滴度低　　□滴度高
	5. 其他情况：		
（二）来源于患者	患者编号	性别　　年龄	确诊日期
	患者病情	□无症状病毒感染者　　□有症状,但未确诊者　　□确诊者	
	病毒载量	CD4 细胞计数	
备注：			

四、暴露后紧急处理

（一）皮肤	1. 清水冲洗　□	4. 消毒药物：
	2. 是否用肥皂　□是　　□否	5. 冲洗时间：　　分钟
	3. 是否挤出损伤处的血液：□是　　□否	
（二）黏膜	1. 生理盐水　□	3. 其他液体：
	2. 清水　□	4. 冲洗时间：　　分钟
备注：		

16. 仪 器 设 备 一 览 表

免疫室：_____　　　　　　　　　　　　　　　　　　　　_____ 年

序号	设备编号	设 备 名 称	制造厂商	型号

17. 仪器设备维修记录

设备名称				使用部门	
规格型号				设备编号	
故障日期		报修日期		要求修复日期	
故障现象 及原因	维修申请人：				
维修情况记录	□本室人员维修　　　　□医学工程科人员维修　　　　□厂家工程师维修				
维修后验收、 校准验证情况	是否需要检查设备故障对之前检验的影响　　　□是　□否 是否需要重新进行校准　　　　　　　　　　　□是　□否 检查设备故障对之前检验的影响或对设备进行校准的情况				
验收意见		修理人员签字		年　月　日	
		免疫室人员签字		年　月　日	

18. 不良事件处理记录表

检测人员		设备名称	

不良事件情况描述：

记录人：　　　　　　　　　　　　　　　　　　　　　　　年　月　日

原因分析：

部门负责人：　　　　　　　　　　　　　　　　　　　　　年　月　日

采取措施：

技术负责人：　　　　　　　　　　　　　　　　　　　　　年　月　日

19. 年度仪器设备校准/验证实施表

年度：_____

序号	设备编号	设备名称	检定/校准周期	执行日期	检定/校准单位	检定/校准结论	经办人	备注

填写人：　　　　年　月　日　　　　　　　　技术负责人：　　　　年　月　日

20. 年度仪器设备检定/校准计划表

年度：_____

序号	设备编号	设备名称	检定/校准单位	检定/校准周期	前次检定/校准日期	计划日期	计划人	实施日期	结论	经办人	备注

填写人：　年　月　日　　　　审核人：　　年　月　日　　　　批准人：　年　月　日

21. 试剂申购及签收记录

_____ 年____月____　　室试剂订单

试剂名称	规格型号	单位	单价	库存	订购数量	供货公司	第一次送货			第二次送货		
							数量	日期	签收人	数量	日期	签收人

22. 试剂更换比对验证记录

免疫室 _____　　操作者 _____　　实验日期 _____

项目名称 _____

现用试剂名称 _____　　现用试剂批号 _____

拟用试剂名称 _____　　拟用试剂批号 _____

样本序号	检测结果		偏倚	判断标准
	现用试剂	拟用试剂		

结　论

试剂比对验证结论：

免疫室组长签字：　　　　　　　　　年　月　日

23. 免疫组口头申请检测记录表

日期	标签号	标本编号	姓名	门诊/床位	报告项目及结果	报告人	接收人

24. 不合格样本拒收记录表

日期时间范围：

合计数量：

序号	退还类型	患者种类	患者姓名	患者ID号	性别	年龄	病区	床号	条码编号	检验项目	样本类别	退还原因	退还人	退还时间	接收人

25. 免疫实验室定量检验程序的分析性能验证记录表

项目名称：	验证时间：
验证地点：	验证人员：
检测仪器（编号）：	检测方法：
试剂名称：	试剂批号：

<table>
<tr><td rowspan="10">精密度*</td><td colspan="5">目的：验证所选方法的测量精密度是否符合实验室要求。</td></tr>
<tr><td colspan="5">方法：选择 2 个不同浓度水平的高低值标本（尽可能接近厂家声明试验的浓度），在单个分析批内按规定的操作方法在不失控的前提下各做 5 天，每天做 3 次重复测定。计算均值（$\bar{X}$）、标准差（SD）、变异系数（CV％）。按照卫生部行业标准 wst492 方案进行验证。</td></tr>
<tr><td colspan="5">样本来源：患者标本/厂家配套质控品。
质控品批号：</td></tr>
</table>

精密度*	验证结果		Level 1	Level 2	验证结论（与厂家声明比较）：
		第 1 天			
		第 2 天			
		第 3 天			
		第 4 天			
		第 5 天			

<table>
<tr><td rowspan="10">测量正确度*</td><td colspan="6">目的：通过检测数据与赋值材料数据的对比，得到实验室检测数据的偏倚，从而验证试验结果的正确性。</td></tr>
<tr><td colspan="6">方法：选择以下三种方案的任意一种
A. 参加上海市临床检验中心组织的室间质评
B. 检测结果与实验室间的比较
C. 使用有证参考物质或者具有溯源性的不同批号校准品</td></tr>
<tr><td colspan="6" align="center">标本来源：患者新鲜血清</td></tr>
</table>

测量正确度*	验证结果	标本例数	本室	对比方	偏倚	偏倚%	验证结论（判断标准：至少 4 份检测结果的偏倚＜1/2TEa）：
		1					
		2					
		3					
		4					
		5					

（续表）

分析测量区间		

目的：对新使用的检测系统或者检测方法对其分析测量范围进行评估，确定该方法的分析测量范围，以保证临床检测结果的准确性。

方法：选择接近厂家声称的分析测量区间上限（H）和下限（L）的患者标本，按照 4L、3L＋1H、2L＋2H、1L＋3H、4H 的比例进行系列稀释形成系列浓度血清，对各标本进行检测，重复测试 2 次。对上述检测结果进行统计分析，应用统计软件各标本的实测值和预期值进行回归分析，根据统计学 P 值决定在该范围内是否符合线性、二次或三次方程。

样本来源：临床患者标本，必要时可以使用标准品添加。
标准品批号：

	稀释倍数	比例	测定值 1	测定值 2	测定均值	理论值	验证结论：
验证结果	4L	0					
	3L＋1H	0.25					
	2L＋2H	0.5					
	1L＋3H	0.75					
	4H	1					
测量区间：							

目的：分析各稀释浓度的线性关系，确定最高稀释倍数，从而确保线性范围外样本报告的准确性。

方法：选取接近线性范围上 1/3 区域的高值样本（必要时可使用高值质控样本代替），用适当稀释液对样本进行一定倍数稀释。每个稀释样本重复测定 2 次，计算稀释后实测浓度与理论浓度的相对偏差。以测定浓度与理论浓度的偏差（％）小于 20％ 的最大稀释倍数作为可稀释最大倍数，方法线性范围的上限与可稀释最大倍数的乘积为该方法可报告范围的高限。

样本来源：临床检测标本或质控样本
质控品批号：

	稀释倍数	原倍	（　）倍稀释		线 性 范 围
验证结果	测定均值			验证结论	最大可稀释倍数
	理论值				
	相对偏差（％）				临床可报告范围
	是否＜20％				

临床可报告范围 *

26. 免疫实验室定性检验程序的分析性能验证记录表

项目名称：			验证时间：		
验证地点：			验证人员：		
检测仪器（编号）：			检测方法：		
试剂名称：			试剂批号：		

目的： 新方法或者新仪器与原来的方法或仪器或其他实验室方法进行比较，计算符合率，而验证试验结果的符合率。

方法： 分别以不同方法、仪器或者跟其他主流、公认方法对所选标本进行检测，结果比对。

标本来源： 标本可以选择以下的任意一种
a. 标准血清盘
b. 临床诊断明确的阴性和阳性样本各 20 份（包含至少 10 份其他标志物阳性的样品）
c. 与公认或主流方法比对，标本阴、阳性至少各 20 例（包含至少 10 份灰区弱阳性样品，1 份极高值阳性）

符合率

序号	阴 性 标 本			阳 性 标 本		
	公认方法	实验方法	结　论	公认方法	实验方法	结　论
1						
2						
3						
4						
5						
6						
7						
8						
9						
10						
11						
12						
13						
14						
15						
16						
17						
18						
19						
20						
总体符合率						
判断标准	符合率≥80%					

验证结论：

(续表)

检出限	目的：验证定性项目检出限。									
	方法：生产商声称项目检出限(C95)浓度的标本，重复测定 20 次，计算阳性结果符合率。									
	样本来源：选择厂家声称检出限(C95)附近患者标本，或者使用弱阳性质控品稀释至检出限浓度处质控品批号：									
	验 证 结 果									
	重复次数	1	2	3	4	5	6	7	8	9	10
	测定值									
	结果									
	重复次数	1	2	3	4	5	6	7	8	9	10
	测定值									
	结果									
	阳性结果符合率					判断标准：≥95％(阳性≥19 例)				
	验证结论：阳性结果符合率≥95％,项目检出限为____,该项目检出限满足实验室和临床应用要求。									

验证结论：

27. 免疫组测量不确定度汇总表

项目名称	结果值(浓度水平)	合成不确定度(%)	扩展不确定度(%)	备注(单位)
测量时间：	测量人：		审核人：	

28. 生物参考区间或临床决定限验证报告表

项目名称：		验证时间：	
验证地点：		验证人员：	
检测仪器（编号）：		检测方法：	
试剂名称：		试剂批号：	

<table>
<tr><td rowspan="17">生物参考区间</td><td colspan="9">目的：验证本项目声明生物参考区间是否适合本实验室实际临床检测标本</td></tr>
<tr><td colspan="9">方法：收集 20 例健康人血清标本进行检测，男女各 10 例，要求其年龄等均匀分布。建立本实验室参考范围</td></tr>
<tr><td rowspan="12">确认结果（单位：）</td><td>样本号</td><td>性别</td><td>年龄</td><td>结果</td><td>样本号</td><td>性别</td><td>年龄</td><td>结果</td></tr>
<tr><td>1</td><td></td><td></td><td></td><td>11</td><td></td><td></td><td></td></tr>
<tr><td>2</td><td></td><td></td><td></td><td>12</td><td></td><td></td><td></td></tr>
<tr><td>3</td><td></td><td></td><td></td><td>13</td><td></td><td></td><td></td></tr>
<tr><td>4</td><td></td><td></td><td></td><td>14</td><td></td><td></td><td></td></tr>
<tr><td>5</td><td></td><td></td><td></td><td>15</td><td></td><td></td><td></td></tr>
<tr><td>6</td><td></td><td></td><td></td><td>16</td><td></td><td></td><td></td></tr>
<tr><td>7</td><td></td><td></td><td></td><td>17</td><td></td><td></td><td></td></tr>
<tr><td>8</td><td></td><td></td><td></td><td>18</td><td></td><td></td><td></td></tr>
<tr><td>9</td><td></td><td></td><td></td><td>19</td><td></td><td></td><td></td></tr>
<tr><td>10</td><td></td><td></td><td></td><td>20</td><td></td><td></td><td></td></tr>
<tr><td colspan="8">验证结论：本实验室验证生物参考区间为：</td></tr>
</table>

验证结论：

29. 免疫组生物参考区间或临床决定限评审确认记录

项目	生物参考区间或临床决定限	现行检验方法	本年度新开展项目	试剂仪器更改	操作方法更改	临床质疑	是否重新验证	前次验证日期	审查结果
			□是 □否	□是 □否	□是 □否	□是 □否	□是·验证日期: □否	□日期: □不适用(本年度新项目)	□通过 □不通过(原因) 再验证日期:
			□是 □否	□是 □否	□是 □否	□是 □否	□是·验证日期: □否	□日期: □不适用(本年度新项目)	□通过 □不通过(原因) 再验证日期:
			□是 □否	□是 □否	□是 □否	□是 □否	□是·验证日期: □否	□日期: □不适用(本年度新项目)	□通过 □不通过(原因) 再验证日期:
			□是 □否	□是 □否	□是 □否	□是 □否	□是·验证日期: □否	□日期: □不适用(本年度新项目)	□通过 □不通过(原因) 再验证日期:
			□是 □否	□是 □否	□是 □否	□是 □否	□是·验证日期: □否	□日期: □不适用(本年度新项目)	□通过 □不通过(原因) 再验证日期:
			□是 □否	□是 □否	□是 □否	□是 □否	□是·验证日期: □否	□日期: □不适用(本年度新项目)	□通过 □不通过(原因) 再验证日期:

组长: 日期: 技术主管: 日期:

30. 文件新增修订审批表

文件名称			
文件编号		版本/修订号	
原批准人：	授权更改人：		申请日期：

申请内容：□新增　□修订
申请人：　　　　　日期：

审核人意见：
审核人：　　　　　日期：

批准人意见：
批准人：　　　　　日期：

31. 免疫组文件新增/修订汇总表

序号	申请内容	文件名	文件编号	版本号	批准人	生效日期
	□新增　□修订					
	□新增　□修订					
	□新增　□修订					
	□新增　□修订					
	□新增　□修订					

32. 免疫组文件评审记录表

文件名称			
文件编号		版本/修订号	
评审主持:	评审地点:	评审日期:	
评审目的:			

评审参与人员					
序号	部门	责任人	评审意见	签名	日期

33. 免疫组文件作废审批表

文件名称			
文件编号		版本/修订号	
授权更改人		申请日期	

作废原因：

申请人：　　　　日期：

审核人意见：

审核人：　　　　日期：

批准人意见：

批准人：　　　　日期：

34. 免疫组作废文件汇总表

文件名称	文件编号	版本/修订号	发布日期	作废日期	申请人

35. 文件借阅登记表

文件名称	文件编号	版本/修订号	借阅日期	借阅人	借阅方式	归还日期	接收人

36. 回收文件登记表

文件名称	文件编号	版本/修订号	发布日期	回收日期	回收点	存放点	文控人

37．免疫室失控分析报告

日期：	项目名称： 项目水平：
仪器名称：	质控品来源： 质控品批号：

失控规则描述	□ 1$_{3S}$　　□ 2$_{2S}$　　□ R$_{4S}$　　□ 4$_{1S}$　　□ 10X
警告规则描述	□ 1$_{2S}$
报告室内质控负责人	□组长　　　　□其他（　　　　　　　　　　）

可能原因
□试剂　　□质控品　　□仪器设备　　□环境温度湿度　　□水质
□其他：＿＿＿＿＿＿＿＿＿＿＿＿＿＿＿＿＿＿＿＿

处　理　措　施	处　理　后　结　果	处　理　者
（　）同一质控品重新测定	□在控　□仍失控	
（　）换新开瓶质控品重新测定	□在控　□仍失控	
（　）换新开瓶试剂重新测定	□在控　□仍失控	
（　）用校准品校正该项目后重新测定	□在控　□仍失控	
（　）仪器维护后用新质控品重测	□在控　□仍失控	
（　）纠正环境条件后重测质控品	□在控　□仍失控	
（　）纠正水质后重测质控品	□在控　□仍失控	
（　）寻求厂家技术支持	□在控　□仍失控	
（　）其他处理：	□在控　□仍失控	

最终原因
试剂：□气泡　　□变质　　□误加　　□其他：＿＿＿＿＿＿＿＿＿＿
质控品：□气泡　　□变质　　□误加或位置错误　　□其他：＿＿＿＿＿
仪器设备：□系统准确度漂移　　□管路原因　　□其他：＿＿＿＿＿＿
环境：□温度（□高　□低）　　□湿度（□高　□低）　　□水质
□其他：＿＿＿＿＿＿＿＿＿＿＿＿＿＿＿＿＿＿

失控纠正后措施
　失控原因涉及检测系统
　　□不适用　　□留样再测　　□仪器校准　　□性能验证　　□其他：＿＿＿＿
　当天已进行标本检测，失控原因涉及检测系统，应执行失控前标本验证：
　　□不适用
　　□随机挑选 5% 的患者标本进行留样再测，结果可接受
　　□随机挑选 5% 的患者标本进行留样再测，结果不可接受，标本需撤回重新检测

审核者：	日期：　　年　　月　　日

38. 免疫室室内质控月度总结报告

时间(年/月)：
一、失控项目：
二、总结分析：
三、处理措施：
四、结论：
五、备注：

质量主管：	科主任：

39. 免疫室室内质控年度计划表

年度：

| SOP 编号 | SOP 名称 | 室内质控品 | | | |
		名 称	来源(厂家名称/自制)	水平	未开展原因

40. 免疫实验室室间质评记录表

_____年度_____室间比对第（   ）期

时间：____年___月___日　　　　仪器编号：_____　　仪器名称：_____

操作者：_____　　　　审核人：_____

项 目 名 称	1	2	3	4	5	单位

41. 免疫室室间质评总结报告

室间质评名称：	时间(年/月)：

一、失控项目：

二、总结分析：

三、处理措施：

四、结论：

五、备注：

质量主管：	科主任：

42. 免疫室项目室间质评计划表

年度：

SOP 编号	项目名称	室间质控来源	比对实验室（名称）	计划时间	备注

43. 免疫室留样再测比对记录表

比对日期：		项目名称：		项目生物参考范围：	
再测原因：		仪器名称：		仪器编号：	
编号	1:		2:		偏倚	结　论
	标本编号	结　果	标本编号	结　果		
1						
2						
3						
4						
5						
比对结果：□定量项目偏倚小于 $1/3$TEA　　　　　　□定性项目符合率大于 80%　　□其他					操作人：	
比对结论：□比对通过　　□比对未通过					审核人：	

44. 免疫室检测系统比对记录表

比对日期：			比对项目：		项目单位：	
检测系统	检测系统 1 仪器名称： 仪器编号：		检测系统 2 仪器名称： 仪器编号：		偏倚	结论
编 号	标本编号	结 果	标本编号	结 果		
1						
2						
3						
4						
5						
比对结果：□定量项目偏倚小于1/2TEA 　　　　　□定性项目符合率大于80％　□其他					操作人：	
比对结论：□比对通过　□比对未通过					审核人：	

45. 免疫组试剂批号更换后比对记录表

更换日期：		仪器名称及编号：		更换前原批号：		
试剂名称：		试剂品牌：		更换后新批号：		
编号	验证标本 来源	验证标本 编号	更换后 结果	更换前 结果	偏倚％	结论
1						
2						
3						
4						
5						
比对结果：□定量项目偏倚小于1/3TEA　　　□定性项目符合率大于80％　　　□其他						
比对结论：□比对通过,经验证该新批号试剂可使用　　　□比对未通过,经验证该新批号试剂不可使用						

46.免疫室室间比对记录表

比对日期:			比对项目:		项目单位:	
检测系统	我　室 仪器名称: 仪器编号:		他　室 单位名称: 仪器名称:		偏倚	结　论
编　号	标本编号	结　果	标本编号	结　果		
1						
2						
3						
4						
5						
比对结果:□定量项目偏倚小于1/2TEA 　　　　　□定性项目符合率大于80% 　□其他					操作人:	
比对结论:□比对通过　□比对未通过					审核人:	

47.免疫组人员比对记录表

比对日期:		比对项目:		比对人1:		
检测方法:		标本来源:		比对人2:		
编号	标本编号	检　验　结　果		符合率	签　名	备　注
1		比对人1				
		比对人2				
2		比对人1				
		比对人2				
3		比对人1				
		比对人2				
4		比对人1				
		比对人2				
5		比对人1				
		比对人2				
比对结论:□符合率>80%,比对通过　　□比对未通过					审核人:	

48. 临床沟通记录表

沟通内容：

沟通人员：

姓名：　　　　　　工号：　　　　　　部门：

内容及处理结果：

记录者：　　　　　　日期：

49. 疑似 HIV 阳性复检记录表

标本检测日期	姓名	ID号	标本种类	试剂1		复 检				检测者	审核者
						试剂1		试剂2			
				批号	结果	批号	结果	批号	结果		

50. 疑似 HIV 阳性标本运送记录表

检测时间	姓名	性别	年龄	国籍	民族	身份证号	地址或联系方式	检测者	复核者	送疾控时间

51. 复 检 记 录 表

日期	编号	条码号	样本结果			报告人或工号
			初次结果	复查结果	报告结果	

52. 危 急 值 传 报 记 录 表

日期	编号	姓名	病区/床号	ID号	项目/结果	收样时间	传报时间	接收人姓名及工号	报告人姓名及工号	备注

53.检验报告单补发登记表

部门：

姓名	科别	ID号	检验项目	原报告日期	补发日期	补发者	签收者

54.报告修改记录表

日期	患者姓名	ID号	样本编号	原报告检验者	原报告审核者	修改项目	修改原因	原始结果	修改后结果	修改者	审核人

55.附加检验记录表

附加申请日期	原始样本日期	原始样本编号	附加样本编号	附加检验项目	申请者	处理者签名

56. 样本保存和销毁记录表

标本检测日期	检验号	种类	数量	保存日期	保存人	销毁日期	销毁人

57. 阳性样本保存和废弃记录表

标本检测日期	检验号	种类	检测项目	保存日期	保存人	销毁日期	销毁人

58. 免疫组报告更改记录表

日期：20＿＿＿年＿＿＿月

日期	标签号	标本编号	姓名	门诊/床位	更改项目及原因	操作人签名	备注

59. 免疫组 LIS 系统权限授权表

姓名	工号	授权内容										授权日期	组长签字
		A	B	C	D	E	F	G	H	I	J		

备注：	A：患者信息查询	B：结果录入
	C：打印患者报告	D：更改本人审核发送的患者结果
	E：更改他人审核发送的患者结果	F：修改计算机程序
	G：	H：
	I：	J：

组长：

60. 免疫组人员比对记录表

专业组：_____

日期	比对人员	标本编号	标本类型	检验结果	参考方法结果	偏差(定量检测时适用)	符合率	比对是否合格	比对人员签名

二、典型不符合案例分析与整改

【案例1】

　　不符合项事实描述：实验室《实验室活动管理程序》中的实验室活动未包括门诊抽血处的内容。

　　依据文件/条款：CNAS-CL02：2023 第5.3.1。

　　文件/条款内容：实验室应规定实验室活动的范围并形成文件，包括在符合本准则要求的主要地点以外开展的实验室活动（如POCT、样品采集）。

　　整改要点：

　　（1）核查在《实验室活动管理程序》中的实验室活动除未包括门诊抽血处外，是否还漏写其他的实验室活动。

　　（2）修订《实验室活动管理程序》，培训和考核 CNAS-CL02：2023《医学实验室质量和能力认可准则》第5.3.1内容及修订后的文件。

【案例2】

　　不符合项事实描述：实验室未规定咨询人员的职责。

　　依据文件/条款：CNAS-CL02：2023 第5.4.1b)。

　　文件/条款内容：实验室应规定对实验室活动结果有影响的所有管理、操作或验证人员的职责、权力、沟通渠道和相互关系。

　　整改要点：

　　（1）核查除咨询人员的职责缺少外，是否其他岗位也存在同样问题。

　　（2）修订体系文件《人员管理程序》，增加咨询人员职责的内容。

　　（3）学习和考核 CNAS-CL02：2023《医学实验室质量和能力认可准则》第5.4.1内容及修订后的文件。

　　（4）评估科室的咨询人员是否能有效履行相关职责。

【案例3】

　　不符合项事实描述：实验室未针对质量方针中的"客观公正"制定相应的质量目标。

　　依据文件/条款：CNAS-CL02：2023 第5.5b)。

　　文件/条款内容：目标应可测量并与方针一致。实验室应确保该目标和方针在实验室组织的各层级得到实施。

　　整改要点：

　　（1）核查质量方针中其他内容是否均有相应的质量目标。

　　（2）质量负责人提出修改质量目标的方案，针对"客观公正"制定相应的质量目标，交科室管理层讨论并评价本年度质量目标是否满足"客观公正"对应的要求。

（3）质量负责人根据管理层会议决议，修订《质量方针和质量目标》。

（4）培训和考核 CNAS－CL02：2023《医学实验室质量和能力认可准则》中有关质量方针和质量目标方面的内容以及修订后的文件。

【案例 4】

不符合项事实描述： 实验室未建立检验前过程的质量指标。

依据文件/条款： CNAS－CL02：2023 第 5.5d。

文件/条款内容： 实验室应建立质量指标以评估检验前、检验和检验后过程的关键环节，并监控与目标相关的性能。

整改要点：

（1）培训 CNAS－CL02：2023《医学实验室质量和能力认可准则》中有关质量指标的内容。

（2）核查其他的质量指标是否涵盖了检验和检验后过程的关键环节。

（3）修订《质量指标管理程序》。在原来质量指标基础上增加标本不合格率、检验前周转时间等指标，评估年度检验前质量指标是否符合要求。

（4）培训和考核 CNAS－CL02：2023《医学实验室质量和能力认可准则》中有关质量指标的内容及修订后的文件。

【案例 5】

不符合项事实描述： 实验室不能提供临床免疫检验专业组轮转员工×××的培训记录。

依据文件/条款： CNAS－CL02：2023 第 6.2.2。

文件/条款内容： 实验室应根据所建立的标准，评估每一位员工在适当的培训后，执行所指派的管理或技术工作的能力。应定期进行再评估，必要时，应进行再培训。

整改要点：

（1）关注新进人员的培训考核内容是否完整。

（2）根据准则应用要求，当职责变更时，或离岗 6 个月以上再上岗时，或政策、程序、技术有变更时，员工应接受再培训和再评估，合格后方可继续上岗，并记录。

（3）对×××轮岗人员进行培训和再评估，培训考核合格方可上岗。

（4）对免疫室人员进行 CNAS－CL02：2023 第 5.1.6 和《免疫室人员管理程序》培训，并进行考核。

【案例 6】

不符合项事实描述： 发现×年×月×日 TECAN 酶免工作站仪器维修记录 8 号加样针控制阀漏气，维修更换，但维修后未对检测结果的准确性进行验证。

依据文件/条款： CNAS－CL02：2023 第 6.4.5c）。

文件/条款内容： 设备故障或超出规定要求时，应停止使用，并清晰标识或标记为停用状态，直到经验证可正常运行。

整改要点：

（1）组织专业组学习 CNAS－CL02：2023 第 6.4.5c）。

（2）按照应用要求设备故障后，应首先分析故障原因，如果故障设备可能影响了方法学性能，故障修复后应进行相关的检测验证。

（3）可以使用质控品检测，也可以与其他仪器比对或使用留样再测进行验证。

（4）对人员进行《设备维修使用管理程序》培训并考核。

【案例 7】

不符合事实描述： 现场查实验室仪器设备故障维修记录（编号：×××），2022 年 3 月 22 日 12:30 雅培 i2000 全自动免疫分析仪发生故障。实验室不能提供设备故障对之前检验的影响的记录。

不符合条款： CNAS - CL02:2023 第 6.4.5c)。

认可准则/应用说明的要求： 实验室应检查故障或偏离规定要求的影响，并在出现不符合工作时采取措施（见 7.5）。

整改要点：

（1）提供仪器设备故障处置 SOP 文件，明确规定对检验结果是否有影响的判断标准和验证方案。

（2）修改记录表格，描述故障情况和纠正措施，分析故障原因，提供是否有影响的判断结果，完成 5 例样本的再测，提供验证结果。

【案例 8】

不符合项事实描述： 免疫室不能提供酶免 FAME 后处理系统中洗板机校准报告。

依据文件/条款： CNAS - CL02:2023 第 6.5.2。

文件/条款内容： 实验室应制定程序，对直接或间接影响检验结果的设备进行校准。

整改要点：

（1）核查酶免 FAME 后处理系统的标准操作程序中仪器的校准是否包括了洗板机校准要求。洗板机是酶免实验关键设备，其洗板性能直接影响检验结果，每年应对其进行校准。

（2）组织专业组培训学习 CAN - CL02:2023 第 5.3.1.4c 和《设备校准程序》。

（3）联系校准工程师对 FAME 后处理系统的洗板机进行校准，并提供校准报告。

【案例 9】

不符合事实描述： 查病毒室 2019 年《医学检验测量系统校准计划及实施表》（文件编号：×××），不能提供对数显混匀器（设备编号：×××）校准的记录。

不符合条款： CNAS - CL02:2023 第 6.5.2。

认可准则/应用说明的要求： 实验室应制定程序，对直接或间接影响检验结果的设备进行校准。并 d)记录校准状态和再校准日期。

整改要点：

（1）撰写"数显混匀器（设备编号：×××）校准 SOP"，明确以秒表记下，计数每分钟混匀器的转数的方法；测定 3 次以上，取平均值；记录。

（2）培训、执行 SOP 文件，提供校准报告。

【案例 10】

不符合事实描述：实验室不能提供对××型号全自动化学发光免疫分析仪进行温控系统校准的程序和记录。

不符合条款：CNAS‒CL02‒A001：2023 第 6.5.2。

认可准则/应用说明的要求：应进行外部校准的设备，可参考 ISO 17511 及相关专业领域国家/行业标准的要求，并符合 CNAS‒CL01‒G002 的要求，至少对测量结果有重要影响的设备性能进行校准，如加样、检测、温控等。

整改要点：

（1）修改全自动化学发光免疫分析仪校准 SOP 文件，提供温控系统校准方案。

（2）修改专业组仪器校准 SOP 文件。培训并提交 SOP 文件和培训记录。

（3）对该仪器温控系统进行校准，并提供校准报告。

【案例 11】

不符合事实描述：查实验室××型号电化学发光仪癌胚抗原的项目校准记录，显示相邻两次校准时间分别为 2022 年 9 月 14 日和 2022 年 11 月 12 日，与该项目的试剂说明书建议校准周期为 28 天不相符。

不符合条款：CNAS‒CL02‒A001：2023 第 6.5.3。

认可准则/应用说明的要求：应遵循行业标准或制造商说明书要求对检验项目进行校准。

整改要点：

（1）建立项目校准周期提示方案，展开相关培训。

（2）提供罗氏电化学发光仪 e602（编号：×××）癌胚抗原项目在 28 天内的 2 次校准记录。

（3）调查临床和实验室室间质评、室内质评，评估周期内 1～2 个检验结果是否受到影响。

（4）提交调查、评估报告。

【案例 12】

不符合事实描述：现场查 2023 年 8 月 24 日实验室对批号为 45833 的补体 C3 质控品进行了分装，但不能提供分装数量和均一性验证记录。

不符合条款：CNAS‒CL02‒A001：2023 第 6.6.12）。

认可准则/应用说明的要求：自制质控物应有制备程序，包括稳定性和均一性的评价方案，以及配制和评价记录。

整改要点：

（1）建立试剂分装 SOP 文件，规定分装数量和稳定性、均一性评价方案。

（2）培训、执行 SOP，提供分装记录，包括数量和均一性评价结果。

【案例 13】

不符合事实描述：查 2022 年 3 月 21 日入库的免疫球蛋白 G 测定试剂盒（批号：1768411，货号：2091）与 2022 年 3 月 4 日入库的同一批号但不同货号（货号：1077）的试剂盒未进行一致性对比实验。

不符合条款：CNAS-CL02:2023 第 6.6.3。

认可准则/应用说明的要求：新批号或新货运号试剂，在投入使用前或结果发布前（适用时）应进行性能验证。

整改要点：

（1）组织专业组培训学习 CNAS-CL02：2023 6.6.3 准则要求和科室《试剂管理程序》。

（2）核查专业组试剂管理程序中对此内容是否有相应的规定，如没有，需修改，增加此内容。

（3）提交修订的试剂管理相关文件和比对记录。

【案例 14】

不符合项事实描述：免疫室在更换乙肝两对半检测新批号试剂时，未对前后批号试剂进行平行检测比对。

依据文件/条款：CNAS-CL02:2023 第 6.6.3。

文件/条款内容：组分或试验过程改变的每个试剂或试剂盒新配方，或新批号或新货运号试剂，在投入使用前或结果发布前（适用时）应进行性能验证。

整改要点：

（1）组织专业组培训学习 CANS-CL02:2023 6.6.3 准则要求和科室《试剂管理程序》。

（2）核查专业组试剂管理程序中对此内容是否有相应的规定，如没有，需增加。

（3）因乙肝两对半的试剂批间差比较大，新批号试剂和（或）新到同批号试剂应与之前或现在放置于设备中的旧批号、旧试剂平行检测以保证患者结果的一致性。

（4）比对方案应选取 5 份标本（一份阳性，2 份弱阳性、1 份阴性）用新试剂检测，计算符合率，≥80% 比对通过。

【案例 15】

不符合项事实描述：免疫组连续多次发生采血管分离胶堵塞吸样针，经检查发现为分离胶质量问题，但实验室不能提供离心管使用前的性能验证记录。

依据文件/条款：CNAS-CL02:2023 第 6.6.3。

文件/条款内容：影响检验质量的耗材在投入使用前应进行性能验证。

整改要点：

（1）组织专业组培训学习 CANS-CL02:2023 第 6.6.3。

（2）核查专业组试剂管理程序中对耗材的使用内容是否有相应的规定，如没有，需修改增加此内容。

（3）按照 WS/T 224—2018《真空采血管的性能验证》和《医学实验室真空采血管性能评估专家共识》（中华检验医学杂志，2022，45（4）：354-359）的规定对真空采血管做性能验证并记录，提供验证报告。

（4）对人员进行《试剂耗材管理程序》培训。

【案例 16】

不符合项事实描述：现场观察到工作人员将血清标本从原始管加入样品杯，样品杯未进行任何标识,仅通过样品架号和位置确认。

依据文件/条款:CNAS-CL02:2023 第 7.2.6.1。

文件要求:样品接收程序:g)确保样品的所有部分均可明确追溯到原始样品。

整改要点:

(1)补充编写乙型肝炎病毒(时间分辨荧光免疫法)定量检测作业指导书中检验前准备的相关内容(具体内容为每条连体杯做好人工编号,以及编号方法)。

(2)组织专业组工作人员进行乙型肝炎病毒(时间分辨荧光免疫法)定量检测作业指导书培训和考核。

(3)提交编号文件和记录。

【案例 17】

不符合项事实描述:免疫组样品流程标准操作规程(DLMU1-SOP-MY-011)规定,待检样本经过离心后不脱帽放在冰箱中,在现场检查发现待检肝炎标本未经过离心直接放在冰箱中。

依据文件/条款:CNAS-CL02:2023 第 7.2.7。

文件/条款内容:实验室应有保护患者样品的程序和适当的设施,避免样品在检验前活动中以及处理、准备、储存期间发生变质、遗失或损坏。

整改要点:

(1)对准则及应用要求强化培训。

(2)对标本处理程序进行认真学习。

(3)纠正错误,样本经过离心不脱帽放于冰箱中。

(4)加强检查评审,预防此类情况再发生。

【案例 18】

不符合事实描述:现场查看 HBsAg 检出限验证记录,实验室直接用购买的浓度为 0.5 IU/mL 标准品进行验证,未对厂商声明的检出限 0.005 IU/mL 进行验证。

不符合条款:CNAS-CL02:2023 第 7.3.2a)。

认可准则/应用说明的要求:实验室在引入方法前,应制定程序以验证能够适当运用该方法,确保能达到制造商或方法规定的性能要求。

整改要点:

(1)组织专业组培训学习 CNAS-CL02:2023 第 7.3.2 a)。

(2)核查免疫组试剂管理程序中对试剂性能验证是否有相应的规定,如没有,需修改,增加此内容。

(3)按照制造商说明书的性能要求及 CNAS 相关指南(CNAS-GL037)相关规定进行验证对使用的 HBsAg 检测试剂做最低检出限的性能验证并记录。

(4)提交性能验证报告。

【案例 19】

不符合项事实描述:免疫组定量免疫检测项目××的正确度/精密度/线性范围未按制

造商说明书的性能要求及 CNAS 相关指南(CNAS-GL037)进行验证；免疫组定性免疫检测项目××未做检出限的性能验证。

依据文件/条款：CNAS-CL02:2023 第 7.3.2a)；CNAS-CL02-A001:2023 第 7.3.2 1,2。

文件/条款内容：a) 实验室在引入方法前，应制定程序以验证能够适当运用该方法，确保能达到制造商或方法规定的性能要求。

(1) 检验/检查程序的验证宜参考卫生行业标准，如 WS/T 406、WS/T 408、WS/T 492、WS/T 494、WS/T 505、WS/T 807 等，以及 CNAS 相关指南要求，如 CNAS-GL037、CNAS-GL038、CNAS-GL039。

(2) 定量检验程序的分析性能验证内容至少应包括正确度、精密度和可报告范围；定性检验程序的分析性能验证内容至少应包括符合率(如方法比对符合率、人员比对符合率等)，适用时，还应包括检出限、临界值、重复性、抗干扰能力等。

整改要点：

(1) 按制造商说明书的性能指标及 CNAS 相关指南(CNAS-GL037)及行业标准完成免疫组定量检测项目××的正确度、精密度、线性范围，定性检测项目××检出限性能验证。

(2) 修订免疫组定量或定性检测项目性能验证 SOP，补充相关内容。

(3) 对组内员工针对免疫检验项目性能验证的具体实施进行培训并考核。

(4) 核查免疫组其他定量或定性检测项目性能验证报告一并整改修正。

【案例 20】

不符合事实描述：查免疫室《检测系统/方法分析性能验证评估报告》(编号×××)，无对 TRUST 试验进行性能验证的记录。

不符合条款：CNAS-CL02:2023 第 7.3.2 a)。

认可准则/应用说明的要求：实验室在引入方法前，应制定程序以验证能够适当运用该方法，确保能达到制造商或方法规定的性能要求。

整改要点：

(1) 建立"TRUST 试验性能验证 SOP"文件。

(2) 培训、执行 TRUST 试验性能验证，并记录。

【案例 21】

不符合事实描述：查实验室 AFP 报告单上 2～3 岁年龄段的参考区间为"<7.9 ng/mL"，与 AFP 检测 SOP 文件(编号：×××)上显示的参考区间"<11 ng/mL"不一致。

不符合条款：CNAS-CL02:2023 第 7.3.5 a)。

认可准则/应用说明的要求：基于患者风险的考虑，实验室应制定反映其服务的患者人群的生物参考区间和临床决定限，并记录其依据。

整改要点：

(1) 对照厂家声明，验证 2～3 岁年龄段参考区间，提供相应 SOP 文件和验证结果。

(2) 修改检验报告单，并发布临床通知。

【案例 22】

　　不符合项事实描述：实验室不能提供 CEA 生物参考区间的验证报告。

　　依据文件/条款：CNAS‑CL02‑A001：2023 第 7.3.5。

　　文件/条款内容：生物参考区间评审内容应包括：参考区间来源、检测系统一致性、参考人群适用性等，评审应有临床医生参加。临床需要时，宜根据性别、年龄等划分参考区间。

　　整改要点：

　　（1）对准则及应用要求强化培训。

　　（2）对儿童 ALP 生物参考区间进行验证，并形成验证报告。

　　（3）加强检查评审，预防此类情况再发生。

　　（4）修改检验报告单，并发布临床通知。

【案例 23】

　　不符合项事实描述：科室没有按照临床需求，根据男女性别对性激素分别设立生物参考区间。

　　依据文件/条款：CNAS‑CL02‑A001：2023 第 7.3.5。

　　文件/条款内容：生物参考区间评审内容应包括：参考区间来源、检测系统一致性、参考人群适用性等，评审应有临床医生参加。临床需要时，宜根据性别、年龄等划分参考区间。

　　整改要点：

　　（1）对准则及应用要求强化培训。

　　（2）根据临床需求设立性别差异的参考区间，在使用之前进行验证。

　　（3）将验证通过的参考区间应用于报告单中。

　　（4）修改检验报告单，并发布临床通知。

【案例 24】

　　不符合事实描述：现场查免疫室甲胎蛋白 2022 年 2 月 28 日更换室内质控品批号，实验室 2022 年 3 月累计 SD 为 0.013，而实验室设置 SD 控制限为 0.145，未将累计 SD 设置为控制限。未达到预期的结果质量。

　　不符合条款：CNAS‑CL02＋CNAS‑CL02‑A001：2023 第 7.3.7.2。

　　认可准则/应用说明的要求：实验室应制定室内质量控制程序，根据规定的标准监测检验结果的持续有效性，以验证达到预期质量。宜参考相关国家/行业标准建立质量控制程序，如 WS/T 641。

　　整改要点：

　　（1）修改 SOP 文件，规定靶值和控制线的设定方法。按照 WS/T 641：2019 第 5.2.1.2，以最初 20 次质控检测结果和 3～5 个月在控质控结果汇集的所有数据计算的累积标准差作为质控品有效期内的常用标准差，并以此作为以后室内质控图的标准差。

　　（2）培训、执行该设定方法，提供当月质控图及其参数。

【案例 25】

　　不符合项事实描述：实验室使用×××型号电化学发光仪（编号 A001）检测 HBsAb，检验报告用数值判定结果,室内质控却选择肉眼判断结果的质控判定规则,提供不出定期评估 HBsAb 质控数据以发现罗氏检测系统性能变化趋势的评估记录。

依据文件/条款：CNAS－CL02:2023 第 7.3.7.2 及 CNAS－CL02－A001:2023 第 7.3.7.2。

文件要求：① 室内质量控制：a) 实验室应制定室内质量控制程序,根据规定的标准监测检验结果的持续有效性,以验证达到预期质量,并确保与临床决策相关的有效性。② 室内质量控制：3) 定量检测项目：应至少使用两个浓度水平(正常和异常水平)的质控物。可利用质控图对质控数据进行统计分析,包括失控时的分析处理程序和纠正措施等。

整改要点：

(1) 修订文件《免疫实验室室内质量控制标准操作规程》,制定室内质控检测方案及评估规则。

(2) 采购两个水平质控品进行检测,建立质控图,采用经典 Westgard 多规则质控规则进行监控。

(3) 对组内人员进行定量检测质控规则设置相关培训。

(4) 每月一次评估 HBsAb 质控数据,定期归档保存。

(5) 提交评估报告。

【案例 26】

不符合项事实描述：生化免疫室 20××年×月 AFP 高水平的室内质控结果连续 16 个点偏向均值一侧,但不能提供原因分析及采取预防措施的记录。

依据文件/条款：CNAS－CL02:2023 第 7.3.7.2 f)。

文件要求：室内质量控制：f) 应按照规定的可接受标准定期评审室内质量控制数据,在一段时间范围内能够有效提示当前性能。

整改要点：

(1) 修订《生化免疫室室内质控操作规程》文件,将 10X－作为警告规则;在月总结时如发现系统性偏移,及时导出预防措施。

(2) 对全体实验室工作人员进行培训考核。

(3) 提交修订后的《生化免疫室室内质控操作规程》文件与培训考核记录。

【案例 27】

不符合项事实描述：实验室化学发光法检测乙型肝炎病毒血清学标志物 5 项没有参加室间质评,20××年仅提供一次与某实验室的实验室间的比对记录。

依据文件/条款：CNAS－CL02:2023 第 7.3.7.3 b)。

文件要求：室间质量评价 b)有相应质评计划时,实验室应就其检验方法建立室间质量评价的程序,包括申请、参加和结果评价。

整改要点：

(1) 完成《室间质评及实验室比对管理程序》的修改,按照能力验证规则制定比对频次。

(2) 对修改后的文件进行培训学习考核,重点培训定期比对频次,培训后对培训情况进行总结,并进行培训记录汇总与评价。

（3）实验室质量主管根据修订后实验室间比对要求监督执行情况。

（4）制定下一年度的室间质评计划，参加国家或地方组织的室间质评。

【案例 28】

不符合项事实描述： 免疫组不能提供抗核抗体检测项目每 6 个月 1 次的检验人员结果比对记录。

依据文件/条款： CNAS－CL02－A001：2023 第 7.3.7.4 2）。

文件/条款内容： 2）应规定由多个人员进行的手工检验项目比对的方法和判断标准，例如：显微镜检查、培养结果判读、抑菌圈测量等，定期（至少每 6 个月 1 次，每次至少 5 份临床样品）进行检验人员的结果比对。

整改要点：

（1）完成抗核抗体检测项目每 6 个月 1 次进行检验人员结果比对的报告。

（2）修订免疫组人员比对 SOP，补充规定手工检测项目应定期（至少每 6 个月 1 次，每次至少 5 份临床样本）进行检验人员结果比对等内容。

（3）对组内员工针对免疫检验项目人员比对的具体实施进行培训并考核。

（4）核查免疫组其他类似检测项目是否未定期进行人员比对一并整改修正。

【案例 29】

不符合项事实描述： 免疫实验室不能提供两台不同品牌仪 HBsAg 检测项目的比对结果。

依据文件/条款： CNAS－CL02：2023 第 7.3.7.4 b）。

文件/条款内容： b）实验室应记录比对的结果及其可接受性。

整改要点：

（1）将两台不同品牌仪器检测 HBsAg 项目进行比对，并形成比对报告。

（2）修改免疫组内部比对操作规程相关文件，将不同检测系统间检测项目结果比对写入文件，并进行人员培训和考核。

（3）核查免疫组其他类似检测项目是否未进行不同系统间比对一并整改修正。

【案例 30】

不符合项事实描述： 免疫组缺乏 HIV 初筛阳性时的复检流程。

依据文件/条款： CNAS－CL02－A001：2023 第 7.4.1.1 4）。

文件/条款内容： 特殊检验项目的结果报告应符合相关规范及标准要求，如《全国艾滋病检测技术规范》、WS/T 573 等。

整改要点：

（1）免疫组增加 HIV 复检操作规程。

（2）对组内具备 HIV 报告资质的人员复检的具体实施进行培训并考核。

【案例 31】

不符合项事实描述： HBsAg 复检规则第三条规定了弱阳性结果经 RocheE601 复测。但是实验室不能提供该项目、该仪器的测定灰区验证试验报告,不能提供弱阳性判定标准。

依据文件/条款:CNAS‐CL02:2023 第 7.4.1.2 结果审核和发布。

文件/条款内容:实验室应确保检验结果在被授权者发布前得到审核,适当时,应对照室内质量控制、可利用的临床信息及以前的检验结果进行评估。

整改要点:

(1)实验室对 HBsAg 的检测灰区进行验证,通过对索灵和罗氏两种仪器检测结果的一致性比较,制定出 HBsAg 弱阳性结果需要复查的标准。

(2)对《乙型肝炎标志物检测结果分析操作指导书》进行修改。

(3)对文件修改内容及实施的整改在组内进行培训。

【案例 32】

不符合项事实描述:免疫学实验室在×××型号化学发光分析仪上检测的 HBsAg 无复核程序、复核标准(包括对照室内质控、可利用的临床信息及以前的检验结果进行评估等)。

依据文件/条款:CNAS‐CL02:2023 第 7.4.1.2 结果审核和发布,以及 CNAS‐CL02‐A001:2023 第 7.3.3 检验方法确认(血液体液复检要求)。

文件/条款内容:实验室应确保检验结果在被授权者发布前得到审核,适当时,应对照室内质量控制、可利用的临床信息及以前的检验结果进行评估。

整改要点:

(1)在免疫专业组《检验结果复查复检管理程序》中增加 HBsAg 项目的复核标准和复核程序。

(2)组织专业组人员对修订版文件内容进行学习培训并考核。

(3)两周后观察专业组人员对新增文件内容的执行情况是否到位。

【案例 33】

不符合项事实描述:贝克曼 DXI800 化学发光仪简易操作规程没有文件控制编号。

依据文件/条款:CNAS‐CL02:2023 第 8.3.2 a)。

文件/条款内容:文件控制 a)文件有唯一性标识。

整改要点:

(1)对准则及应用要求强化培训。

(2)对文件控制程序进行认真学习。

(3)按照要求对文件进行标识。

(4)加强检查评审,预防此类情况再发生。

【案例 34】

不符合项事实描述:实验室不能提供质量指标定期评审的记录。

依据文件/条款:CNAS‐CL02:2023 第 8.8.2。

文件/条款内容:应定期评审质量指标以确保其持续适宜。

整改要点:

(1)培训和考核 CNAS‐CL02:2023《医学实验室质量和能力认可准则》中有关质量指标

的内容及《质量指标管理程序》。

（2）评审各项质量指标是否持续适宜，例如各项质量指标限值是否合适，是否需要调整，各项质量指标是否出现趋势性的变化，是否需要采取预防措施，各项质量指标是否超出限制，超出限制的质量指标是否采取有效纠正措施，是否需要增减相关的质量指标等，形成质量指标评审报告，作为管理评审的输入内容。

（马越云　李　莉　曹颖平　郑培烝　哈小琴　杨淑娟　周　琳　吴洪坤　王　皓　关秀茹　黄　晶）